全国高等职业院校预防医学专业规划教材

流行病学

（供预防医学专业用）

主　编　孙　静　兰晓霞

副主编　余　芳　李　琳　王如德　侯锋伟

编　者（以姓氏笔画为序）

王如德（山东省临沂市疾病预防控制中心）

龙晓娟（漯河医学高等专科学校）

兰晓霞（天津医学高等专科学校）

孙　静（漯河医学高等专科学校）

苏小霞（重庆三峡医药高等专科学校）

李　丹（福建卫生职业技术学院）

李　琳（天津市疾病预防控制中心）

杨华君（遵义医药高等专科学校）

余　芳（四川中医药高等专科学校）

张馨月（天津医学高等专科学校）

郝瑞峰（江苏医药职业学院）

侯锋伟（菏泽医学专科学校）

徐丹丹（长沙卫生职业学院）

蒋建英（长春医学高等专科学校）

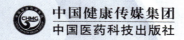

中国健康传媒集团

中国医药科技出版社

内 容 提 要

本教材为"全国高等职业院校预防医学专业规划教材"之一，系根据本套教材的编写指导思想和原则要求，结合专业培养目标和流行病学课程的教学目标、内容与任务要求编写而成。本教材专业针对性强，紧密结合岗位知识和职业能力要求，对接公共卫生执业助理医师资格考试要求，免费搭载与纸质教材配套的在线学习平台。本教材内容主要包括十七章和七个实训项目，每章设有"学习目标""情景导入""知识链接""本章小结""练习题"。本教材为"书网融合教材"，即纸质教材有机融合电子教材，教学配套资源（PPT、微课、视频等）以及题库系统、数字化教学服务（在线教学、在线作业、在线考试等），使教材内容生动化、立体化，易教易学。

本教材主要供高等职业院校预防医学专业师生使用，也可作为从事公共卫生与预防医学类相关工作的从业人员、管理工作者的自学、培训、进修教材。

图书在版编目（CIP）数据

流行病学/孙静，兰晓霞主编. —北京：中国医药科技出版社，2023.12（2025.1 重印）

全国高等职业院校预防医学专业规划教材

ISBN 978 – 7 – 5214 – 4319 – 6

Ⅰ.①流… Ⅱ.①孙… ②兰… Ⅲ.①流行病学 – 高等职业教育 – 教材 Ⅳ.①R18

中国国家版本馆 CIP 数据核字（2023）第 222943 号

美术编辑 陈君杞

版式设计 友全图文

出版 **中国健康传媒集团** | 中国医药科技出版社

地址 北京市海淀区文慧园北路甲 22 号

邮编 100082

电话 发行：010 – 62227427 邮购：010 – 62236938

网址 www.cmstp.com

规格 889×1194mm $\frac{1}{16}$

印张 20 $\frac{3}{4}$

字数 599 千字

版次 2024 年 1 月第 1 版

印次 2025 年 1 月第 2 次印刷

印刷 北京金康利印刷有限公司

经销 全国各地新华书店

书号 ISBN 978 – 7 – 5214 – 4319 – 6

定价 **73.00 元**

获取新书信息、投稿、为图书纠错，请扫码联系我们。

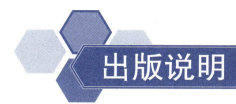

出版说明

为了贯彻党的二十大精神，落实《国家职业教育改革实施方案》《关于推动现代职业教育高质量发展的意见》等文件精神，对标国家健康战略、服务健康产业转型升级，服务职业教育教学改革，对接职业岗位需求，强化职业能力培养，中国健康传媒集团中国医药科技出版社在教育部、国家药品监督管理局的领导下，组织相关院校和企业专家编写"全国高等职业院校预防医学专业规划教材"。本套教材具有以下特点。

1.强化课程思政，体现立德树人

坚决把立德树人贯穿、落实到教材建设全过程的各方面、各环节。教材编写将价值塑造、知识传授和能力培养三者融为一体。在教材专业内容中渗透我国医疗卫生事业人才培养需要的有温度、有情怀的职业素养要求，着重体现加强救死扶伤的道术、心中有爱的仁术、知识扎实的学术、本领过硬的技术、方法科学的艺术的教育。引导学生始终把人民群众生命安全和身体健康放在首位，尊重患者，善于沟通，提升综合素养和人文修养，提升依法应对重大突发公共卫生事件的能力，做医德高尚、医术精湛的健康守护者。

2.体现职教精神，突出必需够用

教材编写坚持"以就业为导向、以全面素质为基础、以能力为本位"的现代职业教育教学改革方向，根据《高等职业学校专业教学标准》《职业教育专业目录(2021)》要求，教材编写落实"必需、够用"原则，以培养满足岗位需求、教学需求和社会需求的高素质技能型人才，体现高职教育特点。同时做到与技能竞赛考核、职业技能等级证书考核的有机结合。

3.坚持工学结合，注重德技并修

围绕"教随产出，产教同行"，教材融入行业人员参与编写，强化以岗位需求为导向的理实教学，注重理论知识与岗位需求相结合，对接职业标准和岗位要求。设置"学习目标""情景导入""知识链接""重点小结""练习题"等模块，培养学生理论联系实践的综合分析能力；增强教材的可读性和实用性，培养学生学习的自觉性和主动性，强化培养学生创新思维能力和操作能力。

4.建设立体教材，丰富教学资源

依托"医药大学堂"在线学习平台搭建与教材配套的数字化资源(数字教材、教学课件、图片、视频、动画及练习题等)，丰富多样化、立体化教学资源，并提升教学手段，促进师生互动，满足教学管理需要，为提高教育教学水平和质量提供支撑。

本套教材的出版得到了全国知名专家的精心指导和各有关院校领导与编者的大力支持，在此一并表示衷心感谢。希望广大师生在教学中积极使用本套教材并提出宝贵意见，以便修订完善，共同打造精品教材。

数字化教材编委会

PREFACE
前言 ▶

　　流行病学系预防医学专业的专业核心课程。本教材以流行病学思想为核心，三年制专科预防医学专业培养目标为导向，职业技能培养为根本，将"价值塑造""知识传授"和"能力培养"三者融为一体，融入行业人员参与编写，强化以岗位需求为导向的理实教学，注重理论知识与岗位需求相结合，对接职业标准和岗位要求，由全国多所高等医学专科院校和省市级疾病预防控制中心从事教学与公共卫生工作一线的教师悉心编写而成。本教材在内容选择方面，注重突破学科体系，体现培养目标要求，紧紧围绕基层公共卫生医生岗位对知识、能力和素养的基本要求，在编写过程中，各位编者对编写大纲、编写内容和平时授课中发现的教学问题进行了认真研讨，既体现教材编写的基本要求，又显现专业和层次的特殊性，突出基层公共卫生医学人才培养的针对性、灵活性和开放性，使毕业生在掌握公共卫生与预防医学基本技能的同时，牢固树立预防为主的意识，更好地适应新时期基层公共卫生服务工作。

　　本教材的编写特点如下。①优化教材结构、突出必需够用。参考公共卫生执业助理医师《流行病学》考试大纲，结合《高等职业教育专科预防医学专业教学标准》要求，以岗位任务和工作过程为主线整合教学内容，注重职业能力的培养。②突出立德树人、体现职教精神。结合预防医学专业教学标准要求，以岗位需求为导向，紧扣知识点精选正能量的案例，以问题导入教学，理论与实践相结合。③提升人文素养、培养创新精神。各章均设有思考练习题和数字化教学资源，为学生留下自学和独立思考的空间。本教材为书网融合教材，即纸质教材有机融合电子教材、教学配套资源（PPT、微课、视频等）、题库系统、数字化教学服务，使教学资源更多样化、立体化。

　　本教材共包含 17 章和 7 个实训项目，主要内容及编写分工如下。孙静负责编写第一章绪论，龙晓娟负责编写第二章疾病的分布及实训二现况调查，杨华君负责编写第三章描述性研究及实训一疾病分布的描述，兰晓霞、张馨月负责编写第四章队列研究、第五章病例对照研究、第六章实验流行病学研究及实训三分析性研究，侯锋伟负责编写第七章筛检、第八章疾病的病因与病因推断及实训四筛检和诊断试验评价，余芳负责编写第九章疾病预防策略、第十一章传染病流行病学，王如德负责编写第十章公共卫生监测、第十七章医院感染及实训七医院消毒灭菌效果监测，李琳负责编写第十二章突发公共卫生事件流行病学及实训五突发公共卫生事件案例分析、实训六暴发调查，李丹负责编写第十三章慢性病流行病学，郝瑞峰负责编写第十四章伤害流行病学，蒋建英负责编写第十五章地方病及其防制，徐丹丹负责编写第十六章常见传染病及其防制第一、二节，苏小霞负责编写第十六章常见传染病及其防制第三至第五节。

　　本教材主要适用于全国高职高专院校预防医学专业的师生使用。

　　在编写过程中，各参编单位大力支持，同时本教材参考吸收国内外相关教材和文献，在此一并表示敬意和感谢。

　　由于编者学识水平所限，教材中难免存在不足之处，恳请各位专家、学者不吝指教，并希望广大读者多提宝贵意见。

编　者

2023 年 9 月

CONTENTS
目录 ▶

第一章 绪 论

PPT

　　流行病学是人类在与疾病作斗争的过程中逐渐发展而来的一门应用学科，也是一种逻辑性很强的科学研究方法。随着科学生产力的不断发展，人类在面对疾病时分析和处理问题的基本思想和方法也在不断改变，流行病学的思想萌发于 2000 多年前，但学科的基本形成不过百余年，却在防制疾病和促进健康方面发挥了巨大的作用。随着人类健康理念和疾病谱的改变，流行病学的研究方法也在日渐完善，应用领域也越来越广，它已成为现代医学的一个重要组成部分。

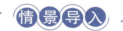

　　情景： 19 世纪的英国曾四次暴发霍乱。其中 1854 年，伦敦宽街（Broad Street，或译作布劳德大街）霍乱暴发，10 天内夺去了 500 多人的生命。霍乱病人呕吐和腹泻米汤样的排泄物，轻则虚脱，重则脱水而死，当时大多认为恶劣的空气特别是瘴气，是霍乱之源，也是霍乱传播的罪魁祸首。但伦敦的一名医生约翰·斯诺（John Snow）却认为事实并非如此，并致力于追寻真相。他首先集中精力调查发生疫情的地点和死亡病例，首创了标点地图分析方法，把病例标点在地图上，发现病例主要集中分布在宽街供水井的周围，而其他供水井周围的病例却很少，由此他提出了霍乱是经水传播的假设，建议封闭该水井。在采取封井措施后，宽街的霍乱病例发生明显减少，证明了当时的霍乱流行与水源污染有关联。

　　思考：

1. 流行病学研究在控制霍乱流行的过程中起到了什么作用？
2. John Snow 是如何有效开展霍乱调查和防制工作的？

第一节 流行病学的概念与发展史

一、流行病学的概念及其内涵 [e]微课

（一）流行病学的概念

流行病学是人们在不断与危害人类健康的疾病作斗争的漫长历史过程中发展起来的一门应用科学和方法学。由于不同时期人们面临的主要疾病和健康问题不同，流行病学的概念也在不断变化、与时俱进。

20世纪上半叶，传染病肆虐，英国的Stallybrass（1931年）称："流行病学是关于传染病的主要原因、传播蔓延以及预防的学科。"可以看出，这一时期流行病学是以防制传染病为主要任务的。

20世纪中后叶，传染病的发病率和死亡率大幅下降，慢性非传染性疾病占据疾病谱和死因谱的主导地位，流行病学的概念随之发展，从传染病扩大到非传染性疾病，我国的流行病学家苏德隆（1964年）提出："流行病学是医学中的一门学科，它研究疾病的分布、生态学及防制对策。"

20世纪80年代，随着社会经济的发展，医学模式发生改变，人类不仅关注如何预防控制疾病，也开始关注如何促进健康。1983年流行病学家Last提出："流行病学研究在人群中与健康有关状态和事件的分布及决定因素，以及应用这些研究以维持和促进健康的问题。"

目前，我国的流行病学家们普遍认为："流行病学是研究人群中疾病与健康状况的分布及其影响因素，并研究防制疾病及促进健康的策略和措施的科学"。流行病学的这一概念，首先明确了学科的研究对象是人群，既可以是特定人群，也可以是健康人群或者疾病人群。其次明确了学科的研究内容是人群的疾病与健康状况，其中包含了疾病、伤害和健康三个层次的具体内容。最后明确了学科的研究目的是制定防制策略和措施，并予以实施以达到防控疾病促进健康的良好效果。

同时，这一概念充分显示了学科的本质，表明流行病学是从宏观和群体水平上来研究如何预防、控制疾病和促进健康的科学。作为一门方法学，它不但是预防医学专业中的一门骨干学科，同时也是构成现代医学课程体系中的一门十分重要的医学基础学科。目前，流行病学的原理和方法已广泛应用到医学各个学科领域，尤其是在新出现的传染病和各种慢性非传染性疾病如心脑血管疾病、肿瘤、糖尿病等疾病的防制研究方面发挥着重要作用。

（二）流行病学概念的内涵

1. 流行病学的研究内容 流行病学虽然是从研究传染病发展而来的，但是目前其研究内容已经扩大到全面的疾病和健康状况，包括了疾病、伤害和健康三个层次。疾病包括传染病、寄生虫病、地方病和非传染性疾病等所有疾病。伤害包括意外、残疾、智障和身心损害等。健康状态包括身体生理生化的各种功能状态、疾病前状态和长寿等。

2. 流行病学的研究任务 流行病学有以下着三个阶段的研究任务。第一阶段"揭示现象"，即某些事件在人群中是怎样分布的。需要找出疾病或健康状况在时间、地区和人群上的分布规律，对现象进行初步分析并提出病因假设。该阶段可通过描述性流行病学方法来实现。第二阶段"找出原因"，即什么因素导致某些事件在人群中呈现如此分布。需要运用流行病学原理和方法，探讨影响和决定三间分布的因素，找出疾病的危险因素或病因。该阶段可运用分析性流行病学方法来检验第一阶段所提出的病因假设；第三阶段"提出措施并评价效果"，即用什么策略和措施可以改变这种分布。需要合理利用前两阶段的结果制订疾病的防制对策和措施，以控制疾病、促进健康，并且评价策略和措施的效果。该阶段可

以运用实验性流行病学方法来验证。

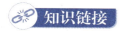知识链接

我国的流行病学先驱

伍连德（1879—1960 年），公共卫生学家，参与了 1910 年和 1920 年开始的东北和华北两次鼠疫较大流行的调查防控工作。他带领防疫队查清了鼠疫首发地点和疫情蔓延情况，通过积极的防控实践发现了肺鼠疫是通过空气飞沫传播而在东北流行。并在中国首次发现旱獭是鼠疫的主要贮存宿主。他不仅对鼠疫流行病学有巨大贡献，还是 20 世纪初期我国霍乱防制工作的卓越领导者和组织者，尤其是对海港检疫工作贡献很大，堪称我国流行病学的先驱者和奠基人。

苏德隆（1906—1985 年），中国流行病学奠基人之一。他在抗日战争期间任防疫大队长，开展天花、霍乱、伤寒等传染病的防制；中华人民共和国成立后，他又投身于血吸虫病、原发性肝癌等的调查和防制工作，为国家公共卫生事业建设呕心沥血，做出了卓越的贡献。

在流行病学发展的历史长河中，正是许多流行学先驱的创造性贡献推动了该学科的形成和发展。作为新时代的青年，我们应该秉承前辈们求真务实、严谨治学的科学精神和对医学科学事业的满腔热情，树立家国情怀，不负使命担当。

二、流行病学的发展史

任何学科的形成都绝非一朝一夕，而是经历一定的历史时期，流行病学也不例外。追溯流行病学的发展史，大致经历了学科形成前期、学科形成期和学科发展期三个阶段。

1. 学科形成前期　学科形成前期是指从人类有文明史以来至 18 世纪的这一段漫长的历史时期。在这一时期，流行病学学科还没有完全形成，但是与其密切相关的概念、思维以及采取的措施已构成流行病学学科的"雏形"。

（1）在国内　春秋战国时期（公元前 770 年—公元前 221 年），《黄帝内经》记载"余闻五疫之至，皆相染易，无问大小，病状相似。"此时，"疫"就作为传染性疾病流行的文字记载而出现。隋朝时期开设的"疠人坊"用以隔离麻风病人，就是传染病隔离的早期实践。

（2）在国外　古希腊著名医师希波克拉底（Hippocrates，公元前 460—公元前 377）的著作《空气、水及地点》，是世界范围内最早的关于自然环境与健康和疾病关系的系统表述，认为研究疾病需要考虑气候、土壤、水、生活方式的影响。而"流行"一词也是此时在该著作中出现的。15 世纪中叶，因为黑死病的流行，意大利威尼斯开始出现了最早的海港检疫法规，要求外来船只必须先在港外停留检疫 40 天。1662 年，英国的格兰特（John Graunt，1620—1674 年）利用死亡数据进行死亡分布及规律性研究，创制了第一张寿命表，同时提出设立比较组的思想。他的贡献是将统计学引入流行病学领域。

2. 学科形成期　学科形成期是指 18 世纪末到 20 世纪初这一段时期。在这一时期，数次大规模的传染病发生，使流行病学学科的诞生成为必然。

（1）1747 年，英国海军外科医生 James Lind（1716—1794 年）建立了一种坏血病病因假说，并进行对比治疗试验，开创了流行病学临床试验的先河。

（2）1796 年，英国医生 Edward Jenner（1749—1823 年）发明了接种牛痘以预防天花，为传染病的控制开创了主动免疫的先河。

（3）18 世纪，英国 William Farr（1807—1883 年）在英国首创了人口和死亡的常规资料收集，并通过分析提出了许多流行病学的重要概念，如标化死亡率、人年、患病率等。1850 年，全世界第一个流

行病学学会"英国伦敦流行病学学会"成立，标志着流行病学学科的形成。

（4）1848—1854 年，英国著名的内科医生 John Snow（1813—1858 年）针对伦敦霍乱的流行，创造性地使用了病例分布的标点地图法，首次提出"霍乱是经水传播"，继而控制了疾病的流行。这是早期流行病学现场调查、分析与控制的经典实例。

3. 学科发展期 又可称为现代流行病学时期，该时期可分为三个阶段。

（1）第一阶段 20 世纪 40 年代至 20 世纪 50 年代。英国的 Richard Doll 和 Austin Bradford Hill 关于吸烟与肺癌关系的研究证实了吸烟是肺癌的主要危险因素，也通过队列研究开启了慢性病病因学研究的一片新天地。美国的弗明汉心血管研究通过对同一批人群的长期随访观察，确定了心脏病、脑卒中和其他疾病的重要危险因素。这些研究创造了慢性非传染性疾病的研究方法。

（2）第二阶段 20 世纪 60 年代至 20 世纪 80 年代。这一时期是流行病学分析方法得到长足发展的时期，包括混杂和偏倚的区分、交互作用及病例对照研究设计的实用性发展。1985 年，Miettinen 提出了偏倚的分类，即比较（comparison）、选择（selection）和信息（information）偏倚三大类。Jerome Cornfield 在弗明汉心血管病研究中建立第一个多变量模型，使 Logistic 回归模型成为流行病学前沿的分析手段。1983 年，Last 出版了第一本《流行病学辞典》。

（3）第三阶段 20 世纪 90 年代至今。这一时期，流行病学不断与其他学科交叉融合，应用领域进一步扩大，出现了许多新的分支学科。这期间出现了分子流行病学，也开始从多个维度研究疾病与健康的相关问题，1992 年循证医学诞生，Meta 分析应运而生。随着大数据时代的到来，系统流行病学成为病因学研究的引领方向。21 世纪，流行病学作为一门以人群为基本研究单位的、关于健康或疾病的科学研究方法，在循证医学时代，它将与医学基础研究共同成为医学研究的脊梁。

第二节 流行病学的原理与用途

一、流行病学的基本原理

疾病在人群中不是随机分布的，而是表现出一定的时间、地区和社会人口学分布特征，这种分布上的差异又与危险因素的暴露和（或）个体的易感性有关，对此进行测量并采取相应的控制措施是可以预防疾病的。基于这样的思路，现代流行病学的基本原理主要包括：分布论，即疾病与健康在人群中的分布，包括疾病的流行现象和疾病的发病过程（其中涵盖了机体的感染过程和传染病的流行过程）；病因论，特别是多因论；健康－疾病连续带理论；预防控制理论，即疾病防制的原则和策略（包括疾病的三级预防）；数理模型理论，即疾病发展的数学模型等。

1. 分布论 分布论是流行病学最基础的理论。疾病与健康在人群中的分布是指在什么时间、什么地点（空间）、哪些人群（人间）中发生以及发生的多少，在流行病学上称"三间分布"。通过对疾病或健康的三间分布情况进行描述，不但可以进行病因分析，而且能够对预防控制措施的效果进行评价。

2. 病因论 随着医学模式从生物医学模式转化为生物－心理－社会医学模式，流行病学也认为任何疾病的病因都不是单一的，而是多种因素综合作用的结果，即多因论。所有能引起某种疾病发生概率增高的因素都可称为该病的病因或危险因素，并且危险因素之间的关系也是复杂、多样和可变的。危险因素大致可归纳为四类，即自然因素（包括生物的、物理的、化学的等因素，如空气、水、土壤等）；社会因素（如交通运输、人员流动、医疗卫生条件、医疗制度等）；饮食行为因素（如吸烟、饮酒、高脂饮食等）；机体因素（如机体易感状态、营养状况、心理因素等）。

3. 健康 – 疾病连续带理论 疾病的发生不是一蹴而就的,机体从健康状态到疾病状态是一个连续的动态发展变化的过程,是一个逐渐积累由量变到质变的过程。尤其是慢性非传染性疾病,其发病过程经历多个阶段,且受多种因素的影响,在此过程中会有一系列相互联系、相互依赖的机体疾病或健康的标志(包括主观指标和客观指标)发生。尤其需要注意疾病的"冰山现象",以便更好地优化医疗资源,促进人群健康。

4. 预防控制理论 疾病的预防控制不仅研究疾病未发生之前减少危险因素(即第一级预防,又称病因预防或初级预防)的方法,而且还研究在疾病发生后如何阻止病情进一步发展(即第二级预防,亦称临床前期预防或"三早/五早"预防)和尽量减少疾病带来的严重后果(即第三级预防,亦称临床预防)所采取的一系列策略和措施,即疾病的三级预防。只有掌握疾病发生的内在规律才能有效地预防和控制疾病。

5. 数理模型理论 人群中疾病与健康状况的发生、发展及其分布变化,受到环境、社会和机体多种因素的影响,且之间具有一定的函数关系,可以用数学模型来描述疾病或健康状况分布的变化规律及其影响因素,并在一定的条件下预测它们未来的变化趋势。

二、流行病学的主要用途

随着流行病学的快速发展,流行病学的用途也越来越广泛,并逐渐深入到医药卫生的各个领域,主要概括为以下几个方面。

(一)疾病预防和健康促进

流行病学的根本任务之一就是预防疾病,这里的预防不仅包括无病时采取措施使疾病不发生,还包括疾病在发生后采取措施使疾病得到控制或者减少直到消除,即三级预防的指导思想。这一用途在传染病、寄生虫病以及慢性非传染性疾病的防制方面得到很好的体现。如:通过接种麻疹疫苗来降低麻疹的发病,通过杀灭钉螺来消灭血吸虫,通过控制血压、戒烟、限酒等措施来预防冠心病。

在以往很多时候,我们更多的是关注流行病学在疾病预防方面的作用,很少提到在健康促进方面的用途。但是随着社会的发展,医学的理念也在逐渐发展,近些年越来越多地强调健康促进的概念,现代流行病学向健康状态研究领域的扩展使其用途从传统的疾病预防扩展到健康促进。

(二)疾病的监测

在疾病的防制过程中,流行病学坚持长期地、系统地收集并分析疾病的资料,以了解疾病的流行趋势及其影响因素,这是考察流行病学工作的一个动态过程,是一项主动的工作,一旦疾病暴发,便于及时采取行动。我国目前已建立全国传染监测系统和死因监测系统,它们都正在发挥积极的作用。

(三)疾病病因和危险因素的研究

在实际的疾病防制工作中,想要有效地预防和控制疾病,我们必须要清楚地了解疾病发生和流行的原因或者影响因素,而流行病学在研究疾病的病因和危险因素方面具特殊而重要的意义。

很多"未明原因"疾病的突然暴发,临床医务人员一时不能作出诊断,需要采取流行病学调查分析的方法,再配合临床检验,从寻找危险因素入手,最终这类暴发大都能找到原因。

有些疾病的病因是单一的,如传染病中的麻疹;但有些疾病的病因却是比较复杂的,如慢性非传染性疾病就是由多种因素综合作用的结果,如高血压、血脂异常、肥胖和吸烟等都与冠心病的发生有关。因此流行病学的主要任务之一就是尽量阐明这些危险因素,有时,真正的病因机制尚未完全被阐明,但是诸多危险因素已被发掘出来,对这些危险因素采取措施仍然可以收到很好的疾病防制效果。

流行病学工作的特殊性还在于，它不拘泥于非要找到病因不可，若找到一些关键的危险因素，也能在很大程度上解决防病的问题，这也是流行病学应用的一大特点。如吸烟与肺癌的发病有关，病因可能是烟草中的某个成分，而吸烟只是肺癌的一个危险因素，尽管如此，控制吸烟仍能有效地预防肺癌。

（四）疾病的自然史

疾病从发生到结局有一个自然的发展过程，如亚临床期、症状早期、症状明显期、症状缓解期和恢复期。在传染病中有潜伏期、前驱期、发病期、恢复期。这是个体的疾病自然史。疾病在人群中也有其自然发生的规律，称为人群的疾病自然史。如定期随访慢性肝炎或迁延性肝炎病人，研究其转归状况和规律，有助于采取有效措施以促进其恢复健康。自然史研究既有理论意义也有实际意义。如通过自然史观察，我们了解到乙型肝炎有很大可能通过孕妇垂直传播给新生儿，故采用接种疫苗来实现早期预防，收到了良好的效果。通过流行病学方法研究人类疾病的发展规律，可以用于疾病预防和健康促进。

（五）疾病防制的效果评价

观察疫苗接种后的效果、了解新药的安全性和有效性、评价社区干预项目（如饮水加氟防龋齿、减少吸烟降肺癌等）、评价卫生工作或卫生措施的效果等，均需采用流行病学方法评估是否降低了人群发病率、是否提高了治愈率和增进了健康水平，也只有流行病学才能承担此类任务。

以上流行病学的五个主要用途，前两个直接用于防制疾病和促进健康，是经常性的流行病学实践；第三、四个是为了从根本上防制疾病、促进健康，是流行病学的深入研究；最后一个用于评估防制疾病、促进健康和卫生工作的最终效果，是流行病学的特殊功能。总之，流行病学的用途非常广泛，涉及公共卫生和预防保健工作的各个方面。

第三节　流行病学的研究方法和特征

一、流行病学的研究方法

流行病学研究方法包括观察法、实验法和数理法（图1-1），其中常用的是观察法和实验法。观察法指的是研究者客观地收集暴露与疾病的资料并评价暴露与疾病的联系；实验法则是研究者人为控制实验条件，然后评价干预措施的效果。

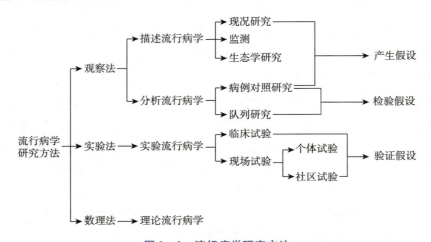

图1-1　流行病学研究方法

1. 观察法　即观察性研究。在观察性研究中，研究者既没有人为实施干预，也没有人为控制暴露，只是客观地收集人群中的暴露和疾病资料，评价疾病与暴露的联系。根据是否设立平行的对照组，观察法通常又分为描述性研究和分析性研究。

（1）描述性研究　又称描述流行病学。它是利用常规记录或通过特殊设计的调查收集资料，描述疾病在不同人群、不同地区的分布，以及疾病的时间变化，是流行病学研究的起点。

描述流行病学研究的资料能提供有关疾病病因的线索，提出一系列与疾病的病因有关的问题，提出和形成病因学假说，为疾病防制工作提供依据以及评价防制策略和措施的效果。常用的描述性研究方法有现况研究、监测、生态学研究、个案调查、暴发调查等。

（2）分析性研究　又称分析流行病学。它是通过检验描述流行病学提出的假说，回答描述流行病学提出的问题，找出与疾病发生有关的危险因素，即检验病因假说。常用的研究方法有病例对照研究和队列研究两种方法。

2. 实验法　即实验流行病学。在实验流行病学研究中，研究者按照一定的方案，将受试者随机分配到实验组和对照组，然后分别给予实验措施和对照措施，最后观察并评价实验措施的效果。人为地施加干预措施是实验法和观察法最主要的区别。实验法通常包括现场试验、社区试验和临床试验。

3. 数理法　也称理论性研究或者理论流行病学。是在观察性研究和实验性研究的基础上，通过对疾病或健康状况的分布与影响因素之间内在关系的深入研究，利用流行病学调查所得到的数据，建立相关的数学模型或计算机仿真模型，模拟健康或疾病在人群中的分布规律，从理论上研究疾病发生、发展与转归的规律，以此来分析和预测疾病流行规律和流行趋势、检验疾病防制效果、指导制定疾病的预防和控制措施。

二、流行病学的特征

流行病学作为一门现代医学科学的基础学科和方法学科，具有如下特征。

（一）群体的特征

描述分布是所有流行病学研究的起点，流行病学从研究人群中疾病和健康的各种分布现象入手，始终着眼于人群中的问题。人类与其他高等动物的根本区别在于人的社会性，因此人群的疾病和健康现象不可避免地带有社会的烙印。研究分布时就必须研究职业、宗教信仰、居住地点等社会学特征，分析资料时也要考虑生活习惯、社会经历、经济条件等社会因素的影响。

（二）对比的特征

对比是流行病学研究方法的核心。流行病学研究始终贯穿对比的思想，通过进行对比调查和对比分析，可以发现疾病发生的原因或线索。流行病学工作中经常开展疾病人群与正常人群或亚临床人群的某种概率的对比，在对比差异的同时，还可以分析两个或两个以上的结果之间有无相关现象。例如，进行某项结果的一致性检验，看其有无剂量反应关系，计算相关系数等。

（三）概率论和数理统计学的特征

流行病学多使用频率指标表示各种分布现象。频率实际上就是一种概率，概率必须有正确的分母数据才能求得，所以流行病学也被称为分母的学科。此外，分布研究本身就需要群体和一定的数量，因此流行病学工作中要求有足够的数量。足够的合理的数量需要依靠统计学的原则和方法来决定，同时参考具体情况而有所变通。

（四）社会心理的特征

人群健康与环境密切相关。疾病的发生必然受到人体内环境和自然、社会环境的影响与制约。在进行疾病的病因和流行因素研究时，需要全面考察研究对象的生物、心理和社会生活状况。

（五）预防为主的特征

作为公共卫生和预防医学的一门分支学科，流行病学始终坚持预防为主的方针并以此作为学科的研究内容之一。与临床医学不同的是，它面向整个人群，着眼于疾病的预防，特别是一级预防，保护人群健康。

（六）发展的特征

由流行病学的发展史可以看出，针对不同时期的主要卫生问题，流行病学的概念、任务是不断发展的，研究方法也在不断完善，尤其是流行病学学科不断从其他学科的发展中汲取养分，产生了许多新的分支，这些都昭示着学科发展的特征。

三、流行病学与其他学科的关系

流行病学是伴随着卫生统计学、微生物学和免疫学以及传染病学的发展而逐步发展而来的。其应用涉及自然科学、社会科学和医学科学的各主要学科，包括基础医学、临床医学和预防医学学科。如在研究慢性非传染性疾病防制的过程中，流行病学与遗传学、分子生物学、生物化学、病理学等基础医学学科和环境卫生学、营养与食品卫生学等预防医学学科尤为相关。

现代流行病学阶段，流行病学与相关学科相互渗透，出现了如分子流行病学、遗传流行病学、临床流行病学、肿瘤流行病学、心血管病流行病学、围生期流行病学、生态流行病学、营养流行病学、健康流行病学等分支学科。

流行病学与卫生统计学的关系最为密切，前者作为医学科学研究的方法学科，后者作为医学科学研究的工具学科，二者在医学科学研究的道路上始终并肩而行，携手共进。

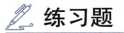 练习题

答案解析

一、单项选择题

1. 流行病学的研究对象是（　　）

    A. 有病的人群　　　　　　B. 健康人群　　　　　　C. 全人群

    D. 疾病　　　　　　　　　E. 病人个体

2. 关于流行病学，下列说法正确的是（　　）

    A. 只研究疾病的防制措施

    B. 只研究传染病的流行和防制

    C. 只研究慢性病的危险因素

    D. 从个体的角度研究疾病和健康状况及其影响因素

    E. 研究人群中疾病和健康状况的分布及其影响因素

3. 流行病学的主要研究方法包括（　　）

    A. 描述性研究　　　　　　B. 分析性研究　　　　　　C. 实验性研究

    D. 理论性研究　　　　　　E. 以上均是

4. 疾病的"三间分布"指的是括（　　）

    A. 年龄、性别和城乡　　　　　　　　B. 时间、地区和人群间分布

　　C. 国家、地区和城乡　　　　　　　　　　D. 短期波动、季节性和周期性

　　E. 职业、家庭和环境

5. 下列不属于现代流行病学基本原理的是（　　）

　　A. 疾病和健康在人群中的分布原理　　　　B. 疾病的治疗原理

　　C. 疾病发展的数学模型　　　　　　　　　D. 病因论

　　E. 疾病的防制原则和策略

二、简答题

1. 简述流行病学的特征。

2. 流行病学的基本原理有哪些？

3. 说出流行病学的主要用途。

书网融合……

本章小结　　　　　　　　　微课　　　　　　　　　题库

PPT

第二章　疾病的分布

学习目标

知识目标

1. 掌握常用的疾病频率测量指标和疾病的"三间分布"。
2. 熟悉疾病流行强度和疾病分布的影响因素。
3. 了解疾病"三间分布"的综合描述。

能力目标

1. 能运用疾病频率测量指标进行疾病发生发展强度的描述。
2. 具备疾病分布描述的能力。

素质目标

通过本章的学习，帮助学生树立实事求是的科学态度。

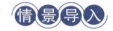

情景导入

情景： 2022 年 4 月，奥密克戎变异株来势汹汹，人口集中的大型城市面临前所未有的严峻考验。

思考：

1. 新冠病毒通过哪种传播途径在人群中快速传播？
2. 新冠病毒的流行强度如何？
3. 抗击新冠病毒感染的过程中给予人类疾病防制方面带来了哪些经验与教训？

　　疾病分布是指疾病在不同人群、不同时间、不同地区（人群、时间和空间）的存在状态及其发生、发展规律。描述疾病发病、患病和死亡的群体现象，是人类认识疾病的基础和起点。疾病的分布是描述性研究的主要内容，也是分析性研究的基础。通过正确描述疾病的分布，有助于探索疾病的流行规律及其影响因素，为形成病因假设及探索疾病的病因提供基础，为合理制定疾病防制、卫生保健策略和措施提供科学依据。

第一节　疾病频率测量指标

　　疾病的频率测量指标用相对数来反映疾病在人群中的分布现象，并通过客观描述不同疾病的分布特点，揭示疾病的分布规律。流行病学研究中常用的疾病频率测量指标如下。

一、发病频率测量指标

（一）发病率

1. 定义　发病率（incidence rate）表示一定期间内，一定范围人群中某种疾病新发生病例出现的频率。计算公式为：

$$发病率 = \frac{一定时期内某人群中某病新病例数}{同期该人群暴露人口数} \times K \qquad (2-1)$$

式中，$K = 100\%$，$1000\%_0$……

2. 计算发病率需考虑的因素

（1）新发病例数　观察时间内的新发病例数是发病率计算公式的分子。如果在观察期间内一个人多次发病时，则应计为多个新发病例数，如流感、腹泻等疾病在一年中可多次罹患。对难以确定发病时间的疾病可将初次诊断的时间作为发病时间，如恶性肿瘤、精神疾病等。

（2）暴露人口数　暴露人口是指在观察期内某地区人群中可能发生某种疾病的人，对那些因已患病而在观察期内不可能再成为新发病例者不应计入暴露人口，罹患疾病或预防接种获得持久免疫力者不应计入暴露人口，如在计算麻疹的发病率时，已患麻疹者不能计入分母，理论上接种麻疹疫苗且获得免疫力者不应计入分母，但实际工作中不易划分，当计算某地区人群某种疾病发病率时，分母多用该地区观察期间内的平均人口数。如观察时间以年为单位时，平均人口为年初人口与年末人口之和除以 2，或以当年年中的人口数表示。

（3）观察时间　可以确定一定的观察时间，多为 1 年，也可确定较短的时间或更长的时间。

发病率可按不同人口学特征（如年龄、性别、职业、民族、种族、婚姻状况等）分别计算，即为发病专率。由于发病率可受很多因素的影响，所以在对比不同地区人群的发病率时，考虑到年龄、性别等构成对发病率的影响，应进行发病率的标准化处理，即进行率的标准化。

3. 应用

发病率是疾病流行强度的指标，反映疾病对人群健康影响的程度，发病率高对人群健康危害大。某些自然因素、社会因素的变化可使发病率升高，某些有效的防制措施的实施可使其下降。通过发病率的比较，可了解疾病流行特征，探讨病因因素，提出病因假说，评价防制措施的效果。

（二）罹患率

1. 定义　罹患率（attack rate）也是测量某人群某病新病例发生频率的指标，通常指在某一局限范围短时间内的发病率。计算公式为：

$$罹患率 = \frac{观察期间某病新病例数}{同期暴露人口数} \times K \qquad (2-2)$$

式中，$K = 100\%$，$1000\%_0$

2. 应用　罹患率的计算公式虽与发病率相同，但它的观察时间较短，可以日、周、旬、月为单位，使用比较灵活。罹患率能根据疾病的暴露程度较精确地测量发病频率，在食物中毒、职业中毒或传染病的暴发及流行中，经常使用该指标。

（三）续发率

1. 定义　续发率（secondary attack rate，SAR）也称二代发病率，是指某些传染病在最短潜伏期到最长潜伏期之间，易感接触者中发病人数占所有易感接触者总数的百分比。计算公式为：

$$续发率 = \frac{潜伏期内易感接触者中发病人数}{易感接触者总人数} \times 100\% \qquad (2-3)$$

2. 应用　续发率常用于家庭内、病房、集体宿舍、托儿所等单位中发生传染病时的流行病学调查。第一个病例发生后，在该病最短与最长潜伏期之间出现的病例称续发病例，又称二代病例。

应注意在进行续发率的计算时，须将原发病例从分子及分母中去除，短于最短潜伏期或长于最长潜伏期者均不应计入续发病例。续发率可用于比较传染病传染力的强弱，分析传染病流行因素及评价卫生防疫措施的效果。

二、患病频率测量指标

（一）患病率

1. 定义 患病率（prevalence）也称现患率，是指某特定时间内总人口中某病新旧病例所占的比例。患病率可按观察时间的不同分为时点患病率和期间患病率。时点患病率的观察时间一般不超过一个月，而期间患病率所指的是特定的一段时间，通常为几个月，但调查时间应尽可能短，以免季节、温度等影响患病率的因素发生变化。计算公式为：

$$时点患病率 = \frac{某一时点某人群中某病新旧病例数}{该时点人口数} \times K \qquad (2-4)$$

$$期间患病率 = \frac{某观察期间某人群中某病的新旧病例数}{同期的平均人口数} \times K \qquad (2-5)$$

$$K = 100\%, \ 1000\%_o \cdots\cdots$$

2. 影响患病率的因素

（1）引起患病率升高的主要因素 ①新病例增加（即发病率增高）；②治疗水平提高，病人免于死亡，但未痊愈，病程延长；③未治愈者的寿命延长；④病例迁入；⑤健康者迁出；⑥易感者迁入；⑦诊断水平提高；⑧报告率提高。

（2）引起患病率降低的主要因素 ①新病例减少（发病率下降）；②病死率增高；③病程缩短；④治愈率提高；⑤健康者迁入；⑥病例迁出。

3. 患病率、发病率及病程的关系 当某种疾病的发病率和该病的病程在相当长时间内保持稳定时，患病率取决于两个因素，即发病率和病程。患病率、发病率和病程三者之间的关系是：

$$患病率 = 发病率 \times 病程 \qquad (2-6)$$

4. 应用 患病率常用来反映疾病的现患状况，对于病程较长的慢性病，可反映其流行情况。患病率用于估计某病对居民健康危害的严重程度，进行卫生经济学评价与分析，可为医疗设施规划、估计医院床位周转、卫生设施及人力的需要量、医疗质量评估和医疗费用的投入等提供科学依据。

5. 患病率和发病率的比较 见表2-1。

表 2-1 患病率和发病率的比较

比较内容	患病率	发病率
资料来源	现况调查、筛检等	疾病报告、疾病监测、队列研究
计算分子	观察期间新发病例和现患例数之和	观察期间新发病例数
计算分母	调查人数（时点患病率） 平均人口数（期间患病率）	暴露人口数或平均人口数
观察时间	较短，一般为1个月或者几个月	一般为1年，或更长时间
适用疾病种类	慢性病或病程较长的疾病	各种疾病
用途	疾病现患状况或慢性病流行情况	疾病流行强度
影响因素	较多，影响发病率变动的因素，病后结局及病人病程等	相对少，疾病流行情况、诊断水平、疾病报告质量等

（二）感染率

1. 定义 感染率（prevalence of infection）是指在某时间内被检人群中某病原体现有感染者人数所占的比例，通常用百分率表示。感染率的性质与患病率相似。

$$感染率 = \frac{受检者中感染人数}{受检人数} \times 100\% \qquad (2-7)$$

2. 应用　感染率在流行病学工作中应用较广泛，特别是对那些隐性感染、病原携带者及轻型和不典型病例的调查较为常用。可通过检出某病的病原体发现感染者，也可用血清学、分子生物学等方法检出感染者。感染率常用于研究某些传染病或寄生虫病的感染情况和评价防制工作的效果，为估计某病的流行态势和制定防制措施提供依据，也是评价人群健康状况的常用指标。

三、死亡与生存频率测量指标

（一）死亡率

1. 定义　死亡率（mortality rate）表示在一定期间内，某人群中总死亡人数在该人群中所占的比例，是测量人群死亡危险最常用的指标。其分子为死亡人数，分母为该人群同期平均人口数。观察时间常以年为单位。计算公式为：

$$死亡率 = \frac{某人群某年总死亡人数}{该人群同年平均人口数} \times K \tag{2-8}$$

式中，$K = 100\%$，1000‰……

根据上式计算得出的死亡率也称粗死亡率（crude death rate）。不同地区死亡率进行比较时需将死亡率标化，标化后的死亡率称为标化死亡率或调整死亡率。同理，不同地区间的发病率、患病率等疾病频率的比较，也需要进行率的标化。

死亡率可按不同人口学特征（如年龄、性别、职业、民族、种族、婚姻状况等）分别计算，即死亡专率。

2. 应用　死亡率是反映一个人群总死亡水平的指标，用于衡量某一时期某一地区人群死亡危险性的大小。它既可反映一个地区不同时期人群的健康状况和卫生保健工作的水平，也可为该地区卫生保健工作的需求和规划提供科学依据。死亡专率可提供某病死亡在人群、时间、地区上变化的信息，用于探讨病因和评价防制措施。

死亡率还可作为疾病发生风险的指标，在病死率高和生存时间短共同存在的情况下，死亡率可以反映人群的发病率，如胰腺癌，一经确诊后几个月可能就会死亡，长期存活很罕见，因此胰腺癌死亡率基本可以代替其发病率，反映人群该病的发病水平。

（二）病死率

1. 定义　病死率（case fatality rate）表示一定时期内因某病死亡者占该病人数的比例，表示某病病人因该病死亡的危险性。计算公式为：

$$病死率 = \frac{某时期内因某病死亡人数}{同期某病的病人数} \times 100\% \tag{2-9}$$

2. 应用　病死率表示确诊某病者的死亡概率，它可反映疾病的严重程度，也可反映医疗水平和诊治能力，常用于急性传染病，也可用于慢性病。一种疾病的病死率受疾病严重程度、诊断及治疗水平和病原体毒力的影响，随医疗水平、病因、环境和宿主等因素的变化而变化。用病死率作为评价不同医院的医疗水平时要注意医院间的可比性。

值得注意的是病死率与死亡率不同，死亡率计算时分母为平均人口数，包括了所研究疾病的病人和非病人，而病死率的计算只与所研究疾病的病人有关。使用病死率、死亡率及发病率可从不同侧面把握疾病的特征，正确分析发病与死亡的关系。

（三）生存率

1. 定义　生存率（survival rate）指接受某种治疗的病人中，经 n 年随访尚存活的病人数所占的比例。计算公式为：

$$生存率 = \frac{随访满\,n\,年尚存活的病例数}{随访满\,n\,年的病例数} \times 100\%$$

（2－10）

2. 应用 生存率反映疾病对生命的危害程度，可用于评价某些病程较长疾病的远期疗效，常用于癌症、心血管疾病、结核病等慢性疾病的研究。

四、疾病负担指标

（一）潜在减寿年数

1. 定义 潜在减寿年数（potential years of life lost，PYLL）表示某病某年龄组人群死亡者的期望寿命与实际死亡年龄之差的总和，即死亡所造成的寿命损失。

潜在减寿年数不仅考虑到死亡率水平的高低，而且考虑到死亡发生时的年龄对预期寿命的影响。该项指标可用来计算不同疾病或不同年龄组死者总的减寿年数。

2. 应用 潜在减寿年数是人群中疾病负担测量的一个直接指标，也是评价人群健康水平的一个重要指标，是在考虑死亡数量的基础上，以期望寿命为基准，进一步衡量死亡造成的寿命损失，强调了早死对人群健康的损害。

表2－2表明死亡前十位的恶性肿瘤中肺癌所造成的生命损失年最高为9792人年，其次为肝癌7890人年、食管癌5748人年、结直肠癌3643人年、胃癌2725人年；男性PYLL排名前五位的恶性肿瘤分别为肺癌6570人年、肝癌6297人年、食管癌5479人年、结直肠癌2399人年、胃癌1857人年；而女性PYLL前五位的恶性肿瘤依次为肺癌3222人年和肝癌1593人年、乳腺癌1512人年、结直肠癌1244人年和胃癌868人年。

表2－2 2014－2018年成都市双流区死亡前十位恶性肿瘤的潜在减寿年数

死亡原因	PYLL（人年）		
	男性	女性	合计
肺癌	6570	3222	9792
肝癌	6297	1593	7890
食管癌	5479	269	5748
结直肠癌	2399	1244	3643
胃癌	1857	868	2725
白血病	1395	754	2149
脑肿瘤	1211	589	1800
胰腺癌	917	666	1583
乳腺癌	－	1512	1512
淋巴瘤	915	236	1251
胆囊癌	323	89	412

（二）伤残调整寿命年

1. 定义 伤残调整寿命年（disability adjusted life year，DALY）是指从发病到死亡所损失的全部健康寿命年，包括因早死所致的寿命损失年（years of life lost，YLL）和疾病所致伤残引起的健康寿命损失年（years lived with disability，YLD）两部分。DALY是一个定量的指标，它将因各种疾病引起的早死（实际死亡年数与一般人群中该年龄的预期寿命之差）造成的寿命损失与因伤残造成的健康寿命损失两者结合起来加以测算，是反映疾病对人群寿命损失影响的综合指标。

疾病可给人类健康带来包括早死与残疾（暂时失能与永久残疾，即处于非健康状态）两方面的危害，这些危害的结果均可减少人类的健康寿命。定量地计算某个地区每种疾病对健康寿命所造成的损失，以便更科学地分析危害健康的重点疾病和主要卫生问题，对发病、失能、残疾和死亡进行综合分析。

2. 应用

（1）比较与评价地区间的卫生健康状况，通过应用 DALY 指标跟踪全球或一个国家或某一个地区疾病负担的动态变化及监测其健康状况在一定期间的改善，对已实施的措施进行初步的评价，了解干预措施的有效性。

（2）确定不同病种的疾病负担，分析不同人口学特征、不同地区、不同时间的危害程度及变化趋势，按 DALY 大小排序对不同地区、不同人群（如不同性别、年龄）、不同病种进行 DALY 分布的分析，可以帮助确定危害人群健康的主要病种，重点人群和高发地区，为确定防制重点提供重要依据。

（3）进行卫生经济学评价，如成本－效用分析，比较不同干预策略和措施降低 DALY 的花费和效果。研究不同病种，不同干预措施挽回一个 DALY 所需的成本，以求采用最佳干预措施来防制重点疾病，使有限的资源发挥更大作用。

表 2－3 表明 2005—2015 年广东省 60 岁及以上老年人帕金森病总 DALY 为 702274 人年，其中男性 DALY 为 313224 人年，女性 DALY 为 389050 人年，且广东省 60 岁及以上老年人帕金森病伤残调整寿命年在逐年上升。

表 2－3　2005—2015 年广东省 60 岁及以上老年人帕金森病伤残调整寿命年

年份	DALY（人年）		
	男性	女性	总计
2005	25514	22599	48113
2006	26339	24865	51204
2008	26248	26705	52953
2008	26182	28591	54774
2009	26941	31146	58088
2010	27832	33583	61415
2011	28913	37003	65916
2012	30419	41138	71557
2013	31866	45472	77338
2014	31649	47846	79495
2015	31321	50100	81421

常用 PYLL 和 DALY 作为测量疾病负担的指标，此外还有质量调整寿命年、健康寿命年等，可根据调查研究的目的选用适宜指标。

第二节　疾病流行强度

疾病流行强度表示在一定时期内某种疾病在某地区人群中发病率的变化及其病例间的联系程度。流行病学研究中常用散发、暴发、流行及大流行来描述疾病流行强度。

一、散发

散发（sporadic）指疾病的发病率呈历年的一般水平，且各病例间在发病时间和地点上无明显联系，病例表现为散在发生。散发一般是对于范围较大的地区而言。确定散发时多与当地近三年该病的发病率进行比较，如果当年发病率未明显超过既往平均水平称为散发。

若当地采取的疾病预防与控制措施有效时，疾病的散发常见于如下情况。

（1）病后免疫力持久的疾病，或能通过接种疫苗获得持久免疫力的疾病，如麻疹。

（2）有些以隐性感染为主的疾病，如脊髓灰质炎、乙型脑炎等。

（3）有些传播机制不容易实现的传染病，如斑疹伤寒、炭疽等。

（4）某些长潜伏期传染病，如麻风。

二、暴发

暴发（outbreak）是指局部地区或集体单位，短时间内突然发生很多症状相同病人的现象。这些病人多有相同的传染源或传播途径，且大多数病人常同时出现在该病的最短和最长潜伏期之间，常呈现暴发状态的疾病如麻疹、手足口病、腮腺炎、甲型病毒性肝炎等。

三、流行

流行（epidemic）是指在某地区某疾病的发病率显著超过该病历年发病率水平。相对于散发，流行出现时各病例之间呈现明显的时间和空间联系，如 2009 年甲型 H1N1 流感的流行表现出明显的人与人间的传播关系和地域间的播散特征。

四、大流行

大流行（pandemic）是指某病发病率显著超过该病历年发病率水平，且疾病蔓延迅速，涉及地区广，在短期内跨越省界、国界甚至洲界形成世界性流行。

随着全球经济的快速发展，人口和物资的加速流动会导致病原体传播速度加快。2009 年甲型 H1N1 流感在某些国家和地区发生流行之后，在短短 2 个月时间，波及世界范围 200 余个国家和地区；2019 年新型冠状病毒在几个月的时间波及全球 200 多个国家和地区，造成全世界的大流行。

第三节　疾病的分布 🇪微课

疾病的分布不但反映了疾病本身的生物学特性，而且集中体现了与疾病有关的各种内外环境因素的效应及其相互作用的特点。疾病的流行特征通过疾病在人群、地区、时间的分布得以表现。疾病分布是流行病学研究中重要的内容，是描述性研究的核心，是分析性研究的基础，是制定疾病防制策略和措施的依据。

一、人群分布

疾病在人群中的分布会受到一些固有特征或社会特征的影响，如年龄、性别、职业、种族和民族、婚姻与家庭、行为生活方式、宗教信仰、人口流动等。通过研究人群的这些相关特征，有助于探讨疾病或健康状态的影响因素或流行特征。

（一）年龄

年龄是人群最主要的人口学特征之一，几乎所有疾病的发生及发展均与年龄有相当密切的关系。研究疾病的年龄分布，有助于深入认识疾病的分布规律，探索流行因素，为病因研究和疾病的预防与控制提供基本线索。

慢性病的发病率会随年龄增长而增加，急性传染病发病率随年龄的增加而下降。如 6 个月内的婴幼儿从母体获得了抗体，6 个月内不易患传染病，但 6 个月后随着年龄增长从母体获得的抗体逐渐消失，易患急性呼吸道传染病如麻疹、百日咳、腮腺炎等。由于计划免疫的开展，急性传染病感染的年龄模式发生了变化。如麻疹发病高峰出现后延现象，大龄儿童、新入学大学生、新入伍士兵中，麻疹的症状往往比年幼者重或不典型，风疹常见于青年人，军团菌病多见于中老年人。随着致病因子的变化，疾病的年龄分布也在动态变化，某些恶性肿瘤有年轻化趋势，如肺癌、乳腺癌等，而一些慢性病呈现发病年龄前移现象，如脑卒中、糖尿病、高血压等。

疾病年龄分布的分析方法有两种：横断面分析（cross – sectional analysis）和出生队列分析（birth cohort analysis）。

1. 横断面分析 横断面分析多用于某时期传染病或潜伏期较短疾病的年龄分布分析，主要分析同一时期不同年龄组或不同年代各年龄组的发病率、患病率或死亡率的变化。对于慢性病，由于暴露时间距发病时间可能很长，致病因子在不同时间的强度也可能发生变化，但同一年代出生的群体对致病因素暴露的时间和强度具有一定的相似性。

图 2 - 1 是美国国家癌症研究院进行年龄与肺癌发病关系的横断面分析，其结果有两个特点：第一，不同年代相同年龄组人群的发病率不同。1975—1979 年各年龄组人群的发病率都较低，其后每 5 年的资料分析显示，同一年龄组人群的发病率均有不同程度的上升，增幅明显，提示病因作用在持续增强。第二，同一时期各年龄组人群肺癌的发病率不同。以 1985—1989 年结果为例，35 ~ 39 岁人群组的发病率最低，50 ~ 54 岁和 55 ~ 59 岁组明显增高，65 ~ 69 岁组继续上升，70 ~ 74 岁组达到高峰，以后随着年龄增大，肺癌的发病率呈明显降低态势。这种变化趋势看似异常，可以用出生队列分析不同年代出生人群年龄与疾病之间的关系。

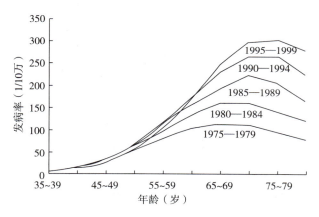

图 2 - 1 美国 1975 - 1999 年肺癌年龄别发病率（1/10 万）

2. 出生队列分析 出生队列是指同一时期出生的一组人群，对其随访若干年，以观察发病情况。出生队列分析便是利用出生队列资料将疾病年龄分布和时间分布结合起来描述的方法。它可以明确地呈现致病因子与年龄的关系。出生队列分析在评价疾病的年龄分布长期变化趋势及提供病因线索等方面具有很大意义。

图 2 - 2 是美国年龄与肺癌发病关系的出生队列分析，该研究以不同年代（分别为 1900 年、1905 年、1910 年、1915 年、1920 年及 1925 年）出生的人群作为出生队列，观察各出生队列人群肺癌的年龄调整发病率，结果显示，各出生队列人群肺癌的发病率均随年龄的增长而呈显著升高的趋势。

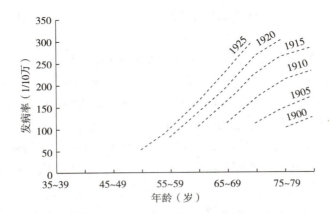

图2-2 美国1900—1925年出生队列肺癌年龄别发病率（1/10万）

如图2-2中所示1900—1925年间6个出生队列的肺癌发病率均随年龄增加呈上升趋势，更合理地解释了年龄与肺癌发病的关系。图2-1中横断面分析呈现的70～74岁以上肺癌发病率降低是一个假象，说明横断面研究不能正确反映年龄和肺癌发病的关系。因此，出生队列分析有助于正确分辨出年龄、时间、暴露经历对疾病的作用。

（二）性别

由于男性与女性的遗传特征、内分泌代谢、生理解剖特点和内在素质的不同会造成某些疾病的死亡率与发病率存在着明显的性别差异，正是因为这些因素的存在，导致男性和女性对疾病的易感性不同，如在同年龄组中，绝经前女性患心脏病的概率低于男性，这与妇女具有较高的雌激素水平有关。而绝大多数疾病发生率的性别差异跟男性和女性的暴露机会和暴露水平有关，如男性和女性肺癌发病率不同可能是由于男性吸烟者所占比例高于女性所致。

（三）职业

某些疾病的发生与职业密切相关，由于机体所处职业环境中的致病因素，如职业性的精神紧张程度、物理因素、化学因素及生物因素的不同可导致疾病分布的职业差异。受职业场所特殊的职业环境因素影响，石棉工人中间皮瘤、肺癌及胃肠癌的发生率高于其他职业人群，生产联苯胺染料的工人易患膀胱癌，矿工、建筑工人及农民更易发生意外伤害和死于外伤，医务人员因手术等医疗途径罹患经血传播和呼吸道传播等疾病的危险性高于一般人群。

（四）种族和民族

种族和民族是长期共同生活并具有共同生物学和社会学特征的相对稳定的群体。不同民族由于长期受一定自然环境、社会环境、遗传背景的影响，疾病在人群中的分布也显示出了差异性。如黑人中镰状细胞贫血发病率高于其他人群，中国人的鼻咽癌发病率高于其他地区人群，提示遗传因素的作用不容忽视。日本人的胃癌发病率高于美国人，但移居美国后胃癌发病率降低，表明行为生活方式发挥重要作用。

（五）婚姻和家庭

婚姻与家庭状况通过影响人群健康状况进一步影响疾病在人群中的分布，婚后的性生活、妊娠、分娩、哺乳等对女性健康均有较大的影响。有研究表明已婚妇女宫颈癌发病率显著高于单身妇女，未婚女性和高龄分娩者易患乳腺癌，而初次足月妊娠的年龄越小，妇女乳腺癌的发病率越低。在婚姻匹配中，近亲婚配使先天性畸形及遗传性疾病增加，并可造成流产、早产和子女的夭折早亡，严重影响人口素质。

（六）行为生活方式

人类各种疾病的发生与其行为密切相关。众所周知，健康行为有益于促进人群健康水平，不良生活方式如吸烟、酗酒、吸毒、性乱等可增加某些疾病发生的危险。

国内外都有研究显示吸烟与多种疾病的发生有密切关系，尤其是吸烟者的肺癌、喉癌、咽癌、食管癌、膀胱癌等疾病的死亡率均高于不吸烟者，而且吸烟与恶性肺癌死亡率之间存在剂量反应关系。此外，饮酒是肝硬化、高血压、脑出血等疾病的危险因素，有学者报道，每日饮酒量在 50g 以上者，发生脑出血的危险性是不饮酒者的 6.8 倍。

（七）流动人口

发展中国家处于城市化进程中，由于人口流动性强、生活和卫生防疫条件差，人群免疫普遍较低、医疗预防组织不健全，在传染病在城乡间的传播起着纽带作用，流动人口也是疾病暴发的高危人群，如疟疾、霍乱、鼠疫等的暴发多发生在流动人口中。流动人口是传染病特别是性传播疾病的高危人群，同时也是儿童计划免疫工作难于开展的特殊群体，故易形成儿童少年相关疾病高发态势，如麻疹、甲肝等。

（八）宗教信仰

全球约有 2/3 的人口信仰宗教，而宗教信仰对人群生活方式会产生一定影响，不同人群因宗教信仰不同，其生活方式也有明显差异，疾病的分布频率也呈现显著的差别。如信仰犹太教的男性自幼施行"割礼"，因此犹太人群中男性阴茎癌和女性宫颈癌发病率较低，而伊斯兰教信徒不食猪肉，所以免除了患猪绦虫病的危险。

二、地区分布

（一）国家间及国家内不同地区的分布

疾病的分布受到多种因素的影响，包括自然环境因素（如地理、地形、地貌、气温、风力、日照、雨量、植被、物产、微量元素等）和社会环境因素如（政治、经济、文化、人口密度、生活习惯、遗传特征等）。疾病在不同地区的分布特征反映出致病因子在这些地区作用的差别，根本的原因是疾病的危险因素的分布和致病条件不同所造成的。

疾病的地区分布可采用行政区划法（political boundaries）或自然景观法（natural boundaries）对资料进行归纳和分析。行政区划法的优点是简便易行，可行性好，在世界范围内可按洲、区域、国家等为单位，在一个国家可按省、市、县、乡等行政区域来划分，缺点是人为划定的行政区域与自然环境因素的分布往往并不吻合，可能掩盖自然环境条件与疾病分布的内在生态关系。而自然景观法则依山区、平原、湖泊、河流、草原及森林等自然边界或空间范围来收集和归纳资料，自然景观法的优点是这种方法能够比较好地揭示自然环境与疾病地区分布的关系，并且也能反映当地居民共同或独特的文化传统、风俗习惯和遗传背景的作用，以凸显致病因子的作用，其缺点是资料来源和调查实施的可行性较差。疾病频率在国家间及国家内不同地区间和城乡之间的分布存在差别，某些疾病存在地区聚集性。

1. 疾病在不同国家间的分布　当某些传染病呈世界范围大流行，不同国家间流行强度差异较大，如艾滋病已在全球广泛流行，但撒哈拉南部非洲 HIV 感染者占全球感染人数的 2/3，霍乱多见于印度，病毒性肝炎在我国和亚裔人群高发。此外，慢性非传染性疾病均可呈现国家间分布的差异性，如日本的胃癌及脑血管病的调整死亡率或年龄死亡专率居世界首位，而其乳腺癌、大肠癌及冠心病的调整死亡率或年龄死亡专率则最低。肝癌多见于亚洲、非洲，乳腺癌、肠癌多见于欧洲、北美洲。

表 2 - 4 表明全球 2020 年肝癌标化发病率最高的国家依次为蒙古（85.6/10 万）、埃及（34.1/10 万）、老挝（24.4/10 万）、柬埔寨（24.3/10 万）和越南（23.0/10 万）。

表 2 - 4　2020 年全球肝癌发病前十位国家

发病顺位	国家	发病例数	占比（100%）	粗发病率（1/10 万）	标化发病率（1/10 万）
1	蒙古	2236	0.2	68.2	85.6
2	埃及	27895	3.1	27.3	34.1
3	老挝	1272	0.1	17.5	24.4
4	柬埔寨	3142	0.3	18.8	24.3
5	越南	26418	2.9	27.1	23.0
6	泰国	27394	3.0	39.2	22.6
7	几内亚	1412	0.2	10.8	21.8
8	中国	410038	45.3	28.3	18.2
9	冈比亚	254	0.0	10.5	17.2
10	加纳	3452	0.4	11.1	16.9

2. 疾病在同一国家内不同地区的分布　疾病在同一国家不同地区的分布存在明显差别。如鼻咽癌多见于广东，食管癌在河南林州市高发，肝癌在江苏启东高发。

表 2 - 5 是 2015 年全国伤害监测系统收集的伤害病例，全部病例伤害原因前 3 位依次是跌倒/坠落（36.79%）、道路交通伤害（20.14%）和钝器伤（15.37%），这 3 类伤害占全部伤害的 72.3%。城市、农村地区病例伤害原因的前 3 位顺序与全部病例的保持一致，但是城市道路交通伤害（17.12%）构成比例要低于农村地区的道路交通伤害（25.71%）。

表 2 - 5　2015 年全国伤害监测系统中城乡伤害原因构成

伤害原因	城市	农村
道路交通伤害	78589（17.12%）	64206（25.71%）
跌倒/坠落	168916（36.79%）	91900（36.80%）
钝器伤	73885（16.09%）	35072（14.04%）
火器伤	373（0.08%）	265（0.11%）
刀/锐器伤	52475（11.43%）	26071（10.44%）
烧烫伤	10147（2.21%）	3634（1.46%）
窒息/悬吊	836（0.18%）	84（0.03%）
溺水	108（0.02%）	94（0.04%）
中毒	8676（1.89%）	5640（2.26%）
动物伤	39483（8.60%）	12681（5.08%）
性侵犯	222（0.05%）	10（0.00%）
其他	13564（2.95%）	7537（3.02%）
不清楚	11853（2.58%）	2535（1.02%）
合计	459127（100.00%）	249729（100.00%）

（二）城乡分布

城市之间疾病的病种、死因顺位、发病率或死亡率等均表现出明显的城乡差异，主要是由于生活条件、卫生状况、人口密度、交通条件、工业水平、动植物的分布等情况不同。了解城乡人群疾病频率变动趋势是制定预防和控制措施的依据。

1. 城市 城市的特点是人口密度大、居住面积狭窄、人口流动性大和交通拥挤等，容易造成呼吸道传染病的传播，如水痘、流行性脑脊髓膜炎和流行性感冒等常在大城市发生流行。随着城镇化进程的加快，大量农村人口涌入城市，使城市始终保持一定数量的某些传染病的易感人群，导致某些传染病可常年发生，并可形成暴发或流行趋势。

城市工业较密集，交通发达，产生大量废水、废气、废渣及汽车尾气，造成城市空气、水等环境受到严重污染，慢性病患病率明显升高，如高血压、肺癌及其他肿瘤的发病率城市高于农村。此外，那些与空气污染或噪声有联系的职业性因素所致的疾病也多见于城市。

城市的供水、排水设施完善，管理健全，城市饮用水的卫生水平较高，因此肠道传染病的流行受到限制，肠道传染病发病率较低。城市中医疗卫生水平高，医疗保健制度较健全，医疗设施完善，所以肠道传染病疫情容易得到及时有效的控制。

2. 农村 农村相对于城市而言人口密度低，交通不便，与外界交往相对较少，呼吸道传染病不易流行，且一但有传染病出现人传人现象，传染病便可迅速蔓延，引起暴发和流行。农村卫生条件较差，所以肠道传染病、虫媒传染病及自然疫源性疾病，如痢疾、疟疾、流行性出血热、钩端螺旋体病等较易流行。此外，一些地方病如地方性甲状腺肿，氟骨症等在农村的发病率高于城市。

近些年，随着城镇化的进程加快，乡村振兴等项目的实施与推进，农村经济和人群生活水平发生了很大的改变，乡镇企业得以迅速发展，但农村经济发展的同时也导致农村的环境污染加剧，使高血压、糖尿病和肿瘤等慢性病发病率出现上升趋势。另外，农村劳动强度大，劳动条件差，缺少防护条件和疾病防护知识，职业中毒和职业伤害时有发生。农村人口不断在城乡间的流动，使得一些传染病发病率在城乡间的差异减小或消失。

（三）地区聚集性

地区聚集性（endemic clustering）是指某地区某疾病发病及患病等疾病频率高于周围地区的情况，该地区疾病频率超过了随机概率。若某疾病表现为地区聚集性，提示该地区特定的致病因子对人群健康产生了影响。研究疾病的地区聚集性对探讨病因、采取相应的防制措施并评价其效果具有十分重要的意义。

1. 地方性 由于自然因素或社会因素的影响，某种疾病经常存在于某一地区或只在一定范围人群中发生，而不需自外地输入时称为地方性。

2. 输入性疾病 输入性疾病又称外来性疾病，凡本国或本地区不存在或已消灭的传染病，从国外或其他地区传入时，称为输入性传染病，如艾滋病是在 20 世纪 80 年代初期由国外传入我国。

知识链接

艾滋病

艾滋病，又称获得性免疫缺陷综合征（AIDS），是由于机体感染人类免疫缺陷病毒（HIV）而引发的全身性疾病。1981 年 6 月 5 日，美国疾病预防控制中心在《发病率与死亡率周刊》上登载了 5 例艾滋病病人的病例报告，这是世界上第一次有关艾滋病的正式记载。1985 年，一位到中国旅游的外籍人士患病入住医院后很快死亡，后被证实死于艾滋病，这是中国第一次发现艾滋病病例。在我国的主要传播途径为性接触传播、血液以及血制品传播、母婴传播等，2021 年我国艾滋病发病率为 4. 27/10 万。

（四）地方性疾病

地方性疾病（endemic disease）是指局限于某些特定地区内相对稳定并经常发生的疾病，也称地方病。如地方性氟中毒、地方性砷中毒、碘缺乏病、大骨节病等。这些疾病表现为经常存在于某一地区或人群，并有相对稳定的发病率。造成地方病的主要原因是自然地理环境中人体正常代谢所需的某些微量元素过多或者缺乏所致的疾病。我国幅员辽阔，地理环境与气候环境多变，环境致病因素复杂，环境因素与人群行为生活方式、经济发展等方方面面因素交织存在，地方病种类繁多，疾病类型各异，防制任务仍十分艰巨。

判断一种疾病是否属于地方性疾病的依据是：①该地区的居民发病率高，但其他地区居住的人群发病率低，甚至不发病。②其他地区的人群迁入该地区一段时间后，其发病率和当地居民一致。③该地区的人群迁出该地区后，发病率下降，患病症状减轻或自愈。④当地的易感动物也可发生同样的疾病。

三、时间分布

随人群所处的自然环境、社会环境、生物学环境等因素的改变，疾病频率也会随着时间的推移呈现出动态变化，通过疾病的时间分布可了解疾病的流行规律，为疾病的病因研究提供重要的线索，验证可疑的致病因素与疾病发生的关系，进一步为评价疾病防制效果提供依据。疾病的时间分布特征与变化规律可以从短期波动、季节性、周期性、长期趋势等几个方面进行归纳与描述。

（一）短期波动

短期波动（rapidfluctuation）一般是指持续几天、几周或几个月的疾病流行或疫情暴发，是疾病的特殊存在方式。短期波动与暴发不同，区别在于暴发常用于少量人群，而短期波动常用于较大数量的人群。

短期波动一般具有比较确定的原因，多数情况下是由于大量人群同时或持续暴露于某共同致病因素，致使人群中疾病的病例数在短时间里迅速增多。如集体食堂的食物中毒，伤寒、痢疾和麻疹的暴发或流行，以及化学毒物中毒等。此外，自然灾害、环境污染以及社会政治、经济文化因素等也可导致疾病的短期波动。

（二）季节性

疾病的季节性（seasonal variation）是指疾病在一定季节内呈现发病率增高的现象。季节性是疾病非常重要的流行病学特征，许多疾病发病率呈现季节性升高和降低交替的特点。

（三）周期性

疾病的周期性（cyclic variation，periodicity）是指疾病频率按照一定的时间间隔，有规律地起伏波动，每隔若干年出现一个流行高峰的现象。

疾病周期性的变化多见于呼吸道传染病，流行性感冒、流行性脑脊髓膜炎、百日咳、水痘、白喉等有周期性现象。由于易感者积累使人群易感性增加，形成发病率增高的现象，但随着自然环境和社会环境的变化，疾病周期性也会发生变化，如麻疹。麻疹疫苗普遍使用以前，我国大中城市人群中每隔一年流行一次，但1965年对麻疹易感者实施了大面积疫苗接种，其周期性的流行规律基本不存在，但可观察到一定程度的周期性波动，甚至出现疫情暴发。

影响疾病周期性及间隔时间的常见原因：

（1）人口密集、交通拥挤和卫生条件差等因素利于疾病的传播。当某地区既有传染源又有足够数量的易感者存在，且无有效的预防措施时，其流行特征呈现一定的周期性。

（2）传播机制容易实现的疾病，当易感者积累到足够数量便可迅速传播。而疾病流行后，新的易感者积累的速度，特别是新生儿的增加，影响疾病周期间隔的时间，累积速度越快，间隔越短。

（3）病后可形成持久免疫力的疾病，一度流行后发病率可迅速下降，流行后人群免疫水平持续时间越久，周期间隔越长。

（4）周期性的发生还取决于病原体变异及其变异的速度。

（四）长期趋势

长期趋势（secular trend，secular change）也称长期变异或长期变动，是指在一个比较长的时间内，通常为几年或几十年，疾病的临床特征、分布状态、流行强度等方面所发生的变化。有些疾病可表现出经过几年或几十年发病率持续上升或下降的趋势。有学者研究了部分国家50年间胃癌死亡比的趋势性，研究显示胃癌发病率低的国家（美国、新西兰），胃癌发病率下降早，但下降速度慢；胃癌发病率高的国家（日本、智利和芬兰）胃癌发病率下降晚，但下降速度快。

四、疾病三间分布综合描述

在流行病学研究和疾病防制实践中，应对疾病人群、地区和时间分布资料进行综合分析，为全面获取有关病因线索、确定流行因素及制定防制对策提供依据。若仅对疾病人群、地区及时间分布的某一个方面进行分析，尽管所述问题明确具体，但难以得出疾病流行状况的全貌，从而影响防制对策的制定。在流行病学研究和疾病防制实践中，常需进行疾病的人群、地区和时间分布的综合分析。如在暴发疫情的调查过程中，为了判断暴露时间和流行因素，常将三间分布综合起来进行分析，从而掌握疫情全貌，为确定感染时间、流行因素、传播途径、播散范围等提供有力证据。

移民流行病学（migrant epidemiology）是进行疾病人群、地区和时间分布综合描述的一个典型。移民是指居民由原来居住地区迁移到其他地区，包括国外或国内不同省、市、自治区的现象。由于居住地变迁，气候条件、地理环境等自然因素的变化，生活方式、风俗习惯等社会因素的差异，移民人群疾病频率会发生程度不同的变化。

移民流行病学是探讨疾病病因的一种方法。它是通过观察疾病在移民、移居地当地居民及原居地人群间的发病率或死亡率的差异，从而探讨疾病的发生与遗传因素或环境因素的关系。移民流行病学常用于肿瘤、慢性病及某些遗传病的病因和流行因素的探讨。

移民流行病学研究应遵循的原则如下。

（1）若某病发病率或死亡率的差别主要是环境因素作用的结果，则该病在移民人群中的发病率或死亡率与原住国（地区）人群不同，而接近移居国（地区）当地人群的发病率或死亡率。

（2）若该病发病率或死亡率的差别主要与遗传因素有关，则移民人群与原住国（地区）人群的发病率或死亡率近似，而不同于移居国（地区）当地人群。

对日本的胃癌移民流行病学调查研究显示，胃癌在日本高发，美国低发。在美国出生的第二代日本移民胃癌的死亡率高于美国人，但低于日本当地居民，说明环境因素对胃癌的发生有较大关系。

在进行移民流行病学分析与结果解释时应考虑移民生活条件和生活环境的改变程度、原居地及移居地的医疗卫生水平及移民移居的原因，还应考虑移民的人口学特征如年龄、职业、文化水平、社会经济状况、种族和其他人口学因素。若环境因素与某病发生的关系较大时，一般幼年迁移到新移居地后，更容易受新移居地环境的影响。移民的世代数与疾病的发病率也有关，移民在新环境居住的世代数越多，越接近移居国居民的发病水平。

答案解析

✍ 练习题

一、单项选择题

1. 下列哪项因素与发病率的变化无关（　　）

    A. 致病因素的作用明显加强和减弱

    B. 患病率的升高或下降

    C. 疾病诊断水平的提高或下降

    D. 诊断标准的变化

    E. 防疫措施的有效与否

2. 进行感染性腹泻监测时应选择的疾病频率测量指标是（　　）

    A. 发病率　　　　　　　　　B. 发病专率　　　　　　　　　C. 罹患率

    D. 时点患病率　　　　　　　E. 期间患病率

3. 疾病分布是指（　　）

    A. 民族分布、性别分布、职业分布

    B. 时间分布、地区分布、人群分布

    C. 城乡分布、年龄分布、民族分布

    D. 民族分布、年龄分布、职业分布

    E. 年龄分布、城乡分布、季节分布

4. 在比较不同地区发病率或死亡率时应注意使用（　　）

    A. 年龄别发病率、年龄别死亡率

    B. 性别发病率、性别死亡率

    C. 职业别发病率、职业别死亡率

    D. 民族别发病率、民族别死亡率

    E. 标化发病率、标化死亡率

5. 有关发病率和患病率，下列说法正确的是（　　）

    A. 患病率是反映疾病流行强度的指标

    B. 罹患率和患病率本质上是一样的，只是观察时间不同

    C. 发病率指一定时期内特定人群中患某病者所占的比例

    D. 患病率＝发病率×病程，因此已知任何一种疾病的发病率和病程，即可算出患病率

    E. 发病率的分母中不包括具有免疫力和现患病而不会发病的人群

6. 以下不属于描述疾病地区分布特征的是（　　）

    A. 国家间和国家内的分布　　　B. 民族和种族分布　　　　　　C. 城乡分布

    D. 自然疫源性　　　　　　　　E. 地方性疾病

7. 满足"患病率＝发病率×病程"的条件是（　　）

    A. 在相当长的时间内，发病率相当稳定

    B. 在相当长的时间内，病程相当稳定

    C. 在相当长的时间内，患病率相对稳定

D. 在相当长的时间内，当地人口相对稳定

E. 在相当长的时间内，发病率和病程相对稳定

8. 发病率指标来自（　　）

A. 对住院病人的调查　　B. 对门诊病人的调查　　C. 对社区人群的调查

D. 对所有病人的调查　　E. 对专科医院病人的调查

二、简答题

1. 影响患病率的因素有哪些？

2. 疾病人群分布、时间分布及地区分布包括哪些内容？

书网融合……

本章小结

微课

题库

第三章 描述性研究

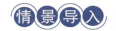

情景： 二十世纪四五十年代，新疆察布查尔县出现了一种怪病。春暖花开的时候，林某的妻子和孩子突然得了怪病，他们刚开始看东西模糊，视物重影，睁不开眼睛，咽不下东西，抬不起头，没过几天，两人相继去世。随后，同一个县不停地有人也得了这种怪病，有时候一天好几个人得病，而且大部分病人都很快去世。这个奇怪的疾病每年春天的时候就会出现在当地，病人会出现复视、头晕头疼、眼睑下垂、声音嘶哑、吞咽困难等症状，其病情表现不一，轻者自行好转，重者往往出现死亡。这个怪病病死率高达43.2%，得病的都是锡伯族人，而且病人多是妇女和儿童。由于当时科技落后，一直查不出病因，所以以地名命名为察布查尔病。由于该病发病在春耕季节，严重影响当地农牧业生产，弄得人心惶惶。1949年以后，国家为了彻底查出病因，派专家组到当地进行考察调研。

思考：

1. 如果你是专家组成员，你会采取哪种流行病学调查方法？

2. 你认为应该怎样调查该疾病？

第一节 描述性研究概述 微课1

PPT

描述性研究（descriptive study），又称为描述流行病学（descriptive epidemiology），是指利用已有的调查资料或特殊调查资料，包括实验室研究结果等，描述人群的疾病或健康状况及其影响因素的分布情况，目的是提出病因假设，为进一步调查研究提供线索。描述性研究在疾病与暴露因素的因果关系探索过程中是最基础的步骤，任何因果关系的确定均始于描述性研究。描述性研究既是流行病学研究的起点，也是其他流行病学研究方法的基础。描述性研究主要的类型包括现况研究、生态学研究、病例报告、病例系列分析、个案调查、历史资料分析、随访研究等。

一、描述性研究的概念

描述性研究是指利用常规监测记录或通过专门调查获得的数据资料，包括实验室监测结果，按照不同人群、不同地区及不同时间特征进行分组，描述人群中有关疾病或健康状态以及有关特征和暴露因素的分布情况，在此基础上进行比较分析，获得疾病三间（人群、地区和时间）分布的特征，进而获得病因线索，提供病因假设。

二、描述性研究的特点

描述性研究是揭示暴露因素与疾病因果关系的探索过程中最基础的步骤，也是最常用的方法。与其他流行病学研究方法相比，描述性研究的主要特点如下。

1. 描述性研究属于观察性研究方法 描述性研究主要以观察作为其研究手段，即对于研究对象不采取任何的人为干预措施，仅仅通过观察、收集暴露因素与疾病的数据，分析相关数据，总结研究对象或事件的特点。

2. 描述性研究一般不设立对照组 描述性研究设计阶段只确定研究对象范围，不以调查对象某些特征作为分组后进行差别调查。对调查对象，采取统一调查手段和方法。

3. 描述性研究不能确定暴露和结局的因果关系 描述性研究调查时点的暴露因素与结局分布情况，无法确定暴露和结局的时间顺序，对于推断因果关系存在一定的局限性，故描述性研究只能提供病因线索，为后续分析性研究或实验性研究提供线索。

三、描述性研究的种类

1. 现况研究 现况研究（prevalence survey）也称横断面研究（cross – sectional study），是指在一个特定的时间点或时间段内，在特定范围人群中，对某些（种）疾病或健康状况及其相关暴露因素进行调查的一种方法。它通过描述所研究疾病或健康状况及与其相关的暴露因素在该人群中的分布，按照不同的疾病状况或不同的暴露因素进行比较分析，从而为建立病因假设提供线索。现况研究的内容详见本章第二节。

2. 生态学研究 生态学研究是以群体为单位收集和分析资料，在群体的水平上描述不同人群中某因素的暴露情况与某种（些）疾病的频率，研究某种因素与疾病之间的关系。例如烟草消耗量与肺癌发病率关系的研究。生态学研究的内容详见本章第三节。

3. 病例报告 病例报告（case report）又称"个案报告"，是临床上对某种罕见病的单个病例或少数病例进行研究的主要形式，也是唯一的方法。研究涉及少数病例，对病例的病情、诊断及治疗中发生的特殊情况或经验教训等详尽报告。病例报告是临床医学和流行病学的一个重要连接点，常引导研究者去研究某种罕见病或现象，也可以用来探讨疾病的致病机制和治疗方法的机制。但由于病例报告的研究对象选择性高、病例少，故其极易发生偏倚，其所发现的所有可疑因素都具有偶然性，不能用来论证科研假设。例如，1980 年 10 月至 1981 年 5 月，有 5 例男性同性恋者在美国洛杉矶的 3 家不同医院被确诊患有卡氏肺囊虫肺炎，这是一种罕见病。这几个例报告提示这可能是一种通过性传播的新的传染病，这种疾病会破坏病人的免疫系统。通过病例报告研究，最终人们找出了罪魁祸首——艾滋病。

4. 病例系列分析 病例系列分析（case series analysis）是对一组（可以是几例、几十例、几百例甚至几千例）相同疾病病人的临床资料进行整理、统计、分析并得出结论。与病例报告相比，病例系列分析常常利用已有资料进行分析，其主要用来分析某种疾病的临床表现特征、评价某种治疗或预防措施的效果、促使临床工作在实践中发现问题，提出新的病因假设和探索方向。病例系列分析的优点是资料很容易收集，可以节约大量的人力、物力、财力。但是由于病例来自不同医生、不同医院，导致病例的记录质量参差不齐，存在较多不可控的偏倚，其真实性与可靠性相对较差。同时由于缺乏标准化方法，资料可比性难以保证。

5. 个案调查　个案调查（case study）又称个例调查或病家调查，是指对个别发生的病例、病例的家庭及周围环境进行流行病学调查。病例多数为传染病病人，也可用于非传染性疾病病人或不明原因疾病的病人。个案调查内容除了病人的一般人口学特征外，还要重点调查病人可能的感染日期、发病时间、地点、传播途径、传播因素和发病因素等，以达到查明所研究病例的发病原因和条件，控制疫情扩散及消灭疫源地，防止再次发生类似疾病的目的。同时通过个案调查所获得的资料可总结该疾病在人群中的分布特征，有助于掌握当地疫情，为疾病监测提供资料。个案调查一般没有对照，也没有人群有关变量的资料，在病因研究方面作用不大。

6. 历史资料分析　历史资料分析是一种回顾性研究。其利用既有资料进行研究，其是研究疾病三间分布特征、疾病危险因素和评价疾病预防控制措施效果的重要资料和信息来源。研究者获得有关机构过去的日常工作记录、登记、各类日常报告、统计表格、疾病记录档案等，通过统计分析，获得某种（些）疾病与相关因素的因果关系线索。

7. 随访研究　随访调查（follow－up study）也称纵向调查。其通过定期随访，观察疾病、健康状况或卫生事件在一个固定人群中随着事件推移的动态变化情况。与现况研究只调查人群固定时点或时段的暴露与疾病分布不同，随访研究对研究对象或事件的观察是连续的。由于随访研究是一种前瞻性研究，所以其优点是可以避免回忆偏倚。

四、描述性研究的主要用途

通过描述性研究，可以确定描述疾病或健康状况在人群中的数量和分布，分析出高危人群的特征。同时也可以了解疾病及某些特征的流行情况、变化规律及提出病因假设，为提出初步防制措施提供依据，为后续研究指出可能的方向。

1. 描述疾病或健康状况的三间分布及发生发展的规律　主要应用调查获得的或现有资料，从人间（人群）、空间（地区）、时间分布三个方面加以描述疾病及其影响因素，是描述性研究最常见的用途。其有助于阐明疾病或健康事件在不同人群、不同地区、不同时间的分布特征，揭示疾病或健康状态随着时间推移的变化情况。描述性研究对于疾病危险因素的发现、高危人群的检出、病人的"三早"预防（早发现、早诊断、早治疗）、控制疾病流行措施的提出、卫生策略和医疗卫生计划的制定提供基础资料，具有重要意义。

2. 提出病因假设　疾病或健康状况在不同人群、不同地区、不同时间分布差异，都是有原因的。通过比较疾病或健康状况分布的差异，可以提出疾病的病因假设，为探索病因提供线索。采用现况调查研究方法时，由于疾病和暴露因素是同时调查的，故不能确定疾病与暴露因素之间的时间先后顺序，故不能用来说明因果关系，只能提供病因线索。

3. 了解疾病的变动趋势和评价疾病的防制效果　随访研究或间隔一定时间对同一人群重复进行现况研究可以了解某病及其相关因素的变化趋势。

4. 研究疾病自然史　随访研究通过对固定人群某种疾病或健康问题进行连续动态追踪随访，既可以观察疾病在个体的发生发展自然史，也可以观察疾病在人群中发生发展的自然史。

PPT

第二节　现况研究 e 微课 2

一、现况研究的概念

现况研究是指按照事先设计的要求，在某一特定人群中，应用普查或抽样调查等方法收集特定时间内某种疾病或健康状况及有关变量的资料，以描述该疾病或健康状况的分布及与疾病分布有关的因素。从时间上来说，现况调查是在特定时间内进行的，即在一个时间点或很短的一个时间段内完成的。如果把时间看成一条河流，犹如在时间河流上的一个断面，故又称之为横断面研究。由于我们在这个时间截面上只能判断研究对象是否患有某种疾病，而不能区分病人是新发还是旧患，故通过现况调查得到的疾病频率指标为患病率，所以又称其为患病率研究或现患研究。

二、现况研究的目的与应用范围

1. 描述特定时间疾病或健康状况的三间分布　通过现况调查可以了解某人群某地某时疾病或健康状况的分布特征。例如我国 2005 年通过对 9 省儿童身高体重抽样调查，了解了我国儿童身高体重在不同年龄、性别中的分布情况。

2. 发现病因线索　描述暴露因素与疾病或健康状况的联系，为分析性流行病学研究提供病因线索。例如在对肺癌的现况调查中肺癌人群中吸烟的比例明显高于非肺癌人群，从而提出吸烟可能与肺癌有关的病因假设。

3. 疾病的二级预防　利用普查或筛检，可以实现"三早"预防的目的，即早发现、早诊断、早治疗。例如 1986 年至 1990 年期间，北京肿瘤研究所对北京女性进行了上万人次的乳腺癌普查，检出乳腺癌病人 87 名，后来在全国范围相继开展了乳腺癌普查，发现了大量的早期病人，使得病人早期得到了治疗，降低了疾病的负担。

4. 评价疾病的防制效果　描述性研究可以通过不同阶段患病率差异的比较，对防制策略、措施的效果进行评价。例如对某地区儿童进行腮腺炎疫苗接种前后的流行性腮腺炎患病率调查，通过比较可以评价接种效果。

5. 用于疾病监测　在某一特定的人群中利用描述性研究方法长期进行疾病监测，可以对监测疾病的自然史以及分布规律有深刻认识和了解。

6. 为研究和决策提供基础性资料　通过在不同阶段重复开展现况调查，可以获得开展其他类型流行病学研究的基线资料，也可以为卫生或检验标准的制定以及卫生行政部门的科学决策提供依据。例如通过儿童口腔卫生和健康的调查，有助于当地卫生部门开展儿童口腔保健相关工作。

三、现况研究的特点

1. 现况研究在时序上属于横断面研究，一般不设立对照组　病例对照研究在研究开始时，研究对象按是否患有目标疾病，分为病例组和对照组；队列研究在研究开始时，研究对象按是否具有某种待研究的暴露因素，分为暴露组和非暴露组；临床试验或社区试验在研究开始时，按是否施加某些人为干预因素，分为试验（干预）组和对照组。而现况研究与以上研究均不同，现况研究在研究开始时，往往根据研究目的确定研究对象，然后调查研究对象中每一个个体在某一特定时点上的暴露与疾病的状态，在研究开始时不设立对照组，只在最后分析资料阶段根据暴露的状态或是否患病来分组比较。

2. 现况研究不能得出有关因果关系的结论　现况研究是分析性研究（病例对照研究和队列研究）

的基础，仅为建立因果联系提供线索，而不能据此做出因果关系的推断。现况研究调查时，疾病与暴露因素是同时存在的，故而不能确定暴露因素与疾病的时间顺序。例如，某项现况研究发现结直肠癌病人血清胆固醇水平相较于非病人的要低，且有统计学意义，但是由于无法确定胆固醇水平变化与患结肠癌的时间顺序，所以很难确定是高血清胆固醇水平降低了患直肠癌的风险，还是结肠癌降低了血清胆固醇的水平。

3. 对于不会改变的暴露因素，可以作因果推断 例如性别、年龄、血型、基因型等因素，在疾病发生前就存在了，而且不会因为是否患病而发生改变的因素，在排除和控制了可能存在的偏倚时，现况研究可以提示相对正确的暴露和疾病的时间先后顺序，故可以进行因果推断。

4. 一般不用于病程较短的疾病 现况研究关注的是在某一特定时间点或某一特定时间段内某一人群中暴露与疾病的状况和联系。现况调查是在一个很短的时间内完成的，如果所调查的疾病病程过短，在调查期间有许多人可能已经痊愈或死亡，这样调查出来的是病人往往是存活时间较长的病人，这种情况下，就很可能将影响存活的因素当作影响发病的因素。

5. 现况研究定期重复可以获得发病率资料 两次现况研究的现患率之差，除以两次现况研究之间的时间间隔，即是该时期的发病率。使用这种方法的要求是，两次现况研究之间的间隔不能太长，在该时间范围内发病率和病程均较稳定。

四、现况研究的类型

现况研究根据研究对象涉及的范围可以分为普查和抽样调查。

（一）普查

1. 概念 普查（census）又称为全面调查，是指为了解某病的患病率或某人群的健康状态，在特定时点或时段内，对特定范围内（某一地区或具备某种特征）的全部人群中每一个成员进行调查或检查。比如对某地全部老年人（≥50岁）进行血压、血糖、血脂的检查。

2. 普查的目的 ①早期发现、早期诊断、早期治疗某些疾病。例如对35岁以上已婚妇女开展阴道涂片检查，以便早期发现宫颈癌。②了解慢性病的患病及传染性疾病的疫情分布，如高血压普查和针对新型冠状病毒感染疫区开展的核酸普查。③了解当地居民健康水平，如居民膳食与营养状况调查。④了解人体各类生理生化指标的正常值范围，如儿童身高、体重的测量等。

3. 普查的适用条件 ①要有足够的人力、物力和设备用于发现疾病和及时治疗。②所普查的疾病患病率较高。③疾病的检验方法不很复杂，试验的敏感性和特异性较高。

4. 普查的优缺点

（1）普查的优点有 ①能发现目标人群中的全部病例，在实现"三早"预防（早发现、早诊断、早治疗）的同时，还可以普及医学卫生知识。②可以同时调查目标人群中的多种疾病或健康状况的分布情况。③调查对象是目标人群中的每一个成员，不存在抽样误差。④能全面地描述疾病的分布与特征，为病因分析研究提供线索。⑤容易为大众所接受。

（2）普查的缺点有 ①不适用于患病率很低和现场诊断技术比较复杂的疾病。②工作量大，组织工作复杂，因此工作不易细致，难免存在重复和遗漏，无应答比例较高。③参与调查的工作人员众多，掌握的调查技术和检查方法的熟练程度不一，对调查项目理解往往很难统一和标准化，较难保证调查资料的质量。④耗费大量的人力、物力资源，费用往往很高。

（二）抽样调查

1. 概念 抽样调查（sampling survey）是指特定时点、特定范围内某人群总体中，按照一定方法抽取一部分具有代表性的个体组成的样本进行调查分析，以样本的统计量来估算总体参数所在范围，以此推断该人群总体某种疾病的患病率及某些特征的一种调查。

2. 抽样调查的目的　①主要是以样本统计量估计总体参数所在范围，描述某种疾病或健康状况在特定时间、特定范围内人群特征上的分布及影响其分布的因素。②衡量人群总体的健康水平。③考核防制效果。④检查与衡量资料的质量，即抽样调查可作为其他调查研究方法中的质量控制方法。

3. 基本原理　抽样必须遵循随机化的原则和样本大小适当的原则，才能获得有代表性的样本，并通过样本信息推断总体的特征。随机化原则是指研究总体中的每个个体均有同等的机会被抽到并组成样本。样本大小适当原则是指样本应达到一定的数量，过大失去抽样节省人力、物力等的优势，过小则可能存在较大的抽样误差而使得样本代表性较差。

4. 抽样调查优缺点

（1）抽样调查的优点　①抽样调查具有节省时间、人力、物力资源等的优点。②由于调查范围小，调查工作易于细致化，调查精度较高，在流行病学研究方法中占有很重要的地位，是最常用的方法。

（2）抽样调查的缺点　①抽样调查的设计、实施与资料分析均比普查要复杂，重复与遗漏不容易被发现。②对于变异过大的研究对象或因素，或需要普查普治的疾病不适用于抽样调查。③患病率低的疾病同样不适用于抽样调查，因为需要很大的样本量，当抽样比例大于75%时，不如直接进行普查。

五、现况研究的设计与实施

由于现况研究的规模都比较大，涉及的工作人员和调查对象很多，在现况调查中所遇到的问题也很复杂多变，所以现况研究能够较好完成的前提是良好的设计方案，以及科学的研究程序。在现况研究设计的过程中，需要特别注意的是抽样调查中所选择的样本要具有代表性，这直接决定了研究结果是否能够向总体推论。随机抽取足够量的样本和避免选择偏倚，是保证研究样本具有代表性的重要条件。同时，我们对现况调查中的每一个环节都要进行周密的设计和推敲，只有遵循科学、规范的调查程序，调查结果才能经得起检验，调查结果才具有可比性。现况调查的实施步骤可见图3-1。

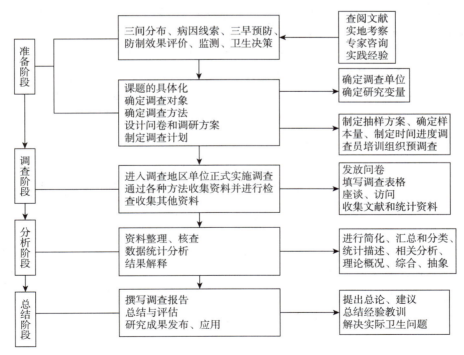

图3-1　现况调查的实施步骤

（一）明确研究目的

确认调查研究目的是现况研究的第一步。根据研究所期望解决的问题，明确该次调查所要达到的目的，比如是要描述某种疾病或健康状况的三间分布，还是寻找危险因素的线索，发现高危人群；是要对疾病干预做出需求分析，还是要进行疾病的"三早"预防（早期发现、早期诊断、早期治疗）；或者是为了评价疾病防制措施的效果，还是为卫生决策提供科学参考。确定研目的需要做许多准备工作，只有充分掌握背景资料，了解该问题现有的知识水平和国内外研究现状，才能阐明该研究的科学性、创新性和可行性，才能估计其社会效益和经济效益。

（二）确定研究对象

研究对象是依据研究目的而定，主要确定调查对象的人群分布特征、地域范围及时间点，并结合实际情况明确在目标人群中展开调查的可行性。如果为了进行疾病的"三早"预防，则可以选择高危人群；如果为了研究某些相关因素与疾病的关联，则要选择暴露人群或职业人群；如果是为了获得疾病三间分布资料或确定某些生理生化指标的参考值，则要选择能代表的总体人群；如果为了评价疾病防制措施的效果，就要选择已实施了防制措施的人群。

（三）明确研究类型

根据研究目的来确定是采用普查还是抽样调查。根据研究目的，结合两种研究类型的优缺点，以便能够在有限的资源下达到研究目的。

（四）明确调查方法

现况调查结果是否可靠的关键是资料是否真实准确，故在进行现况调查的过程中必须采用科学的调查方法。现况调查中常用到的方法有面访、信访、电话访问、自填式问卷调查、网络调查、体格检查和实验室检查等。

1. 面访 面访也称访问调查法、访谈法，是一种最常用的资料收集方法。访问调查通常是调查者与被调查者面对面进行直接调查，通过口头交流、双方互动的方式获取需要信息。进行访问调查时，调查者和被调查者直接交流、相互影响、相互作用，可以形成良好和谐的调查氛围，因此一般可获得较高的应答率。但同时访问调查和其他调查方法相比，也会花费更多的人力、物力、财力和时间。

2. 信访 信访是指通过邮局传递或派送法等方式，将调查问卷交到被调查者手中，由被调查者自行填写后再返还与调查者。信访相较于面访而言，可以节约人力、物力、财力和时间，但是普遍应答率不高。同时调查对象会有所限制，采用信访，可能会无法覆盖到文化水平不高的研究对象。

3. 电话访问 电话访问是通过电话询问调查内容来获得研究所需信息的一种方法。电话访问既有面访灵活性的优点，又有信访省时、省力的优点。电话访问的缺点是在电话普及率低的地区，如不发达地区和农村地区，有实施难度。同时由于近年来，电话诈骗日益增多，国民防范意识逐渐增强，在进行电话访问时，被调查者可能会拒绝参与电话访问调查，因此可能会导致收集到的资料出现无应答偏倚。

4. 自填式问卷调查 自填式问卷调查是按照统一设计的问卷进行调查，由调查者向被调查者集中发放问卷，而由被调查者或知情人填写问卷。自填式问卷调查的优点是，调查者将被调查者集中在某地，调查开始前可以对问卷进行必要的讲解，随后待被调查者填写完问卷后统一收回，这样的组织方式易于实施、省时、省力。但由于该种调查方法要求被调查者自行填写，所以对于被调查者的文化水平有一定要求，调查过程中容易造成选择偏倚。

5. 网络调查 近年来，由于互联网的兴起，网络的普及，网络调查（web survey）在流行病学调查法方中崭露头角。网络调查的优点在于它可以通过极低的成本获得较大样本的被调查者资料，但无法保证调查数据的质量，可能会存在各种偏倚。

6. 体格检查和实验室检查 现况调查中常常会涉及一些被调查者的生理、生化指标，通常是需要使用一定设备进行测量的变量，比如身高、体重、腰围、血压、血脂、血糖、血红蛋白等，这时就需要对其做相应的体格检查或实验室检查。检查或检验项目往往需要根据调查目的来确定。

（五）确定样本含量和抽样方法

一般而言，抽样调查相较于普查有很多优势，故现况研究通常采用抽样的办法。为了保证抽取的样本具有代表性，抽样得到的结果可以外推到总体，所以抽取的样本大小和抽样的方法就至关重要。

1. 样本量 样本大小是在进行现况研究时必须认真考虑的问题。样本太小，抽样误差大，样本代表性较差，所得指标不够稳定，用于推断总体精度差，检验效能低；样本太大，不但造成不必要的浪费，也给调查的质量控制带来更多的困难，当样本超过总体的四分之三时，不如直接进行普查。在进行现况调查时，决定其样本量大小的因素有很多，主要包括以下因素。①可信度 $1-\alpha$：其值越大，α 值越小，可信区间估计可靠性越好，即显著性水平要求越高，相应样本量要求越大。α 通常取 0.05 或 0.01。②总体标准差 σ：其值越大，相应所需的样本含量也越大。一般从以前的研究资料或预调查中获得。③容许误差 δ：即预计样本统计量（$\overline{X}$ 或 p）与相应总体参数（μ 或 π）的最大差控制范围，允许误差（δ）越小，所需样本量越大，反之亦然。

样本大小的计算方法：

（1）若抽样调查的分析指标为计量资料，其样本含量可以用下式估计。

$$n = \frac{Z_{\alpha/2}^2 S^2}{\delta^2} \qquad (3-1)$$

在式（3-1）中，n 为样本大小，α 为显著性水平，Z 是统计学上标准正态分布的 Z 值，当 $\alpha = 0.05$ 时，$Z_{\alpha/2} = 1.96 \approx 2$，$S$ 为总体标准差的估计值，δ 为允许误差。通常显著性水平 $\alpha = 0.05$，$Z_{\alpha/2} \approx 2$，上式可写成：

$$n = \frac{4S^2}{\delta^2} \qquad (3-2)$$

在式（3-2）中，n 为样本大小，S 为总体标准差的估计值，δ 为允许误差。由此可以看出，样本量大小和 S 的平方成正比，与 δ 的平方成反比，故在实际应用时，如果查询资料有几个数据可供参考时，S 需选较大的取值，以此避样本量（n）偏小。

例 3-1 欲调查某地 30 岁至 39 岁男性身高，预定 $\alpha = 0.05$，则 $Z_{\alpha/2} \approx 2$，通过查找 30 岁至 39 岁正常男性的身高资料，其身高标准差约为 6cm，调查的容许误差为 0.5cm，则所抽取的样本含量应为多大？

根据题意，$Z_{\alpha/2} \approx 2$，$S = 6cm$，$\delta = 0.5cm$，则 n 为：

$$n = \frac{4S^2}{\delta^2} = \frac{4 \times 6^2}{0.5^2} = 576 \, （人）$$

（2）若抽样调查的分析指标为计数资料，其样本含量可用式（3-5）估计。以下为样本量 n 公式转换推算过程。

$$S_p = \sqrt{\frac{pq}{n}} \qquad (3-3)$$

经过转换，可以改写成下式：

$$n = \frac{pq}{S_p^2} \qquad (3-4)$$

令：$S_p = \dfrac{\delta}{Z_{\alpha/2}}$，则有

$$n = \frac{pq}{\left(\frac{\delta}{Z_{\alpha/2}}\right)^2} = \frac{Z_{\alpha/2}^2 \times pq}{\delta^2} \tag{3-5}$$

式（3-5）中，p 为预期现患率，$q = 1 - p$，n 为样本量。α 为显著性水平，Z 是统计学上标准正态分布的 Z 值，当 $\alpha = 0.05$ 时，$Z_{\alpha/2} = 1.96$；当 $\alpha = 0.01$ 时，$Z_{\alpha/2} = 2.58$。

例 3-2 欲调查我国糖尿病患病率，预定 $\alpha = 0.05$，则 $Z_{\alpha/2} \approx 2$，从以往全国糖尿病流行病学调查资料获得以往我国的糖尿病患病率为 11.2%，若将调查的容许误差定为 1%，则所抽取的样本含量为多大？

根据题意，$Z_{\alpha/2} \approx 2$，$p = 0.112$，$q = 1 - p = 0.888$，$d = 0.01$，则 n 为：

$$n = \frac{Z_{\alpha/2}^2 \times pq}{\delta^2} = \frac{2^2 \times 0.112 \times 0.888}{0.01^2} \approx 3979 \text{（人）}$$

设：δ 为 p 的一个分数。$\delta = 0.1 \times p$，并且当 $\alpha = 0.05$ 时，$Z_{\alpha/2} = 1.96 \approx 2$，则式（3-5）可以写成：

$$n = 400 \times \frac{q}{p} \tag{3-6}$$

若允许误差 $\delta = 0.15 \times p$，则 $n = 178 \times q/p$；同理，$\delta = 0.2 \times p$，则 $n = 100 \times q/p$，以上计算显著性水平 α 均取 0.05。据此表 3-1 可以作为估计调查样本量大小的参考（$\alpha = 0.05$）。但当患病率或阳性率明显小于 10% 时，此表不适合。

表 3-1 不同预期现患率和容许误差所需要的样本量大小

预期现患率	容许误差		
	$0.1p$	$0.15p$	$0.2p$
0.050	7600	3382	1900
0.075	4933	2193	1328
0.100	3600	1602	900
0.150	2264	1009	566
0.200	1600	712	400
0.250	1200	533	300
0.300	930	415	233
0.350	743	330	186
0.400	600	267	150

以上样本量估计公式仅适用于 $n \times p > 5$ 的情况，如果 $n \times p \leqslant 5$ 则用 Poisson 分布的办法来估算样本量。表 3-2 为 Poisson 分布期望值为 0.90 和 0.95 可信限表，可以用来估计调查所需样本量。例：某地估计肺癌现患率为 50/10 万，应抽样调查多少人？

表 3-2 Poisson 分布期望值的可信限简表

期望病例数	0.95		0.90	
	下限	上限	下限	上限
0	0.00	3.69	0.00	3.00
1	0.0253	5.57	0.0513	4.74
2	0.242	7.22	0.355	6.30
3	0.619	8.77	0.818	7.75
4	1.09	10.24	1.37	9.15
5	1.62	11.76	1.97	10.51

续表

期望病例数	0.95		0.90	
	下限	上限	下限	上限
6	2.20	13.06	2.61	11.84
7	2.81	14.42	3.29	13.15
8	3.45	15.76	3.93	14.43
9	4.12	17.08	4.70	15.71
10	4.30	18.29	5.43	16.96
11	5.49	19.68	6.17	18.21
12	6.20	20.96	6.92	19.44
13	6.92	22.23	7.69	20.67
14	7.65	23.49	8.46	21.89
15	8.40	24.74	9.25	23.10
16	9.15	25.98	10.04	24.30
17	9.90	27.22	10.83	25.50
18	10.67	28.45	11.63	26.69
19	11.44	29.67	12.44	27.88
20	12.22	30.89	13.25	29.06
21	13.00	32.10	14.07	30.24
22	13.79	33.31	14.89	31.42
23	14.58	34.51	15.72	32.59
24	15.38	35.71	16.55	33.75
25	16.18	36.90	17.38	34.92
26	16.98	38.10	18.22	36.08
27	17.79	39.28	19.06	37.23
28	18.61	40.47	19.90	38.39
29	19.42	41.65	20.75	39.54
30	20.24	42.83	21.59	40.69
35	24.38	48.68	25.87	46.40
40	28.58	54.47	30.20	52.07
45	32.82	60.21	34.56	57.69
50	37.11	65.92	38.96	63.29

该例中，若随机抽取 2000 人作为调查对象，按照 50/10 万的现患率估计，调查期望得到的病例数为 1 例。查表 3 - 2 可知，当期望病例数是 1 时，其 95% 可信限下限为 0.0253，上限为 5.57；也就是说，若样本数为 2000 人时，调查结果中可能一个病例也不出现，最终调查工作失去实际意义。若要观察期内有病例出现，必须使可信限下限大于 1，这是确定这类资料样本大小的一个基本原则。查表 3 - 2 可知，期望病例数为 4 时，95% 可信限下限为 1.09 时，即有 95% 的机会，可以看到病例出现。要达到调查结果理论上有 4 例肺癌病人出现，则有 4∶X = 50∶10 万的比式成立，故 X = 4/50 × 10 万 = 8000 人；即要在 95% 可信限上获得该地肺癌现患率的样本估计数据，至少应抽样调查 8000 人，观察一年。如果本地区人口仅有 4 000 人，则需要全面观察 2 年，以满足 8000 人年。在实际操作时，可适当扩大一些样本量，以免估计的现患率（本例中为 50/10 万）与目标人群的现患率有误差而导致样本量不足。此外，上述方法一般用于单纯随机抽样的方法，而实际工作中，诸如恶性肿瘤现患率调查等常常采用整群抽样

的方法，可在上述方法估算的样本量基础上再增加 1/2。

2. 抽样方法　抽样可分为非随机抽样和随机抽样，前者如典型调查。随机抽样的样本获得须遵守随机化原则，即保证每一个对象都有已知的、非零概率被选为研究对象，以保证样本的代表性。若样本量足够大、调查数据可靠、分析正确，则可以把调查结果推论到总体。

目前流行病学调查中使用的随机抽样方法有单纯随机抽样、系统抽样、分层抽样、整群抽样和多阶段抽样。在现况调查中，后三种方法较为常用。

（1）单纯随机抽样（simple random sampling）　单纯随机抽样也称为简单随机抽样，是最简单、最基本的抽样方法。从总体 N 个对象中，利用掷骰子、抽签、查随机数字表以及统计学软件等办法，抽取 n 个，构成一个样本，单纯随机抽样的重要原则是总体中每个对象被抽到的概率相等（均为 n/N）。

在估计样本量时，该抽样方法既可根据总体率进行估算，也可以根据总体均数进行估算。若已知总体率，则在无限总体抽样公式如下（式 3-7），有限总体必须在其基础上进行校正（式 3-8）。若 n/N 很小，比如小于 0.05，这种校正可以省去，直接用 n 替代 n_c。

$$n = \frac{Z_{1-\alpha/2}^2 \pi(1-\pi)}{\delta^2} \tag{3-7}$$

$$n_c = \frac{n}{1+n/N} \tag{3-8}$$

式（3-7）中，π 为总体率，δ 为容许误差；式（3-8）中：N 为有限总体包含的单位数。若 π 同时有几个估计值可供参考，应取最接近 0.5 者；若对总体一无所知，也可以设 $\pi = 0.5$。因为此时 $\pi(1-\pi) = 0.5^2 = 0.25$ 为最大，避免 n 过小。

例 3-3　为了解某地成年人高血压患病的情况，根据已掌握的资料，我国成年人高血压现患率在 0.3 上下波动，容许误差定为 0.015，$\alpha = 0.05$，按照单纯随机抽样，估计所需样本量大小。

根据题意，$\delta = 0.015$，$\pi = 0.3$，$\alpha = 0.05$，$Z_{0.05/2} = 1.96$

$$n = \frac{1.96^2 \times 0.3(1-0.3)}{0.015^2} = 3585.5 \approx 3586 \text{（人）}$$

此值占该地成年人的比例（n/N）很小，故不必再作校正。

若总体均数已知，则无限总体的样本量计算公式如下（式 3-9），而有限总体依旧需要用式（3-8）进行校正：

$$n = \left(\frac{Z_{\alpha/2}^2 \sigma}{\delta}\right)^2 \tag{3-9}$$

式中：σ 为总体均数，δ 是容许误差。实际工作中，总体 σ 经常是位置的，一般可根据预调查或者以往资料估计，如果 σ 同时有几个估计值可以供参考，应取其较大者，以免样本量过小。

例 3-4　某工厂有职工 3000 人，拟用单纯随机抽样了解该厂职工红细胞计数的平均水平，以便说明该工厂生产环节是否对红细胞有影响。根据以往资料，职工红细胞计数的标准差为 $0.85 \times 10^9/\text{L}$，同时希望控制误差不超过 $0.1 \times 10^9/\text{L}$，若取 $\alpha = 0.05$，请问需要调查多少人？

根据题意，$\delta = 0.1 \times 10^9/\text{L}$，$\sigma = 0.85 \times 10^9/\text{L}$，$\alpha = 0.05$，$Z_{0.05/2} = 1.96$

$$n = \left(\frac{1.96 \times 0.85}{0.1}\right)^2 = 277.6 \approx 278$$

$$n_c = \frac{278}{1+278/3000} = 254.3 \approx 255 \text{（人）}$$

单纯随机抽样的标准误按资料的性质根据式（3-10）和式（3-11）计算。

均数的标准误:

$$S_{\bar{x}} = \sqrt{\left(1 - \frac{n}{N}\right)\frac{S^2}{n}} \qquad (3-10)$$

率的标准误:

$$S_p = \sqrt{\left(1 - \frac{n}{N}\right)\frac{p(1-p)}{n-1}} \qquad (3-11)$$

式中,S 为样本标准差,p 为样本率;N 为总体含量,n 为样本量;n/N 为抽样比,若小于 5% 可以忽略不计。

在实际工作中,单纯随机抽样往往由于总体量大,编号、抽样麻烦以及抽到个体分散而导致收集困难等原因而较少得到应用,但它是其他各种抽样方法的基础。

(2) 系统抽样(systematic sampling) 又称机械抽样,是按照一定顺序,机械地每隔若干个单位抽取一个单位的抽样方法。

具体抽样方法如下:设总体单位为 N,需要调查的样本数为 n,则抽样比为 n/N,抽样间隔为 $K = N/n$。每 K 个单位为一组,然后用单纯随机抽样的方法在第一组确定一个起始号,从此起始点开始,每隔 K 个单位抽取一个作为研究对象。

系统抽样的优点主要有:①可以在不知道总体单位数的情况下进行抽样。例如,想研究某年新生儿体重情况,不需要准确了解这一年中全体新生儿的体重数值,可以根据估计而确定抽样间隔(K),按出生时间顺序进行系统抽样。②在现场人群中较易进行。例如,调查员进行入户居民膳食调查时,可以按照门牌号顺序,每隔 K 户调查一户,这比单纯随机抽样要容易操作。③样本是从分布在总体内部的各部分的单元中抽取的,分布比较均匀,代表性比较好。

系统抽样的缺点是:假如总体各单位的分布有周期性趋势,而抽取的间隔恰好与此周期或其倍数吻合,则可能使样本产生偏性。例如疾病的时间分布有季节性,调查因素的周期性变化等,如果不能注意到这种规律,就会使结果产生偏倚。

系统抽样标准误计算可用单纯随机抽样公式代替。

(3) 分层抽样(stratified sampling) 又称分类抽样或类型抽样,它是先将总体按某种特征分为若干层(次总体),然后再从每一层内抽取一定数量的观察单位,合起来组成样本的一种抽样方法。每一层内个体变异越小越好,层间变异则越大越好。用来分层的特征通常是调查研究的主要变量。分层可以提高总体指标估计值的精确度,它可以将一个内部变异很大的总体分为若干个内部变异较小的层(次总体)。分层抽样相较于简单随机抽样而言组织简便,又能保证总体中每一层都有个体被抽到。分层抽样的抽样误差是几种研究中最小的。分层抽样除了能够估计总体的参数值外,还可以分别估计各个层内的情况,因此分层抽样技术常被采用。

分层抽样有两种分层方法:一种叫按比例分配(proportional allocation)分层随机抽样,即各层内抽样比例相同;另一种较最优分配(optimum allocation)分层随机抽样,各层抽样比例不同,内部变异小的层抽样比例小,内部变异大的层抽样比例大,此时获得的样本均数或样本率的方差最小。

若要估算样本率所需样本量,则计算公式如下:

$$n = \frac{\left(\sum W_i \sqrt{p_i q_i}\right)^2}{V + \sum W_i p_i q_i / n} \qquad (3-12)$$

式中,$W_i = N_i/N$,其中 N_i、p_i、q_i 分别是第 i 层的例数、阳性率及阴性率,N 为总例数,V 是为估计总体率的方差,一般 $V = (\delta/Z_{\alpha/2})^2$,其中 δ 为容许误差。

第 i 层的样本率为：

$$n_i = \frac{nN_i \sqrt{p_iq_i}}{\sum N_i \sqrt{p_iq_i}} \tag{3-13}$$

若要估计样本均数所需样本量，则估算公式如下：

$$n = \frac{\sum W_i^2 S_i^2 / w_i}{V + \sum W_i^2 S_i^2 / N} \tag{3-14}$$

式中，$W_i = N_i/N$，$w_i = N_iS_i/\sum N_iS_i$，其中 N_i、S_i 分别是第 i 层的例数、标准差，N 为总例数，V 是为估计总体均数的方差，一般 $V = (\delta/Z_{\alpha/2})^2$，其中 δ 为容许误差。

第 i 层的样本量为：

$$n_i = \frac{nN_iS_i}{\sum N_iS_i} \tag{3-15}$$

例 3-5 欲采用分层抽样随机调查某工人每月的加班补贴情况，以往调查资料见表 3-3 的第（1）到（5）栏。问为了解该厂职工月的加班补贴情况，希望容许误差 δ 不超过 5 元。取 $\alpha = 0.05$，最少需要调查多少人？

根据题意，$\delta = 5$，$V = (5/1.96)^2 = 6.5$，$\alpha = 0.05$，$Z_{0.05/2} = 1.96$，利用公式（3-14）计算本例样本含量（表 3-3）为

$$n = \frac{3410.56}{6.5 + \dfrac{3586}{5000}} = 472.56 \approx 473（人）$$

利用公式（3-15）计算各车间应调查人数 n_i 见表 3-3 的第 10 栏，该栏合计为 475，与 473 的差别是由于 n_i 取整数造成的误差。因此需调查 475 人。

表 3-3 某厂各个车间工人加班补贴情况的样本含量估计

车间 (1)	N_i (2)	W_i (3)	$\overline{X}_i$ (4)	S_i (5)	N_iS_i (6)	$w_i = (6)/\sum(6)$ (7)	$W_i^2S_i^2/w_i$ (8)	$W_i^2S_i^2$ (9)	$n_i = n \times (7)$ (10)
材料	1200	0.24	180	65	78000	0.2671	911.0	1014	127
生产	3200	0.64	150	50	160000	0.5480	1868.8	1600	260
机关	600	0.12	260	90	54000	0.1849	630.7	972	88
合计	5000	1.00	——	——	292000	1.0000	3410.5	3586	475

（4）整群抽样（cluster sampling） 是将总体分为若干群组，抽取其中部分群组作为观察单位组成样本，这种抽样方法称为整群抽样。若被抽到的群组中的全部个体均作为调查对象，称为单纯整群抽样（simple cluster sampling）；若通过再次抽样后调查部分个体，称为二阶段抽样。

整群抽样的特点有：①易于组织且实施方便，可节约大量人力、物力、财力；②群组间差异越小，抽取的群组越多，则精确度越高，结果越可靠；③抽样误差是几种抽样方法中最大的，故通常在单纯随机抽样样本估算的基础上再增加 1/2。

（5）多阶段抽样（multistage sampling） 是指将抽样过程分阶段进行，每个阶段往往使用不同的抽样方法，常常在大型流行病学调查中使用。具体实施过程是：先从总体中抽取范围较大的单位，称为一级抽样单位（如省、自治区、直辖市），再从每个抽到的一级抽样单位中抽取范围较小的二级单位（如县、乡、镇、街道），以此类推，最后抽取范围更小的单位（如村、居委会）作为调查单位。

每个阶段抽样都可以用前四种抽样方法。多阶段抽样充分利用各种抽样方法的优点，克服各自缺

点，能做到节约人力、物力、财力。多阶段抽样的缺点是必须在抽样前先掌握各级调查单位的人口资料和特点。我国进行的慢性病大规模调查就是采用此方法。

（六）确定研究变量和设计调查表

1. 确定研究变量 现况调查的目的明确后，在实施的过程中需要将待研究的问题进一步具体化，即转化为一系列的可测量的研究变量。现况调查的研究变量可分为人口学资料（包括姓名、年龄、性别、职业、文化程度、民族、住址等），疾病指标（包括死亡、发病、现患、伤残、生活质量、疾病负担等），以及相关因素（主要是指某种可能与研究疾病相关的特征，例如吸烟、饮酒、经济收入、饮食习惯、家族史等）。对于研究的每一个因素或变量，都要有明确的定义。由于不同的人对同一问题的理解不同，例如"年龄"，有人会填"虚岁"，有人会填"实际年龄"，因此，常常以出生日期为标准。又比如"吸烟"，仅吸过一次或几次是否符合"吸烟"定义，需要有一个明确的规定。对调查项目的定义可以印在调查表上，或是编制一份"调查表项目说明"。

2. 设计调查表 研究变量通过调查表来具体体现。调查表又称问卷，是流行病学研究获得原始资料的主要工具之一。通过调查表收集到的资料质量直接影响调查研究的工作质量。故设计出优秀的调查表是保证流行病调查结果真实可靠的基本条件。

首先根据研究目的写出说明信，其内容包括调查的主持单位或个人身份、研究的目的和意义、匿名保证和致谢。再根据研究目的确定调查内容，归纳转变为一系列的变量，再将每个变量设置成各个指标，使用通俗易懂的语言，草拟出各个问题和答案，询问专业人员后形成调查表初稿，再进行预调查对项目进行修改和筛选，最后对调查表做出信度和效度评价。具体设计情况如下。

（1）问卷问题的设计 ①问题清晰明确，不过多使用专业术语，避免调查对象理解偏差或拒绝回答。②问题中避免使用不确定的词，例如："您是否经常熬夜"，"经常"是个模糊的词语，每个人的理解不同，可改成"您近一周有几天熬夜？"，可以得到确切的熬夜情况。③问题提法要明确且客观，不要有诱导性或倾向性的问题，否则收集的资料将产生偏倚。④一个问题不能涉及两件事，例如："您是否患有糖尿病和高血压"，如果仅患其中一种疾病，将难以回答；⑤避免提令人尴尬、忌讳和敏感问题。这类问题容易引起被调查者的反感和拒答，若必须提问，应注意提问的方式。

（2）问卷答案的设计 ①开放式：开放性问题，可以自由回答，不受限制。例如"姓名""年龄（岁）"。②封闭式：将各种可能的答案列印到调查表上，由被调查者选择，如：既往糖尿病病史（有 =1，无 =0）。③混合式：一个问题即有封闭式选项，也有开放式选项。如：职业（公务员 =1，教师 =2，工人 =3，公司职员 =4，医生 =5，艺术工作者 =6，其他 =7 _____），如果选择其他，可以填写具体未包含职业。

（3）问题的数目和顺序 通常调查问卷不宜过长，一般控制在 5～30 分钟为宜。调查时间过长，易引起被调查者反感而随意乱填，影响调查资料真实性。问题排序从简单到复杂；按逻辑顺序排列，同类问题或相关联问题放在一起；调查核心问题在前，专业性具体细致问题在后；敏感问题在后；开放性问题一般在最后。

（4）问卷调查的质量控制 ①预调查：通过让一小部分人试做调查表，找出调查表存在的错误或歧义，从而进行修改，得到较为理想的问卷调查表。②建立问卷填写导语：问卷开头可简要说明问卷调查内容、意义和填写方法。如果被调查对象集中，可进行口头说明对其填写问卷进行指导，使其能冷静、准确地填写问卷。③调查员：调查员首先要选择具备良好人际沟通能力和应变能力的。同时在调查前应对调查员进行严格统一标准的培训，确保调查过程中其调查方法、搜集资料方法均一致。这是保证收集到的研究资料准确性的重要环节。④取得被调查对象的信任与合作：需要调查员亲切礼貌、表达清晰，最好由被调查者熟悉的人带领或引见调查员。

（七）资料收集

在现况研究中，资料收集一般有三种方法：①实验室检查：如血糖、血脂的检查结果。检查时，需采用统一标准进行测定。②编制调查表：调查方法、收集资料方法统一。调查中"无应答"率不得超过30%，否则样本代表性差，可能影响结果的真实性。③常规资料：常规登记表和报告。

（八）资料整理、分析及结果解释

1. 资料整理 现况调查获得的资料，首先应对原始资料逐项进行检查与核对，以保证资料的准确性、完整性，同时查缺补漏、删除重复、纠正错误。然后按照规定好的标准，对疾病或某种健康状态的三间分布进行整理。将原始资料录入计算机，建立数据库，在输入时可采用专业人员双轨录入数据，并用特定软件对数据进行核对。

2. 资料分析

（1）常用分析指标

①率 现况调查研究的指标是患病率。分析结果时，在进行不同地区的患病率比较时，常采用率的标准化方法。

②其他常用指标 根据调查获得的定量数据，如身高、体重、血压等，可以计算这些变量的均数与标准差等指标。

（2）分析方法

①描述分布 将资料按三间分布进行分组，描述研究对象人数，计算和比较某病患病率，并应用统计学检验不同组间的差异。

②相关分析 描述一个变量随另一个变量的变化而发生线性变化的关系。

分析时，可按两种不同的思路进行：①以是否暴露为分组依据进行比较分析；②以是否患病为分组进行比较分析。

3. 结果解释 现况调查结果首先说明样本的代表性、应答率等情况；再估计分析调查中有无偏倚及其来源、大小、方向和调整方法；最后归纳疾病分布情况及提供病因线索。现况调查不能做因果推断，但可为下一步分析流行病学研究提供病因线索。

（九）偏倚及其控制

偏倚是至从研究设计与实施到数据处理和分析的各个环节中产生的系统误差，以及结果解释、推论中的片面性导致的研究结果与真实情况之间出现的倾向性差异，进而导致暴露与疾病之间联系的错误描述。现况调查主要存在选择偏倚和信息偏倚。混杂因素也会导致混杂偏倚存在。

1. 选择偏倚 由于研究对象缺乏代表性而导致研究结果不能外推。

①选择性偏倚 在调查过程中没有严格按照随机化原则抽样或主观选择研究对象，导致样本偏离总体的情况。随意选择研究对象；任意变换抽样方法；被抽中的对象无法参与，随便找人替代。

②无应答偏倚 调查对象不合作或因种种原因不能或不愿意参加，若应答率低于70%就难以用调查结果来推论总体的情况。

③幸存者偏倚 调查对象均为幸存者，无法调查死亡对象，调查结果具有一定局限性和片面性，不能全面反映事件情况。

2. 信息偏倚 主要发生在观察、收集资料及测量等实施阶段。

①报告偏倚 由于各种原因造成回答不准确。

②回忆偏倚 调查对象对于既往暴露史或疾病史等回忆不清，由其家属代替回忆，特别是健康的调查对象由于没有患病经历，而容易将过去的暴露情况遗忘导致的偏倚。

③调查员偏倚　调查员有意识地深入或忽略某些人的某些特征。如对肝癌病人再三询问其饮酒史，对健康者则忽略。

④测量偏倚　指测量工具、检验方法不准确，检验技术操作不规范等，或工作粗心而导致的偏倚。

3. 偏倚控制　为了保证现况研究的质量，防制偏倚产生，必须在调查实施过程中进行质量控制，主要的质量控制措施是：①抽样研究对象时，严格遵守随机化原则；②提高研究对象的依从性和应答率，应答率一般应高于80%；③进行预调查；④统一培训调查员，统一标准和认识；⑤调查或检查方法标准化且前后一致；⑥调查或抽样重测。

六、现况研究的优缺点

（一）优点

现况研究常用抽样调查的方法。首先，抽样调查的样本是从一个目标群体中随机选择的一个具有代表性样本来进行暴露与患病的描述研究，故以样本估计总体可信度较高，其研究结果有较强的推广意义。其次，现况研究各组来同一群体，结果具有可比性。最后，现况研究一次调查可同时观察多种因素，为后期病因探索提供方向。

（二）缺点

现况研究收集资料通常是在特定时间点进行的，只能反应调查当时个体的疾病与暴露状况，难以确定暴露因素与疾病的先后顺序。同时，现况调查只能获得疾病的患病率，不能获知其发病情况。最后，如果研究对象中有些人正处于所研究疾病的潜伏期或临床前期，则将漏诊，使研究结果发生偏倚，导致研究群体患病率偏低。

知识链接

实　　例

随着电子产品在日常生活中的应用越来越广泛，我国中学生近视率也逐年增高。某研究对初一至初三学生进行电子产品和近视情况进行现况调查。通过问卷调查获得该人群人口学因素（年龄、性别、年级等）和个人行为因素（睡眠时间、室外活动时间、使用电子产品类别、时间）等信息。调查发现876名研究对象近视率达52.9%（463名）；研究对象平均每天使用电子产品时间约1.5小时。根据是否患有近视将学生分为两组，发现近视组学生平均每天使用电子产品时间（约为2小时）远远高于非近视组（0.94小时，$P < 0.05$）；根据电子产品使用时间将学生分为≥1小时/天和<1小时/天两组，发现使用电子产品≥1小时/天学生近视患病率（68.3%）显著高于<1小时/天（45.7%）的学生（$P < 0.05$）。

第三节　生态学研究 ▣ 微课3

PPT

一、生态学研究的概念与特征

（一）概念

生态学研究又称相关性研究，是一种描述性研究，它是以群体为基本单位收集和分析资料，在群体的水平上描述不同人群中某因素的暴露状况与某种疾病的频率，分析研究暴露因素与疾病之间的关系。

例如烟草消耗量与肺癌发病率关系的研究。

（二）特征

生态学研究最基本的特征是以群体为单位，观察和分析疾病与暴露因素的关系。生态学研究虽能描述不同人群中某暴露因素与疾病频率来分析该因素与疾病的关系，但是无法得知个体的暴露与疾病的因果关系。生态学研究是一种常用的探索病因线索研究方法，但较为粗糙，只能提供不完全的信息。

二、生态学研究的类型

1. 生态比较研究　是生态学研究中应用较多的一种方法，观察不同人群或地区某种疾病或健康状况的分布，然后根据同一时期，不同地区或不同人群疾病或健康状况分布的差异，探索差异产生的原因，提出病因假设。如比较医院耐药菌感染发病率，发现 ICU 比普通病房高，从而提出侵入性操作过多、病人基础疾病及大量广谱抗生素应用等因素可能是多重耐药菌感染的危险因素。

生态比较研究更常用来比较不同人群中某因素的平均暴露水平和某种疾病或健康状况频率之间的关系，了解这些人群中暴露因素的频率或水平，比较不同暴露水平的人群中疾病或健康状况的频率，从而为病因探索提供线索。例如根据不同地区空气质量与该地区居住人群的肺癌患病率的资料，从而提出环境污染与肺癌之间病因假设的线索。生态比较研究也可以应用于评价社会设施、人群干预以及在政策、法令的实施等方面的效果。

2. 生态趋势研究　生态趋势研究是连续观察平均暴露水平的变化和一个群体中某种疾病或健康状况频率变化的关系，了解其变化趋势，通过比较暴露水平变化前后疾病或健康状况频率的变化状况，判断该暴露与某种疾病或健康状况的联系。例如 20 世纪中期的反应停导致的短肢畸形事件，通过生态趋势研究发现一些西欧国家短肢畸形发生例数与反应停销售在时间上有密切关系，为短肢畸形的病因研究提供了线索。

生态学研究在应用时，常常将比较研究与趋势研究两种类型结合起来，观察在几组人群中平均暴露水平的变化与某种疾病或健康状况频率之间的关系，以减小混杂因素的影响，提高生态学研究的准确性。

三、生态学研究的用途

1. 提供病因线索，产生病因假设　生态学研究通过收集人群中某种疾病或健康状况的频率与某种因素的暴露状态，分析暴露因素与疾病之间分布上的关联，提供病因线索，从而为病因假设的建立提供依据。例如描述胃癌在全世界各国的分布，发现日本的胃癌死亡率较其他国家高，从而提示日本的饮食习惯或遗传因素是否与胃癌发病有关。

2. 评价人群干预措施的效果　在某些情况下，如果不是直接对危险因素进行控制，而是通过综合方式，如健康教育、健康促进等方式来减少对危险因素的暴露，对此种干预措施的评价只需在人群水平上进行，则生态学研究更为合适。通过描述人群中某种（些）干预措施的实施情况及某种疾病或健康状况的频率的变化，作进一步比较和分析，对干预措施进行评价。例如推广加氟牙膏使用，然后比较推广前后人群使用加氟牙膏比例变化与人群龋齿发病率的变化趋势，以评价加氟牙膏对龋齿发病的干预效果。

3. 监测　估计某种疾病或健康状况的流行趋势，为制定疾病预防与控制的对策和措施提供依据。

四、生态学研究的优点和局限性

（一）优点

生态学研究主要具有以下优点。

（1）生态学研究常可应用常规资料或现成资料（数据库）来进行研究，故生态学研究相较于其他研究节约时间、人力、物力、财力，同时可以较快得到结果。

（2）生态学研究可以提供线索供病因未明的疾病病因研究，这是生态学研究最为显著的特点。

（3）对于个体的暴露剂量无法测量的情况，生态学研究是唯一可以适用的研究方法。例如水体污染与肝癌的关系，对于个体的暴露剂量尚无有效的测量方法的情况下，一般应用生态学研究进行病因线索探究。

（4）当研究的暴露因素在人群中变异范围很小时，很难测量其与疾病的关系。例如脂肪摄入量与乳腺癌的关系，或是饮食结构与若干癌症的关系研究等，更适合采用多个人群比较的生态学研究。

（5）生态学研究适用于对人群干预措施的评价。在某些情况下，如果不是直接对个体的危险因素进行控制，而是通过健康教育或健康促进等综合方式，以减少人群对危险因素的暴露，则用生态学研究进行病因探索更为合适。

（6）在疾病监测工作中，常应用生态趋势研究来估计某种疾病发展的趋势。

（二）缺点

1. 生态学谬误（ecological fallacy）　生态学谬误是生态学研究的最主要的缺点。生态学研究是以各个不同情况的个体集合而成的观察、分析单位，得到的资料是群体的平均水平，是粗略的描述，因此会消弱变量之间的联系，同时存在的混杂因素等原因会造成研究结果与真实情况不符，从而产生生态学谬误。例如，比较各个国家的食品消耗种类及数量和人群胃癌和乳腺癌死亡率的资料，以人均食物种类的消耗量作为暴露变量，分别与胃癌和乳腺癌的死亡率作了比较分析，发现以淀粉类食物为主的国家胃癌高发，而平均脂肪消耗量最高的国家，则乳腺癌高发。此例中，各个国家的淀粉类、脂肪类食物消耗量并不是个体实际摄入量，而是从群体水平上分析食物种类消耗量与乳腺癌、胃癌的关系，则"不同种类食物的消耗量不同会影响个体发生这两类恶性肿瘤的发病或死亡的概率"这一推论，就很有可能会出现生态学谬误。

生态学谬误产生的主要原因有以下几种。①缺乏暴露与结局联合分布的资料。研究只表明每个研究群体中暴露与非暴露人群，发生研究结局的频率指标，但是不知道该人群中有多少名研究个体发生了研究结局，即无法在个体水平上确定暴露与结局联合分布的情况。②无法控制可疑的混杂因素。由于生态学研究在群体的水平上进行观察分析，因此无法对个体水平上分布不均的混杂因素进行控制。③生态学研究中暴露水平只是平均水平，并不是个体暴露的真实情况，无法精准评估暴露与疾病的关系，造成暴露与疾病之间关系的曲解。

2. 缺乏控制可疑混杂因素的能力　生态学研究是利用群体的暴露资料和疾病资料来评价两者之间的关系，因此不可能在这样的研究方法中将潜在混杂因素的影响去除掉。人群中的某些变量，例如有关环境及社会人口学方面的一些变量，易与彼此相关而存在多重共线性问题，这将影响暴露因素与疾病之间关系的正确分析。

3. 难以确定两变量之间的因果联系　生态学研究在进行两变量之间的相关或回归分析时，采用的观察单位为群体，暴露因素与疾病之间存在着非线性关系时，生态学研究很难得出正确结论。同时，当暴露或疾病因素是非时间趋势设计时，其时间顺序难以确定，故其研究结果不可作为因果关系的证据。

因此在进行生态学研究时，选择研究对象尽可能使组间具有可比性；观察分析单位尽可能多，每个单位内人数尽可能少；资料分析时尽可能用生态学回归分析；分析模型中尽可能多纳入一些变量；对研究结果进行推断时，尽量与其他非生态学研究结果进行比较，并结合对所研究问题的专业知识等来综合分析和判断。

答案解析

练习题

一、单项选择题

1. 对病因不明的疾病进行描述性研究的目的是（　）

    A. 确定病因　　　　　　　B. 验证病因　　　　　　　C. 寻找病因线索

    D. 进行病因推断　　　　　E. 消除病因

2. 下列关于现况研究优点的描述正确的是（　）

    A. 调查时可以同时测量多种因素

    B. 不存在生存者偏倚

    C. 抽样调查的样本量都比较小

    D. 调查偏倚较少

    E. 可以验证疾病和暴露因素的因果关系

3. 某地区在 1 月内进行了糖尿病普查，可计算当地糖尿病的（　）

    A. 罹患率　　　　　　　　B. 发病率　　　　　　　　C. 患病率

    D. 病死率　　　　　　　　E. 继发率

4. 关于普查下列说法错误的是（　）

    A. 调查对象为全体目标人群，不存在抽样误差

    B. 普查工作宜细致，诊断较明确

    C. 普查可以同时调查几种疾病

    D. 普查可以较全面的描述疾病的分布与特征

    E. 可以全面普及医学知识

5. 某地高血压患病率约为 20%，使用整群抽样方法，取至少需要样本量为（　）

    A. 1600　　　　　　　　　B. 2000　　　　　　　　　C. 2400

    D. 3200　　　　　　　　　E. 6000

6. 以下抽样方法中抽样误差最大的是（　）

    A. 单纯随机抽样　　　　　B. 系统抽样　　　　　　　C. 分层抽样

    D. 整群抽样　　　　　　　E. 多级抽样

7. 某地 5 000 户约 20 000 人，欲抽其中 1/5 人口进行某疾病调查。随机抽取第 3 户，随后每隔 5 户抽取 1 户，抽到户的每个家庭成员均进行相关调查。这种抽样方法称为（　）

    A. 分层抽样　　　　　　　B. 系统抽样　　　　　　　C. 整群抽样

    D. 单纯随机抽样　　　　　E. 多级抽样

8. 某医生收集了某省范围内 50 个县市的年人均食盐销量和高血压患病率，然后加以分析，以探索食盐销售量与高血压患病的关系，这种研究属于（　）

    A. 分析性研究　　　　　　B. 横断面研究　　　　　　C. 生态比较研究

D. 社区干预研究　　　　　E. 队列研究

二、简答题

1. 简述现况研究的优缺点？
2. 请设计一个适宜的现况研究方案探索肺癌与吸烟的关系。

书网融合……

本章小结　　　　　　　　微课1　　　　　　　　微课2　　　　　　　　微课3　　　　　　　　题库

第四章　队列研究

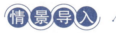

情景导入

情景：20 世纪上半叶英国肺癌的死亡率呈迅速上升趋势，而且与烟草的消耗量呈平行关系，这种分布特征使卫生工作者意识到肺癌与吸烟之间可能存在联系。英国医师 Doll 与 Hill 从 1948 年开始进行了吸烟与肺癌关系的病例对照研究，发现肺癌病人中吸烟比例明显高于对照组，提示吸烟有可能是肺癌的病因。在此基础上，他们于 1951—1976 年，对居住在英国国内的注册医生进行了长达 20 余年的前瞻性队列研究。在 1956 年进行的阶段性总结结果显示：吸烟者和不吸烟者肺癌的死亡率分别为 0.90‰和 0.07‰，相对危险度（RR）为 12.9，且随着吸烟量的增加 RR 值逐渐增大，提示吸烟是肺癌的可能病因。

思考：

1. 队列研究的基本原理是什么？

2. 队列研究有哪些类型？该研究属于什么研究类型？有何优缺点？

3. 在该研究设计和实施中应该如何将宏观和微观思维方式结合，提高结论的真实性和可靠性。

4. 如何揭示吸烟与肺癌的关联强度？

队列研究是分析性流行病学的重要方法之一，又译为定群研究、群组研究。队列研究是对一群人在某种病尚未明显发生前，通过直接观察和比较某因素在不同暴露状况人群中的疾病等结局事件的发生情况及其差异，分析该因素与结局事件是否存在因果联系及联系强度。队列研究在阐明疾病病因、预测疾病发生和流行趋势及探索有效干预措施等方面具有重要意义。

第一节　概　述 ⓔ 微课1

一、概念

队列研究（cohort study）也称发病研究（incidence study）、随访研究（follow study）、纵向研究（longitudinal study）。队列研究是将特定的人群按照是否暴露于某因素或按不同暴露水平分为 n 个群组或队列，追踪其各自的发病结局，比较两组或各组发病率或死亡率的差异，从而判定该暴露因素与结局事件有无因果联系及联系强度大小的一种观察研究方法。队列研究由于观察对象在疾病出现以前先分组，然后随访观察一段时间后再比较其结局，故也称之为随访研究（follow study）或前瞻性研究（prospective study）。

🔗 知识链接

队列研究的常见术语

1. 暴露　指接触过某种物质、具备某种特征或处于某种状态，在流行病学研究中，暴露是指研究对象曾经接触过某些因素，或具备某些特征，或处于某种状态。

2. 队列　原意是指古罗马军团中的十个分队之一，流行病学的队列是指有共同经历或有共同暴露特征的一群人，并且该人群必须被随访一段时间。分为固定队列和动态队列。固定队列是指研究人群均在某一固定时间或短时间内进入队列，或是相对稳定或样本量相对较大的人群，在整个随访过程中不再加入或基本不再加入新的研究对象。动态队列是指在随访研究过程中，原本的队列成员可以不断退出，新的观察对象也可以不断进入队列。动态队列的特点是整个观察期内队列成员不固定。

二、基本原理

队列研究的研究对象是加入研究时未患所研究疾病的一群人，然后根据目前或者过去某一时刻是否暴露于某个待研究的因素，将研究对象划分为暴露组和非暴露组，在一定期间内随访观察不同组别的研究的结局事件（疾病、死亡、健康事件等）该病（或多种疾病）的发生情况，通过比较各种结局事件的发生率，如果暴露组（或大剂量组）的发生率显著高于或低于未暴露组（或小剂量组）的发生率，则可认为这种暴露与疾病存在联系，并在符合一些条件时有可能是因果联系（图4-1）。

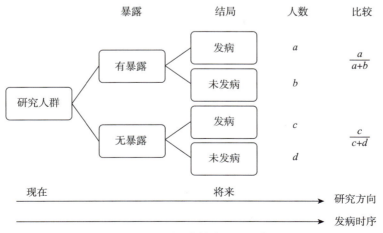

图 4 - 1　队列研究基本原理示意图

需要注意：各组除了暴露有无或程度不同之外，其他可能影响患病或死亡的重要因素应具有可比性（均衡性）。但并不要求除暴露状况外一切方面都可比，因为这在观察性研究中实际上是做不到的，而有些因素可在数据分析时得到控制。队列研究所观察的结局是可疑病因引起的效应（发病或死亡），除了所研究的一种病，还可能与其他多种疾病也有联系，这样就可观察一个因素的多种效应，而这正是队列法不可取代的用途。

三、队列研究的特点

1. 属于观察法　暴露不是人为给予的，而是在研究开始前就已客观存在，结局事件也是在自然情况下发生，这一点根本区别于实验研究。

2. 设立对照　队列研究作为一种分析流行病学研究方法区别于描述流行病学的根本特点就是设立对照组以利于比较。对照组的选择有多种方法（详见本章第二节"选择研究对象"）。

3. 由"因"及"果"　在研究过程中先确知其因（暴露因素），再纵向前瞻观察而究其果（发病或死亡）。这一点与实验研究方法一致，但与病例对照研究不同。

4. 在时序上是由前向后　队列研究属于前瞻性研究，是在疾病发生前开始进行的，要随访一段时间才能发现病例。

5. 能确证暴露与疾病的因果联系　由于队列研究能够得到确切数目人群中的发病人数（发病率），并通过比较暴露与非暴露人群发病率的差异而确定暴露对发病率的影响。

6. 研究对象按暴露与否进行分组　队列研究是按研究对象的暴露分组，而不是按是否发病进行分组，这一点与病例对照研究相反；也不是随机分组的，这是与实验性研究的不同之处。

四、队列研究的类型

根据研究对象进入队列的时间及终止观察的时间不同，可把队列研究分为三类。

1. 前瞻性队列研究（prospective cohort study）　是队列研究最基本的类型。研究开始时暴露因素已经存在，但疾病尚未发生，研究的结局要前瞻一段时间才能得到，这种设计模式称为前瞻性队列研究，也叫同时性或即时性（concurrent）队列研究。它所需观察时间往往很长，要对研究对象进行定期随访。这是队列研究的基本形式，见图 4－2。

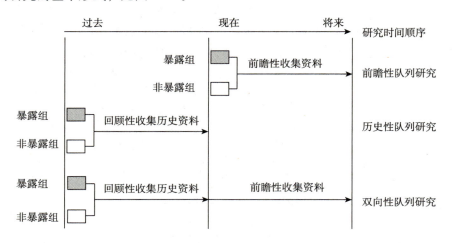

图 4－2　队列研究基本类型的示意图

前瞻性队列研究最大的优点在于不论暴露或结局资料，研究者都可以亲自监督获得一手资料，偏倚较小，而且可根据在随访期间暴露的变动情况选用适当的新的检测方法和观察指标，因果关系推断上作用较大。但前瞻性队列研究属于规模巨大的研究，需要观察大量人群并长期随访以获得相对稳定的发病率，经费开支巨大，整个研究的组织与后勤工作也很复杂。

2. 历史性队列研究（historical cohort study） 研究工作是现在开始的，研究开始时暴露和疾病均已发生，即研究的结局在研究开始时已从历史资料中获得，研究对象的确定与分组是根据研究开始已掌握的历史资料，这种设计模式即为历史性队列研究，也称为非同时性或非即时性（non concurrent）队列研究、回顾性队列研究（retrospective cohort study）。这种研究方法无需等待疾病的发生，暴露和结局资料可在短时间内收集完，并且可以同时进行，但应注意其观察性质仍属前瞻观察。

历史性队列研究在研究开始时，暴露和疾病均已发生，可迅速得到研究结果，大大节省了时间、人力和物力。因此这种研究适宜于诱导期长和长潜伏期的疾病，并且也常用于具有特殊暴露的职业人群的研究。但因资料积累时未受到研究者的控制，内容未必符合要求，所以历史性队列研究适用范围窄，仅在具备详细、准确而可靠的文字资料的条件下才适用。譬如具备医院的病历、出生记录、工厂的档案和车间的工作记录等资料。

3. 双向性队列研究（ambispective cohort study） 是历史性队列研究与前瞻性队列研究的结合。根据历史档案确定暴露与否，随访至将来的某个时间确定结局，故也称混合性队列研究。

这种研究方法兼有上述两种方法的优点，在一定程度上弥补了二者的不足，在实际工作中常常用到，适用范围较广。

五、研究方法选择的指征

队列研究能证实疾病的因果联系，但实施起来较为复杂，难度较大，因此应事先周密考虑一些问题，以提高工作质量和效率。

（一）前瞻性队列研究应考虑的指征

（1）是否有明确的假设供检验，暴露因素是否已找准。

（2）所研究疾病的发病率或死亡率是否很低，如不低于5‰。

（3）是否明确规定了暴露因素，有无把握获得观察人群的暴露资料。

（4）是否明确规定了结局变量，如发病或死亡，有无确定结局的简便而可靠的手段。

（5）无把握获得足够的观察人群并将其清楚地分成暴露组与非暴露组。

（6）观察人群能否大部分被长期随访下去并取得完整可靠的资料。有无足够的人、财、物力支持此长期工作。

（二）历史性队列研究应考虑的问题

除上述前五点外，还应考虑是否有足够数量的完整可靠的记录或档案材料。对于一些不符合要求的记录，有无办法进行弥补或补充。

六、队列研究的基本用途

1. 验证病因假设 确定某个暴露因素与疾病的因果联系及其联系强度，验证病因假设。由于它是一种从"因"观"果"的研究方法，符合病因链的实际顺序，故在病因学研究上的价值高于现况研究和病例对照研究，但由于其分组不是随机的，故其效力不如实验性研究。

2. 评价预防措施的效果 当某些可能的预防措施（暴露因素）不是人为给予的，二是研究对象的自发行为时，对这种预防措施的效果评估可以采用队列研究。如大量摄入蔬菜可预防肠癌的发生，原来吸烟者中有部分自行戒烟，对这些戒烟者与继续吸烟者进行比较分析，评价戒烟对肺癌的预防效果。这类研究被称为"人群的自然实验"。

3. 研究疾病的自然史及其长期变动 疾病在人群中发生、发展到结局的全过程称为疾病的自然史。通过队列研究的随访，可以观察到人群从开始暴露于某因素后，疾病逐渐发生、发展，直至结局的全过程，还可以观察亚临床阶段的变化，从人群的角度观察疾病的整个自然史，研究其发生发展规律。这在一定程度上可以弥补临床观察的不足。

4. 新药上市后的监测 新药上市前虽然经过了三期临床试验，但由于三期临床试验的样本量和观察时间总是有限的，且观察人群是特定的，有些不良反应可能不能被发现。在药物应用于临床一段时间内，进行严格的新药上市后监测可以认为是比三期临床试验样本量更大和观察时间更长的队列研究。这类研究中新药应用是暴露因素，不良反应是结局事件。但需要注意的是，这里的新药应用不是研究者选择性给予，而是研究对象自己的选择，用药和不用药不是随机分配的，而是非随机的。

5. 预测疾病的发展趋势 通过队列研究长期随访观察积累的资料，可以分析某种疾病发生、发展的变化特点与规律，预测其未来发展动态和趋势，为制定疾病预防策略和措施提供科学依据。

第二节　研究设计与实施 微课2

PPT

一、确定研究目的

队列研究首先要确定本次的研究目的，即根据一些病因线索提出病因假设，然后验证假设是否科学、正确。这直接关系到研究的成败，故一定要有足够的科学依据，可以先通过现况研究或病例对照研究初步验证假设，然后在此基础上提出队列研究的检验假设。

二、确定研究因素

由于队列研究是一项费时、费力、费钱的研究，且一次只能研究一个因素，因此，队列研究中研究因素的确定是至关重要的。研究因素在队列研究中常称为暴露因素或暴露变量。

研究因素又称暴露因素，泛指各种会影响人体健康的具体的物理、化学和生物因素。通常把导致疾病事件增加的暴露因素称为危险因素（或致病因素），把导致疾病事件降低的暴露因素称为保护因素。暴露因素可以是机体的特征，也可以是体外的；可以是先天的、人体固有的，也可以是后天获得的。可以说，研究者所关心的任何因素都可以叫作暴露因素。例如接触过的某些化学物质或物理因素，进食过的某种食品、饮料或药物，人的性别、年龄、职业、身高、体重、血型，某些生化指标、遗传指标等等。研究一旦实施，暴露因素不可更改。

知识链接

暴露因素的确定方法

暴露因素的确定具有严谨的科学态度且精益求精。在研究开始前应详细了解所要研究的暴露因素，并给予明确定义，定义越具体越好。暴露因素需从暴露因素的性质、暴露的时间、频率、强度等方面进行明确规定。若是定量资料需要明确其单位，如不易获得准确的定量资料，可将暴露水平粗略地分级。例如，成年人高血压的标准是年龄大于等于18岁，舒张压大于95mmHg（12.7kPa）或收缩压大于等于150mmHg（20kPa）连续半年。

　　暴露因素的确定需要动态和宏观的思维方式。研究（暴露）因素的确定可以通过查阅文献或请教相关专家，同时结合自己的研究目的、财力、人力和对研究结果的精确程度要求等因素综合考虑。研究因素的定义取决于研究目的和研究者对暴露因素的认识水平。

　　暴露因素的认识需要有辩证的思维。暴露因素的含义是相对的，它既可以是某种疾病的致病因素或保护因素，也可以是另一暴露因素的后果，即疾病。例如，高血压是脑血管病的暴露因素，但它也可能是遗传或营养等其他暴露因素所产生的疾病事件。

三、选择研究对象

　　队列研究根据受暴露与否，将研究对象分为暴露组与对照组。前者是指暴露于某研究因素或处于不同暴露水平的人群；后者是指未暴露于该因素的人群。暴露组和非暴露组均应由未发生观察结局（如发病）但有可能出现该结局的人群组成。研究对象的选择是关键步骤，要根据一定的原则进行。

（一）暴露人群的选择

　　通常将暴露人群分为四类：职业人群、特殊暴露人群、一般人群和有组织的人群。

　　1. 职业人群　某些职业中常存在特殊暴露因子，使职业人群的发病或死亡率远远高于一般人群，选择职业人群进行研究，便于证实暴露与疾病的联系。如研究联苯胺的致癌作用，选择染料厂工人；研究石棉致肺癌的作用，选择石棉作业工人等。由于职业人群有关暴露和疾病的历史记录往往较为全面、真实和可靠，故常采用历史性队列研究。

　　2. 特殊暴露人群　指具有特殊暴露经历的人群。如研究电离辐射的危险性选择原子弹爆炸后的存活者、铀矿工人或医疗过程中的暴露者（如放疗后的人）。由于特殊暴露因素的危害作用往往不是一开始就认识到的，一旦认识，大多数已采取了防护措施，所以不宜采用前瞻性队列研究，而以历史性队列研究为首选方法。

　　3. 一般（社区）人群　即一个范围明确的地区的全体人群或其样本，由具有不同暴露因素的个体组成；适用于同时观察多种暴露和多种疾病间的关系。通常基于两点考虑：①不打算观察特殊人群的发病情况，而着眼于研究一般人群的发病情况，及今后在一般人群中的防制，使研究结果具有普遍意义；②所研究的因素或疾病（暴露因素）在人群中常见，不需要或没有特殊暴露人群，特别是在研究一般人群的生活习惯或环境因素时。如 Framingham 地区关于心脏病的研究，该研究的主要目的是在一般人群中前瞻性地观察冠心病的发病率及年龄、性别、家族史、职业、文化水平、国籍、血压、血脂、体力活动、吸烟、饮酒等因素在冠心病发生发展中的作用。

　　4. 有组织的人群团体　该类人群可看作是一般人群的特殊形式，如医学会会员、机关、团体、学校或部队等有群众组织或专业团体成员。选择该类人群的主要目的是利用他们的组织系统，便于提高收集随访资料的效率，而且他们的职业和经历往往相同，可增加其可比性。如 Doll 和 Hill 选择英国医师协会会员研究吸烟和肺癌就属于这种情况。

（二）对照人群的选择

　　队列研究结果的真实性依赖于是否正确选择了对照人群。选择对照组的基本要求是尽可能高的可比性，即对照人群除未暴露于所研究的因素外，其余各因素的影响或人群特征（年龄、性别、职业、民族、文化程度等）都应尽可能与暴露组相同，这称为齐同。对照人群大致可分为以下四种。

　　1. 内对照　在同一研究人群中的非暴露人群或具有最低暴露剂量的人群即为内对照。如研究某人群中吸烟与疾病的关系，不吸烟者或少吸烟者就是内对照。这是最理想的对照，除暴露因素本身外，其他因素可比性较强，研究偏倚较小。内对照具有可比性好、容易选取、工作较容易实施等优点。

2. 外对照 选择人口学特征与暴露组相似的另一个非暴露人群作对照，称为外对照。在以职业人群或特殊暴露人群为暴露组时，常需选择外对照。如以放射科医生为研究射线致病作用的暴露对象时，可以不接触或极少接触射线的五官科医生为外对照。其优点是随访观察可以免受暴露组的影响，缺点是需要费力去另外组织一项人群工作。

3. 总人口对照 用暴露人群所在地区的一般人群的发病率、死亡率或其他结局与暴露组相比较。这种对照统计资料容易得到，但比较粗糙，有时暴露与疾病的联系会被低估。实际应用时，常采用间接标化比（即用暴露组发病或死亡数与用总人口率算出的期望发病或死亡数求标化比）来代替两组率的直接比较。

4. 多重对照 即用上述两种或两种以上的形式同时作对照，以减少只用一种对照所带来的偏倚。

四、确定样本量

队列研究一般很难将全部暴露人群都包括在研究队列中，往往需要按实际人群（actual population）中抽取一定数量的样本，此时，首先要考虑抽样方法和样本大小。

（一）样本含量的影响因素

队列研究的样本量由以下几个因素决定。

（1）对照人群的估计发病率 p_0。

（2）暴露人群的估计发病率 p_1。

（3）所要求的显著性水平 α，通常 α 取 0.05 或 0.01。

（4）把握度（power）即检验效能 $1 - \beta$，通常 β 取 0.10。

（二）样本含量的计算

在暴露组和对照组样本对等的情况下，可用以下公式计算出各组所需的样本含量。

$$N = \frac{(z_\alpha \sqrt{2\overline{pq}} + Z_\beta \sqrt{p_0 q_0 + p_1 q_1})^2}{(p_1 - p_0)^2} \qquad (4-1)$$

公式（4-1）中 p_0、p_1 分别代表暴露组与对照组的预期发病率，$\overline{P}$ 为两个发病率的平均值，$q = 1 - p$，Z_α，Z_β 为标准正态分布下双（单）侧尾部面积为 α 或 β 时所对应正态变量 Z 界值，可查表得到。

例 4-1 某队列研究欲分析放射线暴露与白血病的关系。已知一般人群白血病发病率是万分之一，放射线暴露者发病率为千分之一。设 $\alpha = 0.05$（双侧），$\beta = 0.10$（单侧），求样本量。

解：本例已知

$$Z_\alpha = 1.96, Z_\beta = 1.28, P_0 = 0.0001, Q_0 = 0.9999, P_1 = 0.001, Q_1 = 0.999$$

$$\overline{P} = \frac{1}{2}(0.0001 + 0.001) = 0.00055, \overline{Q} = 1 - 0.00055 = 0.99945$$

代入公式

$$N = \frac{(1.96 \sqrt{2 \times 0.00055 \times 0.9945} + 1.28 \sqrt{0.0001 \times 0.9999 + 0.001 \times 0.999})}{(0.001 - 0.0001)^2}$$

$$= 14246.9 \approx 14247 \text{ 人}$$

即暴露组和非暴露组各需观察 14247 人，共 28494 人。

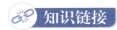 **知识链接**

确定样本量应注意的问题

1. 抽样方法　队列研究往往要从实际人群中抽取一定数量的样本。抽样方法可以是单纯随机抽样、系统抽样、分层抽样、整群抽样。要根据样本估计值和实际情况选择恰当的抽样方法，以提高样本的代表性。

2. 暴露组与非暴露组的样本比例　二者等量还是对照多于暴露何者为优尚无定论，通常采用等量的做法。一般说来，对照组样本含量不宜少于暴露组。

3. 失访率　由于队列研究观察随访时间长，研究对象的失访在所难免。因此计算样本量时，应预先估计一下失访率，以扩大样本量，防止在研究后期因样本量不足而影响结果的分析。通常按 10% 来估计失访率。以计算出来的样本量再加 10% 作为实用样本量。

五、确定研究结局

与研究（暴露）因素相对应的就是研究结局，也称结局变量，是指随访观察中出现的预期结果的事件。结局是对队列每个研究对象而言的自然终点，研究对象出现结局事件，就可以终止对其观察。

结局变量的规定应该全面、具体、客观，并在研究的全过程中严格遵守。一般采用国际上或国内通用的诊断标准，以便对于不同地区的研究结果进行比较。另外，考虑疾病的诊断标准时，要注意一种疾病往往有多种表现，如轻型和重型、不典型和典型、急性和慢性等。因此妥善的解决办法是，即按照国际上或国内通用的诊断标准判断解决，有按照自定的标准判断，并准确记录其他可疑症状或特征以供分析。

结局不仅限于出现的某种疾病甚至死亡，也可以是健康状况和生命质量的变化，或者代谢指标的变化；既可以是定性也可以是定量的。在队列研究中除确定主要研究结局外，可考虑同时收集多种可能与暴露有关的结局，分析一因多果的关系。如始于 1948 年的 Framingham 地区心脏病研究，研究结局包括冠心病、高血压、脑卒中、骨质疏松等多种疾病。

六、基线资料的收集

在研究对象选定之后，必须详细收集每个研究对象在研究开始时的基本情况，包括暴露的资料及个体的其他信息，这些资料一般称为基线资料或基线信息。这些信息一方面可作为判定暴露组与非暴露组的依据，也为今后仔细分析影响研究结局的因素提供保证。基线资料一般包括对待研究的暴露因素的暴露状况，疾病与健康状况，年龄、性别、职业、文化、婚姻等个人状况，家庭环境、个人生活习惯及家族疾病史等。获取基线资料的方式一般有下列四种。

1. 查阅记录或档案　如医院的病案，工厂的工作档案，工作日志等。

2. 访问研究对象或其他能够提供信息的人　了解对象的暴露史和疾病史及其他有关资料。

3. 对研究对象进行测定或检查　如测血压、尿糖、血脂或做体格检查和结局疾病的检查等，后者是为了剔除已患结局疾病的不合格对象。

4. 有时需对环境做调查与检测　目的是确证一项暴露，如对水质进行化验，环境污染的检测，及食物成分的测定等。

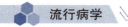

七、随访

研究对象的随访是队列研究中一项十分复杂细致，又至关重要的工作。随访的对象、内容、方法、时间、随访者等都直接与研究工作的质量相关。因此，应事先计划、严格实施。

知识链接

随访的目的

1. 确定研究对象是否仍处于观察之中。
2. 确定研究人群中的各种疾病事件。
3. 进一步收集有关暴露和混杂因素的资料。

队列研究的随访期往往比较长，尤其是慢性病危险因素的建议可能需要几年、十几年或者几十年，需要大量查阅文献，多次论证，并依靠团队智慧科学设计。在漫长的随访过程中，不怕吃苦，认真细致、团队协同、实事求是等是随访质量的重要前提。

（一）随访对象与方法

所有被选定的研究对象，不论是暴露组或对照组都应采用相同的方法同等地进行随访，并坚持追踪到观察终止期。有时还须对失访者进行补访。未能追访到的，应尽量了解其原因，以便进行失访原因分析。同时可比较失访者与继续观察者的基线资料，以估计有无偏倚。

随访方法的确定应根据随访内容、随访对象及投入研究的人力、物力等条件来考虑。应该强调的是，对暴露组和对照组应采取相同的随访方法，且在整个随访过程中，随访方法应保持不变。

1. 利用记录或档案 利用常规登记的人群和疾病资料来随访研究对象。

2. 进行特殊安排的随访 访问研究对象或其他能够提供信息的人，定期家庭访视、电话询问或通信等。对研究对象进行测定或检查，如做体格检查或测定他们的血压、血脂、血糖等。

3. 有时需对环境作调查与检测，以确证一项暴露 如对水质进行化验、测定环境污染、食物成分等。需注意在测量结局时要用统一的标准、统一的仪器、试剂、测量员等，以防止发生测量偏倚。

（二）随访内容

一般与基线资料内容一致，但收集的重点是结局变量，其具体项目视研究目的与研究设计而不同。将各种随访内容制成调查表在随访中使用，并贯彻始终。有关暴露状况的资料也要不断收集，以便及时了解其变化。

（三）随访期

对每个研究对象开始随访的时间以及随访时间的长短直接关系到队列研究的功效，因此开始随访和终止随访的日期均应明确。

确定随访期应了解疾病的诱导期和潜伏期，并据之做出假设。诱导期指病因开始作用至疾病发生的一段时间，在此期间充分病因逐步完成。潜伏期指从疾病发生到出现临床症状的时间间隔。

随访时间的长短取决于暴露与疾病的联系强度，以及疾病潜伏期的长短。暴露因素作用越强，随访时间越短；潜伏期越长，随访时间也越长。多数队列的随访期都比较长，因此需要在随访期内实施多次随访，确定随访间隔与随访次数应根据研究结局的出现速度、人力、物力等条件而定。一般慢性病随访间隔可定为 1~2 年，如 Framingham 地区心脏病研究每两年随访一次。对于随访期比较短的队列研究，通常在终止观察时一次收集资料即可。

（四）观察终点与终止时间

观察终点就是指研究对象出现了预期的结果，达到了这个观察终点，就不再对该研究对象继续随访。这里强调的是出现预期结果，如观察的预期结果是冠心病，死于脑卒中，尽管已不能对其随访，但仍不作为到达终点对待，而应当看作是一种失访，在资料分析时应作失访处理。一般情况下，观察终点是疾病或死亡，但也可是某些指标的变化，如血清抗体的出现，尿糖样及血脂升高等，根据研究的要求不同而不同。对观察终点的判断应在设计中订出明确的标准，规定明确的判断方法，这种规定自始至终不能改变，即使是实际医疗工作中已有所改变，但在研究中也不能改变，以免造成疾病信息偏倚。发现终点的方法要敏感、可靠、简单、易被接受。

观察的终止时间观察终止时间是指整个研究工作截止的时间，也即预期可以得到结果的时间，终止时间直接决定了观察期的长短，而观察期长短是以暴露因素作用于人体至产生疾病结局的时间，即潜隐期为依据的，另外，还应考虑所需的观察人年数。要在不失这个原则的基础上尽量缩短观察期，以节约人力、物力，减少失访。观察时间过短，可能得不出预期的结果；但追踪时间越长，失访率越高，消耗越大，结果可能也受影响。

（五）随访者

根据随访内容的不同，调查员可以是普通的询问调查者，也可以是实验室的技术人员，临床医生等，但随访调查员必须经过严格培训和考核。调查员的工作作风、科学态度以及调查的技巧和技术，直接影响到调查结果的真实性和可靠性。观察终点需要有经验的临床医师来判断。研究者可以参加随访，但最好是不亲自参与，因为研究者随访易于带来主观的偏倚，而不知情的局外人士反而能够获取更客观的信息。当用盲法获取信息时，更不能由研究者自己进行追踪。

（六）质量控制

队列研究费时、费力、消耗大，加强实施过程，特别是资料收集过程中的质量控制显得特别重要，一般的质量控制措施包括下列几点。

1. 调查员的选择　调查员应有严谨的工作作风和科学态度，诚实可靠是调查员应具备的基本品质。另外，调查员的年龄、性别、种族、语言、社会经济地位等最好与研究对象相匹配，应具有调查所需的专业知识。

2. 调查员培训　调查员的工作作风、科学态度、调查技巧与技术，临床医生和实验技术人员的经验等都将直接影响调查结果的真实性和可靠性。因此，在资料收集前，应对所有参加调查者进行严格的培训，掌握统一的方法和技巧，并要进行考核。

3. 制定调查员手册　由于队列研究所涉及的调查员多，跨时长，因此编一本调查员手册，内列全部操作程序，注意事项及调查问卷的完整说明等是十分必要的。

4. 监督　常规的监督措施包括由另一名调查员做抽样重复调查；人工或用计算机及时进行数值检查或逻辑检错；定期观察每个调查员的工作；对不同调查员所收集的变量分布进行比较；对变量的时间趋势进行分析；访谈时的录音等。应注意将监督结果及时反馈给调查员。

第三节　队列研究资料的分析 🅴 微课3

PPT

一、资料整理

像其他科学研究一样，队列研究在现场获得的一手资料往往不能作为直接分析的资料，需先检查调查表上的数据和资料是否准确和完整，并进行一定的加工、处理，使其便于分析研究。

（1）所选的研究对象及其选择方式是否符合研究设计，凡不符合者，应予剔除。

（2）是否调查了调查表上的全部项目并填写了结果，遇有缺项和漏项应补充调查和填写。

（3）调查表中所填写的调查资料是否有逻辑性错误，若遇有这类错误应予更正；不合乎要求又无法纠正的表格应剔除。

（4）对资料分组、归纳或编码、输入计算机，并抽查核对数据输入过程的正确性。如发现有较大的输入错误，应检查核对输入的全部数据并加以改正。

二、资料分析

队列研究中资料的分析包括以下三部分：①率的计算，②率的显著性检验，③效应的估计。现分述如下。

（一）率的计算

由于队列研究观察时间较长，观察人数常处于变动中（例如迁移、失访或不合作、死亡等）有时研究对象进入队列的时间也不一致，因此，我们常需根据不同情况，将资料整理成不同的形式并计算相应的率，主要包括累积发病率和发病密度。率的计算是队列研究资料分析的基础，应牢固掌握。

1. 累积发病率（cumulative incidence，简记为 CI）

（1）概念及计算 某观察期间新发病例数与暴露人口数的比值，称之为累积发病率。其分母暴露人口数可采用该时期的平均人口数，即（期初人口数＋期末人口数)/2，也可取期中人口数，属于固定人口。随访期越长，则病例发生越多，所以 CI 表示发病率的累积影响，另外 CI 又是平均危险度的一个指标，也就是一个人在特定时期内发生该病的概率。数值变化范围是 0 ~ 1。如从某年 1 月 1 日开始观察至该年底 12 月 31 日截止，全年内某疾病发病的累积总数除以该研究人群数，即得出某病的年累积发病率。

计算公式：

$$n \text{ 年的某病累计发病率} = \frac{n \text{ 年内的新发病例数}}{\text{观察开始时的人口数}} \times k \qquad (4-2)$$

公式（4-2）中 $k = 1000‰$ 或 $k = 10$ 万/10 万，比例基数 k 要依据所研究疾病的发病频率来选择，如为罕见疾病比例基数可取万，甚至 10 万。

（2）适用条件 当研究人群的数量较多且人口比较稳定，无论其发病强度和观察时间长短，可用固定人口作分母来计算累计发病率。

（3）资料整理 当我们以累积发病率为指标来分析资料时，其资料整理模式见表 4-1。

表 4-1 累积发病率资料整理表

	病例数	非病例数	合计	累计发病率
暴露组	a	b	$a + b = n_1$	$I_e = a/n_1$
非暴露组	c	d	$c + d = n_0$	$I_0 = c/n_1$
合计	$a + c = m_1$	$b + d = m_0$	$a + b + c + d = t$	

2. 发病密度（incidende density，简记为 ID）

（1）概念及计算 以人时为单位计算出来的率带有瞬时频率的性质称之为发病密度，是一定时期内的平均发病率，说明该人群发生的新病例的速率，又说明了该人群的大小和发生这些例数所经历的时间。其取值范围是 0 ~ +∞。

计算公式:

$$发病密度 = \frac{观察期内的发病人数}{观察期内观察对象的总人时数} \times k \qquad (4-3)$$

比例基数 k 的取值原则同上。

(2)适用条件　人口波动较大、样本量小;或观察时间较长,难以做到人口稳定,如观察对象进入队列的时间不一致;由于迁移、死亡或其他原因造成失访等,则应以人时为单位来计算发病率。

(3)资料整理　对于应计算发病密度的队列研究资料,其资料整理和率的计算,除了将每个观察对象折算成"人年"以代替"人",其余均与累积发病率相同。其资料整理模式如表4-2所示。

表4-2　发病密度资料整理表

	病例数	人时数	发病密度
暴露组	A_1	T_1	A_1/T_1
非暴露组	A_0	T_0	A_0/T_0
合计	M	T	M/T

(4)人时的计算　"人时"是观察人数与观察时间的综合指标。它是研究人群中所有个体暴露于所研究因素的时间的总和,即人数×每人暴露时间=人时数,时间可以是日、月、年中任何一种单位,通常多用人年。

①以个人为单位计算暴露人年(精确法)　该法计算结果精确,但很费时间,如样本不太大时,可以用此法计算。以某研究中的三个研究对象为例说明其计算方法(表4-3和表4-4)。

表4-3　3例对象人年的计算

编号	出生日期	进入研究时间	退出研究时间	人年数
1	1947.04.22	1986.08.20	1997.10.15(失访)	11.15
2	1955.05.10	1981.12.12	1994.01.02(出现终点结局)	12.06
3	1962.12.13	1990.03.02	2001.02.02(观察结束时仍健在)	10.92
合计				34.13

表4-4　3例研究对象人年的计算

年龄组	对象1 1927年3月21日出生	对象2 1935年4月9日出生	对象3 1942年11月12日出生	暴露 (人年)
25 ~		61.11.11 ~ 65.04.08 共3年 4个月27天即3.41人年	70.20.01 ~ 72.11.11 共2年 9月10天即2.78人年	6.19
30 ~		65.04.09 ~ 70.04.08 共 5.00人年	72.11.12 ~ 77.11.11 共 5.00人年	10.00
35 ~	66.07.19 ~ 67.03.20 共8个月 即0.67人年	70.04.09 ~ 73.12.01 共3年 7个月22天即3.65人年	77.11.12 ~ 81.01.01 共3年 1个月20天即3.14人年	7.46
40 ~	67.03.21 ~ 72.03.20 共 5.00人年			5.00
45 ~	72.03.21 ~ 77.03.20 共 5.00人年			5.00
50 ~ 54	77.03.21 ~ 77.09.14 共5个月 24天即0.48人年			
累计	66.07.19 ~ 77.09.14 共 11.15人年	61.11.11 ~ 73.12.0 共 12.06人年	70.02.01 ~ 81.01.01 共 10.92人年	34.13

从表 4-4 结果可知，虽然研究对象只有 3 名，且进出研究队列时间不一，但其观察经历可合并成一个总的统一的人时单位，即 34.13 年。

②近似法计算暴露人年　如果不知道每一成员进入与退出的具体时间，就不能直接计算人年数；如果样本量太大也不能用上法计算。如果对暴露人年计算的精确性要求不高时，也没有必要应用精确法计算。此时，都可以采用近似法计算暴露人年，即可用平均人数乘以观察年数得到总人年数。平均人数取得相邻两时段人数之平均数或年中人数。该法计算简单，但精确性较差。例如表 4-5（节录 Doll 与 Hill 关于吸烟与肺癌关系的队列研究第 2 报）。

表 4-5　人年数的计算实例

年龄（岁）	观察人数						人年数
	1951. 11. 01	1952. 11. 01	1953. 11. 01	1954. 11. 1	1955. 11. 1	1956. 04. 01	
35 ~	8886	9149	9287	9414	9710	9796	41211
45 ~	7117	7257	7381	7351	7215	7191	32156
55 ~ 64	4049	4212	4375	4601	5057	5243	19909
合计	20097	20618	21043	21366	21982	22230	93276

表 4-5 中"35 ~"岁组的人年数 =（8886 + 9149）÷ 2 +（9149 + 9287）÷ 2 +（9287 + 9414）÷ 2 +（9414 + 9710）÷ 2 +（9710 + 9796）÷ 2 × 5/12 = 41211，余类推。

③用寿命表法计算人年　当观察人数较多，难以用精确法计算暴露人年，但又要求有一定的精度时，可利用简易寿命表法。该法计算简单，并有一定的精确度。常用的计算方法是规定观察当年内进入队列的个人均作 1/2 人年计算，失访或出现终点结局的个人也作 1/2 个人年计算。其观察人年数的计算公式如下：

$$L_x = I_x + \frac{1}{2}(N_x - D_x - W_x) \tag{4-4}$$

$$I_{x+1} = I_x + N_x - D_x - W_x \tag{4-5}$$

式中，L_x 为 x 时间内暴露人年数，I_x 为 x 时间开始时的观察人数，N_x 为 x 时间内进入队列的人数，D_x 为 x 时间内出现终点结局的人数，W_x 为 x 时间内失访的人数。以表 4-6 为例，说明其计算方法。

表 4-6　寿命表法计算人年实例

观察时间（第 x 年）	年初人数（I_x）	年内进入人数（N_x）	年内出现终点结局人数（D_x）	年内失访人数（W_x）	暴露人年数（L_x）
1	2903	123	8	64	2928. 5
2	2954	115	6	76	2970. 5
3	2987	42	9	18	2994. 5
4	3002	35	8	34	2998. 5
5	2995	0	7	18	2982. 5
合计			38		14874. 5

第一年的暴露人年数为：

$$L_1 = I_1 + \frac{1}{2}(N_1 - D_1 - W_1) = 2903 + (123 - 8 - 64)/2 = 2928.5$$

$$I_2 = I_1 + N_1 - D_1 - W_1 = 2903 + 123 - 8 - 64 = 2954$$

$$L_2 = I_2 + \frac{1}{2}(N_2 - D_2 - W_2) = 2954 + (115 - 6 - 76)/2 = 2970.5$$

依此类推，合计可得 14874.5 人年。

3. 标化比

（1）适用条件　①队列研究最基本的测量指标是疾病发病或死亡专率。直接用病例数与总人时数相除得到的粗发病率反映的是随访人群实际的疾病频度。但有时会由于暴露组和对照组人群在人口构成（特别是年龄构成）上的差别，不能直接比较粗率，必须对其标准化。②当研究对象数目较少，发病率较低时，无论观察时间长短，都不宜计算率，而以 SMR 来代替。

（2）常用指标及计算　在队列研究中通常是用标准化的发病或死亡的比值来代替率，即以标准年龄发病率或死亡率计算该观察人群的理论发病（死亡）数，再求实际发病（死亡）数与此预期数的比值，即得标化发病比或标化死亡比（standard morbidity ratio 或 standard mortality ratio，简记为 SMR）和标化比例死亡比（standard proportion mortality ratio，简记为 SPMR）。

①标化发病比或标化死亡比

$$SMR = \frac{研究人群实际死亡数(O)}{该人群的理论死亡数(E)} = \frac{研究人群的实际死亡数}{暴露人口数 \times 全人口死亡率} \qquad (4-6)$$

$SMR > 1$，则暴露人群的死亡率高于一般人群；反之，$SMR < 1$，则暴露人群的死亡率低于一般人群。$SMR = 1$，则暴露人群的死亡率与一般人群无差别。

例 4 - 2　某厂 30 ~ 40 岁组工人有 500 名，某年内 2 人死于肺癌，已知该年全人口 30 ~ 40 岁组肺癌的死亡率为 2‰，求其 SMR。

$$SMR = \frac{研究人群实际死亡数(O)}{该人群的理论死亡数(E)} = \frac{2}{500 \times 2‰} = 2$$

即某厂 30 ~ 40 岁组工人死于肺癌的危险达到相应人群的 2 倍。

②标化比例死亡比　如果某单位历年人口资料不能得到，而仅有死亡人数、死亡原因、日期和年龄，则可计算标化比例死亡比。

$$SPMR = \frac{研究人群实际死亡数}{全人口某病因死亡占全部死亡的比例 \times 某单位实际全部死亡} \qquad (4-7)$$

$SPMR > 1$，则暴露人群的死亡率高于一般人群；反之，$SPMR < 1$，则暴露人群的死亡率低于一般人群。$SPMR = 1$，则暴露人群的死亡率与一般人群无差别。

例 4 - 3　某厂某年 30 ~ 40 岁年龄组工人死亡总数为 100 人，其中因肺癌死亡 5 人，全人口中该年 30 ~ 40 岁年龄组肺癌死亡占全死亡比例为 2.2%，则

$$SPMR = 5 / (100 \times 2.2\%) = 5/2.2 = 2.27$$

即该工厂 30 ~ 40 岁年龄组肺癌死亡的危险为一般人群的 2.72 倍。

（3）标化比使用注意事项　①选用标准不同，所得标准化率也可能不同。因此，当比较几个标准化率时，应该采用统一的标准人口。标准化率只能反映相互比较资料间的相对水平，而标准化之前的率是代表原始资料的真实水平，所以在对原始资料描述时还是要用原始率。②各年龄组间死亡率若出现明显交叉时，应比较年龄组死亡率，而不宜用标化法比较。③标化比一般不能直接相互比较。④两样本标化率比较应作假设检验。

（二）率的假设检验

由于队列研究多为抽样研究，当发现两组率有差别时，首先要考虑抽样误差的可能，进行统计学的假设检验。

1. u 检验　若观察样本量较大，p 和 $1-p$ 都不太小，如 np 和 $n(1-p)$ 均大于 5 时，样本率的频数分布近似正态分布，可用 u 检验。

$$u = \frac{p_1 - p_0}{\sqrt{p_c(1 - p_c)(1/n_1 + 1/n_0)}} \qquad (4 - 8)$$

式中，p_1 为暴露组的率，p_0 为对照组的率，n_1 为暴露组观察人数，n_0 为对照组观察人数，p_c 为合并样本率，$p_c = \frac{X_1 + X_0}{n_1 + n_0}$，$X_1$ 和 X_0 分别为暴露组和对照组结局事件的发生数。求出 u 值后，查 u 界值表得 P 值，按所取得检验水准即可作出判断。

例 4 - 4 某医生欲研究吸烟与老年慢性气管炎的关系，调查了 205 名 60 岁以上吸烟者，其中患慢性气管炎者 43 人，调查了 200 名 60 岁以上的不吸烟者，其中患慢性气管炎者 19 人，吸烟与不吸烟的老年人中，慢性气管炎的患病率是否不同？

本例题，据 $X_1 = 43$，$n_1 = 205$，得 $P_1 = 43/205 = 0.210$；$X_2 = 19$，$n_2 = 200$，得 $P_2 = 19/200 = 0.095$；

$$p_c = \frac{X_1 + X_2}{n_1 + n_2} = \frac{43 + 19}{205 + 200} = 0.153$$

$$u = \frac{|p_1 - p_2|}{\sqrt{p_c(1 - p_c)(\frac{1}{n_1} + \frac{1}{n_2})}} = \frac{|0.210 - 0.095|}{\sqrt{0.153 \times (1 - 0.153) \times (1/205 + 1/200)}} = 3.21$$

因为 $u = 3.21 > 1.96$，所以 $P < 0.05$。按照 $\alpha = 0.05$ 的水准，拒绝 H_0，接受 H_1。根据本研究可以认为老年吸烟者与不吸烟者慢性气管炎患病率不同，吸烟者患病率较高。

2. 其他假设检验方法 如果率比较低，样本率的频数分布不符合正态分布，可改用直接概率法、二项分布或泊松分布检验；率的差异的假设检验可以利用 χ^2 检验；对 SMR 和 $SPMR$ 的检验，实际是所得结果偏离 1 的检验，其检验方法可用 χ^2 检验或计分检验（score test），详细方法可参阅有关书籍。

（三）效应的估计

队列研究的最大特点在于可直接计算出研究对象结局的发生率，因而也就能够直接计算出暴露组与对照组之间的率比和率差来评价暴露的效应。

1. 相对危险度（relative risk，RR） 包括了危险度比（risk ratio）或率比（rate ratio），危险度比是暴露组的危险度（测量指标是累计发病率）与非暴露组的危险度之比。率比是暴露组和非暴露组的发病密度之比。相对危险度是反映暴露与疾病的关联强度的最常用的指标。

计算公式：

$$RR = \frac{I_e}{I_0} = \frac{a/n_1}{c/n_0} \qquad (4 - 9)$$

式中，$I_e = a/n_1$ 为暴露组结局事件的发生率，$I_0 = c/n_0$ 为暴露组的结局事件的发生率。

RR 表明暴露组发病或死亡的危险是非暴露组的多少倍。RR 越远离"1"，表明暴露的效应越大，暴露与疾病关联的强度越大。对于 RR 值的大小反映关联强度应根据的标准可参考表 4 - 7。

表 4 - 7 相对危险度与关联的强度

相对危险度		关联的强度
0.9 ~ 1.0	1.0 ~ 1.1	无
0.7 ~ 0.8	1.2 ~ 1.4	弱
0.4 ~ 0.6	1.5 ~ 2.9	中等
0.1 ~ 0.3	3.0 ~ 9.9	强
<0.1	10 ~	很强

RR 的 95% 可信区间：相对危险度是估价暴露与疾病关联的一个点估计值，用它直接估计关联强度

大小误差较大。考虑到抽样误差的存在，常按照一定的概率（一般为95%）以区间来估计总体所在的范围。*RR* 可信区间上下限的数值即为可信限。其计算公式为：

$$RR_U, RR_L = RR^{1 \pm 1.96\sqrt{\chi^2}} \tag{4-10}$$

式中，$\chi^2 = \dfrac{(ad-bc)^2 n}{(a+b)(a+c)(b+c)(d+c)}$，Z值常取 1.96。

RR 的95%可信区间的意义：如果所计算的可信区间范围包含1，说明该 RR 值是由抽样误差造成，表示暴露与结局事件（如疾病）无关；如果所计算的可信区间范围不包含1（无论 >1 或 <1），说明该 RR 值不是抽样误差造成，表示暴露与结局事件（如疾病）有关联。

2. 归因危险度（attributable risk，AR） 又叫超额危险度，或率差（rate difference，*RD*），是指暴露组与对照组发病危险相差的绝对值。

$$计算公式：AR = I_e - I_0 = \frac{a}{n_1} - \frac{c}{n_0}，或者 AR = I_0(RR-1) \tag{4-11}$$

AR 的95%可信区间：

$$AR_U, AR_L = AR^{1 \pm 1.96\sqrt{\chi^2}} \tag{4-12}$$

在暴露者中，单纯由于暴露引起或降低某结局事件发生的危险性的大小，如果暴露因素消除，则可使发病率变化多少（*AR* 的值）。也可以理解为，发病或死亡等结局事件发生的危险性特异地归因于该暴露的程度。

RR 与 *AR* 都是表示关联强度的重要指标，彼此密切相关，但其流行病学意义却不同。*RR* 说明暴露使个体比未暴露情况下增加相应疾病的危险程度，是比值；*AR* 则是指暴露人群与非暴露人群比较，所增加的疾病发生数量，如果暴露因素消除，就可以减少这个数量的疾病的发生。前者具有病因学的意义，后者更具有公共卫生学上的意义。下面以表4-8为例说明二者的区别，从 *RR* 来看，它说明吸烟对每个受害者来说，患肺癌的危险性比患心血管病的危险大得多，病因联系强度较强；但从 *AR* 来看，就整个人群而言，吸烟引起心血管病的危险性比肺癌大，如果采取戒烟措施，预防和控制心血管疾病的人群社会效应将可能更明显。

表4-8　吸烟者与非吸烟者死于不同疾病的 RR 与 AR

疾病	吸烟者（1/10万人年）	非吸烟者（1/10万人年）	*RR*	AR（1/10万人年）
肺癌	48.33	4.49	10.8	43.84
心血管疾病	294.67	169.54	1.7	125.13

3. 归因危险度百分比（AR%） 也称为病因分值（etiologic fraction，*EF*），是指暴露人群中发病归因于暴露的成分占全部病因的百分比。

计算公式：

$$AR\% = \frac{I_e - I_0}{I_e} \times 100\% \tag{4-13}$$

或

$$AR\% = \frac{RR-1}{RR} \times 100\% \tag{4-14}$$

AR% 反映在某因素的暴露者中，单纯由于该因素引起的结局事件（如发病或死亡）的危险占整个病因的病例。

4. 人群归因危险度（population attributable risk，PAR） 人群归因危险度百分比（PAR%）*PAR* 反映总人群的发病归因于暴露的部分，*PAR%* 是指 PAR 占总人群全部发病（或死亡）的比例。这两项指标综合考虑了研究因素的致病效应及该因素在人群中的暴露比例，可以更为全面地评价暴露因素对人群发病等生物事件的影响，可用于估计某危险因子对整个人群引起的疾病负担，说明在整个社会的卫生问题中哪些是重要的，在卫生保健工作及卫生管理上意义较大。

$$PAR = I_t - I_0 = AR \times P_e \tag{4-15}$$

设 I_t 为全人群的率，P_e 为全人群的暴露比例。

$$PAR\% = \frac{I_t - I_0}{I_t} \times 100\% = \frac{P_e(RR-1)}{P_e(RR-1)+1} \times 100\% \tag{4-16}$$

PAR 与 AR 不同，因为 AR 仅仅是从抽取的人群资料中计算出来，而研究对象暴露与非暴露的比例不会与目标人群中两者的比例一致，若目标人群中暴露的比例低，尽管 AR 较高，人群中的实际发病者也不会很高，即人群中的归因危险度受人群暴露比例的影响。

例 4-5 Tolonen 关于二硫化碳与冠心病死亡联系的队列研究资料整理如表 4-9 所示，对该资料进行分析。

表 4-9 Tolonen 关于 CS_2 与冠心病死亡联系的研究

	死亡人数	未死亡人数	合计	死亡率（%）
暴露组	16（a）	327（b）	343（a+b）	4.7
非暴露组	3（c）	340（d）	343（c+d）	0.9
合计	19（a+c）	667（b+d）	686（n）	

$$\chi^2 = \frac{(|ad-bc|-n/2)^2 n}{(a+b)(c+d)(a+c)(b+d)} = \frac{(|16\times340-327\times3|-686/2)^2 \times 686}{343\times343\times19\times667} = 7.79$$

根据 $\chi^2 = 7.79$，$\chi^2 > \chi^2_{0.01,1}$ 检验，$P < 0.01$。按照 $\alpha = 0.05$ 的检验水准，认为暴露组与非暴露组死亡率差异有极显著性，这一结果提示：暴露于 CS_2 与冠心病死亡率有统计学联系。

暴露于 CS_2 与冠心病死亡联系强度的估计：

$$RR = \frac{I_e}{I_0} = \frac{a/n_1}{c/n_0} = \frac{16/343}{3/343} = 5.3$$

$$AR = I_e - I_0 = 16/343 - 3/343 = 3.79\%$$

$$AR = \frac{I_e - I_0}{I_e} \times 100\% = \frac{16/343 - 3/243}{16/343} \times 100\% = 81.25\%$$

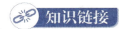 **知识链接**

剂量反应关系分析

如果某种暴露存在剂量效应关系，则暴露的剂量越大，其效应越大，则该种暴露作为病因的可能性就越大。当暴露因素按若干水平，要对剂量反应关系进行趋势性检验。分析步骤如下。

1. 列出不同暴露水平的发病人数和未发病人数，计算其发病率。

2. 以最低暴露水平为对照，计算各分级 RR，AR 和 $AR\%$，计算方法同前。

3. 分析 RR 和 AR 随剂量的关系，分析是否存在剂量相关关系。

3. 必要时做趋势卡方检验，趋势卡方计算公式：

$$\chi^2 = \frac{[\sum X_i(A-T)]^2}{\sum X_i^2 T - [(\sum X_i T)^2/(\sum T)]} = \frac{\left[\sum_{i=0}^{t} a_i X_i - \dfrac{m_1 \sum_{i=0}^{t} n_i X_i}{m}\right]^2}{\dfrac{m_1 m_2 [m \sum_{i=0}^{t} n_i X_i^2 - (\sum_{i=0}^{t} n_i X_i)^2]}{m^2(m-1)}} \tag{6-17}$$

式中，T 为理论频数，某个格子的 T 计算方法为：某行合计 × 某列合计/总数。如表 a_0 处的 $T = m_1 \times n_0 / m$

公式中 X_i 的取值方法：如暴露水平为奇数，可以 0 为中心取自然数（0 以下自然数前加负号）即 -3、-2、-1、0、1、2、3 等；如暴露水平为偶数，则取上述数的中间值即 -2.5、-1.5、-0.5、0.5、1.5、2.5 等。也可以直接取自然数，如 X_i = 1、2、3、4、5 等。

三、队列研究结果的解释

队列研究可以计算发病率和 RR，因此其可信度比病例对照研究和生态学研究高，因果关系的论证强度高。在计算出 RR 后可参照表 4-17，对关联强度进行判断，但也须做 χ^2 检验和计算 RR 95% 可信区间，确信有统计学意义才能得出结论。RR 对病因推断的意义较大，与之相比 AR 则在预防疾病上意义更大一些，AR 和 PAR 可以直接反映去除该危险因素后可使发病率下降多少。另外，队列研究的结果解释必须与实际情况相结合，综合做出判断。

第四节　队列研究的偏倚及控制 微课 4

PPT

偏倚是流行病学研究中对结果的真实性影响较大的问题之一，与其他流行病学研究方法一样，队列研究在设计、实施和资料分析等各个环节都可能产生偏倚，偏倚的存在会影响暴露与疾病等结局真实关系的推断。因此，在各阶段都应采取措施，预防和控制偏倚的产生。

一、选择偏倚

（一）种类及产生原因

如果研究人群在一些重要因素方面与一般人群或待研究的总体人群存在差异，即研究人群（样本）不是一般人群（总体）的一个无偏的代表，将会引起选择偏倚。常见的选择偏倚如下。

1. 失访偏倚　队列研究的特点之一就是需要随访不同暴露组的成员，但在一个长的随访期间，暴露组和对照组成员中总会有些人或对参加该研究不感兴趣，或因身体不适不便于继续参加研究，或移居外地，或其他原因死亡而退出队列研究，我们把这种退出称之为失访。历史性队列研究时，某些研究对象的档案缺失或记录不全也会造成失访。由于失访而导致的暴露与结局之间的联系被歪曲就称为失访偏倚。失访偏倚是队列研究中难以避免的偏倚。失访从本质上是破坏了原有样本的代表性，因而实质上属于选择偏倚。

知识链接

失访偏倚对研究结果的影响

1. 如果暴露组和对照组的失访人数相等，而且失访者和未失访者结局事件的发生率相同，则可以认为失访对研究结果没有太大的影响，否则，暴露与结局间的关系可能被歪曲。

2. 一项研究的失访率最好不超过 10%，否则应慎重考虑结果的解释和推论。

3. 如果失访者的发病率高于未失访者，则从继续观察者获得的发病率要低于全部研究对象的实际发病率，使暴露与结局的联系会被低估；如果失访者的发病率低于未失访者，则暴露与结局的联系会被高估。

2. 错误分组偏倚 在确定暴露组与非暴露组时，如果暴露的定义不严格或执行不当，可导致归类错误而引起错误分组偏倚；如果对疾病的诊断缺乏清晰的标准或未严格执行，将可能使某些已患所研究疾病的病人被纳入研究队列，而他们在暴露组和非暴露组的分布往往不一致，这样也会带来错误分组偏倚。

3. 志愿者偏倚 选择志愿者为研究对象时，由于他们具有的某些特征或习惯与一般人群之间存在差别，如年龄可能以青年或老年为主，从事某种特殊职业者或无业者较多，有某种特殊习惯或行为、心理倾向等，都会影响到研究对象的代表性，使研究结果推论到目标人群时受影响而产生偏倚。

4. 易感性偏倚 又称为健康工人效应，当选择某种职业暴露的人群为研究对象，探讨接触该职业因素对健康的影响时，有时会发现该暴露人群的发病率或死亡率与一般人群无差别，甚至低于一般人群。其原因可能是由于工作需要，这些职业暴露者的健康水平比一般人群高，或者是他们在长期接触这些有害物质时对研究的暴露因素产生了耐受，从而导致对某些疾病的易感性降低。如果忽视了这方面的影响，将会产生由于易感性偏倚导致错误的结论。

（二）控制方法

选择性偏倚一旦产生，往往很难消除，因此应采取预防为主的方针。①首先要有一个正确的抽样方法，即严格遵守随机化的原则；②提高研究对象的依从性，在研究现场和研究对象的选择中就要考虑此问题，并应做好宣传解释工作；③严格按规定的标准选择对象，对象一旦选定，必须克服困难，坚持随访到底；④对失访者和未失访者的特征作比较分析；⑤如果有志愿者加入，则应了解他们的基本情况后，与正常选择参加的人群进行比较，如果两者之间在一些基本特征上没有差异，则可认为导致的选择偏倚很小，否则，将引起的选择偏倚不能忽视。

知识链接

失访偏倚的控制

1. 查询失访者是否已经死亡及其死亡原因。如果失访者和未失访者所研究疾病的死亡率相同，则可推测他们之间的发病率可能也相近。

2. 比较失访者和未失访者基线调查时获得的某些特征资料，两者的基线特征越相似，则出现不同疾病的发病率的可能性越小。

注意，这两种方法只是对失访者和未失访者发病率差异的一种推测，而不是测量，控制失访偏倚的最好方法还是尽可能减少失访。

二、信息偏倚

（一）概念和产生原因

在获取暴露、结局或其他信息时所出现的系统误差或偏差叫信息偏倚。信息偏倚常是由于使用的仪器不精确、询问技巧不佳、检验技术不熟练、医生诊断水平不高或标准不明确等。另外，信息偏倚也可来源于记录错误，甚至造假等。

（二）控制方法

选择精确稳定的测量方法、调准仪器、严格实验操作规程、同等地对待每个研究对象、提高临床诊断技术、明确各项标准、严格按规定执行是防止信息偏倚的重要措施。此外，还应认真做好调查员培训，提高询问调查技巧，统一标准，并进行有关责任心和诚信度的教育。

信息偏倚一旦产生，往往既难发现也难估计与处理。常用的办法只是通过对一个随机样本进行重复的调查与检测，将两次检测的结果进行比较，以估计信息偏倚的可能与大小。

知识链接

特异性错分偏倚和非特异性错分偏倚

错分偏倚若以同样的程度发生于观察的各组，则结果只会影响诊断的准确性而不太影响两组或多组之间的相对关系，但它们的相对危险度会比实际情况更趋近于1。错分偏倚若发生于一组而不发生于另一组，或两组错分的程度不同，则结果可能比实际的相对危险度高或低。通常将前者称为非特异性错分，将后者称为特异性错分。

三、混杂偏倚

（一）概念与产生来源

混杂是指所研究因素与结果的联系被其它外部因素所混淆，这个外部因素就叫混杂变量，它所引起的偏倚称为混杂偏倚。它是疾病的一个危险因子，又与所研究的因素有联系，它在暴露组与对照组的分布是不均衡的。在流行病学研究中，性别、年龄是最常见的混杂因素。

（二）控制方法

在研究设计阶段可利用对研究对象作某种限制，以便获得同质的研究样本；在对照选择中采用匹配的办法，以保证两组在一些重要变量上的可比性；在研究对象抽样中，严格遵守随机化的原则等措施，来防止混杂偏倚的产生。

第五节　队列研究的优点与局限性 微课5

PPT

一、主要优点

（1）由于研究对象暴露资料的收集在结局发生之前，并且都是由研究者亲自观察得到的，所以资料可靠，一般不存在回忆偏倚。

（2）可以直接获得暴露组和对照组人群的发病率或死亡率，可直接计算出 RR 和 AR 等反映疾病危险关联的指标，可以充分而直接地分析暴露的病因作用。

（3）由于病因发生在前，疾病发生在后，因果现象发生的时间顺序上合理，加之偏倚较少，又可直接计算各项测量疾病危险关联的指标，故其检验病因假说的能力较强，所得联系比较可靠，一般可证实病因联系。

（4）可按暴露水平分级，从而有可能观察到剂量反应关系。

（5）有助于了解人群疾病的自然史。有时还可能获得多种预计以外的疾病的结局资料。

（6）样本量大，结果比较稳定。

（7）在完整资料记录的条件下，可作回顾性队列研究。

二、局限性

（1）不适于发病率很低疾病的病因研究，因为在这种情况下需要的研究对象数量太大，一般难以达到。

（2）由于随访时间较长，对象不易保持依从性，容易产生各种各样的失访偏倚。同时由于跨时太长，研究对象也容易从半途中了解到研究目的而改变他们的态度。

（3）研究耗费的人力、物力、财力和时间较多，其组织与后勤工作亦相当艰巨。

（4）由于消耗太大，故对研究设计的要求更严密，资料的收集和分析也增加了一定的难度，特别是暴露人年的计算较繁重。

（5）在随访过程中，未知变量引入人群，或人群中已知变量的变化等，都可使结局受到影响，使分析复杂化。

（6）研究者虽然可预先根据暴露与否进行分组，但有时难以控制暴露以外的其他特征在两组中的分布，而造成混杂偏倚。

✎ 练习题

答案解析

一、单项选择题

1. 进行队列研究时，对于研究对象的选择说法正确的是（　　）

   A. 在患某病者中选择有、无某种暴露因素的两组

   B. 在患该病者中选择有某种暴露因素的为一组，在无该病者中选择无该种暴露因素的为另一组

   C. 在无该病者中选择有某种暴露因素的为一组，在有该病者中选择无该暴露因素的为另一组

   D. 任选有无暴露的两个组

   E. 在无该病者中，选择有、无某种暴露因素的两个组

2. 进行队列研究时，对暴露人群的选择，不包括（　　）

   A. 患有某欲研究疾病的人群　　B. 特殊暴露人群　　　　　　C. 一般人群

   D. 有组织的人群团体　　　　　E. 职业人群

3. 在队列研究中，最常见的偏倚是（　　）

   A. 入院率偏倚　　　　　　　　B. 回忆偏倚　　　　　　　　C. 报告偏倚

   D. 失访偏倚　　　　　　　　　E. 无应答偏倚

4. 队列研究资料分析时，以人年为单位计算疾病频率指标是（　　）

   A. 发病率　　　　　　　　　　B. 发病密度　　　　　　　　C. 病死率

   D. 现患率　　　　　　　　　　E. 死亡率

5. 在队列研究中，估计某因素与某疾病关联强度的指标是（　　）

   A. OR　　　　　　　　　　　B. RR　　　　　　　　　　C. 总人群中该病的发病率

   D. 暴露人群中该病的发病率　　E. 总人群中可疑危险因素的暴露率

6. 以下是队列研究的优点，除了（　　）

   A. 较适用于少见病

   B. 由因及果地观察

   C. 能了解人群疾病的自然史

   D. 能直接估计暴露因素与发病的关联强度

   E. 暴露因素的作用可分等级计算"剂量－反应关系"

7. 关于队列研究，下列哪项是错误的？（　　）

   A. 属于观察法

B. 设立对照组

C. 可以直接获得研究人群的发病率或死亡率

D. 由果及因

E. 能验证暴露与疾病的因果关系

8. 为检验病因假设，队列研究最初选择的队列是（　　）

A. 患该病病人　　　　　B. 不患该病的人　　　　　C. 具有病因因素的人

D. 不具有病因因素的人　　　E. 具有该病家族史的人

9. 一次队列研究中，暴露组和非暴露组各 5000 人，暴露组 40 人发病，非暴露组 20 人发病，则相对危险度为（　　）

A. 1.0　　　　　　　B. 2.0　　　　　　　C. 3.0

D. 4.0　　　　　　　E. 无法计算

二、简单题

1. 回顾性队列与前瞻性队列有何区别？

2. 队列研究常见的偏倚有哪些？如何避免或控制？

3. *RR* 与 *AR* 的区别及其联系是什么？

4. 请简述观察终点与观察终止时间的区别。

5. 请简述相对危险度与人群归因危险度的流行病学意义。

书网融合……

本章小结　　微课1　　微课2　　微课3　　微课4　　微课5　　题库

第五章　病例对照研究

学习目标

知识目标

1. 掌握病例对照研究的基本原理，匹配的原理和方法，病例对照研究中常见的偏倚，OR 的含义。

2. 熟悉病例对照研究的类型、影响样本大小的因素、病例对照研究的优缺点。

3. 了解病例对照研究的一般步骤、病例对照研究的几种衍生类型、分层分析的概念和基本步骤。

能力目标

1. 会根据研究目的正确地的选择病例与对照；能进行病例对照研究中常见的偏倚的控制。

2. 会估计样本大小；能进行 OR 指标的计算并解释其流行病学意义；会进行分层分析。

素质目标

培养促进人群健康和疾病预防控制的职业责任；培养能思辨，懂哲理的思维方法；养成不怕吃苦、精益求精的工作作风。

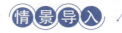

情景导入

情景：研究者在英国和威尔士的死亡登记中发现，由肺癌导致的死亡例数显著增多。如 1922—1947 年死亡数从 612 例上升到 9287 例，增长了 15 倍。45 岁及以上男性肺癌死亡率，1940—1944 年仅 5 年的时间与 1921—1930 年相比，肺癌的死亡率就增加了 6 倍，女性肺癌死亡率增加了 3 倍，且呈上升趋势。除英国和威尔士外，世界上其他国家如瑞士、丹麦、美国、加拿大、澳大利亚、土耳其和日本等也出现了相同的现象。此现象引起了世界上很多研究者的高度重视，并开始研究这一现象发生的原因。当时提出的能够导致肺癌发病率增高的原因主要有两种：①车尾气的排放、焦油路表面的灰尘及煤气厂和工厂中煤的燃烧而导致的大气污染；②吸烟。

吸烟与肺癌的关系是依据医务工作人员的临床观察而得出的，即在临床诊疗中发现肺癌病人有很多人吸烟，为搞清楚肺癌高发的真正原因，研究者们在 1930—1960 年进行了大量的流行病学研究。其中包括 Doll 和 Hill 进行的一项病例对照研究。这项研究的目的是检验患癌病人与非肺癌病人在吸烟习惯方面或其他如大气污染等方面是否存在差异。

思考：

1. 何为病例对照研究？

2. 病例对照研究的基本原理是什么？

3. 病例对照研究有哪些类型？

4. 病例对照研究的作用是什么？

5. 结合本案例谈一谈预防医学专业职责有哪些？

病例对照研究（case - control study）是常用的分析流行病学研究方法，与队列研究相比，病例对照研究具有省时、省力、出结果快的优点，特别适用于罕见病的病因或危险因素研究。使用病例对照研究及理解病例对照研究和队列研究结合的衍生方法，是现代流行病学方法学的一个重要进展。

第一节　概　述 e 微课1

PPT

一、概念

病例对照研究是以当前确诊的患有某特定疾病的病人作为病例，以不患有该病但具有可比性的个体作为对照，通过询问、实验室检查或复查病史，搜集既往各种可能的危险因素的暴露史，测量并比较病例组与对照组中各因素的暴露比例，探索或检验该疾病与这个（这些）暴露因素是否存在关联的观察性流行病学方法。

二、基本原理

病例对照研究的基本原理见图 5 - 1。其分组方法是按照是否患研究的目标疾病，分组后要求病例组与对照组除了是否患病，其他可能的混杂因素要具有可比性。病例对照研究中分析、比较的指标是病例组的某一因素的暴露率（比例）a/a + c 与对照组的暴露率（比例）b/b + d，经统计学检验（最常用的方法为 χ^2 检验），若两组差别有统计学意义，则可认为暴露因素与疾病之间存在着统计学上的关联。同时还需要评估各种偏倚对研究结果的影响，之后再借助病因推断技术，推断出某个或某些暴露因素是疾病的危险因素，而达到探索和检验疾病病因假说的目的。

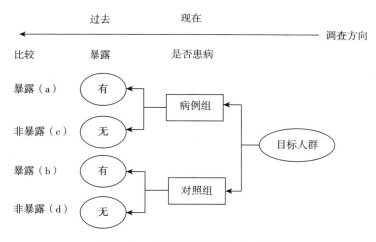

图 5 - 1　病例对照研究原理示意图

三、特点

根据上述病例对照研究的基本原理，可以将病例对照研究的特点总结如下。

1. 属于观察性研究方法　因为研究者不给研究对象施加任何干预，而只是客观地收集研究对象的某个或某些因素的暴露情况，这是观察性流行病学方法的共有特征。

2. 设立对照　有单独设立的、由未患所研究疾病的人组成，供病例组作比较的对照组，这是分析流行病学的共同特征。

3. 观察方向由"果"及"因"　　在研究疾病与暴露因素的先后关系时，是先有结果，即已知对象患某病或非患某病，再追溯其可能与疾病有关原因。其调查方向是回顾性的，是一种由果溯因的研究方法。

4. 不能确实证明暴露与疾病的因果关系　　由于本方法是观察性研究方法，受到回顾性观察方法的限制，不能观察到由"因"到"果"的发展过程并证实其因果关系，故只能探索疾病的危险因素以及初步检验病因假设，不能验证暴露与疾病是否存在因果关联。

知识链接

病例对照研究的简史

最早的病例对照研究实例见于 1843 年 Guy 向伦敦统计学会所做的报告，该报告分析了职业暴露和肺结核发生的关系。最早病例对照研究概念见于 Louis 的著作（1844）。但是符合现代病例对照研究概念的研究首推 Lane Claypon（1926））报告的生殖因素与乳腺癌关系的研究。二次世界大战后病例对照研究方法的应用大大增加，比较著名的有 Schreck 和 Lenowitz（1947）的阴茎癌与包皮环切和性卫生的关系；Sartwell（1947）对于输血与肝炎的研究；Doll 和 Hill（1950）吸烟与肺癌的研究。20 世纪 60 年代以来，病例对照研究方法日臻完善，应用日益普遍。其中孕妇服用反应停（thalidomide）与婴儿短肢畸形，母亲吸烟与先天性畸形，早产儿吸入高浓度氧与晶体后纤维组织增生症，经期使用月经棉与中毒性休克综合征，口服避孕药与心肌梗死，小剂量电离辐射与白血病，母亲早孕期服用雌激素与少女阴道腺癌等之间的关系，均是病例对照研究应用的范例。学习病例对照研究首先要掌握应该符合分析、推理、判断以及演绎，以接近事件的本质，至关重要，只有善思辨，懂哲理，才能在繁杂的表象中去伪存真不迷失方向，这也是医学生尤其是以疾病预防控制和健康促进为职业目标的公卫类学生的必修课。

四、主要用途

1. 广泛地探索疾病的可疑危险因素　　如在一次食物中毒的暴发中，可以从食谱中逐一探索哪一种食物是可能导致中毒的因素。冠心病的研究中，在病因不明的阶段，可广泛从机体内外诸因素中筛选可疑危险因素，如家族遗传史、个人患病史、饮食史、吸烟饮酒、体力活动情况、职业史、经济情况和居住地等等。

2. 深入检验某个或某几个病因假说　　经过描述性研究或探索性的病例对照研究，初步形成了病因假说后，可以利用精心设计的病例对照研究加以检验。如经过现况研究，发现吸烟与肺癌的发生关系很大，于是着重调查吸烟量、吸烟年限、吸烟方式、戒烟历史、被动吸烟、吸烟种类等有关吸烟的详细情况以印证吸烟与肺癌有关的假设。

3. 为进一步进行前瞻性研究提供明确病因线索　　利用病例对照检验假设后所得到的明确线索，进一步进行分析流行病学的队列研究，或实验流行病学的现场试验，以证实该假说。

五、类型

（一）按研究目的分类

1. 探索性病例对照研究　　这与病例对照研究的第一个用途相对应。它没有预先形成明确的某种假设，而是广泛地搜寻可能的危险因子，以便进一步形成假设供以后检验，它往往是病例对照的起步工作。在研究设计上，它不对病例和对照作特别的限制，只需随机抽取一定数量的两类研究人群的样本即可满足需要。

2. 检验性病例对照研究 这与病例对照研究的第二个用途相对应，一般地，是对描述性研究的提出一个或几个明确的病因假说，通过对比调查，以检验其成立或不成立。它在研究设计上需要对病例或对照组作出较多的规定或限制。

（二）按研究设计的病例与对照配比分类

1. 病例与对照不匹配即随机不匹配 在设计所规定的病例和对照人群中，分别抽取一定量的对象，除对照数目应等于或多于病例人数外，没有任何其他限制与规定。这种不匹配适合于前述的探索性病例对照研究，实行起来容易，能获得较多的信息。

2. 病例与对照匹配 匹配或称配（matching）即要求对照在某些因素或特征上与病例保持一致，这些被匹配的因素应该是确定的或者可疑的混杂因素，目的是对两组进行比较时排除匹配因素（混杂因素）的干扰，提高研究效率。如以年龄做匹配因素，在分析比较两组资料时，可免除由于两组年龄构成的差别对于疾病和因素的影响，从而更正确地说明所研究因素与疾病的关系。匹配分为频数匹配与个体匹配。

（1）频数匹配（frequency matching） 匹配的因素所占的比例，在对照组与在病例组一致。如病例组中男女各半，65 岁以上者占 1/3，则对照组中也如此。

（2）个体匹配（（individual matching） 以病例和对照的个体为单位进行匹配叫个体匹配。1∶1 匹配又称配对（pair matching），1∶2、1∶3、……1∶R（或 1∶M）匹配时，直接称为匹配。个体匹配一般不建议超过 1∶4。

在病例对照研究中采用匹配（配比）的目的，首先是增加分析时统计学的检验能力，提高研究效率，表现为每一研究对象提供的信息量增加。第二在于控制混杂因素的作用。所以匹配的特征或变量必须是已知的混杂因子，或有充分的理由怀疑为混杂因子，否则不应匹配。

但是，匹配同时也增加了选择对照的难度。而且一旦某个因子做了匹配，不但使它与疾病的关系不能分析，而且使它与其他因子的交互作用也不能充分分析。把不必要的项目列入匹配，企图使病例与对照尽量一致，就可能突然丢失信息，增加工作难度，结果反而降低了研究效率。这种情况称为配比过度（over - matching），应注意避免。

如何选择匹配，取决于变量的性质、实际可能与必要性。一般而言离散变量可以完全匹配，连续变量往往划分为若干类或组，再按组匹配。例如按 5 岁一个年龄组分组匹配。分得太细不一定必要，还会增加工作难度；分得太粗有可能达不到控制混杂作用的目的。一般除性别、年龄之外，对于其他因素是否引入匹配需持慎重态度以防止匹配过度及徒增费用和实施难度。

知识链接

队列研究与病例对照研究中的匹配

1. 队列研究中的匹配 ①在队列研究中，匹配也是控制混杂因素的一种方法。如果在设计时进行了匹配，则均衡了暴露与非暴露组中混杂因素的分布，也就是在比较组之间均衡了除暴露因素之外的其他因素（包括混杂因素），保证了比较组间仅有待研究因素（暴露因素）的差异，这样就消除了混杂，提高了研究的真实性（准确性）。②匹配在队列研究中并不常用，这主要是因为：匹配仅在最初入选的研究对象中防止了暴露与匹配间的联系，但在随访过程中，可能会非随机地发生一些事件，导致在实际观察的人群或人时中，二者仍可能产生关联，另外队列研究中匹配的花费较大。

2. 病例对照研究中的匹配 ①病例对照研究中匹配因素只能保证病例和对照组中混杂因素分布的

均衡性，并不能保证其在暴露组和非暴露组中的均衡性，而在分层分析时，在每一层内基本上保证了匹配因素（混杂因素）在暴露组和非暴露组中分布的均衡，也保证在病例和对照组中分布的均衡，这样使得分层分析的效率提高，同时也提高了研究结果（OR）的精度。②在病例对照研究中，匹配使对照组并不是源人群的一个无偏样本，会带来选择偏倚。因此，匹配的最大不足就是提高了研究的内部真实性，却降低了研究的外部真实性。

六、病例对照研究的衍生类型

1. 巢式病例对照研究 巢式病例对照研究（nested case control study，NCCS）是1973年由美国流行病学家 Mantel 最早提出，它是将传统的病例对照研究和队列研究的一些要素进行组合后形成的一种研究方法，也就是在对一个事先确定好的队列进行随访观察的基础上，再应用病例对照研究（主要是匹配病例对照研究）的设计思路进行研究分析。该方法特别适用于在前瞻性随访开始后又有了新的研究假设，而这种假设设计的因素未被测量。

巢式病例对照研究是建立在一项真实的队列研究的基础上的，病例组是在随访过程中产生的新发病例，对照组则是当每个新病例发生时从队列中尚未发病的成员中随机选择的（图 5 - 2）。在巢式病例对照研究中，对照的选择方式有时被称为"危险组合抽样"或"密度抽样"。这一方式的特点在于对照是从某一特定时间点所有尚未发病而面临发病危险的队列成员中选择的，病例和对照在随访时间上是匹配的。某一时间点选择的对照可能随后发生疾病而变成病例，所以，巢式病例对照研究中的少数研究对象可能兼具病例和对照的双重身份。巢式病例对照研究所得出的比数比可以估计队列的发病密度比，且无论疾病本身的发病率高低。在实际操作中，研究者有时明确限定病例不可以作为对照，那么巢式病例对照研究所得出的比数比就不再可以估计队列的发病密度比。当初始队列非常大，而且疾病发病率很低时，是否限定病例不可以作为对照，通常不会对研究产生太大影响，因为即使不加限定也很少会有对照随后发生疾病而变成病例。

巢式病例对照研究特点为：①暴露资料在疾病诊断前收集，选择偏倚和信息偏倚小；②病例与对照来自同一队列，可比性好；③可计算发病率。统计和检验效率高于病例对照研究；④样本量小于队列研究，节约人、物力；⑤符合因果推论要求，论证强度高。

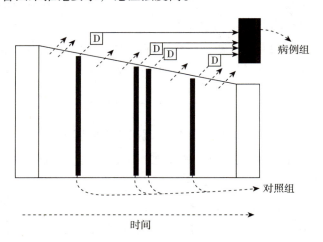

图 5 - 2 巢式病例对照研究中病例组和对照组的选择

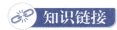 **知识链接** ··

巢式病例对照研究

巢式病例对照研究的类型分为前瞻性巢式病例对照研究和回顾性巢式病例对照研究。

1. 前瞻性巢式病例对照研究 这种设计类型是在研究开始时根据一定的条件选择某一人群作为队列，然后前瞻性地随访一定的时间确定病例组和对照组，该方法在时间上的特点为从现在到将来。

2. 回顾性巢式病例对照研究 这种设计类型是根据研究开始之前的一段特定时间的情况选择某一人群作为研究队列，根据现在的情况确定病例组和对照组，该方法在时间上的特点为从过去到现在。这种类型的设计效率更高，能很快出结果，但要求有信息完整的队列且该队列的生物学标本事先已收集并保存，故一般很难找到完全符合条件的队列。

巢式病例对照与传统的病例对照研究相比，巢式病例对照研究的主要优点：①有一个明确定义的可供抽样的人群，且可以显著降低选择偏倚；②如果对暴露因素的调查在随访开始时或者其他发病前的时间段已经进行了，也可以减少回忆偏倚。

与队列研究相比，巢式病例对照研究的主要优点是因为可以选择较少数量的研究对象而更有效率。这一点和病例队列研究是相似的。

··

2. 病例——队列研究（case–cohort study） 又称病例参比式研究，是 Prentice 在 1956 年提出的一种队列研究与病例对照研究结合的设计方法。其基本设计方法是队列研究开始时，在队列中按一定比例随机抽样选出一个有代表性的样本作为对照组，观察结束时，队列中出现的所研究疾病的全部病例作为病例组，与上述随机对照组进行比较得出结论（图 5–3）。

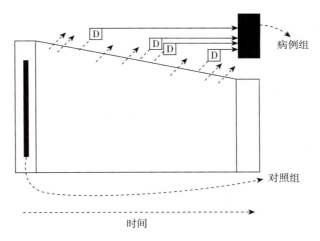

图 5–3 病例队列研究中病例组和对照组的选择

与传统的病例对照研究相比，病例队列研究的主要优点在于以下几方面：①有一个明确定义的可供抽样的人群，这个人群是一个真实的而不是假设的队列，因此，选择偏倚的可能性大大降低了；②如果对暴露因素的调查在随访开始时或者其他发病前的时间段已经进行了，可以减少回忆偏倚的可能性。也就是说，信息偏倚也会改善；③对照组是初始队列的一个随机样本，从对照组收集的数据可以帮助估计人群中各种因素的频率和分布情况乃至人群归因危险度。

与队列研究相比，病例队列研究的主要优点在于可以选择较少数量的研究对象而得出相同或至少相似的结论。也就是说，病例队列研究可以减少研究所需的时间、人力、物力，因而更有效率。这一点在暴露因素的调查很复杂（如职业危险因素的调查），或者涉及生物样本（如外周血、肿瘤组织）的检测时尤为明显。分子生物学的飞速发展和广泛应用，使得生物样本的检测越来越复杂多样，而且生物样本本身也非常宝贵。同时检测一个队列中所有成员的样本不但会显著增加研究成本，也会造成研究资源的浪费。病例队列研究因为只选择队列的一个样本而可以避免这个问题。

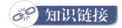

病例——队列研究与巢式病例对照研究的比较

	病例队列研究	巢式病例对照研究
源人群	全队列	全队列
成本效益	更高	高
对照选择	基线队列随机选取 选择方法简单 不必考虑结局和暴露人时 对照的代表性好	病例发生后选择 选择方法复杂：匹配 考虑结局和暴露人时 对照的对源队列的代表性较差
对照的使用	可以用于随访过程中不同疾病的病例组，用于多种疾病病因的研究	只能与某一特定的病例组相对应，不能服务于多个病例组

3. 病例交叉研究　病例交叉研究为 Maclure 等于 1991 年提出了病例交叉设计。其基本思想就是比较相同研究对象在急性事件发生前一段时间的暴露情况与未发生事件的某段时间内的暴露情况。如果暴露与少见的事件（或疾病）有关，那么刚好在事件发生前一段时间内的暴露频率应该高于更早时间内的暴露频率。例如，据报道某种药物可以引发猝死，如果该报道正确，则应该可以观察到服用此药物后一段时间内猝死增多，或者说在猝死前几天或几周内应有服药增多的报道。其特点是：①自身对照，可避免对照组的选择偏倚；②能很好地控制混杂，自动对个体所有特征进行匹配。③可能存在信息偏倚。

4. 单纯病例研究　单纯病例研究为 Piegorseh 等于 1994 年首先提出，也称病例——病例研究，或病例系列研究。有些情况下，用来估计或检验效应的研究对象只有病例，例如，有时从理论上构想一个源人群的暴露分布，并且用这个分布代替观察的对照系列。遗传研究中常是这样，根据遗传的基本法则与某些假设相结合得到一个人群的或父母的特殊基因型分布，还可以不用对照来研究遗传和环境因素的联合效应（交互作用）。单纯病例研究是近年来被广泛应用于疾病病因研究中评价基因与环境交互作用的一种方法，该方法仅通过某一疾病群体来评价基因型与环境暴露的交互作用，但不能评价二者各自的主效应。

第二节　病例对照研究设计与实施 ⊜ 微课2

PPT

一、病例对照研究基本步骤

1. 提出假设　根据以往疾病分布的研究或现况调查得到的结果，结合广泛的文献复习，提出该疾病的病因假设。

2. 制定研究计划

（1）明确研究目的，选择病例与对照比较的方法。首先，如果研究目的是广泛地探索疾病的危险因子，可以采用不匹配或频数匹配的方法。其次，根据提供研究用的病例的数量。如果所研究的是罕见病，或所能得到的符合规定的病例数很少时，例如 10～20 例，则选择个体匹配方法，以提高统计学检验效率。第三，能否以较小的样本获得较高的检验效率。如 1：R（或 1：M）的匹配方法，R 值越大效率越高。按 Pitman 效率递增公式 2R/（R＋1），1：1 配对的效率为 1，1：2 时为 1.3，1：3 时为 1.5，1：4 时为 1.6，随着 R 值的提高效率也在增加，但增加的越来越少，而工作量却增大了。因此 R 值不宜超过 4，否则将得不偿失。

匹配可保证对照与病例在某些重要方面的可比性。对于小样本研究以及因为病例的某种构成（例如年龄、性别构成）特殊，随机抽取的对照组很难与病例组均衡可比，此时个体匹配特别有用。

（2）病例与对照的来源和选择方法，确定病例的诊断标准和诊断方法，详见本节"二、（一）病例与对照的选择"。

（3）样本大小的估计，详见本节"二、（二）样本含量的估计"。

（4）根据病因假设与研究所具备的条件，确定调查因素或暴露变量。

（5）设计调查表，特别要注意混杂变量。

（6）设计中要考虑整个研究过程中可能出现的偏倚，并预先设计好如何控制各种偏倚。

（7）考虑获取研究因素信息的方法。

（8）考虑资料整理与分析的方法。

（9）所需费用的概算。

（10）人员分工及与协作单位的协调。

3. 培训调查员与预调查　制定培训手册和工作手册，对调查员进行培训考核，规范调查方法。小样本的预调查后应对整个研究计划（包括调查表）提出修改和完善的意见和建议。

4. 开展正式的调查　严格按照已修改过的调查表与统一的调查方式进行，不得随意更改。

5. 对收集到的资料进行整理与分析　详见本章第三节。

6. 总结　总结并提出研究报告。

二、病例对照研究的实施要点

（一）确定研究对象

病例与对照的选择，特别是对照的选择成功与否，是病例对照研究的关键。病例与对照选择的基本原则有两点：一是所选择的研究对象应具有代表性，即选择的病例要足以代表总体的病例，对照应足以代表病例的总体人群或源人群；二是要强调病例组与对照组的可比性，要求病例组与对照组的研究对象在年龄、性别等主要特征方面尽可能一致。

病例与对照的基本来源有两个，一个来源是医院的现患病人，包括医院的病人和门诊病人，医院、门诊的病案及出院记录等，称为以医院为基础的；另一个来源是社区、社区的监测资料或普查、抽查的人群资料，称为以社区为基础的。

1. 病例的选择　被选入研究对象的病例首先必须符合规定的诊断标准，在可能的情况下，应尽量采用"金标准"，即目前被大家公认的真实性最好的疾病诊断方法，如病理诊断、活组织检查等；其次，由于病例对照研究是由疾病得到过去某研究因素的暴露史，因此，所选的病例必须具有暴露于研究因素的可能性；最后，为减少调查时产生的回忆偏倚，应尽量选择新发病例进行研究，因为新发病例的发病时间短，所以回忆偏倚相对小，且被调查因素的改变也较少。

知识链接

确定病例的诊断判断标准

1. 对疾病的规定　有的疾病很容易判定，很少有争议，如唇裂。有些病则需制定具体而明确的诊断标准，尤其是只适用于本次研究的标准，并且应落实为文字形式作为研究计划的附件。制定疾病标准时应注意两点：①尽量采用国际通用或国内统一的诊断标准，以便于与他人的工作比较；②需要自订标准时，注意均衡诊断标准的假阳性率及假阴性率的高低，使宽严适度。如有定量指标时，一般要求诊断标准落在病人与非病人分布曲线的交叉点上。

2. 对病例其他特征的规定　如性别、年龄、民族等。其目的是控制外部因素即非研究因素以增强两组的可比性。

3. 如何保证使病例达到有关规定的标准　如要求通过某一级医院或实验室的诊断，或病人必须经过某项检查等。有时需要另组织专家对病例复查，以保证符合规定的标准。

（1）病例的来源　①以医院为基础选择病例：即从一所或几所医院甚至某个地理区域内全部医院的住院或门诊确诊病例中选择一定时期内符合要求的连续病例。医院来源病例的优点是：可节约费用，比较合作、资料容易获得且比较完整准确、较易实施等优点。但不同医院接收病人具有一定的选择性，其结果能反映该医院病人的特点，而不是全人群该病病人的特点。为了减少偏倚，病例应尽可能地选自不同地区、不同水平的综合医院。②以社区为基础选择病例：即以一定地区某段时间内发生的全部新病例（或现患病例），如在社区人群进行普查或抽样调查时发现的病例，或进行社区疾病监测时发现的病例等作为调查对象。其优点是病例的代表性好，结果推及该人群的可信程度高，且对照的选择比较简单，不易产生选择偏倚。但调查对象的依从性难以保证，很难将全部病例均包括在研究范围内，且耗费人力物力较多，所以选择此类型的病例进行研究可行性较差。

（2）病例的类型　病例的类型通常有三种，即新发病例、现患病例和死亡病例，不同类型的病例各有优缺点。在病例对照研究中，首选的病例类型是新发病例，其优点在于：新发病包括不同病情和预后的病人，代表性好，另外，病人确诊不久即被调查，对有关暴露的回忆信息较准确可靠，不受各种预后因素的影响，且病历资料容易获得。其缺点是在一定范围或一定时内较难得到预期的病例数，对于罕见疾病更是如此。应用现患病例则可能弥补上述缺陷，在较小范围或较短时间内得到足够的病例数。但是，现患病例患病时间较长，对暴露史回忆的可靠程度比新发病例差，难以区分暴露与疾病发生的时间顺序。因此，在应用现患病例时，要尽量选择诊断距离进行调查的时间间隔较短的病例。死亡病例的暴露信息主要由其家属提供，准确性较差，那些主要靠亲友提供资料的疾病如儿童白血病的研究，也不排除应用死亡病例，只是在资料分析时要充分考虑到可能的偏倚。

2. 对照的选择　在病例对照研究中，对照的选择往往比病例的选择更复杂、更困难。对照最好是全人群的一个无偏样本，可以是产生病例的人群中全体非患该病的一个随机样本，也可以说经过相同诊断确认为不患所研究的疾病，其暴露的分布与病例源人群的暴露分布一致。实际上这种理想的对照很难得到。过分强调病例与对照的代表性，假定病例代表所有该病病人，并且对照代表全部非病人群是不恰当的。一项病例对照研究可能限于任何类型有兴趣的病例：女性病例、老年病例、严重病例、发作后迅速死亡的病例、轻型病例、某城市的病例、工厂工人中的病例等等。这些例子中没有一例病例是代表所有该病的病人的。根据病例的定义可以确定病例的源人群，对照应当从该源人群中抽取。对照应当代表这个病例的源人群，而不是整个非病的人群。抽取代表整个非病人群的对照可能产生偏倚。

（1）对照选择的原则　①对照组应与病例组来自同一总体；②经采用相同诊断标准确认为不患所研究疾病的人；③不患有与研究因素有关的其他疾病；④对照组应与病例组有相似的暴露于研究因素的可能性。设立对照的目的是平衡研究因素以外的其他因素如性别、年龄等对研究结果的影响，以提供比较的基础。

（2）对照的来源

① 同一个或者多个医疗机构中诊断为其他疾病的病人：其优点是应答率高，合作性好，资料容易

获得且质量较高，因比实际工作中经常采用这种对照。不足之处是代表性差，易发生选择偏倚，如对照的暴露分布常常不同于病例的源人群，具有研究暴露的个体更有可能生病来医院就诊，进而成为对照组；这就导致医院里的暴露水平高于病例源人群的暴露水平。为避免这种选择偏倚，选择医院对照时应遵循以下原则：第一，因已知与所研究的暴露因素有关的病种入院的病人不能作为对照。这种排除标准是针对此次就诊的疾病而非疾病史。例如，研究吸烟与白血病之间的关联，当使用医院对照时，因心血管疾病、呼吸系统疾病等与吸烟有关的病种入院的病人不能作为对照；但是，对于有心血管疾病或呼吸系统疾病史、但本次因为外伤入院者，仍为合格的对照。第二，对照应由尽可能多的病种的病人组成，以避免因过多地代表某一类病人，而该病种恰与所研究疾病具有共同的危险因素，从而影响研究结果的真实性。第三，尽量从新发病人中选择对照，避免研究的暴露因素受疾病迁延的影响。第四，不选择当前患有多种疾病的病人。

②社区人群或团体人群中非该病病例或健康人：即从一般人群中选择对照，如病例来源于死亡报告、疾病监测、普查或抽样调查等，则对照也应从人群中选择，以提供良好的可比性。这种对照的优点是不易出现上述医院对照可能面临的选择偏倚问题，但实施难度大，费用高，所选对照不易配合。

③病例的邻居或同一住宅区内的健康人或非该病病例：有助于控制社会经济地位的混杂作用，用于匹配设计。

④病例的配偶、同胞、亲戚、同学或同事等：有助于排除某些环境或遗传因素对结果的影响，用于匹配设计。

在实际工作中，可以选择多个对照。就对照而言，没有哪一种对照就一定优于另一种对照，因为不同的对照要解决不同的问题，各有其局限性，也应注意各种不同来源的对照可解决问题不同，在下结论时一定要综合考虑。选择对照的目的包括：①排除选择偏倚；②缩小信息偏倚；③缩小不清楚或不能很好测量的变量引起的残余混杂（准确测量的混杂因素在分析阶段可以控制）；④符合真实性要求和逻辑限制的前提下使统计学把握度达到最大。实际工作中，以第②种最接近全人群的无偏样本，而以第①种使用最多。

（二）样本含量的估计

1. 影响样本大小的因素　病例对照研究样本大小取决于下列四个参数：①研究因素在对照组中的暴露率 P_0；②预期的该因素引起的相对危险度 RR 或暴露的比值比 OR（其含义详见本章第三节）；③希望达到的检验显著性水平，即假设检验第Ⅰ类错误的概率 α；④希望达到的检验把握度 $(1-\beta)$，β 为统计学假设检验第Ⅱ类错误的概率。

2. 样本含量的估计方法　不同匹配方式的样本大小计算方法不同，除了利用公式计算外，还有现成的表可查。需要注意的是：首先，所估计的样本含量并非绝对精确的数值，因为样本含量的估计是有条件的，而这些条件并非一成不变的。其次，应当纠正样本量越大越好的错误看法。样本量过大，常会影响调查工作的质量，增加负担、费用。再次，病例组和对照组样本含量相等时效率最高。

（1）非匹配设计病例数与对照数相等时样本量估计

$$n = 2\,\overline{pq}\,(Z_a + Z_\beta)^2 / (p_1 - p_0)^2 \qquad (5-1)$$

其中，

$$p_1 = p_0 \times RR / [1 + p_0(RR - 1)]$$
$$\overline{p} = 0.5 \times (p_1 + p_0)$$
$$\overline{q} = 1 - \overline{p}$$

式中，Z_α 和 Z_β 可查表 5-1，也可直接查表 5-2 得到 n。

表 5 - 1　标准正态分布的分位数表

α 或 β	Z_α（单侧检验） Z_β（单侧和双侧）	Z_α（双侧检验）
0.001	3.09	3.29
0.005	2.58	2.81
0.010	2.33	2.58
0.025	1.96	2.24
0.050	1.64	1.96
0.100	1.28	1.64
0.200	0.84	1.28
0.300	0.52	1.04

表 5 - 2　病例对照研究样本含量（非匹配，两组人数相等）
［α = 0.05（双侧），β = 0.10］

RR	p_0						
	0.01	0.10	0.20	0.40	0.60	0.80	0.90
0.1	1420	137	66	31	20	18	23
0.5	6323	658	347	203	176	229	378
2.0	3206	378	229	176	203	347	658
3.0	1074	133	85	71	89	163	319
4.0	599	77	51	46	61	117	232
5.0	406	54	37	35	48	96	194
10.0	150	23	18	20	31	66	137
20.0	66	12	11	14	24	54	115

例 5 - 1　拟进行一项病例对照研究，研究吸烟与肺癌的关系。预期吸烟者的相对危险度为 2.0，人群吸烟率约为 20%，设 α = 0.05（双侧），β = 0.10，估计样本含量 n。

先用上式求 p_1：

$$p_1 = (0.2 \times 2)/(1 + 0.2 \times 1) = 0.333$$

$$\bar{p} = (0.2 + 0.333)/2 = 0.267$$

$$\bar{q} = 1 - 0.267 = 0.733$$

再用公式（5 - 1）求 n

$$n = 2 \times 0.267 \times 0.733(1.96 + 1.282)^2/(0.333 - 0.2)^2 = 232$$

即每组需要调查 232 人。

如查表 5 - 2，得 n = 229，两种方法结果接近。

（2）非匹配设计病例数与对照数不等

设：病例数：对照数 = 1 : c，则需要的病例数的估算公式为：

$$n = (1 + 1/c)\,\overline{pq}\,(Z_\alpha + Z_\beta)^2/(p_1 - p_0)^2 \tag{5 - 2}$$

其中，

$$\bar{p} = (p_1 + cp_0)/(1 + c)$$

$$\bar{q} = 1 - \bar{p}$$

式中，p_1 的计算同公式（5-2），对照数 $= c \times n$。

（3）1：1 匹配设计　此时病例与对照暴露情况不一致的对子是有意义的。Schlesselman 推荐的公式如下：

$$m = \left[Z_a/2 + Z_\beta \sqrt{p(1-p)} \right]^2 / (p - 0.5)^2 \qquad (5-3)$$

式中

$$p = OR/(1+OR) \approx RR/(1+RR) \qquad (5-4)$$

m 为结果不一致的对子数，则需要的总对子数 M 为

$$M \approx m/(p_0 q_1 + p_1 q_0) \qquad (5-5)$$

p_0，p_1 分别代表目标人群中对照组与暴露组的估计暴露率

$$p_1 = p_0 RR / \left[1 + p_0 (RR - 1) \right]$$
$$q_1 = 1 - p_1$$
$$q_0 = 1 - p_0$$

例 5-2　研究口服避孕药与先天性心脏病的关系，设 $\alpha = 0.05$（双侧），$\beta = 0.1$，对照组暴露比例为 $p_0 = 0.3$，估计得的 $RR = 2$，估算样本量。

则 $p_1 = 0.46$；利用公式 7.4，求得 $p = 2/3$；代入式 7.3，得 $m = 90$；代入公式（5-5），可得 M = 186。

（4）1：r 配比病例对照研究设计　如前所述，病例对照研究中病例与对照之比是 1：1 时比较的效率最高。当病例来源有限时，为了提高把握度，可以增加病例与对照比达 1：r。可用以下公式计算病例数与对照数不等时病例对照研究所需的病例数（n），对照数为 $r \times n$。

$$n = \left[Z_a \sqrt{(1 + 1/r)\bar{p}(1 - \bar{p})} + Z_\beta \sqrt{p_1(1 - p_1)/r + p_0(1 - p_0)} \right]^2 / (p_1 - p_0)^2 \qquad (5-6)$$

其中，

$$p_1 = (OR \times p_0)/(1 - p_0 + OR \times p_0)$$
$$\bar{p} = (p_1 + r p_0)/(1 + r)$$

例 5-3　欲研究再生障碍性贫血的危险因素，以 1：4 配比进行病例对照研究，假设对照组某种危险因素暴露率为 20.1%，$OR = 5$，试问病例组与对照组各需多少例数？（$\alpha = 0.05$，$\beta = 0.10$，单侧检验）

本例 $\alpha = 0.05$（单侧检验），则 $Z_{0.05} = 1.64$；$\beta = 0.10$，则 $Z_{0.10} = 1.28$，$r = 4$，$OR = 5$，$p_0 = 0.201$，则：

$p_1 = (5 \times 0.201)/(1 - 0.201 + 5 \times 0.201) = 0.5571$，代入公式（5-6），可得病例组需 16 例，对照组例数为 64 例。

（三）获取研究因素的信息

获取研究因素的信息包括所研究的因素、其他可疑的因素，以及可能的混杂因素等。病例与对照的资料来源及收集方法应一致。变量信息的取得主要靠调查表，所以病例对照研究中病例组和对照组使用的是同样的调查表，询问和回答同样的问题。

1. 变量的选定　确定调查变量的数目和每一个变量的具体项目是首要问题，它完全取决于研究的目的或具体的目标。与目的有关的变量不但绝不可少，如吸烟与肺癌关系的研究中，有关调查对象吸烟或不吸烟的信息绝不可少，而且应当尽量细致和深入。如还应调查吸烟持续的时间、每日吸烟量、烟吸入的深度、烟的种类、戒烟的时间等等，即从多个侧面反映该变量的特点，以获得较多的信息。反之，与目的无关的变量一个也不要。

2. 变量的规定　每项变量都要有明确的定义，尽可能地采取国际或国内统一的标准，以便交流和比较。如规定吸烟者为每天吸烟至少一支而且持续一年者，否则即不视为吸烟。

3. 变量的测量　测量是一个广义的概念，如定性的指标可通过询问而获得是与否，经常、偶尔和不接触，常吃、偶尔吃和从不吃等信息。口头询问中也可采用半定量的测量，如询问："你平均每天吃几次肉？"就带有定量化的成分；如果再补充询问："你平均每次吃几两肉？"就更接近定量化。通过询问、仪器或实验室检查可获得定量的资料。研究中应尽可能地采用定量或半定量的量度。

4. 如何做到研究变量符合规定　主要是以客观的手段和证据为准绳，同时可以通过重复询问加以判定。如询问疾病史时，需用医疗档案如门诊病历、住院病历、检验报告单来核对。询问职业史时，需查工厂的档案。对污染因素的暴露需靠仪器的测量。男人的吸烟量，宜同时询问其妻子或子女，综合考察加以评定。

（四）资料的收集

对于病例对照研究来说，信息的收集主要靠询问调查对象并填写问卷，包括面访、信访、电话访问、网络调查、自填问卷等方式；有时需辅以查阅档案，如疾病、死亡登记资料和医疗档案（门诊病历、住院病历）等；有时需要现场观察和实际测量某些指标，如体格检查或环境因素的测量、血液或其他生物标本的实验室检查等。应根据研究目的和实际情况，恰当选择资料收集方法。收集的资料是否准确可靠关系到研究结果和结论的真实性，因此，无论什么方法，都应实行质量控制，对调查员要进行培训，对调查工作要做好监督和检查，尽量减少调查和测量偏倚，以保证调查质量。特别要注意应采用可比的方法对病例和对照进行信息收集，这一点很重要。在临床实践中我们往往希望有关病人疾病状态的信息越准确越好，但是流行病学研究更关键的问题是要保证比较的不同组别之间信息应该具有相似的质量，即要求病例和对照收集信息的方式、资料来源、暴露测量时间和标准应一致，资料的准确性要可比，以便减少偏倚。

第三节　资料的整理与分析 🅔 微课3

病例对照研究资料分析的中心内容是比较病例与对照中暴露的比例，并由此估计暴露与疾病之间是否有关联及其关联强度，以及差别与联系由随机误差造成的可能性有多大，特别要排除由于混淆变量未被控制而造成虚假联系或差异的可能。进一步还可计算暴露与疾病的剂量反应关系，各因子的交互作用。可通过分层分析、多因素分析控制混杂偏倚对研究结果的影响。

一、资料整理

首先要对所收集的原始资料经过核查、修正、验收、归档等一系列步骤进行全面检查和核实，以保证资料尽可能地的完整和高质量。然后，对原始资料进行分组、归纳或编码后输入计算机，建立数据库。目前大多采用双录入的方法和录入后进行逻辑差错。在此基础上进一步分析因素与疾病的关联及联系强度。

二、资料分析

（一）描述性统计

1. 描述研究对象的一般特征　描述研究对象人数及各种特征的构成，例如性别、年龄、职业、出生地、居住地、疾病类型的分布等。频数匹配时应描述匹配因素的频数比例。

2. 均衡性检验 比较病例组和对照组某些基本特征是否相似或趋同，目的是检验病例组与对照组的可比性。对确有统计学显著差异的因素，在分析时应考虑到对其他因素可能的影响。

（二）推断性分析

1. 不匹配不分层资料的分析 一般病例对照研究中，对每一个暴露因素的资料均可以整理成为表5-3的格式。

表5-3 病例对照研究将资料整理表

暴露或特征	疾病		合计
	病例	对照	
有	a	b	$a+b=n_1$
无	c	d	$c+d=n_2$
合计	$a+c=m_1$	$b+d=m_2$	$N=a+b+c+d$

（1）暴露与疾病关联性分析 检验病例组某因素的暴露率或暴露比例 $[a/(a+c)]$ 与对照组暴露率或暴露比例 $[b/(b+d)]$ 之间的差异有无统计学意义。如果两组间某因素暴露率或暴露比例差异有统计学意义，说明该暴露与疾病存在统计学关联。两组暴露率或暴露比例差异的统计学检验可用普通四格表资料的 χ^2 检验（公式5-7）。

$$x^2 = \frac{(ad - bc)^2 n}{(a + b)(c + d)(a + c)(b + d)} \tag{5-7}$$

当四格表一个各自的理论频数 $1 \leqslant T < 5$，但总例数 $N \geqslant 40$，则使用连续性矫正公式（5-8）。

$$x^2 = \frac{(|ad - bc| - n/2)^2 n}{(a + b)(c + d)(a + c)(b + d)} \tag{5-8}$$

（2）暴露与疾病关联强度分析 病例对照研究中表示疾病与暴露之间联系强度的指标为比值比（odds ratio，又称为比数比、优势比、交叉乘积比，简写 OR）。所谓比值（odds）是指某事物发生的可能性与不发生的可能性之比。在病例对照研究中：

病例组的暴露比值为：

$$\frac{a/(a + c)}{c/(a + c)} = a/c \tag{5-9}$$

对照组的暴露比值为：

$$\frac{b/(b + d)}{d/(b + d)} = b/d \tag{5-10}$$

$$比值比(OR) = \frac{病例组的暴露比(a/c)}{对照组的暴露比(b/d)} = \frac{ad}{bc} \tag{5-11}$$

知识链接

比值与概率

比值与概率是两个不同的概念。概率的分母中包括未发生事件数，而比值的分母中不包括未发生事件数。比值取值在 $0 \sim \infty$ 之间，而概率取值在 $0 \sim 1$ 之间。

相对危险度（relative risk）的本质为率比（rate ratio）或危险比（risk ratio），即暴露组与非暴露组发病率之比，或发病的概率之比。但是病例对照研究不能计算发病率，所以病例对照研究中只能计算 OR。OR 的含义与相对危险度相同，指暴露组的疾病危险性为非暴露组的多少倍。$OR > 1$ 说明疾病的危险度因暴露而增加，暴露与疾病之间为"正"关联；$OR < 1$ 说明疾病的危险度因暴露而减少，暴露与

疾病之间为"负"关联。

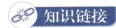 知识链接

OR 与 RR 的区别与联系

在不同患病率和不同发病率的情况下，OR 与 RR 是有差别的。疾病率小于5%时，OR 是 RR 的极好近似值（表5-4和表5-5）。无论以暴露比值和非暴露比值计算，或是以有病比值和无病比值计算，比值比的结果都是一样的，OR 恒等于 ad/bc。

表5-4 不同患病率时 OR 与 RR 的差异

非暴露组患病率（%）	RR				
	1.5	2.0	3.0	4.0	5.0
0.1	0.1	0.1	0.2	0.3	0.4
0.5	0.3	0.5	1.0	1.5	2.1
1.0	0.5	1.0	2.1	3.1	4.2
5.0	2.7	5.6	11.8	18.8	26.7
10.0	5.9	12.5	28.6	50.0	80.0

表5-5 不同发病率和 OR 时的 RR

OR	发病率（I_0）			
	0.20	0.10	0.05	0.01
2	1.7	1.8	1.9	2.0
3	2.1	2.5	2.7	2.9
4	2.5	3.1	3.5	3.0
5	2.8	3.6	4.2	4.8
6	3.0	4.0	4.8	5.7
7	3.2	4.4	5.4	6.6
8	3.3	4.7	5.9	7.5
9	3.5	5.0	6.4	8.3
10	3.6	5.3	6.9	9.2

OR 的可信区间（confidence interval，CI）前面计算的 OR 值是关联程度的一个点估计值，即用一次研究（样本人群）所计算出来的一次 OR 值。考虑到抽样误差，可按一定的概率（称为可信度）来估计总体 OR 的范围，即 OR 的可信区间，其上下限的值为可信限。

Woolf 自然对数转换法 是建立在 OR 方差的基础上。OR 自然对数的方差为：

$$\ln OR95\% CI = \ln OR \pm 1.96 \sqrt{Var(LnOR)}$$ (5-12)

公式（5-12中）Var（lnOR）=1/a + 1/b + 1/c + 1/d，取 lnOR 95% CI 的反对数值即为 OR 95% CI，见公（5-13）：

$$\exp[\ln OR \pm 1.96 \sqrt{Var(\ln OR)}]$$ (5-13)

Miettnen 氏卡方值法：主要利用计算的 χ^2 值来估计 OR 的 95 可信区间，计算公式如下：

$$OR\ 95\% CI = OR^{(1\pm1.96/\sqrt{\chi^2})}$$ (5-14)

如估计99% CI，只需将上二式中的1.96换成2.58即可。OR 的可信区间不包括1.0，即可认为该 OR 值在 0.05 或 0.01 水平上有显著性。Woolf 氏法计算比 Miettinen 氏法所得可信区间范围大。

例 5 - 3 一项关于以口服避孕药（OC）与心肌梗死心肌梗塞（MI）的病例对照研究资料间关系表 5 - 6。

表 5 - 6 口服避孕药（OC）与心肌梗死（MI）关系的病例对照研究结果

	病例	对照	合计
服 OC	39	24	63
未服 OC	114	154	268
合计	153	178	331

（1）心肌梗死与口服避孕药的关联性分析

病例组口服避孕药的暴露率为 39/39 + 114 = 25.5%

对照组口服避孕药的暴露率为 24/24 + 154 = 13.5%

$$\chi^2 = (ad - bc)^2 n / (a + b)(c + d)(a + c)(b + d) = 7.70$$

$\chi^2_{0.01(1)} = 6.63$，本例 $\chi^2 = 7.70 > 6.63$，则 $P < 0.01$，结论为病例组与对照组两组口服避孕药的暴露率的差异有统计学意义。

（2）计算暴露与疾病的联系强度 OR

$$OR = \frac{ad}{bc} = \frac{39 \times 154}{24 \times 114} = 2.20$$

（3）OR 的 95% 可信区间计算

①Woolf 法 Var（lnOR）= 1/a + 1/b + 1/c + 1/d = 0.0826

lnOR 的 95% 可信区间为：lnOR 95% CI = ln2.2 ± 1.96 $\sqrt{0.0826}$ = (0.02252, 1.3218)

exp(0.2252, 1.3218) = (1.25, 2.75)

即 OR 95% CI = 1.25 ~ 3.75。

②Miettnen 氏卡方值法 OR 95% CI = $2.20^{(1 \pm 1.96 / \sqrt{7.70})}$ = (1.26, 3.84)

可见 Woolf 氏法与 Miettinen 氏法所得可信区间基本一致，Miettnen 法计算相对简单。

2. 1 : 1 匹配资料的分析 病例对照研究中，1 : 1 配对资料可以整理成表 5 - 7 的格式。

表 5 - 7 1 : 1 配对病例对照研究资料整理表

对照	病例		对子数
	有暴露史	无暴露史	
有暴露史	a	b	a + b
无暴露史	c	d	c + d
对子数	A + c	b + d	t

（1）暴露与疾病的关联性分析 采用配对资料四格表的 χ^2 检验

$$\chi^2 = \frac{(b - c)^2}{b + c} \qquad \text{公式（5 - 15）}$$

此公式适用于较大样本，对子数较少时用 McNemar 校正公式：

$$\chi^2 = \frac{(|b - c| - 1)^2}{b + c} \qquad \text{公式（5 - 16）}$$

（2）暴露与因素的关联强度分析

$$OR = \frac{c}{b} \quad (b \neq 0) \qquad \text{公式（5 - 17）}$$

OR 可信区间计算同不匹配不分层资料分析。

例 5 - 4 以 1976 年 Mack 等报告的在洛杉矶所做的外源性雌激素与子宫内膜癌关系的病例对照研

究为例。

表5-8 外源性雌激素与子宫内膜癌配比资料

对照	病例		对子数
	有暴露史	无暴露史	
有暴露史	27 (a)	3 (b)	30 ($a+b$)
无暴露史	29 (c)	4 (d)	33 ($c+d$)
对子数	56 (a+c)	7 (b+d)	63

（1）χ^2（卡方）检验 本例 $\chi^2 = (|b-c|-1)^2 / (b+c) = 19.53$，$P < 0.005$

（2）计算 OR 本例 $OR = c/b = 9.67$

（3）Miettinen 法计算 OR 的 95%：OR_U，OR_L = （2.31，40.41）

即 OR 的 95% CI 的下限为 2.31，上限为 40.01。

说明外源性雌激素与子宫内膜癌的危险因素。

 知识链接 ....

病例对照研究中 AR% 和 PAR% 的计算

1. 病例对照研究中一般不能获得发病率和 RR，只能获得 OR，当所研究疾病的发病率很低（如小于 5‰）时，OR≈RR，此时可以用 OR 来代替 RR 估计 AR%，其计算见公式（5-18）。

$$AR\% = \frac{OR-1}{OR} \times 100\% \qquad (5-18)$$

2. 如果对照组暴露率可以代替病例源人群的状况，则可用对照组的暴露率代表原人群的暴露率，此时 PAR% 的计算见公式（5-19）：

$$PAR\% = \frac{P_e(OR-1)}{P_e(OR-1)+1} \times 100\% \qquad (5-19)$$

....

3. 不匹配资料的分层分析 分层分析是把人群根据某特征分为不同层次（流行病学统计学的术语称为"层"），如按性别可分为男和女，按年龄可分为 20～39 岁、40～59 岁及 60 岁及以上等，然后分别分析各层中暴露与疾病的关联。借以分层的因素是可能的混杂因素，通过分层可以调整这些因素的干扰。其分析步骤如下。

（1）分层资料的整理

表5-9 病例对照研究分层资料整理表

暴露特征	i 层的发病情况		合计
	病例	对照	
有	a_i	b_i	n_{1i}
无	c_i	d_i	n_{0i}
合计	m_{1i}	m_{0i}	N_i

（2）判断层因素是否是混杂因素 以表5-6的数据为例，考虑到年龄与口服避孕药有关，也与 MI 有关，可能是个混杂因素，具体判断过程如下。

①判断层因素（年龄）与疾病（心肌梗死）有没有统计学关联。根据表5-10计算得出 $OR = 0.48$，$\chi^2 = 7.27$，说明年龄与 MI 有联系，年龄小是心肌梗死的保护因素。

表 5 – 10   年龄与 MI 的关联

	<40 岁	≥40 岁
MI	26	88
对照	59	95

②判断层因素（年龄）与暴露因素（口服避孕药）有没有统计学关联。根据表 5 – 11 得出 OR = 3.91，$\chi^2 = 8.89$，说明年龄与口服避孕药也有联系。

表 5 – 11   年龄与 OC 的关联

	<40 岁	≥40 岁
OC	17	7
对照	59	95

③ 年龄不是 OC 与 MI 联系的中间环节。

综合①②③，可以认为年龄是研究 OC 与 MI 关系时的混杂因素。这种情况下可以用分层分析方法控制年龄的混杂作用。故可按年龄分层，分为 <40 岁和≥40 岁两层，如表 5 – 12 所示。

（3）计算各层资料的 OR_i

$$OR_1 = (26 \times 76)/(59 \times 47) = 2.80$$

$$OR_2 = (18 \times 95)/(7 \times 88) = 2.78$$

表 5 – 12   按年龄分层的结果

	<40 岁			≥40 岁		
	服 OC	未服 OC	合计	服 OC	未服 OC	合计
病例	21（a_1）	26（b_1）	47（m_{11}）	18（a_2）	88（b_2）	106（m_{12}）
对照	17（c_1）	59（d_1）	76（m_{01}）	7（c_2）	95（d_2）	102（m_{02}）
合计	38（n_{11}）	85（n_{01}）	123（n_1）	25（n_{12}）	183（n_{02}）	208（n_2）
	$OR_1 = 2.80$			$OR_2 = 2.78$		

两层的 OR_i 均较不分层时 OR 大，说明年龄起了一定的混杂作用。

（4）各层资料的齐性检验   用 Woolf 齐性检验（Woolf 的齐性检验法，此处作介绍，请参阅相关资料）判断资料是否满足齐性要求。当 Wool 齐性检验无显著性，表示各层间 OR 接近，说明两层的资料是同质的，即各层间 OR 具有齐性，可计算总 χ^2、总 OR 及总 95% CI，以分析可疑混杂因素是否起混杂作用及其程度；当 Woolf 的齐性检验显示两组资料差异有统计学意义时，认为层间资料不同质，此时不宜再计算总 χ^2、总 OR 及总 95% CI，需进行标准化处理（如计算 SMR）及交互作用分析。

本例各层 OR 的 Woolf 齐性检验无统计学差异，说明两层资料是同质的，结合表 5 – 12 也可以看出两层资料的 OR 分别为 2.80 和 2.78，很接近，提示两层资料同质。

（5）计算总的 OR 值   用 Mantel – Haenszel 提出的公式：

$$OR_{MH} = \sum (a_i d_i / t_i) / \sum (b_i c_i / t_i) \tag{5 – 20}$$

表 5 – 12 的数据 $OR_{MH} = 2.79$

（6）计算总的卡方值   亦用 Mantel – Haenszel 提出的公式：

$$\chi^2_{MH} = [\sum a_i - \sum E(a_i)]^2 / \sum V(a_i) \tag{5 – 21}$$

式中，$\sum E(a_i)$ 为 $\sum a_i$ 的理论值，$\sum E(a_i) = \sum m_{1i} n_{1i}/t_i$；式中 $\sum V(a_i)$ 为 $\sum a_i$ 的方差，其中 I 为分层的总层数，i 为第几层。

表 5 – 12 数据计算结果如下：$\chi^2_{MH} = 11.79$。自由度 $\nu =$ 处理组 $-1 = 4 - 1 = 3$，查 χ^2 界值表，$P < 0.01$。

（7）估计总 OR 值 95% 的可信区间，可用 Miettinen 法计算

$$OR\ 95\%\ CI = OR_{MH}^{(1\pm1.96/\sqrt{\chi^2_{MH}})} \tag{5-22}$$

本例 $OR95\% CI = 2.79^{(1\pm1.96/\sqrt{11.71})} = (1.55,5.02)$，即 OR_{MH} 95% CI 的下限为 1.55，OR_{MH} 上限为 5.02。如计算 99% CI，将上式中的 1.96 换成 2.58 即可。可信区间中不包括 1.0，即可认为该 OR 值在 0.05 或 0.01 水平上有统计学意义。

由以上分析可以看出，分层后的 OR_{MH} 为 2.79，如不分层分析，则 OR 值为 2.20，说明由于混杂因素年龄的作用使得到的暴露因素避孕药心肌梗死的关联趋向于 1。

知识链接 --

多个因素与疾病关联分析时混杂因素的控制方法

当混杂因素很多时，分层较多，每层内研究样本可能会很少，不能满足统计分析的需要，故应用上受到一定限制。随着计算机技术及流行病学理论与方法的发展，目前许多多因素分析模型多元回归、Logistic 回归等被广泛应用于病例对照研究的资料分析，以探讨多个因素与疾病之间的关系以及控制混杂因素，操作简单、结果可靠。这就需要不断提升文献检索与学习能力，才能使病例对照资料分析于传承中不断创新。

----

4. 剂量反应关系分析 如能获得某暴露不同水平的资料，可用来分析疾病和暴露的剂量反应关系，以增加因果关系推断的依据。

（1）将资料整理归纳成列联表，如表 5-13 所示。为整理方便，该整理表中的 a_0 与 b_0 分别相当于前面四格表中的 c 与 d。

表 5-13　病例对照研究分级资料整理表

	\multicolumn{6}{c}{暴露分级}	
	0	1	2	3	4	……	合计
病例	a_0（$=c$）	a_1	a_2	a_3	a_4	……	m_1
对照	b_0（$=d$）	b_1	b_2	b_3	b_4	……	m_0
合计	n_0	n_1	n_2	n_3	n_4	……	N

（2）R * C 表的 χ^2 检验

$$\chi^2 = N\left(\sum_{i=1}^{2}\sum_{j=1}^{C}\frac{A_{ij}^2}{n_i m_j} - 1\right) \tag{5-23}$$

式中，A_{ij} 为 2 * C 列联表中每个格子的实际频数；n_i 为 A_{ij} 所在的第 i 行的合计数；m_j 为 A_{ij} 所在的第 j 列的合计数。

1956 年 Doll 和 Hill 发表的男性吸烟与肺癌关系的研究数据见表 5-14。

表 5-14　男性每日吸烟的支数与肺癌的关系

	\multicolumn{4}{c}{每日吸烟支数}	
	0	1 ~	5 ~	15 ~	合计
病例	2（c）	33（a_1）	250（a_2）	364（a_3）	649（m_1）
对照	27（d）	55（b_1）	293（b_2）	274（b_3）	649（m_0）
合计	29（n_0）	88（n_1）	543（n_2）	638（n_3）	1298（N）
OR	1.0	8.10	11.52	17.93	

本例 $\chi^2 = 43.15$，自由度 $\nu = 3$，$P < 0.001$。

（3）计算各分级的 OR 值　通常以不暴露或最低水平的暴露为参照。本例以不吸烟为参照，其余各级 OR 值分别为 8.10，11.52 和 17.93，随着吸烟量的增加而递增，呈现明显的剂量反应关系。但还需用 χ^2 趋势检验来检验是否确实存在剂量反应关系。

表 5-14 的线性趋势检验 $\chi^2 = 40.01$，$P < 0.01$，说明吸烟量与肺癌的危险性之间存在明显的剂量反应关系，即随着吸烟量的增加发生肺癌的危险性（OR）递增，并且该剂量反应关系有统计学意义。

知识链接

χ^2趋势检验的统计量

$$\chi^2 = \left[T_1 - \frac{n_1 T_2}{N} \right]^2 / Var \tag{5-24}$$

$$式中\ Var = n_1 n_0 (NT_3 - T_2^2)/[N^2(N-1)] \tag{5-25}$$

$$式中\ T_1 = \sum_{i=0}^{i} a_i x_i，T_2 = \sum_{i=0}^{i} m_i x_i，T_1 = \sum_{i=0}^{i} a_i x_i^2 \tag{5-26}$$

式中，第 i 暴露水平的 $x_i = i$，参照组 $x_0 = 0$。

第四节　病例对照研究中的偏倚及其控制 微课4

PPT

病例对照研究是一种回顾性观察研究，比较容易产生偏倚。这些偏倚可以通过严谨的设计和细致的分析识别、减少和控制。常见的偏倚有选择偏倚、信息偏倚和混杂偏倚。

一、选择偏倚

由于选入的研究对象与未选入的研究对象在某些特征上存在差异而引起的误差。这种偏倚常发生于研究的设计阶段。

1. 入院率偏倚　也叫 Berkson 偏倚。当利用医院病人作为病例和对照时，由于对照是医院的某一部分病人，而不是全体目标人群的一个随机样本，又由于病例只是该医院或某些医院的特定病例，因为病人对医院及医院对病人双方都有选择性，所以作为病例组的病例也不是全体病人的随机样本，所以难免产生偏倚，特别是因为各种疾病的入院率不同导致病例组与对照组某些特征上的系统差异。

避免和控制入院率偏倚的方法，主要是在研究的设计阶段，尽量采用随机原则选择研究对象，并尽量在多家医院选择一定时期内符合诊断标准的全部病例。如果不能做到选择所有或绝大符合诊断标准的病例，那么为了减少入院率偏倚的发生，就要尽可能地在多家医院选择病例，在相应的医院多个科室中选择多病种对照。

2. 现患病例——新发病例偏倚　又称奈曼偏倚（Neyman bias）。如果调查对象选自现患病例，即存活病例，可能得到更多的信息，但是其中很多信息可能只与存活有关，而未必与该病的发病有关，从而高估了某些暴露因素的病因作用。另一种情况是，某病的幸存者改变了生活习惯，从而降低了某个危险因素的水平，或当他们被调查时夸大或缩小了病前生活习惯上的某些特征，导致某一因素与疾病关联误差。

避免此类偏倚发生的方法是在研究的设计阶段明确规定病例的纳入标准为新发病例。若有可能的话，进行队列研究，将暴露程度、暴露时间以及暴露结局三者联系起来得出结论，有助于减少现患病例－新发病例偏倚的程度。

3. 检出征候偏倚　　也称暴露偏倚（unmasking bias）。病人常因某些与致病无关的症状而就医，从而提高了早期病例的检出率，致使过高地估计了暴露程度，而产生的系统误差。一个典型的例子是1975年 Ziel 所做的妇女服用复方雌激素与子宫内膜癌关系的病例对照研究。服用复方雌激素的妇女因导致阴道出血而就医，故被发现有早期子宫内膜癌的机会增多。从而得出复方雌激素与子宫内膜癌有关联的错误结论。持反对意见的人对同一家医院肿瘤科和妇科中患子宫内膜癌的病例重新做了调查，发现服用雌激素的病例中有79%为早期病例，而在未服用者中只有58%，说明了偏倚的存在。

检出征候偏倚可通过延长收集病例的时间进行纠正。具体方法是使收集病例的时间超过疾病由早期向中、晚期发展的时间，那么就可使检出病例中某些因素暴露者的比例趋于正常。

4. 时间效应偏倚　　对于肿瘤、冠心病等慢性疾病，从开始暴露于危险因素到出现病变往往经历一个较长的时间过程。因此在病例对照研究时，那些暴露后即将发生病变的人，已发生早期病变而不能检出的人，或在调查中已有病变但因缺乏早期检测手段而被错误地认为是非病例的人，都可能被选入对照组，由此而产生了结论的误差。

减少时间效应偏倚的措施包括：①对病例和对照的诊断尽量采用敏感的早期检测技术；②进行观察期足够长的纵向调查。

二、信息偏倚

信息偏倚又称观察偏倚（observation bias）或测量偏倚（measurement bias），是在收集整理信息过程中由于测量暴露与结局的方法有缺陷造成的系统误差。

（一）回忆偏倚

病例对照研究主要是调查研究对象既往的暴露情况，由于被调查者记忆失真或不完整造成结论的系统误差。回忆偏倚的产生与调查时间和事件发生的时间间隔、事件的重要性、被调查者的构成以及询问技术有关。病例组和对照组的回忆误差可能不一样，病例组的记忆可能较为准确，但也可能容易提供一些自认为与疾病有关的暴露但实际不真实的情况。

在病例对照研究中，回忆偏倚最常见且难以避免，但通过一些措施可减少回忆偏倚的发生。如选择客观或选择不易为人们所忘记的重要指标作调查，或选择一个与暴露史有联系的记忆明确的指标帮助被调查者回忆，同时注意询问技巧及方式，或通知知情人或家属等。

（二）调查偏倚

调查偏倚可能来自调查对象及调查者双方。病例与对照的调查环境与条件不同，或者调查技术、调查质量不高或差错以及仪器设备的问题等均可产生调查偏倚。例如病例在医院调查，而对照在家调查；调查者对病例与对照的态度不同；有意无意地诱导调查对象以符合设计的病因假设（有人称为诱导偏倚）等等。

尽量采用客观指征，选择合适的人选参加调查，认真做好调查技术培训，采取复查等方法做好质量控制，检查条件尽量一致，尽量在同一时间内由同一调查员调查病例和对照，使用的检查仪器应精良，使用前应校准，严格掌握试剂的要求等均可望减少偏倚。

三、混杂偏倚

当我们研究某个因素与某种疾病的关联时，由于某个既与疾病有制约关系，又与所研究的暴露因素有联系的外来因素影响，掩盖或夸大了所研究的暴露因素与疾病的联系。这种现象或影响叫混杂偏倚，该外来因素叫混杂因素。

在设计时利用限制的方法，配比的方法；资料分析阶段采用分层分析或多因素分析模型处理，可适当控制混杂偏倚。

第五节　病例对照研究的优点与局限性 微课 5

PPT

本节的优点和局限性是传统的病例对照研究相对于队列研究而言。至于一些近年来新发展的研究类型，分别从不同角度克服了病例对照研究固有的缺陷。例如，巢式病例对照研究就不存在着推论的真实性差的问题。问题的关键在于资料的可获得性。可以说，病例对照研究是分析流行病学的重要工具之一，有着巨大的潜力及应用价值。

一、主要优点

（1）特别适用于罕见病的研究，有时往往是罕见病病因研究的唯一选择，因为病例对照研究不需要太多的研究对象，此时队列研究常常不实际。

（2）相对更省力、省钱、省时间，并且较易于组织实施。

（3）该方法不仅应用于病因的探讨，而且广泛应用于许多方面，例如疫苗免疫学效果的考核及暴发调查等。

（4）可以同时研究多个因素与某种疾病的联系，特别适合于探索性病因研究。

二、局限性

（1）不适于研究人群中暴露比例很低的因素，因为需要很大的样本量。

（2）选择研究对象时，难以避免选择偏倚。

（3）信息的真实性难以保证，暴露与疾病的时间先后常难以判断。因此论证因果关系的能力没有队列研究强。

（4）获取既往信息时，难以避免回忆偏倚。

（5）不能测定暴露组和非暴露组疾病的率。

✐ 练习题

答案解析

一、单项选择题

1. 病例对照研究是分析性流行病学最基本、最重要的研究类型之一，主要用于探索和检验病因假说。它的研究对象为（　　）

  A. 暴露组与非暴露组 B. 试验组与非试验组 C. 患病组与非患该病组

  D. 试验组与对照组 E. 试验开始时不分组

2. 在病例对照研究时，为了控制混杂因素的作用，提高研究效率，常采用 $1:R$ 匹配，R 的取值一般不超过（　　）

  A. 2 B. 3 C. 4

  D. 5 E. 6

3. 病例对照研究按其目的可分为两类 （　　）

    A. 观察性和实验性　　　　　　　B. 描述性和分析性　　　　　　C. 前瞻性和回顾性

    D. 描述性和检验性　　　　　　　E. 探索性和检验性

4. 在设计病例对照研究时，对照的选择是否恰当是病例对照研究的关键之一，对照的选择最好是 （　　）

    A. 同一或多个医疗机构中诊断的其他病例　　　B. 产生病例的人群中非该病病人或健康人

    C. 病例的邻居中的非该病病人或健康人　　　　D. 社会团体人群中的非该病病人或健康人

    E. 病例的配偶、同胞、亲戚或同学同事

5. 病例对照研究中，下列哪项不是影响样本量大小的因素 （　　）

    A. 研究因素在对照组的暴露率

    B. 预期的该因素的效应强度及 RR 或 OR

    C. 要求的检验的显著性水平

    D. 希望达到的检验把握度

    E. 一般人群中所研究疾病的发病率

6. 病例对照研究中表示疾病与暴露之间关联强度指标为 （　　）

    A. 比值比　　　　　　　　　　　B. 相对危险度　　　　　　　　C. 归因危险度

    D. 病因分值　　　　　　　　　　E. 人群归因危险度

7. 下列哪项不是病例对照研究常见的偏倚 （　　）

    A. 入院率偏倚　　　　　　　　　B. 奈曼偏倚　　　　　　　　　C. 回忆偏倚

    D. 失访偏倚　　　　　　　　　　E. 混杂偏倚

8. 对病例对照研究资料进行分层分析的目的是 （　　）

    A. 控制选择偏倚　　　　　　　　B. 控制混杂偏倚　　　　　　　C. 控制信息偏倚

    D. 提高分析效率　　　　　　　　E. 提高资料的利用率

9. 下列哪项是病例对照研究的优点 （　　）

    A. 适用于罕见病的病因的研究

    B. 适合人群中暴露比例很低的因素的研究

    C. 可以计算暴露组和非暴露组该病的发病率

    D. 选择研究对象时，可以避免选择偏倚

    E. 在选择出暴露因素后，可研究多种疾病的结局

二、简答题

1. 病例对照的基本原理是什么？
2. 简述在病例对照研究中，从一般人群选择对照的特点。
3. OR 的计算方法是什么？含义是什么？
4. 请比较病例对照研究与队列研究的优缺点。

书网融合……

本章小结　　　　微课1　　　　微课2　　　　微课3　　　　微课4　　　　微课5　　　　题库

第六章　实验流行病学研究

学习目标

知识目标

1. 掌握实验流行病学的基本概念、特点、基本原则和分类；设立对照的意义及常见的对照类型；盲法的分类及特点。

2. 熟悉实验流行病学的主要用途；随机化分组的意义；研究对象选择的主要原则；常用的效果评价指标计算；偏倚的来源及防制要点；主要优点及局限性。

3. 了解样本量估计的影响因素；分组隐匿的概念；结局变量的测量方法；确定研究现场的原则。

能力目标

1. 能根据三类实验流行病学方法的特点辨别研究设计类型；能根据实验研究的类型制定偏倚控制的方案。

2. 能将根据随机化分组和分组隐匿结合将研究对象进行完全随机化分组，实现组间的均衡性。

3. 能正确地选择研究对象和确定研究现场。

4. 能分析依从性的影响因素提高实验研究过程的依从率。

5. 具备实验流行病学研究资料分析和结论解释能力。

素质目标

通过本章的学习，培养学生脚踏实地、善思慎行的工作作风，帮助学生树立护佑生命和促进人类健康的职业使命；激发学生严谨求实、不断创新的科研精神。

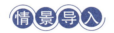

情景导入

　　情景：为了评价长春某生物科技股份有限公司研制的吸附无细胞百白破联合疫苗的安全性和免疫原性。江苏省疾病预防控制中心在该省连云港市赣榆县选择 3～5 月龄、未接种过百白破联合疫苗、无百日咳白喉破伤风疾病史的足月健康儿童进行研究。

　　以该生物科技股份有限公司生产的吸附无细胞百白破联合疫苗（批号为 20051001）为实验组，以武汉生物制品研究所生产的吸附无细胞百白破联合疫苗（批号为 20050521－1，以下称对照疫苗）为对照组。研究对象 525 人均签署知情同意书，将其随机分配至实验疫苗（315 人）和对照疫苗（210 人）组进行免疫接种。给药方案：符合入选条件的观察对象，按免疫规划程序每人注射 3 针，每针间隔 1 个月，注射部位分别在两臂部肌肉，交替注射 0.5ml/次。对所有受试者进行系统地全身和局部反应以及不良反应观察，分析评价安全性。观察时间：于疫苗接种后 30 分钟、6～8 小时、24 小时、48 小时、72 小时做全身和局部反应观察。每次接种后 15 天再进行随访 1 次，30 天内由受试者主动报告。如实记录以上所有结果。

　　本期试验前共有 525 人，最终入选符合受试者条件 501 人，其中观察组 308 人，对照组 193 人，入选的 501 人全部进行了免疫接种、系统性反应观察、采集了接种前后血清标本并进行了血清学试验。

结果显示：抗破伤风抗体实验疫苗组阳转率为 100.00%，对照组为 99.48%；抗白喉抗体实验疫苗组阳转率为 98.05%，对照组为 97.93%；抗百日咳毒素抗体实验疫苗组阳转率为 87.99%，对照组为 92.23%；抗丝状血凝素抗体实验疫苗组阳转率为 93.18%，对照组为 93.78%。4 种抗体两组间的差别均无统计学意义。

观察组免疫前后抗体几何平均滴度（GMT）比较：实验疫苗组抗破伤风抗体 GMT 水平，接种前为 1.1023，接种后为 4.3985；抗白喉抗体 GMT 水平接种前为 0.0160，接种后为 0.8825；抗百日咳毒素抗体 GMT 水平接种前为 5.0000，接种后为 36.0000；抗丝状血凝素抗体 GMT 水平接种前为 8.0000，接种后为 43.5000。抗破伤风抗体、抗白喉抗体、抗百日咳毒素抗体、抗丝状血凝素抗体 GMT 水平免前和免后相比差异有统计学意义，接种后抗体 GMT 水平均高于接种前。

疫苗安全性比较：疫苗接种局部反应、全身发热反应和全身其他反应两组间发生率差异无统计学意义。

结论：长春长生吸附无细胞百白破联合疫苗与武汉生物制品研究所生产的无细胞百白破一样，在血清学试验及安全性观察中被证明是有效的、安全的。

思考：

1. 该研究属于哪一类流行病学研究？为什么？
2. 现场试验常用评价效果指标有哪些？
3. 现场试验评价指标选择的基本原则是什么？
4. 实验流行病学研究常用的对照设置方式有哪些？本案例采用对照方式是什么？
5. 现场试验容易产生什么偏倚？怎么进行偏倚预防？

流行病学实验研究作为流行病学重要的研究方法之一，是通过比较给予干预措施后的实验组人群与对照组人群的结局，从而验证病因假设和评价干预措施效果的一种前瞻性研究方法，又称干预研究、实验流行病学研究等。实验流行病学研究包括临床试验、现场试验和社区试验等研究类型。这类研究方法在临床治疗和疾病预防措施的科学评价和筛选、医疗卫生政策、健康教育及诊断技术效果评估等方面起着举足轻重的作用，已被视为评价干预措施有效性的标准方法。

第一节　概　述 微课1

PPT

一、简史

早在 1917 年，英国的 Topley 首先提出"实验流行病学方法"，同期英国的 Wilson 和 Greenwood、德国的 Neufeld 以及美国的 Webster 等都曾先后以实验流行病学为题报告了动物群感染模型，发现疾病流行与易感动物间的接触程度有关，但这些"实验流行病学"主要是利用动物在实验室模拟传染病流行规律的研究。由于种属的差异和实验因素受控制程度不同，完全由动物实验的结果外推至人群是行不通的。然而这些研究强调严格地控制条件、人为采取措施、前瞻性观察措施效果的实验流行病学学术思想，为在人群中开展实验性流行病学给了重要启示。

在人群中进行的流行病学实验研究最早要追溯到 18 世纪，如 1747 年 James Lind 关于坏血病病因的研究被学者们公认为最早的在人群中开展的流行病学实验研究，它通过设立对照，比较分析观察结果，初步显示的平行对照研究设计的科学价值。再如 1848 年 Semmelweis 关于产褥热的研究、1914 年 Gold-berger 关于糙皮病的研究是早期采样平行对照的流行病学实验设计的经典案例。早在 17 世纪 Van Helmont 使用抽签法随机分配发热病人到放血疗法组和对照组，在实验研究中引入了随机化做法，而 19 世纪初，Loui 就提出如果有完全相似的两组受试者接受干预，评价措施有效性的可信度会大大提高。1923年，随机化概念由 Fisher 最早引入农业实验研究，并发展了基于随机化的方差分析方法。在 1948 年英国医学研究委员会开展的使用链霉素治疗肺结核的临床试验中，详细描述了隐匿法的实施过程，这也被认为是随机方法在实验研究中发展的里程碑。在 1799 年 Haygarth 用木棒代替金属棒的研究被认为是早期开展的单盲试验的案例。早期开展的双盲实验，如 1880 年 Potter 和 Storke 使用了安慰剂干预对照组（且主治医生亦不了解分组情况），再如 1911—1914 年，Bingel 在白喉治疗试验中采用了双盲法，病人和参与的医生（除他本人外）均不了解分组方式。20 世纪后半叶，盲法开始被应用到现场试验中。迄今规模最大的人群试验是 1955 年 Francis 进行的疫苗现场试验，试验对象为近百万在校儿童，此项研究为脊髓灰质炎的预防奠定了坚实的基础。

📎 知识链接

1954 年美国 Salk 灭活脊髓灰质炎疫苗现场试验

1789 年，英国医生 Michael Underwood 首先对脊髓灰质炎进行了临床描述。1843 年，美国首次爆发脊髓灰质炎。1930—1955 年间，脊髓灰质炎在美国流行，1952 年发生了 57628 例脊髓灰质炎，疫情最为严重。脊髓灰质炎成为美国 20 世纪初期最令人恐惧的儿童疾病之一。20 世纪 50 年代初，因为怕自己孩子染上该病，一到流行季节，父母甚至不让孩子们去电影院或游泳。

Salk 率先研制成功脊髓灰质炎灭活疫苗，并于 1953 年 1 月 23 日把他的研究结果报告给全国小儿麻痹基金会（National Foundation for Infantile Paralysis，NFIP，由 Basil O'Connor 于 1938 年创建）科学顾问委员会中的免疫专家委员会。结果得到基金会科学顾问委员会主任 Thomas River 的青睐，开始计划着要开展一个大规模的疫苗现场试验。

Thomas River 的决定受到许多病毒学家的反对意见，特别是诺贝尔奖得主 John Enders 和 Albert Sabin，但是 Thomas River 顶住压力坚持开展现场试验。1953 年 11 月 9 日，O'Connor 宣布疫苗现场试验将在下一年春季开始。

Salk 疫苗的现场试验在美国 48 个州中的 44 个州，以及加拿大和芬兰的部分地区 1~3 年级儿童中进行。在美国，选择了近几年有脊髓灰质炎流行的 217 个地区，其中 33 个州的 127 个地区（总共 1080680 名）采用观察对照设计，只有 2 年级学生接种疫苗（愿意且按规定完成 3 次接种的共 221，998人），1 和 3 年级学生不做任何注射，仅对其进行观察（共 725173 人）。11 个州的 84 个地区（总共 749236 名 1~3 年级儿童）采用安慰剂对照设计，其中同意参加的共 455474 人，将其随机分为 2 组，一组接种 Salk 疫苗，另一组接种没有任何作用的安慰剂。当地的医生和被接种者都不知道具体的分组情况，只有疫苗评价中心的工作人员了解。对接种组和对照组儿童在接种前、接种结束 2 周后和 5 个月后采集了血清样本，观察个体抗体水平的变化和持续时间。观察期间，共发生 863 例脊髓灰质炎，没有发生因疫苗引起的脊髓灰质炎病例或死亡。Salk 疫苗及其现场试验取得了巨大的成功，但是，该实验仍旧受到很多人的质疑，如疫苗安全性、欠缺伦理学方面的考虑等。

通过阅读本案例，我们知道是科学家们经过不懈地努力，才为人类最终实现消灭脊髓灰质炎的目标奠定了基础，也实实在在能深刻感受到流行病学以疾病防制和促进健康的重要应用型学科，作为预防专业学生，我们要以人类健康促进为己任。但也要认识到任何科学的结论都不是一蹴而就的，需要脚踏实地，由浅而深，才能不断创新，还要以发展的动态的眼光看待当下的研究，善思慎行。

国内早期的流行病学现场试验研究有：1963 年天津医学院、河北医学院、河北地方病防制所在承德市郊开展了以碘盐作为干预措施防制地方性甲状腺肿的现场试验；1979 年前后，中国医学科学院卫生研究所在东北克山病流行地区开展了向人群投硒制剂以预防克山病的现场试验；1979 年苏德隆等在江苏省启东县进行的关于水源与肝癌发生关系的类试验（quasi – experiment）。同期，武汉、北京及长春等生物制品研究所组织了全国各省、市卫生防疫机构进行的关于流行性脑脊膜炎多糖体菌苗、细菌性痢疾活菌苗及腮腺炎疫苗的人群流行病学实验等。

中国早期随机对照试验开始于 1970 年末。检索《中国生物医学文献数据库》（CBMDISC）期刊发表的随机化双盲对照临床试验包括 1981 年发表的《用 Nd – OFS 治疗胃溃疡的随机双盲实验》、1983 年发表的《中医药领域的中药注射剂治疗心绞痛》等。20 世纪 80 年代以来，我国开始开展一些大规模多中心临床试验，如中国老年收缩期高血压试验等。

近年来，实验流行病学越来越广泛地被应用于脑血管疾病、恶性肿瘤、心脏病、糖尿病、先天畸形、尿石症、意外伤害等非传染病危险因素及其防制的研究。20 世纪 90 年代，循证医学的思想和理论体系形成并逐渐发展成熟，在浩如烟海的医学研究成果中，随机化对照试验的结果被公认为临床和公共卫生实践领域的最佳证据。

二、实验流行病学研究的概念

在阐述"实验流行病学概念"之前，我们先来区别一下"实验"与"观察"。观察是指对自然现象或过程的"袖手旁观"，而实验是指对研究对象有所"介入"或"安排"，也就是在一定的条件下，研究者有意改变一个或多个因素，并前瞻性地观察其效应的研究。

实验流行病学研究是指将来自同一总体的研究人群随机分为实验组和对照组，研究者对实验组人群施加某种干预措施后，随访并比较两组人群的发病（死亡）情况或健康状况有无差别及差别大小，从而判断干预措施效果的一种前瞻性、实验性研究方法。其原理如图 6 – 1 所示。实验流行病学研究的场所可以是医院、社区、工厂、学校等现场。常用的研究方法包括临床试验、现场试验和社区试验。

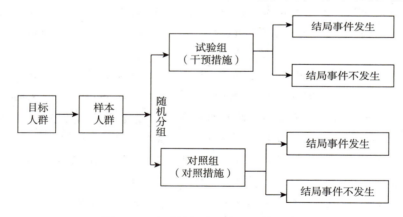

图 6 – 1　实验流行病研究原理的示意图

知识链接

"实验"与"试验"的区别

1. **实验**　是指在研究控制下，对研究对象实践或去除某些因素，进一步观察研究对象发生的改变，由此评价这些人为措施的效果。常见实验室基础实验或动物实验。

2. **试验**　人群中开展实验性流行病学，对实验条件的控制不可能像实验室和动物研究那么严格，我们把这种在人群中开展的实验流行病学研究称之为"试验"。

三、实验流行病学研究的主要特点

1. 前瞻性研究　流行病学实验研究是直接跟踪研究对象，这些研究对象虽不一定从同一天开始，但必须从一个确定的时点开始跟踪，一般是施加某些预研究的干预措施后。因为干预在前，结局在后，所以属于前瞻性研究，研究结果具有较强的对因果关联的验证性。

2. 随机分组　严格的实验流行病学应遵循随机化原则，将对研究对象进行随机分组，以提高实验组和对照组之间的可比性。当受条件限制无法进行随机分组时，也应尽可能保证两组的基本特征均衡可比。

3. 有均衡可比的对照　实验流行病学的研究对象均来自同一总体，该总体符合特定的纳入和排除标准，并签署了知情同意书，然后通过随机分配形成对照组和实验组，从而保证了两组在有关各方面的近似或可比，排除研究因素以外其他因素对研究结果的干扰，这样组间差异才能归之于干预处理的效应。

4. 有人为施加干预措施　实验流行病学不同于观察性研究，它需要研究者根据研究目的，对实验组进行人为施加干预措施，对照组不作处理，然后随访观察两组之间的结局事件发生差异。因为有人为施加干预，所以流行病学实验容易产生医学伦理问题。

四、实验流行病学研究的主要用途

1. 验证假设　通过干预试验减少危险因素的暴露水平，验证疾病危险因素或流行因素的致病作用，或用于鉴定影响疾病发生、发展相关暴露因素，如粉尘、化学物质、放射线等的有害作用。

2. 评价疾病防制效果　用于评价疾病预防性策略、措施的防制效果，如疫苗接种策略预防传染病，饮食调节、适当运动等综合措施预防心血管疾病的效果；也可用于评价治疗措施的效果。此外，在外伤或慢性病康复过程中可以评价某种康复措施或综合康复措施的效果等。

知识链接

实验流行病学研究的用途的理解

实验流行病学中的干预措施由研究者所控制，实验现象由实验者亲自观察，研究人群随机分组，从而对结局作解释时能够较好地排除某些外部因素的干扰作用，因此其检验因果关系的能力强于分析性研究，可以作为确证因果关系的最终手段。但在实践过程中，出于伦理学原则不能迫使人群暴露于某种危险因素中，因此很少采用实验流行病学设计来确证危险因素的并用。除非动物实验或去除有害因素的研究。如多危险因素干预试验（multiple risk factor inter trial，MRFIT）就是一项研究戒烟、降血压、降血脂对降低冠心病死亡危险的随机化的一级预防实验。流行病学研究主要还是用于评价疾病的防制效果。在疾病预防或保健研究中可以评价单一干预措施，如疫苗预防传染病的效果；或综合干预措施，如饮食调节、适当运动、戒烟限酒等措施自非传染病的效果；以及评价保健策略和政策实施的效果。在疾病治疗研究中可以评价单独一种药物、联合用药、手术或治疗方案的效果。

五、实验流行病学研究的基本原则

（一）对照的原则

实验流行病学研究必须设立对照，设立对照的目的是比较，这就要求两组研究对象必须具有可比性，即除了是否给予不同干预措施外，其他的基本特征如性别、年龄、居住环境、健康状况等应尽可能一致。这样实验结果的组间差别才能归之于干预措施的效应。

（二）随机的原则

采用随机方法把研究对象分配到实验组和对照组，使得研究对象进入实验组或对照组的机会均等，以提高两组的可比性或均衡性。但在有些实验流行病学设计中，如一些社区试验中并不是总能获得随机对照，有时实际情况不允许研究对象做随机分组。不同于观察性研究中的描述性研究、队列研究或病例对照研究，在常用的流行病学研究方法中，只有实验流行病学要求随机分组。

（三）盲法的原则

在流行病学实验研究工作的过程中，为避免或控制可能因研究对象和研究者主观因素的影响，导致在研究设计、资料收集或分析阶段出现信息偏倚，设计时可采用盲法，使研究对象或调查分析人员不清楚干预措施的分配，保证研究结果真实、可靠。如在临床试验中，尽量采用盲法去克服病人可能存在的心理因素的影响。但在社区试验中，由于样本量较大及群体性的特点，盲法实施较为困难。

六、实验流行病学研究的分类

关于实验流行病学研究的分类，目前还未形成统一的观点。一般认为，根据研究场所的不同，流行病学实验可分为社区试验和临床试验；根据实验过程中有无对照组或是否随机分配，可分为真实验和类实验。

（一）按研究场所划分

1. 现场试验 接受处理或某种预防措施的基本单位是个人，而不是人群或亚人群，是未患所研究疾病的个体。但为了提高试验的效率，通常在高危人群中进行研究，如用乙型肝炎疫苗在母亲 HBsAg 阳性者的婴儿中进行预防乙型肝炎感染的试验效率就较高，因为这种婴儿比母亲 HBsAg 阴性的婴儿感染乙型肝炎的概率大得多。现场试验常用于在健康人群中推行预防接种、药物预防等措施的效果评价。其设计原理见图 6 - 2。

现场实验的特点：①研究对象通常为非病人；②研究地点为现场，如社区、学校、工厂等；③多为预防性试验；④需要的研究对象较多；⑤需以个体为单位随机分配干预措施；⑥对分配措施不依从，应该测定其程度原因；⑦尽可能使用盲法；⑧多用于极常见和极严重的疾病的预防研究：如大剂量维生素 C 预防普通感冒；⑨为了提高试验的效率，通常在高危人群中进行研究：如甲型 H1N1 流感疫苗试验；⑩选择干预对研究对象无害的人群：如有胃出血史者不应选作对胃有刺激性药物试验的研究对象。

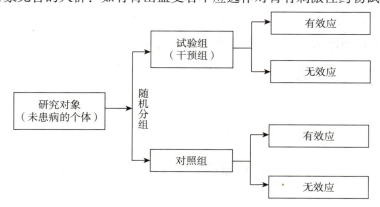

图 6 - 2 现场试验研究的原理示意图

2. 社区试验 也称社区干预项目、生活方式干预试验、以社区为基础的公共卫生试验等，是以尚未患所研究疾病的人群作为整体进行试验观察，常用于对某种预防措施或方法进行考核或评价。社区试验接受干预的基本单位是整个社区，有时也可以是某一人群的各个亚群，如某学校的班级、某工厂的车间或某城市的街道等。如评价食盐加碘预防地方性甲状腺肿的效果，将碘统一加入食盐中，使整个研究地区的人群食用，而不是分别授予每一个体。这类研究即可采用社区试验方法观察干预措施的效果。

如果某种疾病的危险因子分布广泛，不易确定高危人群时，也需要采用社区试验。例如，美国人群中血清胆固醇升高和吸烟（均为心脑血管疾病的危险因素）很普遍，确定高危人群就必须对人群进行详细的筛查。这样做不但费用高，而且需要人群的大力配合。在这种情况下，就应该采取针对整个人群的干预措施以降低危险因子的暴露（危险因子可通过现况调查发现）。通过降低人群对危险因子的暴露，就可以降低人群中疾病的发病率。由于非传染性疾病的潜伏期常以年计，因此社区试验经常用中间结局的指标来评估危险因素的暴露水平是否降低。

社区试验时所选择的两个社区，在各个方面应尽量相似。除应取得社区的行政和其他方面领导的同意和大力支持外，在试验前对每个社区要进行摸底调查，了解所研究疾病的发病率和患病率及其可疑危险因子的暴露率，以取得基线资料，然后针对可疑危险因子设计干预措施。按随机原则选择一个社区作为实验组进行干预，另一个社区为对照组不进行干预。干预结束后，对两个社区进行随访调查，监测疾病的发病率和可疑危险因子的暴露情况。最后比较两个社区疾病发生情况和可疑危险因子暴露水平，对干预的效果进行评价。其设计原理见图6-3。

社区实验的特点：①研究人群为社区；②以社区人群或某类人群为单位分配干预措施；③常用于某种预防措施或方法的考核或评价；④一般采用整群随机分配的方法保证比较组之间应尽可能具有可比性；⑤如果研究只包含两个社区，则干预社区和对照社区间基线特征有类似的分布。

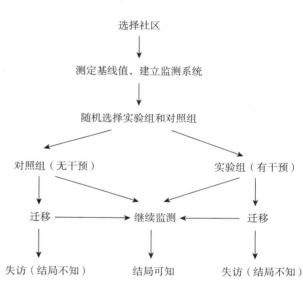

图6-3 社区随机对照试验研究的原理示意图

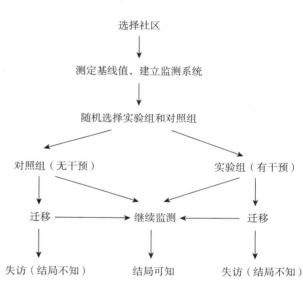 **知识链接**

社区干预项目越来越受到重视

伴随疾病模式的转变，人们越来越意识到疾病预防的全人群策略更为经济有效，改善社区的自然或人文社会环境比志愿者的行为改变更加有效，社区干预项目因其更加接近人们的自然生活状况，因此也更易推广实施，愈来愈受到重视。

3. 临床试验 临床试验是随机对照试验或随机临床对照试验（randomized clinical trial，RCT）的简称。该类实验在医院或其他医疗照顾环境下进行的实验。接受处理或某种预防措施的基本单位与个体分组试验一样是个人，但不同的是现场试验研究对象是尚未患所研究疾病的个体，而临床试验的研究对象是病人，包括住院和未住院的病人。临床试验主要应用于对新药或新疗法疗效的评价，同时也可用于观察药物的不良反应。该试验中的干预措施不是一级预防，因为它不能防止疾病的发生，仅能防止疾病的复发或后遗症。如已患风湿热的病人定期给予抗生素，可预防复发，亦可减少风心病的发生。其设计原理见图6-4。

临床试验的特点有：①以病人为研究对象；②研究对象多在医院进行；③多为治疗性试验；④研究对象尽可能在基线特征方面一致；⑤随机分配治疗措施，并尽可能做到分配方案的隐匿；⑥尽可能采用盲法；⑦如果对所研究的疾病没有接受的疗法，可用安慰剂对照。

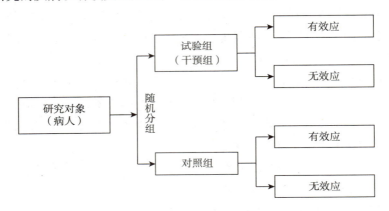

图6-4 临床试验研究的原理示意图

知识链接

表6-1 新药研制的四期临床试验比较

类型	样本量	研究目的
Ⅰ期临床试验	20～80人	确定新药的安全有效剂量及药物在人体内的吸收、代谢和排除规律
Ⅱ期临床试验	不超过200人	在有对照的情况下进行严密的随机盲法临床试验，初步确定治疗作用和安全性
Ⅲ期临床试验	1000～3000人	随机化多中心临床试验，评价药物的安全性和最佳剂量，评价利益与风险
Ⅳ期临床试验		（上市后监测）进一步观察疗效和监测副作用

表6-1中的Ⅰ～Ⅲ期临床试验一般在新药上市前完成，因此又统称为上市前临床试验（premarketing clinicl trial）。但上市前临床试验存在许多局限性，如观察对象样本量有限，观察时间短，病种单一，多数情况下排除老人、孕妇和儿童，因此一些罕见的不良反应、迟发反应和发生在某些特殊人群的不良反应难以发现；此外，药物在临床实际使用的效果也需要进一步研究，所以新药上市后仍需开展监测和进行药物流行病学研究，此即Ⅳ期临床试验，又叫上市后临床试验（postmarketing clinical trial）。

（二）按实验设计所具备的基本特征分类

1. 真实验 实验流行病学研究是将研究人群随机分为实验组和对照组，研究者对实验组人群施加某种干预措施后，随访并比较两组人群的结局，以判断干预措施效果的一种实验性研究方法。一个完全的实验必须具备下列四个基本特征，具备这四个基本特征的实验称为真实验。

（1）前瞻性研究，即给予干预措施后，必须随访追踪研究对象一段时间后，才能得到结论资料。这些研究对象虽然不一定从同一天开始，但必须从一个确定的起点开始随访追踪。

（2）实验流行病学研究必须施加一种或多种干预措施，可以是预防某种疾病的疫苗、治疗某病的药物或其他干预的方法措施等。

（3）研究对象必须是来自一个总体的随机抽样人群，并在分组时采取严格的随机分配原则。

（4）必须有平行的实验组和对照组，要求在开始实验时，两组在有关各方面必须相当近似或可比，这样实验结果的组间差别才能归之于干预措施的效应。

根据上述特征可以看出，实验流行病学研究方法有其独到之处。如描述流行病学和分析流行病学是用观察法进行研究，研究对象可以随机抽样，但不能随机分组。与描述性研究相比，实验性研究还有一个明显特征是能够检验病因假设：与分析性研究相比，虽然两者都可以用来检验病因假设，但实验性研究在检验效应能力上比任何分析性研究都强得多，其往往可以作为一系列假设检验的最终手段而得出较肯定的结论。其基本原因就是干预措施由研究者人为控制，研究对象的分组是随机的，能较好地排除那些混杂因素的干扰作用。

2. 类实验 又称半实验，如果一项实验研究缺少其中一个或几个特征，这种实验就称为类实验。类实验一般没有设立对照组，或者设立了对照组但没有随机分配，由此，此类实验可分为两类。

（1）不设对照组 这种类实验研究虽然没有设立对照组，但不等于没有对比，因为有比较才能有鉴别。这种类实验的对比是通过下列两种方式进行的：一是自身前后对照，即同一受试验者在接受干预措施前后比较。例如观察某种药物降血压的效果，可比较高血压病人服用该药物前后的血压水平。二是与已知的不给该项干预措施的结果比较。如已知我国携带 HBsAg 的母亲发生乙型肝炎病毒（HBV）母婴传播的概率平均为 40%～50%，在现阶段欲观察乙型肝炎疫苗阻断母婴传播的效果，则不一定要设对照组。

（2）设对照组 类实验虽然设立了对照组，但研究对象的分组不是随机的。如在社区试验中，并不是都能获得随机对照，有时只能对整个居民区人群实行预防，而选择具有可比性的另一个社区人群作为对照组，这就不是随机分组。如某疫苗预防效果的评价，甲校为实验组注射某种疫苗，乙校为对照组不注射疫苗，然后对比两组血清学和流行病学观察指标的差异，最后对某疫苗的预防效果进行评价。

类实验常用于研究对象数量大、范围广，而实际情况不允许对研究对象作随机分组的情况。

第二节 研究设计与实施 微课2

PPT

实验流行病学研究是以人为研究对象并施加某种干预措施，因此伦理学的考虑十分重要，必须执行一份详细的设计方案，提交医学伦理委员会批准。研究方案主要包括有：①明确实验的目的；②明确研究对象；③确定研究现场；④确定样本量的大小；⑤确定干预措施，对干预措施进行统一、标准化，如接种疫苗剂量、接种程序、接种途径等；⑥确定评价指标，即确定反映干预措施效果的结局指标，通常确定 1-2 个主要指标，若干次要指标。优先选择客观指标或定量指标；⑦确定随访观察时间和资料收集方式，根据干预措施效应表现时间确定随访时间，根据评价指标的不同确定资料收集方式，如根据疫苗接种后的抗体产生情况，一般在接种后 4 周左右，通过采集血液样本进行观察，而如果评价疫苗接种副反应，则在接种后连续数天持续观察，主要过询问、直接观察等方式收集资料；⑧明确资料、数据整理和分析方法，在研究方案设计之初，明确结果分析采用的主要统计分析方法，因为这直接关系到样本量、评价指标等关键因素的确定。

一、明确研究目的

在研究方案设计过程中首先应明确研究目的，要解决什么问题，是验证病因，或是为了评价某项防制措施的效果，还是为了评价临床治疗措施的效果。通常一次实验只解决一个问题，若目的不明确，想解决的问题很多，往往适得其反，甚而造成各项实验措施不集中，力量分散，进而影响整个实验研究的结果与结论。

（一）不同类型实验流行病学的研究目的

1. 现场试验 现场试验在现场环境下进行的干预研究，以自然人群为研究对象，干预措施的基本单位是个体，常用于对某种预防措施效果进行评价。如考核预防措施效果，是控制个体的发病还是控制疾病流行？

2. 社区试验 社区试验的主要目的有：①评价预防措施的效果，通过大样本人群评价一种新的疫苗、药物或其他防制策略的预防效果。如注射婴儿接种乙肝疫苗预防乙型肝炎的研究；②验证病因和危险因素，通过社区干预试验，减少人群中危险因素的暴露水平，观察预防或促进健康的效果，可以验证病因或危险因素。如对人群进行健康宣传，使其戒烟或减少吸烟，使肺癌发病率降低的研究；探索生物、社会环境改变对人群健康或疾病的影响；③评价卫生服务措施和公共卫生实践的质量，通过社区试验方法评价一项公共卫生在人群中实施后的效果，为卫生行政管理部门进一步制定相关政策提供依据。

3. 临床试验 临床试验研究是以病人为研究对象，按照随机原则进行分组，评价临床各种治疗措施效果的方法。在临床试验中，随机对照试验是目前评估临床干预措施最严谨、最可靠的实验设计。临床试验的目的有：①对新的临床治疗措施评价研究，如新药在获得新药证书之前必须经过临床试验研究，对其效果、安全性等进行判断确认，才能被批准生产，进入市场应用，新药的临床试验根据研究的阶段和深入程度不同，分为四期，并分别有相应的实验设计要求与标准；②对目前临床应用的药物或治疗方案进行评价研究，以从中找出最有效的药物或治疗方案；③新的临床诊断实验研究，即评价其真实性、可靠性及经济学评价；④病因研究，在一些疾病的流行病学"病因"研究中，通过临床治疗等干预，分析判断其对疾病发生、发展的关联。

（二）研究问题的构建

再进行研究设计时首先要根据临床需要和系统地文献复习，提出明确具体的研究问题。研究问题应根据 PICO 的框架进行构建，即对实际临床或公共卫生决策中所涉及的病人（patient）或人群（population）、干预（intervention）、对照（control）、结局（outcome）四个方面分别进行明确的定义。例如："氯吡格雷联合阿司匹林与阿司匹林单独治疗急性非致残性脑血管事件高危人群"的研究中，其研究对象是急性非致残性脑血管事件（急性小卒中或短暂性脑缺血发作）的高危人群，干预措施是氯格雷与阿司匹林联合使用，对照是阿司匹林单用，结局是卒中复发风险。

在构建问题以后，还要对问题框架的四个方面进行非常详细地定义。病人的定义不仅应包括疾病的诊断标准，还应考虑年龄、性别、病程、既往史、治疗史等方面的信息。干预和对照应考虑治疗的强度、频率、途径等。结局方面要定义测量的方法和时间。详细的定义不仅可以使研究问题变得清晰，而且有助于决策者评价研究结果的外推性。

二、确定试验现场

根据不同的实验目的选择具备一定条件的试验现场。如在社区试验研究时，由于社区干预试验花费较多，所以一般研究的社区数量不大。如 Minnesota 预防心血管疾病的社区试验，其目的是通过健康教育来降低人群对心血管疾病危险因子的暴露，最终防止心血管疾病的发生，仅选择了 6 个社区进行研究。但也要防止因社区数量太少，可能降低统计分析的可靠性和有效性，从而检验不到干预效果或得到的结果可疑。另外所选的试验社区和对照社区，二者在规模（人口）、经济、种族构成等方面应具有可比性。如果某主要因素不相识，则两个社区结局的差异就有可能是该因素混杂引起，而不是干预措施的结果。如 Minnesota 预防心血管疾病的研究中，将 6 个社区根据规模不同分成了三个组，即相似的镇、市和郊区 3 个组，每组包括两个社区（实验社区和对照社区）。通常选择试验现场应考虑以下几个方面。

（1）试验现场人口相对稳定，流动性小，并要有足够的数量。

（2）试验研究的疾病在该地区有较高而稳定的发病率，以期在实验结束时，能有足够的发病人数达到有效的统计分析。

（3）评价疫苗的免疫学效果时，应选择近期内未发生该疾病流行的地区。

（4）试验地区有较好的医疗卫生条件，卫生防疫保健机构比较健全，登记报告制度较完善，医疗机构及诊断水平较高等。

5. 试验地区（单位）领导重视，群众愿意接受，有较好的协作条件等。

三、确定研究对象

在社区试验中，应根据研究目的选择研究人群，即研究对象，它既包括实验组与对照组。研究对象是未患所研究疾病的人群。选择研究对象时应制定出严格的选入和排除的标准，避免某些外来因素的影响。选择的主要原则有以下几点。

1. 对干预措施有效的人群　如在社区试验中，对某疫苗的预防效果进行评价，应选择某病的易感人群为研究对象，要防止将病人或非易感者选入。在临床试验中，选择病例要有统一的、公认的诊断标准，而且最好利用客观的诊断指标，避免把未患病者选入而影响研究的真实效果；另一方面要注意研究对象的代表性，样本应具备总体的某些基本特征，如性别、年龄、疾病类型、病情轻重及有无并发症等，其比例要能代表总体；还要注意轻型病例固然能取得较好的药物治疗效果，但有自然康复的趋向，且即使设立了严格的对照组，并得到阳性结果，也仅说明对轻型病人有效，不能说明对各类病人都有效。

2. 预期发病率较高的人群　如评价疫苗的预防效果，应选择在疾病高发区人群中进行。药物预防试验亦多选择高危人群。如抗疟药物的预防试验，最好选择近期疟疾发病率较高的人群作为研究对象。

3. 干预对研究对象无害的人群　若干预对其有害，不应选作研究对象。因此，在新药预防试验时，往往将老年人、儿童、孕妇除外，因为这些人对药物易产生不良反应。又如，有胃出血史者不应选作对胃有刺激性药物试验的研究对象。

4. 能将实验坚持到底的人群　预计在实验过程中就有可能被剔除者不应作为研究对象，例如用阿司匹林预防老年缺血性脑血管疾病的研究，常将伴有癌症者、有严重肾和肝病者除外，因为这些人可能在研究尚未结束前即死亡或因病情严重而被迫停止试验。

5. 依从性好的人群　在实验中选择的研究对象能服从实验设计安排并能密切配合到底。

四、确定样本量的大小

为保证试验质量，在设计时就应对研究所需的样本量加以适当估计，因为，样本量过小会降低实验研究的把握度（power），影响到对总体推断的精度；样本量过大，不仅导致人力、物力、财力和时间的浪费，而且给实验的质量控制带来更多的困难。

（一）影响样本量大小的主要因素

1. 干预措施实施前、后研究人群中研究事件（疾病或死亡）的发生率　干预前人群发生率越高，所需样本量越小；干预后效果越好，即事件发生率（发病率、死亡率等）越低，所需样本量小。反之，就要大些。这些数据可以根据以往的研究结果或预试验的结果估计。

2. 显著性水平（α）　即第Ⅰ型错误出现的概率，或出现假阳性错误的概率，α 的大小由研究者自行确定，通常将 α 定为 0.05，有时也可定为 0.01。显著性水平越高，所需样本量就越大。

3. 把握度（$1-\beta$）　即第Ⅱ型（β）错误出现的概率，或者出现假阴性错误的概率，β 水平由研究者自行确定，一般常将 β 定为 0.20、0.10 或 0.05。把握度要求越高，则所需样本量就越大。

4. 单侧检验或双侧检验　单侧检验比双侧检验所需样本量小。如果实验组的效果不比对照组差时，就用单侧检验；当不能肯定是实验组和对照组哪一组效果好，即可能实验组优于对照组或对照组优于实验组时，则用双侧检验。

5. 研究对象分组数量   分组数量越多，则所需样本量越大。

（二）实验样本大小的计算

1. 计数资料   如发病率、感染率、死亡率、病死率、治愈率等，实验组和对照组的样本量可按下列公式（6-1）计算样本大小：

$$N = \frac{[z_a \sqrt{2\bar{p}(1-\bar{p})} + z_\beta \sqrt{p_1(1-p_1)+p_2(1-p_2)}]^2}{(p_1-p_2)^2} \qquad (6-1)$$

式中，p_1 为对照组发生率；p_2 为试验组发生率；$\bar{p}$ 为 $(p_1+p_2)/2$；Z_α 为 α 水平相应的标准正态变量；Z_β 为 $1-\beta$ 水平相应的标准正态变量；N 为计算所得一个组的样本大小。

例6-1   假设对照组的发病率为40%，通过干预措施发病率下降到20%才有推广使用价值，规定 α 水平为0.01，β 水平为5%，把握度（$1-\beta$）为95%，本研究为双侧检验，问两组要观察多少人？

解：$p_1=40\%$，$p_2=20\%$，Z_α 和 Z_β 可从表6-2查出，双侧检验时 Z_α 为2.58，Z_β 为1.64，$\bar{p}=(0.4+0.2)/2=0.3$，代入公式6-1得 $N=184$，即每组需观察184例。

表6-2   不同 α 或 β 水平的 Z_α 和 Z_β 值的标准正态变量简表

α（或β）	单侧检验时 Z_α（或 Z_β*）	双侧检验 Z_α
0.005	2.58	2.81
0.010	2.33	2.58
0.025	1.96	2.33
0.05	1.64	1.96
0.1	1.28	1.64
0.2	0.84	1.28

注：*双侧检验时 Z_β 与单侧检验时相同。

2. 计量资料   如研究的指身高、体重、血压、血脂和胆固醇等。如按样本均数比较，当两组样本量相等时，可按公式（6-2）计算样本大小：

$$N = \frac{2(Z_a+Z_\beta)^2 \sigma^2}{d^2} \qquad (6-2)$$

式中，σ 为估计的标准差；d 为两组连续变量均值之差；Z_α、Z_β 和 N 所示意义同上述计数资料的计算公式。

公式（6-2）适用于 $N \geqslant 30$ 时。

例6-2   假设合理膳食可以使干预组的血清胆固醇水平较对照组降低15mg/dl，已知从其他资料获得胆固醇方差为（25mg/dl）²，本设计为双侧检验，α 水平为0.05、β 为0.05，试计算各组样本数。

解：本例 σ 为25，d 为15，从表8-1查得 Z_α 为1.96，Z_β 为1.64，代入公式（6-2）可得 $N=72$，即每组需观察72例。

五、随机化分组与分组隐匿

（一）随机化分组方法

在实验流行病学研究中，随机化是一项极为重要的原则，即将被随机分配到实验组和对照组，使每个研究对象都有同等的机会被分配到各组去，以平衡实验组和对照组已知和未知的混杂因素的影响，从而提高两组的可比性，减少偏倚，使研究结论更加可靠。常用的随机化分组的方法有以下三种。

1. 简单随机分组 可将研究对象以个人为单位用掷硬币（正、反两面分别指定为实验组和对照组）、抽签、使用随机数字表，也可采用系统随机化法，即用现成的数据（如研究对象顺序号、身份证号、病历卡号、工号、学号等）交替随机分配到实验组和对照组中去。随机分组后，当样本量较大时，每组不完全相等，一般可进行实验研究，当样本量较小时，每组内个体数量相差较大，则需要再重新随机分组，直至达到预定的均衡要求。不过，随着计算机的普及，采用计算机软件进行随机化分组更加方便、可行。

例6-3 将10名研究对象随机分配到甲（实验组）、乙（对照组）两组。

然后按照随机数字大小排序，这样随机数字的随机性就转移给研究对象了，然后按照事先规定的前5个样本给甲组，后5个样本给乙组就完成了随机分配（图8-4）。

第一步：先将研究对象编号，然后采用计算机软件，如Excel软件中的随机数字发生器产生随机数字赋予每个研究对象，见表6-3。

表6-3 10个研究对象编号对应的随机数字

研究对象编号	1	2	3	4	5
随机数字	0.382	0.100681	0.596484	0.899106	0.88461
研究对象编号	6	7	8	9	10
随机数字	0.958464	0.014496	0.407422	0.863247	0.138585

第二步：按照随机数字排序，见表6-4。

表6-4 研究对象按照随机数字大小排序

研究对象编号	7	2	10	1	8
随机数字	0.014496	0.100681	0.138585	0.382	0.407422
研究对象编号	3	9	5	4	6
随机数字	0.596484	0.863247	0.88461	0.899106	0.958464

第三步：按照随机数字大小进行分组。将前1~5个样本到甲组（样本编号为：7，2，10，1，8），后5个样本（样本编号为：3，9，5，4，6）到乙组。这样就完成了随机化分组。

简单随机分组的优点是简单易行，随时可用，不需要专门工具。此法的缺点是要求在随机分组前抄录全部研究对象的名单并编号。当研究对象数量大时，工作量相当大，有时甚至难以做到。另一方面，样本量小的时候，有时难以达到组间均衡。但它是理解和实施其他随机分组方法的基础。

2. 区组随机分组 当研究对象人数较少，而影响实验结果的因素又较多，简单随机分组不易使两组具有较好的可比性时，可以采用区组随机化法进行分组。其基本方法是将条件相近的一组受试对象（如年龄、性别、病情相近）作为一个区组，每一区组内的研究对象（通常3~6例）数量相等，然后应用单纯随机分配方法将每个群组内的研究对象进行分组。该法的优点是在分组过程中，任何时刻治疗组与对照组病例数保持相对一致，并可根据试验要求设计不同的区组。该法适用于样本量小的研究。

表6-5 区组随机分组示例

区组	1			2			3			4		
研究对象编号	1	2	3	4	5	6	7	8	9	10	11	12
随机数字	61	22	93	94	65	46	06	10	03	64	81	22
分组方案	B	A	C	C	B	A	B	C	A	B	C	A

3. 分层随机分组 简单随机分组有时无法保证影响预后的重要因素在组间可比，这时就需要考虑分层随机分组。基本方法是按研究对象特征，即可能产生混杂作用的某些重要因素（如年龄、性别、病

程、病情等）先进行分层，然后在每一层内进行简单随机分组，最后再合并成实验组和对照组。例如，某种疾病男性和女性的预后有较大差别，当评价一种干预措施的效果时，如果采用简单随机分组，两组男女比例可能不同，这样一来，试验结束时即使两组结局不同，也无法完全归因于干预措施的作用。这种情况下，可以先按性别分层，再在各层内随机分组，从而保证两组在性别分布上完全一致。

分层随机分组可增加组间均衡性，提高实验效率。但在分组前也需要有一个完整的研究对象名单，所以分层随机分组在这一点上也存在简单随机分组同样的缺点。

4. 整群随机分组　按社区或团体分配，即以一个家庭、一个学校、一个医院、一个村庄或居民区等为单位随机分组。这种方法比较方便，但必须保证两组资料的可比性。

整群随机分组要求各群内变异和整个研究对象变异一样大，即抽到的人群能充分代表总体，而各群间变异越小越好。此法的优点是，在实际工作中易为群众所接受，抽样和调查都比较方便，也可节约人力、物力，因而多用于大规模调查，其缺点是，抽样误差较大，分析工作量也大。

（二）分组隐匿

虽然制定了完善的随机分组方案，但如果研究者预先知道下一个（随机数字所对应的）病人的治疗方案时，研究者可能会根据下一个病人的特征和自己对不同治疗方案的好恶，人为地决定人选或排除该病人；病人也会因此人为地决定是否参与研究，由此会带来选择偏倚。为了防止征募病人的研究者和病人在分组前知道随机分组的方案，一种防止随机分组方案提前解密的方法叫随机分组治疗方案的隐匿，或简称分组隐匿。采用分组隐匿的随机分组叫隐匿随机分组。

没有分组隐匿的随机分组，是有缺陷的，不能起到预防选择偏倚的作用。研究表明，与采用隐匿组的随机临床试验比较，没有采用隐匿分组的随机对照试验会高估疗效达 40%。随机分组联合分匿，才是真正意义上的随机分组，否则，随机分组很可能成为随意分组。

真正的随机化应符合下面的原则：①医生和病人不能事先知道或决定病人将分配到哪一组接受治疗；②医生和病人都不能从一个病人已经进入的组别推测出下一个病人将分配到哪一组。

知识链接

分组隐匿的方法与注意事项

1. 简单的分组隐匿可以采用信封法，就是将每个分组方案装入一个不透光的信封，信封外写上编码，密封好交给研究者。待有对象进入研究后，将调查对象逐一编号，再打开相应编号的信封，按照信封中的分配方案进行分组，并采取相应的干预措施。当然，也可以采用中央随机化语音交互系统实现分组隐匿。

2. 进行随机分组时，须特别注意：①随机数字的分配必须在确定纳入一个病人后才能进行；②随机分配方案必须隐匿；③病人的随机数字分配必须一次性完成，一旦确定绝对不能更换；④病人的分组时间尽可能接近治疗开始的时间。

六、设立对照

实验研究设计的一个重要原则就是必须有对照。在研究干预效果时，直接观察到的往往是多种因素的效应交织在一起的综合作用，合理地对照能成功地将干预措施的真实效应客观地、充分地暴露或识别出来，来控制抽样误差和消除人为的偏倚，使研究者尽可能做出正确评价。

（一）影响干预试验效应的因素

1. 不能预知的结局　如果疾病的病程非常容易预测，则不需要对照便可以下结论，如狂犬病几乎

100%死亡。但是，由于个体自身因素差异的客观存在，往往导致同一种疾病在不同个体中表现出来的疾病特征不一致，即疾病的发生、发展和结局的自然史不一致。其次，不同病型或病情的病人，对治疗的反应可能也不同，如接受同一种有效药物治疗的一组病人的疗效好，可能与该组病人中轻型病例占的比例大有关。第三，对于一些疾病自然史不清楚的疾病，其"疗效"也许是疾病发展的自然结果，不设立可比的对照组，则很难将其与治疗措施的真实疗效区分开来，如某单位观察应用一种中草药治疗慢性胃炎，经随访12个月，发现60例慢性胃炎病人控制率高达55%，由于没有对照组，对其疗效难以下结论。

2. 向均数回归 这是临床上经常见到的一种现象，即一些极端的临床症状或体征，有向均数回归的现象。如初次筛查血清胆固醇含量后，回归中位数作用可以解释17个月后胆固醇下降的50%。再比如一个人长期平均或真实血压并不高，如果测量那一刻他的血压刚好处于较高水平，被误诊为高血压，他即使不接受任何治疗，几个月后再测量血压，血压都会"回归"到平时正常水平。有研究结果显示血压水平处于特别高的5%的人，即使不治疗，过一段时间再测量血压时，可能会降低一些。

3. 霍桑效应 指人们因为成了研究中特别感兴趣和受注意的目标而改变了其行为的一种趋向，与他们接受的干预措施的特异性作用无关。某些研究对象因迷信有名望的医生和医疗单位，而产生的一种心理、生理效应，对干预措施产生正面效应的影响。当然，有时因为厌恶某医生或不信任某医疗单位而产生负面效应。

4. 安慰剂效应 某些研究对象，由于依赖医药而表现的一种正向心理效应，因此，当以主观感觉的改善情况作为干预措施效果评价指标时，其效应中可能包括有安慰剂效应在内。目前已知的安慰剂可使三分之一的病人增强信心、减轻病情、减少不适症状（如术后疼痛、呕吐或瘙痒等），此现象称为安慰剂效应。

知识链接

安慰剂

安慰剂是一种无论在外观、颜色、味觉、嗅觉上均与积极治疗的药品无从辨别的物品，但没有特定已知的治疗成分。常用的安慰剂有甜药片或注射生理盐水等。

安慰剂效应对研究者与医师有不同的意义。研究者更有兴趣确定特异并符合现有病因理论的效果，他们以安慰剂效应为测量特定治疗效果的基值。相反，临床医师会欢迎安慰剂效应，并愿意增强这一效果或任何有助于病人的方法。

5. 潜在未知因素的影响 人类的知识总是有局限性的，很可能还有一些影响干预效应的因素，但目前尚未被我们所认识。

鉴于上述情况，为了避免偏倚，在设置试验组和对照组时，要求除了试验组接受的干预措施外，两组在其他方面都必须尽可能相似，使具有可比性。

（二）设立对照的方式

1. 标准对照 又称阳性对照，是临床上最常使用的一个对照，即以现行能有效或临床上最常用的药物或治疗方法做对照，用以判断新药或新疗法是否能优于现行的药物或疗法。应用时注意，不能用对症药物或保健食品做对照，也不能为了提高实验的药物或疗法的效果而选用疗效低的药物或疗法做对照。

2. 安慰剂对照 又称阴性对照，当药物常具有特异性和非特异性效应，为了排除非特异性效应的干扰，常用安慰剂对照。安慰剂指没有任何药理作用的物质，通常用乳糖、淀粉、生理盐水等成分制成，不加任何有效成分，但外形、颜色、大小、味道与试验药物或制剂极为相近。使用时要注意两点：①要求安慰剂的剂型和外观尽量与实验药物相同，而且对人体无害，以便于进行盲法处理；②要掌握安慰剂的使用指征，应先在目前尚无有效药物治疗的疾病研究中，或虽然使用安慰剂，但对病人的病情和预后基本没有不良影响，否则不要运用安慰剂对照。

3. 自身对照 即实验前后以同一人群作对比。如评价某预防规划实施效果，在实验前需要规定一个足够的观察期限，然后将预防规划实施前后人群的疾病和健康状况进行对比。

4. 交叉对照 即在实验过程中将研究对象随机分为两组，在第一阶段，一组人群给予干预措施，另一组人群为对照组，干预措施结束后，两组对换试验，这样，每个研究对象均兼作实验组和对照组成员，但这种对照必须有一个前提，即第一阶段的干预一定不能对第二阶段的干预效应有影响，这在许多实验中难以保证，因此，这种对照的应用受到一定限制。

5. 相互对照 如果同时研究几种药物或疗法时，可以不设专门的对照，分析结果时，各组之间互为对照，从中选出疗效最好的药物或疗法。

此外，尚有历史对照、空白对照等非均衡对照，由于这类对照缺乏可比性，除某种特殊情况外，一般不宜采用。

七、盲法的应用

实验流行病学研究往往容易出现选择偏倚和信息偏倚。这种偏倚可来自研究对象，由于霍桑效应和安慰剂效应等，也可来自研究者本人，对某种干预措施有主观趋向。偏倚可产生于设计阶段，也可产生在资料收集或分析阶段。为避免偏倚可采用盲法（blinding 或 masking），根据盲法程度可分为以下三种。

1. 单盲 只有研究者了解分组情况，研究对象不知道自己是试验组还是对照组。这种盲法的优点是研究者可以更好地观察了解研究对象，在必须时可以及时恰当地处理研究对象可能发生的意外问题，使研究对象的安全得到保障；缺点是避免不了研究者方面带来的主观偏倚，易造成试验组和对照组的处理不均衡。

2. 双盲 研究对象和研究者都不了解试验分组情况，而是由研究设计者来安排和控制全部试验。其优点是可以避免研究对象和研究者的主观因素所带来的偏倚，缺点是方法复杂，较难实行，且一旦出现意外，较难及时处理，因此，在实验设计阶段就应慎重考虑该方法是否可行。

3. 三盲 不但研究者和研究对象不了解分组情况，而且负责资料收集和分析的人员也不了解分组情况，从而较好地避免了偏倚。其优缺点基本上同双盲，从理论上讲该法更合理，但实施起来很困难。

 知识链接

盲法使用的注意事项

1. 主观结局指标尽可能使用。
2. 尽可能蒙蔽所有参与试验的人员。
3. 与无治疗组比较时，应使用安慰剂。
4. 两种不同药物时也应该使用盲法。
5. 外科和手术等使用盲法不可行。
6. 安慰剂对照可以起到盲法的作用。

与上述盲法相对应的是非盲法，又称开放试验，即研究对象和研究者均知道试验组和对照组的分组情况，试验公开进行。这多适用于有客观观察指标的试验，例如，改变生活习惯（包括饮食、锻炼、吸烟等）的干预效果的观察。其优点是易于设计和实施，研究者了解分组情况，便于对研究对象及时做出处理，其主要缺点是容易产生偏倚。

知识链接

随机分配方案隐匿与盲法

随机分配方案的隐匿常与盲法相混淆。随机分配方案的隐匿是指通过在随机分配时防止随机序列被事先知道，而避免选择性偏倚，它在临床试验最后一名病人完成分组后即告结束。

盲法是为了避免干预措施实施过程中和结局指标测量时，来自受试者和研究者的主观偏性，盲法需要在整个治疗和随访过程中保持盲的状态，直到试验干预和结局测量完成后才结束。

盲法并非在所有的临床试验中都能进行，但是随机分配方案隐匿却在任何临床试验中都能进行。例如，比较针灸和药物两种疗法治疗某种疾病的疗效，盲法是难以实施的，而随机分配方案的隐匿却是可行的。

八、确定结局变量及其测量方法

结局变量是用来评估实验流行病学研究的效益。在研究设计时就要明确要出主要结局变量和次要结局变量的具体指标。主要结局指标最好选择能够预测（疾病）临床结局的主要终点，比如脑卒中临床试验的主要终点是致残率或死亡率，这样可以更好地评价干预措施的效果。但主要终点的获得通常需要更长的观察时间，要大的样本量和更多的耗费临床试验实验研究中也会考虑一些替代或次要终点，如在脑卒中临床试验中选择神经功能缺损程度评分等作为次要终点。结局变量的选择要视研究目的和研究阶段而定，主要结局指标一般 1~2 个，次要结局指标可以多一些，尤其要包括安全性评价的指标。但样本量的估算要以主要结局指标为准。选择结局变量时还要规定测量的方法和判断的标准，否则将导致测量偏倚，造成结果的误差。

九、确定试验观察期限

根据试验目的、干预时间和效应（结局事件）出现的周期等，规定研究对象开始观察和终止观察的日期。一般而言，传染病观察期限较短，慢性病观察期限较长。如评价疫苗预防某传染病的效果，可从接受干预措施日为开始观察时间，以该传染病的最长潜伏期为最短观察期限，如果为了观察保护时间的长短，可根据实际情况延长观察期限。对肿瘤、心血管疾病等慢性病的干预效果则可能需要观察长达数十年。原则上观察期限不宜过长，以能出结果的最短时间为限。

十、收集资料

实验流行病学研究作为前瞻性的研究，通常采用专门设计的病例报告表收集研究对象的基线、随访和结局资料。

基线资料一般包括研究对象的基本人口特征、结局指标的基线水平、其他可能影响研究结果的因素等。有了基线数据，结局变量的评价相对比较容易。调查开始和结束时确定基线数据的方法必须相同，以便正确评价干预效果。为了获得准确可靠的基线数据，在现场验和社区试验研究时，应该争取获得社区的支持。

在实验流行病学研究中，对所有研究对象，不论是实验组或对照组，都要同等地进行随访，并要求对所有研究对象都坚持随访到终止期，不可中途放弃或遗漏。

如果观察期限较短，在随访终止时进行一次搜集资料即可，否则，往往需要在整个观察期内进行几次随访，随访间隔周期的长短和次数主要根据干预时间、结局变量出现时间和变异情况而定。随访观察的内容，主要有 3 方面：①干预措施的执行状况；②有关影响因素（预后影响因素）的信息；③结局变量。

随访调查人员需要接受统一培训，经过考核合格后方可参加随访工作。随访资料的收集方法主要有：①访问研究对象或知情人；②对研究对象体检或采样检测；③到有关单位获取，多为档、记录，如气象和环境监测资料、医院的病案、户籍出生、死亡登记、工厂企业就业和工种档案、工作日等；④环境的调查以及环境样品检测，如对居住及环境卫生情况、饮用水源、水质、工作环境进行调查等。

第三节　资料的整理与分析 微课 3

实验流行病学研究资料的整理与分析和其他研究资料的处理一样，首先对研究资料进行核对、整理，然后对资料的基本情况进行描述和分析。为了保证达到实验研究的预期目的，在资料的整理和分析过程中还要注意防止偏倚的产生。

一、资料整理

整理资料是根据研究目的和设计对研究资料的完整性、规范性和真实性进行核查，并进一步录入、归类，使其系统化、条理化，便于进一步分析。需要注意的是，要客观、科学、全面实事求是地对纳入研究的所有对象的资料进行整理，与研究目的相关联的正、反两方面资料都应当选取，不能只选用预期结果相符合的所谓"有用资料"，而舍弃与预期结果不符的资料。因为研究对象在分组前和分组后离开试验的影响是不同的，尤其要注意随机分组后未完成试验的研究对象的资料，防止因此可能产生的偏倚。

二、资料分析

（一）意向性分析

1. 概念　意向治疗分析（ITT）（也叫实用试验或者项目效应分析），是指所有病人被随机分入 RCT 中的任意一组，不管他们是否完成试验，或者是否真正接受了该组治疗，都保留在原组进行结果分析。ITT 的目的在于避免选择偏倚，并使各治疗组之间保持可比，RCT 的简单分组如图 6 - 5 所示。在 ITT 中，随机化不仅决定治疗的分配，而且决定病人数据的分析。

由图 6 - 5 可见，试验结束时将有四组病人。ITT 是比较①＋②组和③＋④组。

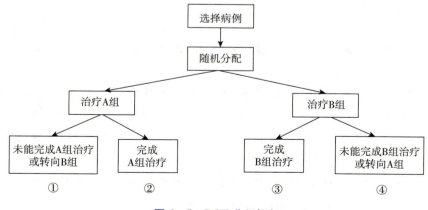

图 6 - 5　RCT 分组框架

知识链接

ITT 分析、依从者分析与接受治疗分析

1. ITT 分析 反映两种治疗实际临床应用后的效果，包括病人在实验过程中的各种转归；但在评价治疗方法的真正疗效时，如果试验方法确实有效，应用 ITT 分析会低估该试验的治疗效果。

2. 依从者分析 又称解释性试验或者生物效力试验，只对试验依从的人进行分析，是反应理想状态下的治疗效果，即参加实验者真正接受并完成了该种治疗，并未完全遵循最初的随机分组，依从者分析是比较图 6-5 中②组和③组的治疗效果，该方法可能会高估疗效。

3. 接受治疗分析 是比较图 6-5 中"①中转组者 + ③组"和"② + ④中转组者"，该方法并未完全遵循最初的随机分组，和依从者分析一样可能会高估疗效。

2. ITT 分析的应用及局限性 RCT 的两个基本目标是获得试验的效力和效果。试验的效力反映的是在一种理想状态下的治疗效果，即参加试验者真正接受并完成了该种治疗。试验的效果是持在一般的临床状态下治疗的实际效果，参加者可能会不依从、改变治疗方式或间断治疗等，ITT 分析评价的就是这种结果，即给予某种治疗方式后病人的实际结局。

对于试验的效力来说，如果试验中失访、不依从的情况很少，或者各组之间的失访和不依从是均衡的，那么 ITT 分析可以得到试验效力的有效信息。但若不均衡，ITT 分析不能够完全评价试验效力，如果试验方法确实有效，ITT 可能会低估治疗效果，而依从者分析和治疗者分析将高估治疗效果。因此，在评价试验的效力时，建议同时使用上述三种分析，以获得更全面的信息，使 RCT 结果的解释更为合理。

知识链接

统计分析数据集

基于意向治疗分析和依从者分析原则，统计分析数据可以形成如下的数据集。

1. FAS 集 基于意向性原则，全部随机化（对于单组研究则是筛选合格）的受试者都应该纳入分析，称作全分析集，有些方案将该集合的人群称为 ITT 人群。根据 ITT 原则，我们需要完整地随访所有随机化对象的研究结果。FAS 集是从所有随机化的受试者中，以最少的和合理的方法别除受试者后得出的。

2. PPS 集 基于符合方案原则，全部随机化的受试者中，完全按方案设计进行研究的那一部分才能纳入分析，称作符合方案集。一般研究中把没有重要违背方案的受试者都认为是符合方案。这样的数据集经过统计分析得出结果，被认为可以尽可能接近按药品说明书使用的病人能取得的疗效。

3. SAS 集 对于安全性分析，不使用意向性原则和符合方案原则，而是"暴露"原则，即所有至少使用过一剂研究药物的受试者，都必须观察安全性指标，由此形成安全性分析集。

（二）实验效果的主要评价指标

评价指标选择的基本原则：①尽可能用客观的定量指标；②测定方法有较高的真实性和可靠性；③要易于观察和测量，且易为受试者所接受。具体指标如下。

（一）评价治疗措施效果的主要指标

1. 有效率

$$有效率 = \frac{治疗有效例数}{治疗总例数} \times 100\% \qquad (6-3)$$

公式（6-3）式中治疗有效例数一般应包括治愈人数和好转人数。

2. 治愈率

$$治愈率 = \frac{治愈例数}{治疗总例数} \times 100\% \tag{6-4}$$

3. 病死率

$$病死率 = \frac{因该病死亡人数}{某病受治疗人数} \times 100\% \tag{6-5}$$

4. 生存率

$$N年生存率 = \frac{N年存活病例数}{随访满N年的病例数} \times 100\% \tag{6-6}$$

这是直接法计算生存率的公式。当观察期较长，观察对象加入观察的时间不一致，观察期间因其它原因死亡或失访，为了充分合理地利用研究的资料信息，可用寿命表法进行分析。

（二）评价预防措施效果的主要指标

1. 保护率（protective rate，PR）

$$保护 = \frac{对照组的发病率（或死亡率）-实验组组的发病率（或死亡率）}{对照线的发病率（或死亡率）} \times 100\% \tag{6-7}$$

$$PR\ 95\%\ CI = PR \pm 1.96 \sqrt{\frac{1}{p_1^2} \times \frac{p_2 q_2}{n_2} + \frac{p_2^2}{p_1^4} \times \frac{p_1 q_1}{n_1}} \times 100\% \tag{6-8}$$

公式（6-8）中：n_1、n_2分别为对照组、实验组人数。

P_1、P_2分别为对照组、实验组发病率；$Q_1 = 1 - P_1$，$Q_2 = 1 - P_2$。

2. 效果指数（index of effectiveness，IE）

$$效果指数 = \frac{对照组的发病率（或死亡率）}{实验组的发病率（或死亡率）} \tag{6-9}$$

3. 抗体阳性率

$$抗体阳性率 = \frac{抗体阳性人数}{检查总人数} \times 100\% \tag{6-10}$$

4. 抗体几何平均滴度（GMT） 一般测定抗体滴度（效价）时，根据倍比稀释方法获得。按照出现阴性的最大稀释倍数判定为抗体效价，如果此时数据表述为 $1 : G$ 的形式，该资料即为对数正态分布资料。此时抗体的平均滴度计算公式为：

$$GMT = \sqrt[n]{\frac{1}{G_1} \times \frac{1}{G_2} \times \cdots \times \frac{1}{G_n}} \tag{6-11}$$

或者
$$GMT = \frac{1}{\left[\lg^{-1}\left(\left(\sum_{i=1}^{n} \lg G_i \right)/n \right) \right]} \tag{6-12}$$

G_1，G_2，$\cdots$，G_n 为测定的样本最高稀释度。

知识链接

评价治疗效果和病因预防效果的指标

1. 临床试验研究中评价治疗措施效果的指标，可用病死率、病程长短、病情轻重及病后携带病原状态、后遗症发生率、复发率等指标评价。

2. 评价病因预防可用疾病发病率、感染率等指标评价。

3. 对慢性非传染性疾病评价指标常用以下中间结局变量：①人群认知、态度、行为的改变；②行为危险因素的变化，如控烟、合理膳食、体育运动、高危人群的生活指标等；③生存质量的变化，包括生理（身体）机能、心理机能、社会机能、疾病的症状体征、对健康总的感受和满意程度等主要方面；④干预投入、产出效果评价等。

（三）其他流行病学指标

1. 相对危险度降低（relative risk reduction，*RRR*）

$$RRR = \frac{对照组事件发生率 - 实验组事件发生率}{对照组事件发生率} \times 100\% \qquad (6-12)$$

2. 绝对危险度降低（absolute risk reduction，ARR）

$$ARR = 对照组事件发生率 - 实验组事件发生率 \qquad (6-13)$$

3. 需治疗人数（numbers needed to treat，NNT）

1988 年 Laupacis 等人提出的一个新指标，即需治疗人数 NNT，该指标具有直观易懂，操作方便，可指导个体病人的临床决策等优点而日益受到重视。

（1）NNT 计算

$$NNT = \frac{1}{ARR} \qquad (6-14)$$

NNT 为正数，表示在特定的时间内，为预防 1 例不良事件发生，临床医生在一段时间内应用某一疗法需治疗的病人数，其值越小越好。NNT 为负数，表示在特定的时间内，用某种干预引起 1 例某种不良事件所需要的人数，绝对值越大越好。

（2）NNT 和其他指标的比较　　Cook 等人以一篇对轻、中度高血压进行降压治疗的论文为例说明 NNT 相对于其他指标的优点。该研究根据进入试验时的舒张压水平将病人分为轻度高血压和中度高血压两层，每层病人又随机分为降压药和安慰剂治疗组。以脑卒中发生为观察的结局事件。随访 5 年发现，中度高血压病人中对照组与降压治疗组脑卒中的发生率分别为 0.2% 和 0.12%，轻度高血压病人中两组概率分别为 0.015% 和 0.009%，详见表 6-6。

表 6-6　高血压病人降压治疗的疗效分析

高血压分型	脑卒中发生率（%）		RR	PR	ARR	NNT
	对照组	治疗组				
中度	0.20	0.12	0.60	0.40	0.08	13
轻度	0.015	0.009	0.60	0.40	0.008	167

该研究中度高血压病人未治疗时的脑卒中发病危险（即又称基线危险）是轻度高血压病人的 13 倍，但两型病人相对危险度指标计算结果：RR 均为 0.60，PR 均为 0.40。由此可见，相对危险度指标是不考虑病人既往病史，亦不能反映未治疗的危险，但在临床实践中，作出治疗决定之前考虑这些因素却是非常重要的。如对于中重度高血压病人，服用某种降压药物可以使脑卒中的发病率降低 40%，即保护率为 40%，将具有统计学意义和临床重要意义；但对于轻度高血压病人而言，降低 40% 的危险度可能还不足以抵消治疗的副作用和费用消耗。因此，当有害事件的基线危险很低或很高时，仅用相对危险度指标会高估或低估治疗的绝对影响。

绝对危险度指标则考虑了病人基线危险的不同，如本例中度和轻度高血压病人的 AR 分别为 0.08% 和 0.008%，二者相比也是 13 倍。但该指标以小数或分数的形式表示，不容易被医生与病人所理解。而 AR 的倒数，即 NNT，相对 AR 要更直观易懂且易被接受。如表 6-1 所示，中度高血压组的 NNT 为 13，它说明为预防 1 例脑卒中发生，医生需对 13 个中度高血压病人治疗 5 年，这比 AR = 0.08 更容易理解。此外，NNT 比相对危险度的评价指标的其优点，还可以从轻、中度高血压病人的比较中看出，如本例降压治疗对两型病人的保护率均为 40%，似乎表明两组病人应该以同样的力量来治疗。然而为预防 1 例脑卒中发生，对中度高血压病人只需要治疗 13 人，但对轻度高血压病人却需要治疗 167 人，显然这将导致不同的治疗决策。

第四节　常见偏倚及防制 微课4

PPT

一、常见偏倚及防制

（一）选择偏倚

1. 排除

（1）产生原因　主要是选择研究对象和分组时，由于人为干预而导致的偏倚，使研究结果偏离真实的情况。如为了使研究对象符合某一规定的纳入标准，在随机分组前排除了部分研究对象，这就可能影响研究结果的外推，被排除的研究对象愈多，结果推广的面愈小。排除对研究结果的内部真实性不会产生影响，但可能影响研究结果的外推，被排除的研究对象愈多，结果推广的面愈小。为了观察并筛选出真正符合纳入标准的受试对象，研究者可在研究设计中加入试运行期（run－in period）。另外，从评估潜在受试者到真正随机分组研究对象的过程中，被排除者及其排除原因的资料需要整理。例如，服用脊髓灰质炎减毒疫苗的实验，研究对象纳入的标准规定为 3 月至 6 岁儿童。为防止干扰疫苗效果或给予处在脊髓灰质炎潜伏期内的儿童服用，规定排除标准为：患咽喉炎或有呕吐、腹痛、腹泻症状者；体温超过 38℃ 者；服药前二周有过咽喉部手术或有扁桃体炎症者。另外，临床试验往往基于医院开展，就容易出现入院率偏倚，同时在分组易出现人为干预导致的偏倚。

（2）防制方法　首先是严格遵守随机抽样和随机分组方法；第二是严格执行入选标准，但要同时阐明研究结论适用的总体范围；第三在条件允许情况下，不同级别医院选择研究病例。

知识链接

试运行期

为了观察并筛选出真正符合纳入标准的受试对象，研究者可在研究设计中加入试运行期。试运行期是指在随机分组之前，通过短期的试验了解研究对象的合作、依从、不能耐受的不良反应等情况，从而排除不符合标准或可能无法坚持试验的研究对象，如对干预措施有禁忌者、无法追踪者、可能失访者、拒绝参加试验者。并在随后的试验中只选取能够参加试验者进行随机分组。

医师健康研究（the physicians' health study）是第一个应用试运行期方法的大规模 RCT，用以观察阿司匹林和胡萝卜素在预防冠心病和肿瘤方面的作用。通过 18 个月的试运行期，试验排除了 33% 不能坚持试验者，在随后五年的随访观察中，发现阿司匹林预防冠心病的相对危险度是 0.56（95% 可信限为 0.45～0.70）。如果将排除者全部纳入试验，并假设排除者在两组分布均衡且无治疗效果，那么再计算的 RR 值为 0.71，与 0.56 相比差 25%。换言之，加入排除者后，很可能低或掩盖真实的疗效，所以在未应用试运行期方法的 RCT 中，即使阴性结果也应引起高度重视。

2. 退出　退出是指研究对象在随机分配后从实验组或对照组退出。这不仅会造成原定的样本量不足，使研究功效（或把握度）降低，且易产生选择偏倚。退出的原因可能有以下几种。

（1）不合格　在资料整理时，一般要把不合格的研究对象剔除，包括不符合纳入标准者、一次也没有接受干预措施者或者没有任何数据者。但需注意的是，在试验研究时，研究者对实验组往往观察仔细，因此实验组中的不合格者比较容易发现，结果造成不合格而被退出的人数多于对照组。有时，研究者对某些研究对象的反应的观察与判断可能有倾向性，对效果差的可能特别注意，因此，更易于从中发现其不符合标准并将其退出，而留在组内的往往是效果较好的研究对象，由此而得出的结论往往比实际的效果要好。鉴于上述情况，有的学者主张在随机分配后发现不符合标准者，可根据入选标准将研究对象分为"合格者"和"不合格者"两个亚组分别进行分析，如果两者结果不一致，则在下结论时应慎重。

（2）不依从　依从性指研究对象按照研究对治疗等干预措施的要求接受干预的程度。不依从是指研究对象在随机分组后，不遵守实验所规定的要求。实验组成员不遵守干预规程，相当于退出或脱落实验组，对照组成员不遵守对照规程而私下接受干预规程，相当于加入实验组。研究对象不遵守实验规程的原因一般有以下几种：①实验或对照措施有副作用；②研究对象对实验不感兴趣；③研究对象的情况发生改变，如病情加重等；④所患疾病尚未引起病人的健康、生活和工作；⑤研究对象的文化素养和医学知识；⑥经济或社会的原因不能继续接受治疗；⑦参与医务人员的态度欠佳。

防止和减少不依从的方法有：第一，对研究对象要进行宣传教育，讲清实验目的、意义和依从性的重要性；第二，注意设计的合理性，保证干预措施和对照组"安慰剂"效应对研究对象无害，实验期限不宜过长；第三，简化干预措施等，以便取得研究对象的支持与合作；第四，在随机分组前对研究对象进行筛查，将对干预措施有禁忌者、无法追踪者、可能失访者、拒绝参加实验者，以及不符合标准的研究对象排除在外。但排除可能影响研究结果的外推，被排除的研究对象愈多，结果推广的面愈小。第五，改进管理，使病人就医方便，改善医疗服务质量，取得病人充分合作。

（3）失访　是指研究对象因迁移或与本病无关的其他疾病死亡等而造成失访。在实验流行病学研究中应尽量设法减少失访，一般要求失访率不超过10%，在试验中出现失访时，尽量用电话、通讯或专门访视进行调查，详细记录失访发生的时间。在资料收集和分析时，应考虑两组失访率的差异，若失访率不同，则资料分析结果可能产生偏倚，即使两组失访率相同，但失访原因或失访者的特征不同，则两组实验结果也可能不同。

3. 干扰　干扰是指实验组或对照组额外地接受了类似试验药物的某种制剂，从而人为地夸大了疗效。如实验组接受了"干扰"药物，导致疗效提高，引起实验组与对照组疗效差异的增大；反之，如果对照组接受了"干扰"药物，则可引起对照组疗效增高，使两组间的疗效差异缩小。避免或减少干扰的办法就是使用盲法，并严格按治疗方案进行，不要随意增加和减少药物种类。

4. 沾染　是指对照组的研究对象额外地接受了实验组的干预措施，从而人为地造成了一种大于对照组结局效应的现象。在进行社区试验时，因现场情况复杂性和受试者行为多样性，社区环境下研究对象的交往、活动范围，以及干预措施的实施方式等影响，更容易发生沾染的问题。为避免和减少沾染的发生，选择对照社区时，在保证和干预社区基本特征一致性的基础上，选择与干预社区有一定距离的社区作为对照，同时合理地使用盲法和安慰剂。

（二）信息偏倚

因检测工具、观察者操作的误差和被观察者主观的误差产生测量偏倚。如在获取研究所需实验室分析数据时，所使用的仪器、设备校正不准确，试剂不符合要求，测定方的标准或程序不统一，分析、测试的条件不一致，以及操作人员的技术水平较差等，均可使测量的结果偏离真值。再如进行对职业危害防制措施的评价中，若该措施的实行涉及研究对象的福利时，研究对象可能会夸大某些有害因素的暴露信息由于某些原因，从而导致的系统误差。临床试验中，研究者或研究对象因主观倾向于研究对象应该或不应该出现某种结局，从而影响诊断或分析时的客观性，这种偏倚被称为诊断怀疑偏倚。

信息偏倚的防制方法主要是：①对实验流行病学研究中的检验检测技术规范化培训；②采集数据时严格按照标准化操作流程；③根据研究内容，尽可能采用盲法收集信息。

二、实验性研究中应注意的问题

（一）研究必须具有科学依据

实验流行病学研究以人为对象开展研究是一项十分严肃谨慎的工作，为了确保研究对象的人身安全，防止在实验中自觉或不自觉地发生不道德行为，在开始试验前，应先做动物实验，初步验证此种实验方法合理、效果良好、无危害性。对于社区实验的预防或干预措施以及临床试验的治疗措施或新药，都必须有充分的科学依据，要有严格的设计和充分的准备，以保证试验能获得有科学价值的结果。社区实验的预防或干预措施的风险一般比临床试验小，但由于参与受试者众多，涉及面较广，影响较大，花费巨大，故需谨慎行事。

（二）公平选择研究对象

现场随机对照试验更多的是从预防医学的角度考虑问题，即用有限的卫生资源获得尽可能大的人群健康目标。因此，要充分考虑经济上贫困的人群（发病危险大），使他们尽可能地获得健康效益；而不能因为方便或费用原因，趋向于选择富裕人群。

（三）伦理道德问题

实验流行病学研究以人作为对象开展研究是一项十分严肃谨慎的工作，为了确保研究对象的人安全，防止在试验中自觉或不自觉地发生不道德行为，必须在试验中遵循伦理道德，在开始人群试前，必要时应先做动物实验，初步验证此种实验方法合理、效果良好、无危害性。特别是设置对照，必须以不损害受试者身心健康为前提。

临床试验中，研究者应将试验目的、方法、预期效果以危险告知每个受试者及其家属，征得他们的同意，此即知情同意。现场随机对照试验的受试者很多，不能像临床试验一样对每个受试者详细说明并获得知情同意书。但应当以信任度较高的文件或公告等形式向社会公众宣传，以最易理解的方式做出有关解释，包括社区试验的目的、可能的益处和风险、试验的程序，保密问题，如果出现试验相关的损害如何处理，试验结果反馈，以及试验是自愿参加等，然后征得社区的同意或认可。这一般在当地卫生部门的协助下，同社区领导或代表讨论决定，试验的实施方案也要征得他们的同意，以提高社区的参与率、依从率和随访率，从而提高了社区实验的研究质量。

（四）对照组的选择和"善后"处理

任何新的预防或干预措施一般应当同目前通常进行（标准）的措施比较；仅仅为了试验的目的而撤除已经存在的有效干预措施，常常是不符合伦理的。在不存在确实有效的预防或干预措施时，或者不采取措施不会存在"延误"的问题，可以考虑安慰剂或空白（自然状态）对照。如果预防或干预措施被证实有效，则应当对安慰剂或空白对照组的参与者给予"善后"处理，即给予同样有效的预防或干预措施，这样还可以进一步验证措施的有效性。

（五）较长试验期限导致"延误"问题

实验流行病学研究，尤其是现场试验的期限一般比较长，少则半年，多则几年甚或十几年，容易产生"延误"的问题。因此要估计"延误"所造成的健康损害风险，如果风险较大，该长期试验在伦理上就不能接受。如疫苗长期保护效果的试验，意味着对照组长期不能接受疫苗或接受质量较差的疫苗，因而对照组受试者存在感染发病的风险。在这种情况下，应尽量寻找免除受试者风险的替代方法。也许有人会说，对照组的人即使不作为受试者，他可能也不会去接受疫苗。但是，他成了受试者，研究者就承担了道德义务和责任，况且研究者在某种程度上也减少了他去接受疫苗的机会，就像临床医生为给病人提供治疗一样。针对慢性病的行为干预试验，一般伦理问题和风险较小。因为行为改变的途径很多，对照组受试者可以通过大众传媒或人际交往等获得有关健康信息，不像接受疫苗那样必须通过特定途径。

（六）安慰剂效应

安慰剂对照是常用的一种对照设置方法。大多数医学干预措施既有特异的作用，又有非特异作用。因此给安慰剂的病人也可能表现出超过了完全不给药所表现的病情好转。安慰剂效应是对给予干预措施的一种反应，这种反应肯定是该干预措施结果，但不是干预措施的特异作用所致。安慰剂与实验药物的对比，只是在没有标准明确的药物，即没有传统而疗效明确的药物时使用。

> **知识链接**
>
> #### 安慰剂医学伦理的理解
>
> 安慰剂作为一种常用的对照设置形式，在使用安慰剂对照时，应该恪守护佑生命，守护健康的职责使命，严格遵守医学伦理道德。
>
> 1. 安慰剂的使用必须以不损害受试者身心健康为前提，但这不是对研究对象的欺骗，而是真正负责任的做法，这是因为：经研究证明，安慰剂虽然没有药理作用，但在心理上确有一定效果。
>
> 2. 安慰剂对照应该严格限制在不损害研究对象利益前提下进行的。
>
> 3. 安慰剂对照组和实验组处于同等道德环境。
>
> 4. 因为在人体实验前任何药物和方法的效果只是一种估计，既然要进行试验，就意味着某种药物和方法是否有效尚未定论，用随机安慰剂对照正是要科学地验证其有效性和安全性。这比把一种尚未肯定有效和无害的药物、疫苗或方法推广应用更符合道德准则。

（七）预试验

在正式试验前，应先在小范围作一次少量人群的预试验，其目的是检验试验设计的科学性和可行性，以免由于设计不周，盲目开展试验造成人力、物力和财力的浪费。以往的经验表明：预试验也必须像正式试验一样地认真进行才具有科学的意义，如果随便选择一个地方和人群作试验，不具备试验设计方案中的基本条件，是不可行的。反之，若给予试验以多种特殊条件，使之较容易证明试验设计的正确可行，则更是错误的。只有在避免了各种主观因素干扰，经过认真页预试验后，如果取得成功，才能按设计方案进行正式的大规模试验。

> **知识链接**
>
> #### 临床试验的研究注册制度
>
> 临床试验的研究注册制度，是指在临床试验实施前就在公共数据库公开试验设计信息，并跟踪和报告试验结果。这不仅可以增加试验信息的透明度、减少发表偏倚，而且有利于保障试验质量、增加试验的规范性和结果的可信度，已经成为当今临床试验发展的主流趋势。目前国际上有十余个注册平台，Clinical Trials. gov 是美国国立医学图书馆（NML）与美国食品药品管理局（FDA）在 1997 年开发，于 2002 年 2 月正式运行的数据库。作为世界上最重要的临床试验注册机构之一，其注册和查询临床试验均

为免费，被誉为公开化、国际化临床试验注册的典范。中国循证医学中心也建立了我国临床试验注册平台，可以提交中文的注册信息。

（八）临床试验中的依从性

依从性是实现干预效果的前提，如病人没有吃药，就无法从治疗中获益，研究就无法显示治疗的效果。依从性降低通常会造成低估治疗的效果。在评估药物效果的试验中依从性的高低十分重要。可以试想，当依从性为零时，即治疗组和无治疗组在治疗上的差别将等于零，两组在疾病转归方面的差别将也会等于零，显示药物无效。因此，良好的依从性是保证临床试验获得真实可靠的科学结论的重要条件之一。

1. 衡量依从性的方法

（1）计数药量　计数研究对象剩余的处方药量。

（2）测定药物水平　利用生化方法检测服药者血、尿、唾液或其他排泄物、分泌物中的药物浓度，借以确定研究对象对治疗的依从性。此外，在使用的药物中加入某种无毒、无害、理化性质稳定的指示剂，如维生素 B_2、荧光素等，这些物质不易被研究对象发现，且服后数小时能在尿中出现，可用以判断病人服药情况。

（3）从治疗的预期效果分析依从性　如果诊断正确，治疗合理，治疗效果与依从性之间一般应是正相关关系。

（4）直接询问研究对象　当病人复诊或随访病人时，直接询问研究对象了解其遵从干预措施情况。

2. 高依从性的基本前提

（1）对所研究的疾病，诊断方法、标准真实、可靠，即诊断研究对象患有所研究疾病的结果准确性高，研究对象高度认可。这一点也是正确治疗的前提。

（2）干预措施经过前期基础性研究等充分证实安全有效，并且利大于弊。

（3）有简便、可靠的衡量依从性的方法，能够测量、发现依从性改变情况，以及时发现、分析问题，采取相应措施。

（4）试验开展之前明确告知，研究对象明确认知、认可所接受的干预措施，自愿参与试验。

3. 低依从性的原因

（1）研究对象所患疾病的症状不明显或轻微，尚未影响病人的健康、生活和工作。

（2）研究对象文化素养或医学知识的限制等影响。

（3）因经济和社会的原因不能接受有效、系统的治疗。

（4）某些治疗疗程太长、治疗过于复杂或治疗措施存在毒副作用，导致研究对象难以坚持。

（5）参与研究的医务人员服务态度欠佳，或技术水平较低，使病人不满或失去信任。

第五节　实验流行病学研究的优点及局限性 微课5

PPT

一、主要优点

1. 研究对象和干预因素可以标准化　研究者根据试验目的，预先制定试验设计，能够对选择的研究对象、干预因素和结果的分析判断进行标准化。

2. 随机分组提高了组间的可比性　实验流行病研究按照随机化的方法，将研究对象分为实验组和对照组，做到了各组具有相似的基本特征，提高了可比性，可有效减少混杂偏倚。

3. 不存在回忆偏倚 试验为前瞻性研究，在整个试验过程中，通过随访将每个研究对象的反应和结局自始至终观察到底，不存在回忆偏倚。

4. 因果论证强度强 实验流行病研究是通过人为的施加干预措施，研究因果线下发生的时间顺序是从"因"到"果"，且实验组和对照组同步进行比较，故其因果论证强度很强，能确证病因假设。

5. 有助于了解疾病自然史 有助于疾病自然史的了解，并且可以获得一种干预与多种结局的关系。

二、局限性

（1）整个试验设计和实施的条件要求高、控制严、难度较大，需要耗费大量的人力、物力和财力，在实际工作中有时难以做到。

（2）研究人群的数量大，随访时间长，因此依从性不容易做到，容易因为研究对象死亡、退出、搬迁等原因而导致失访。

（3）受干预措施适用范围的约束，所选择的研究对象的代表性不够，会不同程度地影响到实验结果的外推。

（4）由于实验组接受人为施加的干预措施，或者对照组人为地不施加某种干预措施，因此容易涉及伦理道德问题。

答案解析

✍ 练习题

一、单项选择题

1. 研究方法是人为的给予干预措施的流行病学方法是（　　）

    A. 普查　　　　　　　　　B. 现况研究　　　　　　　　　C. 队列研究

    D. 病例对照研究　　　　　E. 现场实验研究

2. 流行病学现场试验在选择研究对象时，下列哪条是错误的（　　）

    A. 被选择的对象应该能够从实验研究中受益

    B. 选择预期发病率较低的人群作为实验研究对象

    C. 选择预期发病率较高的人群作为实验研究对象

    D. 选择对干预措施有效的人群

    E. 选择依从性好的人群作为实验研究对象

3. 流行病学实验中研究对象的随机分组是为了（　　）

    A. 使实验组和对照组都受益

    B. 增加参与研究对象的依从性

    C. 平衡实验组和对照组已知和未知的混杂因素

    D. 避免选择偏倚

    E. 避免信息偏倚

4. 临床上的"双盲"研究是指（　　）

    A. 研究组接受药物，对照组接受安慰剂

    B. 观察者和受试对象均不知道谁接受药物和谁接受安慰剂

    C. 观察者和受试对象均不知道安慰剂的性质

D. 研究组和对照组都不知道观察者的身份

E. 受试对象和负责资料整理分析的人员均不知道试验分组情况

5. 流行病学实验采用盲法的目的（　　）

    A. 防止失访　　　　　　　　B. 减少样本量　　　　　　　　C. 减少偏倚

    D. 增加效力　　　　　　　　E. 避免潜在未知因素的影响

6. 随机选择 2 岁组儿童 1000 名进行免疫接种预防某病的试验，观察了 10 年，结果表明 80% 的免疫接种者未得病，由此，研究者认为（　　）

    A. 不能下结论，因为未设对照组

    B. 不能下结论，因为未进行统计学检验

    C. 该疫苗预防效果欠佳，因为有 20% 儿童生病

    D. 不能下结论，因为十年观察时间不够长

    E. 该疫苗预防有效，因为有较高的免疫率

7. 脊髓灰质炎活疫苗试验结果表明：接种疫苗组儿童脊髓灰质炎的发病率是 16/10 万，接受安慰剂组儿童的发病率是 57/10 万，因此该疫苗的保护率是（　　）

    A. 61%　　　　　　　　　　B. 72%　　　　　　　　　　C. 87%

    D. 45%　　　　　　　　　　E. 41%

8. 在研究戒烟对肺癌死亡率的影响的流行病学病因研究中，可用观察和实验性研究的方法。这两种方法之间最主要的区别在于实验研究时（　　）

    A. 试验组和对照组人群（样本）数量是相等的

    B. 做前瞻性研究

    C. 试验组和对照组人群是可比的

    D. 调查者可决定谁将是暴露于可疑因素者，谁将是非暴露于可疑因素者

    E. 要用对照组

二、简答题

1. 简述实验流行病学研究的基本特征。

2. 简述实验流行病学研究的基本原则。

3. 实验流行病学研究中随访的内容应包括哪些？

4. 什么是意向治疗分析？

5. 简述实验性流行病学的主要评价指标。

6. 简述干扰与沾染的概念及其偏倚的防制方法。

书网融合……

本章小结　　微课1　　微课2　　微课3　　微课4　　微课5　　题库

第七章 筛 检

PPT

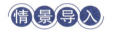

情景 幽门螺杆菌（HP）感染的检测，临床多采用胃黏膜活检标本快速尿素酶试验。病理组织活检等侵入性方法，这类检测方法在儿科临床应用上存在一定的局限性。粪便标本 HP 抗原检测（Hpsa）为一种新的非创伤性方法。其医生对 90 名有消化系统疾患的儿童进行检查，以"快速尿素酶试验、组织学切片联合检测"作为金标准诊断为阳性者 40 名，其中 Hpsa 试验阳性者 38 名，阴性 2 名；金标准诊断为阴性者 50 名，其中 Hpsa 试验阳性者 5 名，阴性 45 名。

思考 Hpsa 试验的真实性、可靠性、预测值如何？

第一节 概 述 微课

根据疾病自然史，如图 7-1 所示，疾病大致可将疾病的进展分为易感期、临床前期、临床期和结局四个阶段。如果疾病在临床前期出现一些可以识别的异常特征，如肿瘤的早期标识物、血压升高、血脂升高等，则可使用一种或多种方法将其查出，并对其作进一步的诊断和治疗，则可延缓疾病的发展，改善其预后。据此，人们提出在表面健康的人群中开展筛查，这也是抗击慢性疾病，保障人群健康的重要公共卫生措施。

疾病筛查起源于 19 世纪，最初应用在结核病的早诊早治上。20 世纪早期，美国医学联合会推广了面向人群的定期体检，扩展了筛检的病种和覆盖面。近年来，筛查的应用范围不断扩大，不仅用于发现人群中多种慢性病早期病人，还用于识别可能发生疾病的高危个体。

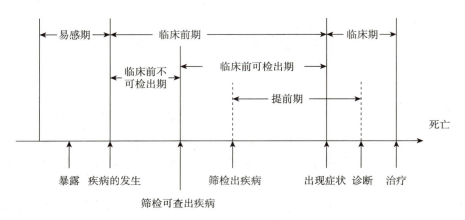

图 7-1　疾病自然史与筛检示意图

一、筛检的概念

筛检或筛查（screening）是针对临床前期或早期的疾病阶段，运用快速、简便的试验、检查或其他方法，将未察觉或未诊断疾病的人群中那些可能有病或缺陷、但表面健康的个体，同那些可能无病者鉴别开来的一系列医疗卫生服务措施。筛检程序如图 7-2 所示：首先应用筛检试验将受检人群分为两部分，结果阴性者和阳性者；结果阳性者作进一步的诊断，确诊病人接受治疗；非病人与筛检试验阴性者进入随访和下一轮的筛检。

筛检一般是由国家或地区政府主导，动员全社会参与的系统工程，又称为"三早"预防，包括对目标疾病的早期发现、早期诊断、对各阶段阳性者的处理（早期治疗）及阴性者医学随访的一系列医疗和卫生服务实践活动。

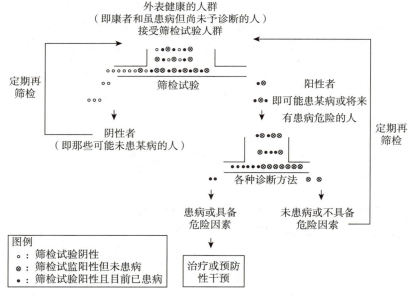

图 7-2　筛检流程图

二、筛检的目的及类型

（一）筛检的目的

1. 早期发现病人　在表面健康的人群筛检出可能患有某病的个体，并进一步进行确诊和早期治疗，实现二级预防。例如，由于糖尿病发病隐匿，在健康人群中存在大量未诊断的糖尿病病人。开展糖尿病筛检可尽早发现病人，达到早诊断、早治疗，预防和延缓并发症的发生和发展的目的。

2. 筛检高危人群　通过筛检发现人群中某些疾病的高危个体，并从病因学的角度采取措施，以减少疾病的发生，降低疾病的发病率，达到一级预防的目的。如筛检高血压预防脑卒中，筛检高胆固醇血症预防冠心病。

3. 研究疾病的自然史，揭示疾病的"冰山现象"　例如人乳头状瘤病毒持续感染可引起宫颈上皮内瘤样病变Ⅰ~Ⅲ期变化，若不能有效控制，会逐渐演化为宫颈原位癌，浸润癌，直至死亡。自 2009 年以来，我国持续开展了覆盖千万人群的农村女性子宫颈癌筛检，通过这样的大人群筛查，可以得出不同年龄段人群的各阶段宫颈病变的现患率及转换概率，从而勾画出中国女性宫颈癌的自然演进历程和年龄别风险，这对确定筛查的起始年龄，筛查间隔，筛检及治疗方案有重要意义。

4. 指导合理分配有限的卫生资源　如利用高危评分的方法，筛检出孕妇中的高危产妇，将其安排到条件较好的县市级医院分娩，而危险性低的产妇则留在当地乡卫生院或村卫生室分娩，以降低产妇死亡率。

（二）筛检的类型

按照筛检对象的范围分为整群筛检和选择性筛检。整群筛检指在疾病患（发）病率很高的情况下，对一定范围内人群的全体对象进行无差异普遍筛检。选择性筛检又称高危人群筛检是指选择疾病的高危人群进行筛检。如对 60 岁以上吸烟者每年一次的肺癌筛查，对矿工进行硅沉着病筛检。

依照筛检项目的多少分为单项筛检、多项筛检和多病种筛检、单项筛检指用一种筛检试验筛查一种疾病；多项筛检是指用多个筛检试验筛查一种疾病，如同时应用胸透、查血沉、痰中结核分枝杆菌等检测可疑的肺结核病人，可增加病人的发现概率。多病种筛检则是同时在一个人群中开展多种疾病筛查，如在我国农村女性中开展的"两癌（乳腺癌和宫颈癌）筛查"，可以最大程度上节约卫生资源。

依照筛检的目的分为治疗性筛检和预防性筛检。如大肠癌或乳腺癌的筛检，可发现和治疗早期病人，为治疗性筛检；而高血压的筛检可预防脑卒中为预防性筛检。

按筛检组织的方式分为主动性筛检和机会性筛检。前者是采取"主动出击"，通过有组织的宣传介绍，动员群众到筛检服务地点进行检查。例如新生儿疾病筛查一般是妇幼保健机构组织所有社区所有新生儿接受相关疾病的筛检。后者属于一种被动性筛检，是将日常性的医疗服务与筛检结合起来，在病人就医过程中，对非专科就诊的人群进行筛检。如要求各级医院在非高血压门诊开展"首诊病人测血压"项目，目的就是发现血压升高者或隐匿的高血压病人，该筛检方案的优点是能扩大筛检的覆盖面，同时增加参加者的参与度。

三、筛检的实施原则

一项筛检计划应包括：①选择筛查疾病的依据；②明确的目标人群；③合理的筛查程序，包括起始筛查年龄，筛查间隔，不同阶段的筛检试验和确诊试验；④干预和随访方案。Wilson 和 Junger 在 1968 年提出了实施筛检计划的 10 条标准；在此基础上世界卫生组织（WHO）提出了筛检的 7 条标准；2002 年，WHO 中提出肿瘤筛查需考虑的 7 项基本原则；2008 年，WHO 总结了 40 年来各国的筛查工作的经验，重新制定了开展筛查项目 10 条标准。总结起来，制定筛检计划时，应该考虑以下 4 个方面的原则。

1. 筛检的疾病　首先，所筛检疾病或相关健康状态应是该地区现阶段的重大公共卫生问题，能对人群健康和生命造成严重危害，现患率或死亡率较高，是人群的主要死因之一。例如高血压，中国患病率一般在 10% ~ 20%，可引起脑卒中和心肌梗死，被认为是导致我国城乡居民死亡的"隐形杀手"。其次，目标疾病的自然史清晰，有足够长的临床前期和可被识别的疾病标识，有早诊断的方法，且早期干预能显著降低死亡率。例如，从 HPV 感染至发生不可逆的宫颈浸润癌平均要经历 30 年，阴道镜检，液基细胞学和 HPV－DNA 检测等多项技术可应用于发现宫颈病变的各个阶段。再次，对疾病不同阶段的干预效果及其不良反应有清楚的认识。

2. 筛检试验　选择合适的筛检试验是整个筛查程序设计的关键部分。首先，筛检试验应准确简单、经济、安全且容易被受检者接受。其次，应有符合不同经济发展和卫生资源水平的筛检方法可供选择。如宫颈癌的筛查，在发达地区，可选择准确度较高的细胞学检查或 HPV－DNA 检测技术作为筛查方法；在不发达地区，可尝试采用简便易行的宫颈醋酸和碘染色（VIA/VILI）的检查手段。

3. 疾病治疗　对筛查出的不同阶段结局均有行之有效的干预方案，且确保早期治疗的效果应优于晚期治疗。

4. 筛检项目实施计划及评价　WHO 制定的新的 10 条标准中，特别强调了应从项目最初即开始项目的评价。评价内容包括：目标人群是否明确；筛查－治疗程序是否有效，是否有卫生经济学价值，是否符合公平性、可及性以及伦理学原则，人群获益是否超过伤害。此外，还需对筛查的质控、经费保障及项目风险应对机制等方面进行评估。

第二节　筛检试验的评价

一、筛检试验的定义

筛检试验是用于识别外表健康的人群中那些可能患病个体或具有患病风险个体的方法。它既可是问卷、体格检查、内镜与 X 线等物理学检查，也可是细胞学或生物大分子标志物检测技术。一项好的筛检试验应具备良好的真实性、可靠性和预测度。此外，还应具有以下五个特征：①简单性，指易学习、易操作，即便是非专业人员经过适当的培训也会操作；②廉价性，原则上健康收益一定的情况下，筛检试验的费用越低越好；③快速性，指能很快得到结果；④安全性，指不会给受试者带来创伤。原则上初筛方法不宜采用可能造成创伤的检查手段（如组织活检、内镜等）；⑤可接受性，指易于被目标人群接受。

筛检试验和诊断试验的目的、对象、结果判读及后续处理都不相同，应用时应注意二者的区别（表 7－1）。总之，由于筛检目标人群是表面健康的人，因此筛查试验的准确性要求不如诊断性试验那么高，允许存在一定比例的错判（假阳性或假阴性）。

表 7－1　筛检试验与诊断试验的区别

	筛检试验	诊断试验
目的	区分可能患病的个体与可能未患病者	区分病人与可疑有病但实际无病的人
对象	表面健康的人或无症状的病人	病人或筛检阳性者
要求	快速、简便，无创易于接受，有高灵敏度，尽可能地发现所有可能的病人	复杂、灵敏度和特异度高，结果具有更高的准确性和权威性
结果	阳性（疑似病例）/阴性（可能无病）	病例/非病例
费用	经济、廉价	一般花费较高
处理	阳性者须进一步应作诊断试验以确诊	阳性者要随之以严密观察和及时治疗

二、筛检试验的评价方法及指标

筛检试验方法是否有效是开展筛查项目的基础，评价内容包含：真实性、可靠性和预测概率。

（一）真实性

真实性亦称效度，指测量值与实际值相符合的程度，故又称准确性。

1. 研究设计　真实性评价采用对比研究的思路，比较筛检试验与疾病的标准方法，即"金标准"判断结果的一致程度。研究设计一般有以下两种：①以医院为研究现场的病例－非病例（对照）设计，即先用"金标准"确定某病的患病和非患病人群；随机选择病例组和非病例组，再用待评价的筛检试验盲法检测两组对象；②以社区为研究现场的横断面设计，即抽取一个目标人群的代表性样本，同时用金标准和筛检试验盲法检测所有研究对象，事后根据金标准检测判断病例组和非病例组。两种研究设计最终均可计算一系列真实性指标，来评价筛检试验对目标疾病的预判价值。

以社区为现场的研究，样本对筛检的目标人群更有代表性，还可直接估计预测值指标。但要筛查出足够的病例，往往所需的样本量较大，研究成本较高。病例－非病例设计较为经济、操作简便，且适用范围较宽，但需特别注意病例组和非病例组对筛检目标人群的代表性。此外，病例－非病例设计不能直接计算预测值。下面说明病例－非病例方法的设计要点。

（1）确定金标准　"金标准"是指当前临床医学界公认的诊断疾病的最准确可靠的方法。使用金标准的目的就是准确区分受试对象是否为某病病人。最佳的金标准有病理诊断、活检、手术发现、微生物培养、尸检或特殊检查。不同的疾病有不同的"金标准"，如冠状动脉照影诊断冠心病，病理学检查诊断肿瘤，外科手术所见诊断胆结石。但由于筛检试验的对象包含健康人，难以对所有研究对象进行上述检查，因此金标准也可以是准确性较高的影像诊断、临床综合判断，结合短时间内重复测量或随访，尽量减少确诊方法的误诊和漏诊。

（2）选择研究对象　受试对象应能代表筛检试验可能应用的目标人群，并尽量满足随机化抽样原则。筛查的目的是发现临床前期或早期的病人，病例选择应包括早期病症状轻微的病例，还应考虑疾病的各种临床类型（不同病情程度、不同病程、典型和不典型、有无并发症、是否治疗过）。非病例组为金标准证实未患有目标疾病者，包括非病人和与目标疾病易产生混淆的疾病病人。

（3）样本量计算　与研究样本量有关的参数有：①待评价筛检试验的灵敏度；②待评价筛检试验的特异度；③显著性检验水平 α，一般定为 0.05；④容许误差 δ。

当灵敏度和特异度在20%~80%区间变化时，可用近似公式（7-1）。

$$n = \left(\frac{Z_{1-\alpha/2}}{\delta}\right)(1-p) \qquad (7-1)$$

式中，n 为所需样本量。$Z_{1-\alpha/2}$ 为正态分布中累积概率等于 $\alpha/2$ 时的 Z 值，如 $\alpha=0.05$ 时，$Z_{0.975}=1.96$ 或 $\alpha=0.01$ 时，$Z_{0.995}=2.58$。δ 为容许误差，一般定在 0.05~0.10。p 为待评价的筛检方法的灵敏度或特异度，灵敏度用于估计病例组的样本量，特异度用于估计非病例组的样本量。

当待评价的筛检试验的灵敏度或特异度小于20%或大于80%时，样本率的分布呈偏态，需要对率的平方根做反正弦转换，函数所得的弧度值转换为角度值，再代入式（7-2）进行样本量计算。

$$n = \left[\frac{57.3 \times Z_{1-\alpha/2}}{\arcsin(\delta/\sqrt{p(1-p)})}\right]^2 \qquad (7-2)$$

例如，灵敏度 $=0.8$，$\delta=0.09$，$\alpha=0.05$，$Z_{0.975}=1.96$，$\arcsin\left[0.05/\sqrt{0.8(1-0.8)}\right]=0.125$，对应的角度 $=0.125/3.14\times180=7.184$，代入式（7-2），$n\approx244$。以上参数代入式（7-1），$n\approx246$。

（4）确定筛查结果分类标准或截断值　筛检试验的结果需明确的、有明显区分度的阳性和阴性判断标准。对筛检试验为分类或等级指标的，可根据专业知识判断阳性或阴性；对检测值为连续性指标的，如蛋白、氨基酸、抗体水平或者筛查问卷得分，需确定判断阳性结果具体取值，即截断值。

（5）盲法测量　保证病例和对照在整个检查流程，包括建档、生物材料采集、检测程序，结果分析报告中各环节所得到的处理一致。一般采用盲法来控制信息偏倚。

2. 资料整理及真实性评价指标

（1）资料整理　经金标准诊断的病人，被筛检试验判断阳性者，称为真阳性（true positive，TP）；判断为阴性者，称为假阴性（false negative，FN）。非病人被筛检试验判断为阳性者，称为假阳性（false positive，FP）；判断为阴性，称为真阴性（true negative，TN）。结果见表7-2。

表7-2　某筛检试验评价结果整理

筛检试验	金标准	
	病人	非病人
阳性	真阳性（TP）	假阳性（FP）
阴性	假阴性（FN）	真阴性（TN）
合计	C_1	C_2

（2）真实性评价指标　评价真实性的指标有灵敏度与假阴性率、特异度与假阳性率、正确指数似然比。

①灵敏度与假阴性率　灵敏度，又称真阳性率，即实际患病且被条检试验标准判断为阳性的百分比，它反映了筛检试验发现病人的能力。

$$灵敏度 = \frac{TP}{TP + FN} \times 100\% \qquad (7-3)$$

假阴性率又称漏诊率 指实际患病但被筛检试验确定为阴性的百分比它反映的是筛检试验漏诊病人的情况。

$$假阴性率 = \frac{FN}{TP + FN} \times 100\% \qquad (7-4)$$

灵敏度与假阴性率之间为互补关系，灵敏度 = 1 - 假阴性率。

②特异度与假阳性率　特异度又称真阴性率，即实际无病且被筛检试验标准判断为阴性的百分比。它反映了筛检试验鉴别排除病人的能力。

$$特异度 = \frac{TN}{FP + TN} \times 100\% \qquad (7-5)$$

假阳性率，又称误诊率；即实际无病，但被筛检试验判断为阳性的百分比。它反映的是筛检试验误诊病人的情况。

$$假阳性率 = \frac{FP}{FP + TN} \times 100\% \qquad (7-6)$$

特异度与假阳性率之间为互补关系，特异度 = 1 - 假阳性率。

③正确指数　正确指数也称约登指数，是灵敏度与特异度之和减去1，表示筛检方法识别真正病人与非病人的总能力。正确指数的范围在 0 ~ 1 之间。指数越大，真实性越高。

$$正确指数 = （灵敏度 + 特异度）- 1 \qquad (7-7)$$

④似然比（likelihood ratio，LR）是同时反映灵敏度和特异度的综合指标，根据筛检结果阳性与阴性，可计算阳性似然比（positive likelihood ratio，+ LR）和阴性似然比（negative likelihood ratio，- LR）。

阳性似然比是筛检结果的真阳性率与假阳性率之比。比值越大，试验结果阳性时为真阳性的概率越大。

$$+LR = \frac{真阳性率}{假阳性率} = \frac{灵敏度}{1-特异度} \qquad (7-8)$$

阴性似然比是筛检结果的假阴性率与真阴性率之比。比值越小，试验结果阴性时为真阴性的概率越大。

$$-LR = \frac{假阴性率}{真阴性率} = \frac{1-灵敏度}{特异度} \qquad (7-9)$$

在选择筛检试验时应选择阳性似然比高，阴性似然比较低的方法，此时试验的准确性最佳。

（二）可靠性

可靠性也称信度、精确度或可重复性，是指在相同条件下用某测量工具（如筛检试验）重复测量同一受试者时结果的一致程度。值得注意的是，可信度评价与金标准诊断是否患病的结果无关。

可靠性评价研究通常的做法是与真实性评价同时开展。由两名或多名检查者采取同样的检查程序对研究人群进行同时盲法检查，例如，多人同时读一批 X 线片；或者对同一人群用相同方法多次检测，如血压重复测量三次，再比较重复检查结果的一致情况。在样本量计算方面，Bland - Altman 法推荐对连续性变量（如癌蛋白、代谢产物等）进行一致性评价，所需的样本量应不少于 100 例。如果真实性研究的样本量较大（1000 以上），可随机抽取 5% ~ 10% 样本进行重复检测。

1. 信度指标　信度评价应根据资料类型来选择指标和分析方法。重测资料总的说来可以看作配对（定量、定性）资料。

（1）连续性测量的资料　①对同一样品或一组同质性样品（个体差异较小的样品）进行多次重复测量，可用标准差和变异系数来反映可靠性，两个指标的值越小，表示方法的精密度越高。②对一批不同质样品（对象）进行两次重复测量，可用两次测量值的相关系数（r）来评价一致程度。一般地，$r \geqslant 90\%$，可认为筛查方法的一致性较好。此外，也可以用配对 t 检验分析重复测量结果的一致性，若两组差异无统计学显著性也可以认为重复测量的一致性较好。

（2）分类测量的资料　一般整理成配对四格表形式（表 7-3），注意是格子内的数字表示两次检测结果一致/不一致的频数。评价指标有符合率和 *Kappa* 指标；分布差异检验可用配对 χ^2 检验。

表 7-3　某筛检试验一致性结果整理

第二次检测	第一次检测		合计
	阳性	阴性	
阳性	A	C	R_1
阴性	B	D	R_2
合计	N_1	N_2	N

符合率（agreement/consistency rate），又称一致率，计算式为式（7-10）。

$$符合率 = \frac{A+D}{A+B+C+D} \times 100\% \qquad (7-10)$$

Kappa 值常用来评价两次检测结果的一致性，该指标的计算考虑机遇因素的影响，是更为客观的指标。其定义式为式（7-11）。*Kappa* 值的取值范围介于 -1 和 +1 之间。一般认为 *Kappa* 值 $\geqslant 0.75$ 为一致性极好；在 $0.4 \sim 0.75$ 为中、高度一致，*Kappa* 值 $\leqslant 0.40$ 时为一致性差。

$$Kappa = \frac{实际观察一致率 - 机遇一致率}{1 - 机遇一致率} \qquad (7-11)$$

根据表 7-3，*Kappa* 值的计算可用下式：

$$Kappa = \frac{N(A + D) - (R_1N_1 + R_2N_2)}{N^2 - (R_1N_1 + R_2N_2)} \qquad (7-12)$$

2. 影响筛查试验可靠性的因素

（1）受试对象生物学变异　许多生理、生化或免疫学测量指标受受试者生理或精神状态的影响，使得同一指标在同一受试者身上重复测量时，测量结果表现不一致的现象。如同一个人的血压在同一天的不同时间测量会有所不同，可能是生物节律变化引起的。

（2）观察者　同一观察者或不同观察者对相同受试者的同一指标测量时，其结果会不一致。如不同的阅片者报告的 X 线片检查结果不同。

（3）试验因素所致的差异　重复测量时，测量仪器不稳定，试验方法本身不稳定，不同厂家、同一厂家生产的不同批号的试剂盒的纯度、有效成分的含量、试剂的稳定性等均有不同，由此可能引起测量误差。

因此，在评价前必须对影响可靠性的诸多因素进行充分的估计，严格遵循实验步骤，实验前对试剂进行标准化，选择同批次试剂，对仪器进行校正，控制室温，强调同一环境，对工作人员进行培训，将影响因素控制在最低限度。

（三）预测值

预测值是应用筛检结果的阳性和阴性来估计受检者为病人和非病人可能性的指标。该类指标反映了筛检试验实际应用到人群筛查后，获得的收益大小。

预测值估计分为直接计算和间接计算法。

1. 直接计算法　在社区开展的基于横断面设计的筛查试验评价，样本人群的疾病现患率与目标人群的现患率一致，如前所述，经金标准和筛检试验同时盲法判断的结果有：真阳性（TP），假阴性（FN），假阳性（FP）或真阴性（TN）。

（1）阳性预测值　筛检发现的阳性者中患目标疾病的人所占的比例。

$$阳性预测值 = \frac{TP}{TP + FP} \times 100\% \qquad (7-13)$$

（2）阴性预测值　筛检发现的阴性者不患目标疾病的人所占的比例。

$$阴性预测值 = \frac{TN}{TN + FN} \times 100\% \qquad (7-14)$$

2. 间接计算法　在医院开展的基于病例‐非病例设计的筛查试验研究，病例组和非病例组的构成比不能代表目标人群的现患与未患比例，因此不能直接计算预测值。此时，可以根据灵敏度、特异度、现患率与预测值的关系式来估算预测值。

$$阳性预测值 = \frac{灵敏度 \times 患病率}{灵敏度 \times 患病率 + (1 - 患病率)(1 - 特异度)} \qquad (7-15)$$

$$阴性预测值 = \frac{特异度 \times (1 - 患病率)}{特异度 \times (1 - 患病率) + (1 - 灵敏度) \times 患病率} \qquad (7-16)$$

3. 预测值与真实性指标、现患率的关系　筛检试验的灵敏度、特异度和目标人群的疾病患病率都会影响预测值的大小。表 7‐4 说明了人群在不同患病率、灵敏度与特异度的情况下，阳性预测值与阴性预测值的变化。

（1）现患率对预测值的影响　表 7‐4 组合①和组合②所示结果，当灵敏度与特异度一定，疾病患病率降低，阳性预测值降低，阴性预测值升高。

（2）灵敏度、特异度对预测值的影响　当人群患病率不变时，灵敏度升高，特异度降低，此时，由于自然人群中非病人群的基数总是远远大于患病人群，其中假阳性人数增加幅度会远远大于真阳性人数。因此，式 7-13 中，分母较分子增大更显著，则阳性预测值下降，阴性预测值升高。同理，筛检试验的灵敏度降低，特异度升高，则阳性预测值升高，阴性预测值降低（表 7-4 组合③与组合④）。

表 7-4　在灵敏度、特异度和患病率不同水平时某人群糖尿病筛检的结果

组合	患病率（%）	灵敏度（%）	特异度（%）	筛检结果	金标准		合计	阳性预测值（%）	阴性预测值（%）
					病人	非病人			
①	50	50	50	+	250	250	500	50	50
				−	250	250	500		
				合计	500	500	1000		
②	30	50	50	+	150	350	500	30	70
				−	150	350	500		
				合计	300	700	1000		
③	20	90	50	+	180	400	580	31	95
				−	20	400	420		
				合计	200	800	1000		
④	20	50	90	+	100	80	180	56	88
				−	100	720	820		
				合计	200	800	1000		

（四）筛检试验评价案例

例 7-1　某医院开展了评价一项糖化血红蛋白筛查糖尿病的新方法的研究，拟采用病例 – 非病例的设计，估计该方法的灵敏度为 75%，估计特异度 55%，请估计研究的样本量。并根据研究的实际数据，计算该试验方法的真实性、可靠性和预测值指标。

1. 样本量　假定灵敏度为 75%，估计特异度 55%，设 $\alpha = 0.05$，允许误差 $\delta = 0.05$，根据式（7-1）计算两组样本量为：

$$病例组 \ n_1 = (1.96/0.05)^2 \times (1 - 0.75) \times 0.75 = 288.1 \approx 289$$
$$对照组 \ n_2 = (1.96/0.05)^2 \times (1 - 0.55) \times 0.55 = 380.3 \approx 381$$

2. 真实性评价　实际研究中选择了经确诊的糖尿病病人 300 名，非糖尿病病人 385 名。用待评价的方法对两组对象进行糖化血红蛋白检测，整理结果见表 7-5。

表 7-5　糖化血红蛋白新方法真实性评价结果整理

筛检试验	糖尿病临床诊断	
	病人	非病人
阳性	250（TP）	125（FP）
阴性	50（FN）	260（TN）
合计	300（C1）	385（C2）

根据式（7-3）～式（7-9），计算系列真实性指标，得：

$$灵敏度 = 250/(250 + 50) \times 100\% = 83.3\%$$
$$假阴性率 = 50/(250 + 50) \times 100\% = 100\% - 83.3\% = 16.7\%$$
$$特异度 = 260/(125 + 260) \times 100\% = 67.5\%$$
$$假阳性率 = 125/(125 + 260) \times 100\% = 100\% - 67.5\% = 32.5\%$$
$$正确指数 = 0.833 + 0.675 - 1 = 0.51$$

阳性似然比 = 0.833/0.325 = 2.56

阴性似然比 = 0.167/0.675 = 0.25

3. 可靠性分析 同时，研究者对所有 685 名对象的血样进行了两次重复检测结果整理见表 7 - 6。

表 7 - 6　糖化血红蛋白两次重测结果整理

第二次检测	第一次检测		合计
	阳性	阴性	
阳性	300（A）	20（B）	320（R_1）
阴性	75（C）	290（D）	365（R_2）
合计	375（N_1）	310（N_2）	685（N）

根据式（7 - 10）和式（7 - 12）计算符合率和 *Kappa* 值，得：

$$符合率 = \frac{300 + 290}{685} \times 100\% = 96.06\%$$

$$Kappa = \frac{685(300 + 290) - (320 \times 375 + 365 \times 310)}{685^2 - (320 \times 375 + 365 \times 310)} = 0.72$$

4. 预测值分析 已知该地区 50 岁以上中老年人糖尿病患病率估计为 10%，根据式（7 - 15）和式（7 - 16），计算该筛检方法的阳性预测值和阴性预测值，得：

阳性预测值 = (0.833 × 0.1)/[0.833 × 0.1 + (1 - 0.1) × (1 - 0.675)] = 22.2%

阴性预测值 = [0.675 × (1 - 0.1)]/[0.675 × (1 - 0.1) + (1 - 0.833) × 0.1] = 97.3%

第三节　筛检效果的评价

一、筛检效果评价阶段及研究方法

根据筛检实施的不同阶段可能获得的成效，可将筛查效果评价分为近期收益、早中期疾病中间结局改善，以及长远期人群终末结局风险（死亡）降低这三个人群获益阶段。相应地，一项筛检项目开展之初就应该计划在人群基础上逐级深入地开展以下研究：局部范围精细化设计的现场干预研究→扩大区域的社区干预研究→推广应用后的验证研究。值得提出的是，筛查作为政府主导的一项公共卫生服务措施，在上述各阶段除了观察生物学效果指标外，还应同期开展安全性、卫生经济和项目可持续性评价。

1. 第一阶段（现场干预研究） 一般采用设计严谨的随机对照试验，将研究对象以个体或整群随机的方式分为两组，干预组需要接受连续周期性的筛查，对照组则接受常规的医疗服务。理想的筛检项目试验研究往往需要庞大的样本量和较长的随访期，可获得筛查项目的近期至长远期的一系列效果指标。1988 年美国开展了一个大人群筛查的随机对照试验研究，用来评价纽约健康保险计划的乳腺癌筛查项目。但是，很少有国家能支持开展如此大人群的长期筛查和随访，因此 RCT 研究多用来评价筛查方法的收益、中间结局改善情况、筛查成本及人群可接受度等近期效果指标。近年来，人们也发展了一系列改进的 RCT 的研究设计，如多组筛查、多种干预对照、短期筛查后终止和分半筛查等，这些方法有助于利用有限资源提高研究效率。

2. 第二阶段（筛检示范区建设阶段） 这一阶段采用多中心的社区实验研究，连续观察筛查的中、远期效果生物学指标、卫生经济学效果指标及筛查和治疗的不良反应事件发生情况等，探索筛检在实际环境中的运作机制。

3. 第三阶段（验证和应用阶段） 该阶段多采用观察性的研究方法，进一步验证真实条件下所取得的远期生物学效果、卫生经济学效益以及项目的可持续性。开展这类研究的前提是：筛查项目已经在某些地区广泛推广，地区全人群健康档案齐全，有连续多年的、完整准确的筛查和疾病登记信息。常用的流行病学方法如下。

（1）回顾性队列研究　该方法在已推广筛查的地区，通过比较既往参与筛查人群和不接受筛查人群的随访一段时间后的归因死亡率、生存率的差异来说明筛查项目的效果。

（2）病例对照研究　研究假设是：如果筛查项目能够降低疾病死亡率，则在同一人群中，死亡病人中曾接受筛查的比例应低于存活病人。病例是在实施了筛查项目的地区人群的所有死亡病例的随机样本；对照是同一源人群（包括病人）的存活者的随机样本。分析病例和对照既往参与筛查率是否存在差异。

（3）生态学研究　筛查推广较长时间后，可应用生态学研究方法比较开展地区和未开展地区或者项目地区开展前后人群肿瘤归因死亡率的变化，以此说明筛查项目的长远效果。

总之，筛查项目是否能在人群中推广，需要经历有计划且漫长的研究过程，最终应在循证公共卫生的思想指导下，系统评价所获得的证据等级，由科学家团队共同制定出筛查指南。2001 年，美国预防医学服务工作组制定了具有操作性的筛检生物学效果的评估框架，该框架由直接证据链和间接证据链构成，直接证据链核心是指有大样本 RCT 研究结果证明筛查能降低肿瘤的归因死亡风险；间接证据链是备选证据链，是一系列证明筛检改变疾病中间结局的证据串联起来构成的链条。

二、筛查项目评价内容及指标

筛查效果评价内容包括：①收益；②生物学效果指标；③卫生经济学评价；④安全性和伦理学评价；⑤项目可持续性评价。

（一）收益

1. 收益（yield）　收益也称收获量，指经筛检后能使多少原来未发现的病人（或临床前期病人、高危人群）得到诊断和治疗。该类指标反映人群在短期内因筛查得以早诊早治的获益情况。常用的指标有：①阳性预测值，这是最常用的收益指标。该指标高，说明筛查出的阳性者中，真病人的比例高，筛查具有较高的效率；②转诊率或筛查阳性率，即筛查阳性人数占筛查目标人群数的比例，转诊率与筛检试验的灵敏度高或特异度低有关，如果目标人群基数较大，该指标不宜太高，否则不符合卫生经济学原则；③早诊/早治率，即早期病例在筛查所发现的全部病例中所占的比例，如果筛查的早诊率显著高于正常医疗程序发现的早诊率，则可认为筛查收益较好。

2. 提高筛检收益的方法

（1）选择患病率高的人群　预测值的大小受筛检试验灵敏度、特异度及患病率的影响，一旦当诊断试验确定后，其灵敏度和特异度也就确定了，此时，预测值主要受患病率影响。因此，选择患病率高的人群进行筛检试验是提高预测值的手段。在实际应用中可先选用灵敏度高，价钱低的方法，对就诊者进行初步诊断，初步诊断阳性者的患病率比普通就诊者中真正患该病的可能性大，再进一步用昂贵的诊断试验确诊。此外，上级医院或专科医院就诊的病人往往经过下级医院或普通医院转诊过来，相当于初步筛选过，具有较明确的某病的倾向在这样的人群中某些疾病的患病率较高，在这种情况下开展诊断试验可提高诊断试验的效率，进行相应的诊断试验是适宜的。

（2）选择合理的筛查方案　包括选择高灵敏度筛检试验，应用联合试验和设置合理的筛查起始及间隔时间。

1）选择高灵敏度方法　如果所筛查的疾病早期诊断意义重大，筛查的目的是尽可能不漏诊病例，应尽量选择高灵敏度的方法。

2）采用联合试验　在实施筛检时，可采用两种或两种以上筛检试验检查同一受试对象，以提高筛检的灵敏度或特异度，增加筛检的收益，这种方式称为联合试验。根据联合的形式，分为串联试验与并联试验。

串联试验也称系列试验，即依次应用多项诊断试验进行诊断，全部试验结果均为阳性，才将最终结果判断为阳性，任何一项试验结果为阴性就可定为最终结果阴性。目前使用的几种诊断方法的特异度均较低时，可选用串联试验以提高诊断的特异度，减少误诊其代价是灵敏度降低，漏诊率增加。另外，某些诊断试验本身价格昂贵或有一定的危险性，为诊断某病又不得不做，这时可以选择几种虽特异度不高但简单安全的方法进行试验，提示有可能有某种病时，再进一步做价格昂贵的试验。

并联试验也称平行试验，即同时应用多个诊断试验进行诊断，只要有何一项试验结果为阳性就可定为阳性，只有全部试验结果均为阴性才将最终结果判断为阴性该法可以提高灵敏度，降低特异度。在临床急需作出诊断时，可采取并联试验，不易漏诊，阴性预测值提高。但其代价是特异度降低，假阳性率升高，容易造成误诊。

并联试验和串联试验结果判断的方法见表 7 – 7。

表 7 – 7　并联和串联试验的结果判断

试验 A	试验 B	并联试验	串联试验
+	+	+	+
+	–	+	–
–	+	+	–
–	–	–	–

例 7 – 2　采用尿糖和餐后血糖试验作诊断糖尿病的假设结果见表 7 – 8。

表 7 – 8　采用尿糖和餐后血糖试验作诊断糖尿病的假设结果

试验结果		糖尿病病人	非糖尿病病人
尿糖	血糖		
+	–	14	10
–	+	33	11
+	+	117	21
–	–	35	7599
合计		199	7641

尿糖试验：灵敏度 = （14 + 117）/199 × 100% = 65. 83%

特异度 = （11 + 7599）/7641 × 100% = 99. 59%

血糖试验：灵敏度 = （33 + 117）/199 × 100% = 75. 38%

特异度 = （10 + 7599）/7641 × 100% = 99. 58%

并联试验：灵敏度 = （14 + 33 + 117）/199 × 100% = 82. 41%

特异度 = 7599/7641 × 100% = 99. 45%

串联试验：灵敏度 = 117/199 × 100% = 58. 79%

特异度 = （10 + 11 + 7599）/7641 × 100% = 99. 73%

3）筛查起始年龄和时间间隔　筛查的起始年龄和筛查间隔应根据人群最大获益的时点来确定，如宫颈癌的筛查，从 30 岁以后开始筛查，可发现 92% 的早期癌，据此可确定筛查的起始年龄为 30 岁。筛查间隔要根据方法的准确性来调整，用灵敏度和特异度均高的方法，筛查间隔可较长；而灵敏度较低的方法，可以通过提高筛查频率来减少漏诊的情况。如用准确性较高的细胞学检查联合 HPV – DNA 检测法筛查宫颈癌，阴性者可间隔 5 年后再行筛查；而单采用细胞学检查的阴性者筛查间隔时间则为 3 年。

（二）生物学效果评价

生物学效果评价，是根据筛查能改善疾病的中间或终末结局状态（发病或预后）的观察终点来设定的，通常采用率为指标，另外，筛查效果一般都是通过对比研究来体现，故需要计算相对比指标。

1. 结局测量指标

（1）归因死亡率　是评价筛查人群长远期获益的终点结局指标，可通过比较参加筛检人群与未筛检人群之间的死亡率差异来说明筛查效果。例如，一些国家曾经开展过用尿检香草杏仁酸（VMA 酸）的方法筛查儿童成神经细胞瘤。在项目开展了数十年后由于没有观察到人群归因死亡率随之下降而被终止。由此可见，归因死亡率降低是筛查效果评价中最有说服力的结论性指标。

（2）治愈率、复发率、病死率、生存率和生存时间　这些是评价筛查人群早期或中期获益的中间结局指标。如果经筛检的病例较未经筛查的复发率或病死率更低，生存率较高或者生存时间更长则说明筛查可能有效，用 1 年、3 年、5 年生存率来评价癌症的筛检计划。但要注意，应用这类指标时应注意领先时间、病程长短等时间相关偏倚的影响。

2. 关联指标　筛查项目的生物学效果都是通过对比研究反映出来的，因此，针对不同研究设计，对应计算关联度指标。

（1）随机对照试验中，常用指标有效果指数（IE）、保护率、归因危险度或绝对危险度降低（AR）。

（2）观察性研究中，队列研究多用参加筛检人群和未参加人群的归因死亡危险率比（RR）。病例对照的指标是死亡病例与对照组参与筛查的优势比（OR）。

3. 需要筛检人数（number needed to be screened，NNBS）　是实验流行病学指标"需治疗人数（NNT）"在筛检项目效果评价中的具体应用。在筛查研究中，以目标疾病的死亡率作为结局指标，随访一定期限后，计算对照组和筛检组的疾病归因死亡率之差（AR），将 AR 取倒数值，得 NNBS = 1/AR，该指标表示减少一例目标疾病病例的死亡，需要筛检多少人，这个数值越小越好。

（三）卫生经济学评价

疾病筛查是国家或地区的重要公共卫生服务项目，WHO 要求在实施公共卫生服务项目之前，应开展相应的经济学评价，其目的在于优选出投入一定的资源（成本）后，获益（健康产出或经济产出）最大的筛查方案。筛查评估涉及成本、效果、效用和效益的综合分析。

1. 筛查成本　筛查成本是提供卫生服务过程中所消耗的资源。筛查成本包括项目成本（项目培训、管理、组织的费用），个人直接成本（诊治和交通陪护等）和个人间接成本（生产力损失）等。

2. 成本 – 效果分析　效果指在筛检项目开展后，健康改善方面所取得的生物学效果，如复发率、死亡率等下降，生存期的延长。成本效果的指标为成本效果比，如每延长一年生存期所消耗的成本。

3. 成本 – 效用分析　效用是综合了生物学数理和人们对结果主观感受和功能状况的指标。简单地说，它不仅关心病人能存活多久，还关心存活的质量。如以寿命年作为观察指标，考虑到疾病对病人生命质量的影响则应测量质量调寿命年。成本 – 效用分析的指标为成本效用比。

4. 成本 – 效益分析　效益是指将健康改善的结局用货币价值来衡量。成本 – 效益比是公共卫生项目经济学评价中最佳的评价指标。需注意的是，货币价值可能随时间变化而改变，因此需考虑货币的贴现和利率的变化。

近年来，卫生经济学评价引入了增量成本效果（或效用）比（ICER/ICUR）和净货币效益等指标来优选方案。ICER/ICUR 考虑了不同地区的经济发展水平和卫生服务支付能力。在评价多个方案时，应该优先选择 ICER 提示的增加一定的投入能挽救更多生命的方案。

5. 卫生经济学模型 现代的决策分析要求对不同卫生服务方案对应的过程和终点结局的概率进行系统量化的综合，并结合成本和健康产出量化指标进行分析，最终确定最优的方案。常用的方法主要有马尔可夫模型，该模型可通过 TreeAge Pro 软件实现，模型产出是不同筛查方案下模拟队列的人均成本和人均期望寿命，最终可比较不同筛查方案增量成本效果比和净货币效益等指标。

（四）筛查的安全性、伦理问题及可持续性评价

1. 安全性及伦理问题 严格地说，筛检作为一项医学干预措施，没有绝对的安全。安全性评估即评价人群获益是否远超过伤害，以及伤害可接受的程度。评价伤害的指标为过度诊断/治疗率，不良事件发生率。

筛检相关的伤害包括三个方面。①筛查方法本身造成的伤害。比如较频繁使用胸部 X 线筛查肺癌、钼靶 X 线筛查乳腺癌，会造成受检者受到超额的射线暴露风险；我国二十世纪六七十年代开展的食管拉网筛查食管癌，会造成受检者食管损伤。②筛查的假阳性者可能面临过度诊断的问题，可能会经历确诊前的焦虑情绪困扰。如用前列腺特异抗原筛查前列腺癌，76% 的前列腺特异抗原升高者经穿刺活检没有发现癌症。③如果早期诊断的病例是所谓的"惰性病例"，随之而来的过度治疗可能会损伤其健康。如对进展缓慢的前列腺癌病人，因手术造成损伤可能比前列腺癌本身对他们的健康损伤更大。

筛查研究作为一种医学实践对受试者的影响可能存在不确定性，必须遵循"赫尔辛基宣言"的医学伦理学准则，即尊重个人意愿、有益无害、公正等一般伦理学原则。

第一，开展筛查研究前应提交伦理委员会审查及获得受试者的知情同意，充分告知筛查过程中可能的有创检查、潜在的危害及处理的措施等。

第二，应保护受试者的生命、健康、尊严、完整性、自我决定权和隐私。受试者有权随时退出，研究者应对受试者的个人信息保密。

第三，筛查应该是有益无害或收益远大于危害的。筛检试验原则上应安全可靠，无或低创伤性、易于被群众接受，不会给被检者带来身体和精神上的伤害。对筛查试验阳性者，有进一步的诊断、治疗方法，不会给他们带来不必要的心理负担，也不会对健康产生负面影响。

第四，如果筛检的价值和安全性已明确，项目应公平、合理地对待每一个社会成员。此外，考虑到筛查研究中对人群的贡献，在筛查项目推广时，应优先在该人群中实施。

2. 政策、经济及人力支持环境 疾病筛查项目的可持续性受国家政策支持、项目经费保障、筛查人力资源配备、目标人群接受程度、医疗保障制度是否介入等因素影响，可采用社会学定性和定量研究方法来开展研究。

政府主导体现在将防控措施以政策或法律的形式制度化。在经费保障方面，通过医疗保障制度介入，可实现卫生资源合理配置，保障筛查项目持续良性发展，并能推动卫生系统及整个社会的协调发展。在人力资源方面，国际上肿瘤筛查的成功经验表明，依靠基层卫生人员开展健康教育、疾病初筛及登记管理等工作是筛查工作可持续发展的重要保障。

3. 人群接受度 除了有创的筛检方法可能影响人群接受程度外，目标人群对疾病和筛查方法的认知不足也可能较大地影响筛查的覆盖面，直至影响筛查项目的可持续性和效果。因此，在开展推广筛查项目前，应对目标人群的认知水平进行摸底，并积极开展健康教育，以保证项目可持续开展。

三、筛查效果评价中常见的偏倚

1. 领先时间偏倚 领先时间是指临床前筛查诊断的时点（年龄）至常规临床诊断时点（年龄）之间的时间间隔。如宫颈癌临床诊断平均年龄为 50 岁，如果患病人群在 30~50 岁之间进行筛查，则平均

诊断年龄可提前至 45 岁，领先时间为 5 年。该间隔是疾病的自然病程阶段，如果筛查只提前了发现疾病的时点，而并未改变筛查人群的死亡时点（年龄），也会观察到筛查人群比不筛查人群生存时间更长的假象，即领先时间偏倚。因此，在以生命年为指标评价筛查效果时，应扣除领先时间，否则会高估了筛查效果。

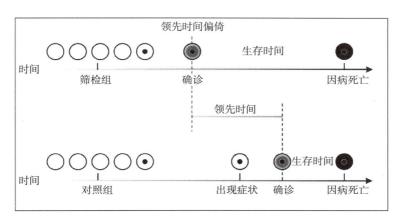

图 7-3　领先时间偏倚示意图

2. 病程长短引起的偏倚　疾病被检出的可能性和疾病的进展速度有关。例如肺癌的非小细胞癌恶性程度高，肿瘤增长速度快，在临床前期被筛检发现的机会较低；而腺癌的恶性程度低，查能检出该亚类病人的概率较大。如果筛查组中疾病进展缓慢的病人（肺癌腺癌）占较大比例时可能观察到筛查组较未筛查组生存概率更高或生存时间更长。此时，筛查的效果被高估了，即产生了病程长短偏倚。

3. 志愿者偏倚　健康行为可能决定筛查意愿，参加筛查者与不参加者相比可能有更高的受教育程度、个人经济状况更好，更关注自身的健康，不良行为习惯的发生率较低，因此参加筛查的人群总的发病或死亡风险可能低于不参加筛查人群；此外，主动参与筛查者对后续的治疗的顺应性更高。这些因素都可能使筛查人群的死亡风险低于不参与人群，导致筛查效果被高估，即产生了健康志愿者偏倚。

4. 过度诊断偏倚　如果筛查出的病变正处在良性阶段，可能逆转至正常状态，如宫颈癌的 CINI 阶段可自行康复；或者病人病程停滞或进展缓慢，如用 PSA 蛋白阳性筛查前列腺癌，但该指标异常的病例可能终身疾病无进展（即"惰性病例"），病人可能在出现临床症状前就死于其他竞争性疾病。筛查发现过多的早期病例而增加了诊断治疗的负担，这种现象称为"过度诊断"。因为筛检，这些惰性病例被发现、确诊患病、并被计入病人总体之中，导致经筛检发现的病人有较多的生存者或较长的平均生存期，从而高估了筛查效果，即产生了过度诊断偏倚。它也是病程偏倚的一种极端形式。

对于这些偏倚，应充分认识、分析和排除偏倚对筛检和诊断试验结果的影响。

✐ 练习题

答案解析

一、单项选择题

1. 关于筛检的定义下列说法正确的是（　　）

    A. 应用先进、可靠的诊疗方法，从表面上无病的人群中确诊出某病的阳性者

    B. 在大量人群中通过快速、可靠、可行的诊断试验确诊病人的过程

    C. 应用简便的实验、检查或其他方法，从表面上无病的人群中查出某病的阳性和可疑阳性者，并与标准诊断方法比较

D. 在表面健康人群中通过快速、简便的试验和其他方法，将那些可能有病者与可能无病者鉴别开来

E. 可疑阳性者，再进行巩固应用简便的实验、检查或其他方法，从经治疗的人群中查出某病的阳性者和治疗

2. 筛检的目的是（　　）

A. 在外表健康的人群中发现可能患有某病的个体，并进一步进行诊断和早期治疗，实现二级预防

B. 发现高危人群，从病因学的角度采取措施，预防或延缓疾病的发生，实现一级预防

C. 识别疾病的早期阶段，帮助了解疾病的自然史

D. 揭示疾病的"冰山现象"

E. 以上均是

3. 下列选项中不是评价筛检试验真实性的指标的是（　　）

A. 阳性预测值、阴性预测值　　　　　B. 正确指数

C. 灵敏度、特异度　　　　　　　　　D. 漏诊率、误诊率

E. 阳性似然比、阴性似然比

4. 筛检适用于（　　）

A. 无有效治疗方法的疾病　　　　　　B. 检测方法准确复杂的疾病

C. 早期诊断可改善预后的疾病　　　　D. 患病率低的疾病

E. 任何疾病

5. 下列不是筛检试验的评价指标的是（　　）

A. 灵敏度　　　　　　B. 特异度　　　　　　C. Kappa 值

D. 相对危险度　　　　E. 一致率

6. 在人群中进行高血压筛检，经筛检出的病例得到提前治疗，而表面上延长了生存时间，用这类病例来研究疾病的生存期可能会引起（　　）

A. 检出症候偏倚　　　B. 时间效应偏倚　　　C. 领先时间偏倚

D. 病程长短偏倚　　　E. 以上都不是

7. 在 A 和 B 两组人群中进行大脑癌的筛选，假定筛选试验的灵敏度和特异度都为 70%，但 A 人群患病率为 100/10 万，B 人群患病率为 50/10 万，则下列结论正确的是（　　）

A. 在 A 人群中试验的真实性高于 B 人群

B. 在 A 人群中试验的可靠性高于 B 人群

C. 在 A 人群中试验的阴性预测值高于 B 人群

D. 在 A 人群中试验的阳性预测值高于 B 人群

E. 在 A 人群中试验的 Kappa 值高于 B

8. 在应用血糖做糖尿病筛检试验时，当筛检标准即诊断糖尿病的血糖水平定为 5.56mmol/L 和 7.22mmol/L 时，两种试验中后者比前者（　　）

A. 灵敏度低，特异度高，假阳性率高，假阴性率低

B. 灵敏度低，特异度高，假阳性率低，假阴性率高

C. 灵敏度高，特异度低，假阳性率高，假阴性率低

D. 灵敏度高，特异度低，假阳性率低，假阴性率高

E. 以上均不对

9. 如果某项检验指标高滴度与疾病有联系时，将诊断标准降低一个稀释度则很可能会导致（　　）

    A. 灵敏度和特异度都增加　　　　　　　　B. 特异度减小而灵敏度增加

    C. 灵敏度减小而特异度增加　　　　　　　D. 灵敏度和特异度都减小

    E. 灵敏度增加，特异度则根据周围情况增加而减小

10. 关于筛检试验的评价下列哪项是正确的（　　）

    A. 试验的灵敏度愈高，阳性预测值也愈高

    B. 试验的特异度愈高，阴性预测值也愈高

    C. 试验阳性预测值上升，试验阴性预测值也上升

    D. 现患率增加，试验阳性预测值也上升

    E. 几种筛检方法串联可提高灵敏度

二、简答题

1. 简述选择筛检或诊断试验标准应遵循的原则是什么？

2. 影响筛检或诊断试验可靠性的因素有哪些？

3. 简述评价筛检或诊断试验真实性的常用指标及其相互关系。

4. 评价筛检或诊断试验可靠性的常用指标有哪些？

5. 简述筛检或诊断试验预测值的影响因素及其相互关系。

6. 筛检或诊断试验的联合应用有几种方法，如何进行？

书网融合……

本章小结　　　　　　　微课　　　　　　　题库

第八章　疾病的病因与病因推断

PPT

学习目标

知识目标

1. 掌握因果关系的三个基本条件以及在医学实践和流行病学研究中探索因果关系的重要性，健康决定因素的生态模型的实践意义，充分病因－必要病因模型的原理及实践意义，Hill 准则的用途及局限性。

2. 熟悉 Mill 法则及其与流行病学研究设计的关系，系统综述在病因推论中的应用。

3. 了解病因学说和病因模型的演变，不同病因模型在预防实践上的区别，病因推断的困难和不确定性。

能力目标

能运用调查、监测疾病和公共卫生事件在人群中的分布及其影响因素的技能，具有制定干预策略并评估干预效果的基本能力。

素质目标

通过本章的学习，帮助学生树立预防为主的思想，在工作中建立全民健康的观念。

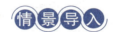
情 景 导 入

情景： 沙利度胺最早由德国 Grunenthal 制药厂开发，1957 年首次被用作处方药，控制孕妇精神紧张，缓解孕吐，并有安眠作用，故又称为"反应停"。20 世纪 60 年代前后，欧洲至少 15 个国家都在使用沙利度胺治疗早孕反应，由于它确实能减轻恶心、呕吐症状，成为"孕妇的理想选择"（当时的广告语）。于是"反应停"被大量生产、销售。但随即而来的是许多出生的婴儿都是短肢畸形，形同海豹，被称为"海豹肢畸形"。短肢畸形在反应停发明以前，很早就有发生但正常情况下很少见。在 1959—1961 年，欧洲出现万余例短肢畸形，具有特异性。1962 年 Lenz W. 和 Knapp K. 通过描述性研究，发现"反应停"销售的地区分布和时间分布上与这种特异性的短肢畸形符合。1963 年 Weicker H 采用病例对照研究方法调查海豹畸形儿 50 例，其中母亲服用反应停者 34 例，同医院同期出生无畸形婴儿 90 例，其中母亲服用反应停者 2 例，母亲服用"反应停"病例组比对照组高（$\chi^2 = 16.94$，$P < 0.001$、OR 为 13.9）。MeBride WG 采用队列研究观察孕妇服用反应停和不服用反应停者婴儿畸形的出现率，得出 $RR = 175$。1961 年后禁止出售反应停，这种短肢畸形发病明显下降。

思考：

1. 上述描述性研究的结果给我们什么启示？能否下结论？若不能，为什么？还需做哪些工作？

2. 根据上述病例对照研究的结果可以得出什么结论？能否据此认为"反应停"是海豹肢畸形的病因？

3. 根据上述队列研究的结果能说明什么问题？为了得出更确定的结论需进一步做哪些工作？

4. 根据禁止销售反应停后的结果可得出什么结论？

5. 简述病因推断的基本过程。

第一节　疾病的病因 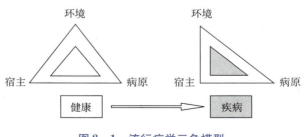微课

研究、探寻疾病发生的原因是流行病学研究的重要内容之一。因为只有了解疾病发生的原因才有可能对其做出正确的诊断、治疗，才有可能采取有效的干预对策与措施，从而预防、控制疾病。随着相关学科的发展以及医学模式的转变，人们对疾病病因的认识也在不断发展，已从 19 世纪形成的单病因学说逐渐形成并建立了多病因概念。流行病学的观点认为："那些能使人们发病概率增加的因素，就可被认为是疾病的病因，当其中的一个或多个不存在时，疾病的频率就下降""疾病病因是使该疾病发生中起重要作用的事件、条件或特征或这些因素作用的综合"。自 20 世纪中期以来，疾病病因的研究方法以及因果推论（causalinference）的理论与技术，均有很大的发展。

一、病因的概念

随着科学的进步，人们对病因的认识也不断发展和深入。最初的唯心主义病因论将疾病的发生归因于上帝和鬼神。公元 5 世纪，我国祖先创立了朴素的唯物主义病因观，提出疾病的发生与金、木、水、火、土有关。19 世纪，随着显微镜的发明和微生物学的发展，德国学者 Rober Koch 等人提出了生物特异病因学说，认为某些动物和人的疾病是由微生物感染所引起，不同的微生物可导致不同的疾病。

Koch 病因假说在传染病的病因研究中起了很大的作用，但是在此后的防病和治病过程中人们逐渐发现这一原则不能对所有的疾病作出合理的解释，尤其是对于慢性非传染性疾病的病因，如肿瘤、心血管疾病、糖尿病等，更是难以用 Koch 病因假说解释。因此，自 20 世纪以来，学者提出了多病因学说，如后述的三角模型、轮状模型、病因网等。

20 世纪 80 年代，美国约翰霍普金斯大学流行病学教授 Lilien feld 从流行病学角度这样描述：病因就是那些能使人群发病概率增加的因素，当其中的一个或多个因素不存在时，人群中发生该种疾病的概率就下降。流行病学一般将病因称为危险因素（risk factor），其含义就是指能使疾病发生概率升高的因素，包括化学、物理、生物、精神心理以及遗传等。

二、病因模型

随着人们对病因概念的深入研究，病因学说也发生了相应的变化，从传染病时代的单病因学说或生物特异病因学说到现代的多病因学说。而病因模型是用简洁的概念关系模式图来表达病因与疾病间的关系，它给我们提供因果关系的思维框架、涉及了各个方面因果关系的路径。现将目前具有代表性的模型介绍如下：

（一）三角模型（triangle model）

疾病发生的三角模型（图 8-1）亦称流行病学三角（triangle of epidemiology）。该模型认为疾病的发生是宿主、环境、病因（动因）三要素共同作用的结果。正常情况下，三者通过相互作用保持动态平衡，人们呈健康状态。一旦三者中的一个因素发生变化，且超过了该三角平衡所能维持的最高限度时，平衡即被破坏，人们将发生疾病。

图 8-1　流行病学三角模型

(二) 轮状模型

轮状模型（wheel model）也称车轮模型，该模型强调宿主与环境的密切关系。如图 8 - 2 所示，宿主占据轮轴的位置，其中的遗传物质有重要的作用，外围轮子表示环境，环境又包括生物、理化和社会环境，机体生活在环境之中，而病因存在于机体和环境之中。

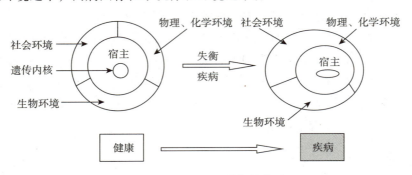

图 8 - 2　疾病发生的轮状模型

(三) 病因网模型

多病因学说认为疾病的发生是各种因素共同作用的结果。各种因素可以独立起作用，也可以相互协同，或相互拮抗。各因素之间可以互为因果，从而导致疾病发生的多样性。不同的致病因素与疾病间构成不同的链接方式，即病因链（chain of causation），多个病因链交错连接起来就形成病因网（web of causation）。病因网模型可以提供因果关系的完整路径。该模型的优点是表达清晰具体，系统性强，能很好地阐述复杂的因果关系。

(四) 寻找病因的条目指南

上述病因模型指出了寻找病因的大致方向、类别或联系方式（病因网），对于具体病因，可以分为宿主和环境两方面。

1. 宿主病因　①先天的：包括基因、染色体、性别差异等。②后天的：包括年龄、发育、营养状态、体格、行为类型、心理特征、获得性免疫、既往史等。

2. 环境病因　①生物的：包括病原体、感染动物、媒介昆虫、食入的动植物等。②化学的：包括营养素、天然有毒动植物、化学药品、微量元素、重金属等。③物理的：包括气象、地理（位置、地形、地质）、水质、大气污染、电离辐射、噪声、振动等。④社会的：包括社会/人口（人口密度、居室、流动、都市化、交通、战争、灾害）、经济（收入、财产、景气）家庭（构成、婚姻、家庭沟通）、饮食习惯、嗜好兴趣（烟、酒、茶、运动、消遣）、教育文化、医疗保健、职业（种类、场所、条件、福利、劳保设施）、政治、宗教、风俗等。

针对病因的具体研究涉及遗传学、病原生物学（医学微生物学和寄生虫学）、病理学（病因如何起作用）、营养学、环境卫生学、劳动卫生学、行为（心理）医学和社会医学等。

三、充分病因和必要病因

理解传统的充分病因和必要病因的概念，是帮助我们澄清一些模糊观念，加深对概率论因果观的认识，而不是要求在以后的病因研究中，真的去寻找充分病因或必要病因。

人类早期建立的因果概念是假定观察到的原因和结果之间是一一对应的。这意味着每一种原因对于导致对应的结果来说都是必需的和充分的。但是，它却忽略了对于结果也有作用的原因，因为因果链中任何一个部分都会影响结果的产生。任何一种结果的原因必然是由一组作用一致的因素所组成。这一组因素可称为"充分病因"。充分病因也可以这样定义：必然会导致疾病发生的最低限度的条件和事件；最低限度是指任一条件或事件都是必不可少的。全部充分病因的组成成分的生物学效应很大程度上是不可知的。

例如，吸烟是肺癌的一个病因，但是并不是每一个吸烟的人均会患肺癌，某些人连续吸烟数十年而没有一点患肺癌的可能性是完全可能的。说明单纯吸烟并非充分病因。而有些人，因为目前已知或未知的因素已经成为"高度危险者"，仅仅增加了吸烟就可以构成充分病因而发生肺癌。由于我们不了解这些未知的病因成分，因而在估计危险性时所能采取的最佳办法就是将未知的病因成分平均地分配给暴露于已知病因的每一个人。

四、因果连接方式

因果连接方式包括单因单果、单因多果、多因单果、多因多果以及直接/间接病因，下面分别加以阐述。

（一）单因单果

单一病因引起单一疾病，这是传统的病因观，也是因果特异性概念的根源。即使针对有"必要病因"的传染病，它的病因也不是单一的，除了病原体，还存在宿主易感性或环境条件等病因。单一病因概念是人们早期认识疾病存在局限性的产物。而且，单一结果的概念也是不正确的。例如，病原体的暴露可能造成感染也可能不导致感染，而感染也不一定导致疾病，机体可短期清除或长期携带病原体。从疾病结果并非必定出现来看，就还存在非疾病的结果，即至少有两种结果：发病或不发病；即使出现疾病结果也不一定是唯一的疾病结果，即可能出现多种临床或病理实体的疾病结果。在某些感染性疾病也有这种情况，如长期暴露于乙肝病人不一定感染乙肝病毒，感染了乙肝病毒也不一定发生乙型肝炎，发生了乙型肝炎也还可能有多种临床或病理类型。总之，单因单果是不存在的，是错误的观念。

（二）单因多果

单一病因引起多种疾病。例如，吸烟可引起肺癌、慢性支气管炎和冠心病。这从病因的多效应来看，无疑是正确的，但这些疾病并非仅仅由单一病因所致。因此，单因多果仅仅从某病因的多效应方面看是正确的。

（三）多因单果

多个病因引起单一疾病。例如，高血压、高脂血症、肥胖、糖耐量异常、高胰岛素血症与吸烟引起急性心肌梗死。这从疾病的多因性来看，无疑是正确的，但这些病因并非仅仅导致单一的疾病。因此，多因单果仅仅从疾病的多因性方面看是正确的。多因单果与单因多果都各自反映了事物的某一正确方面

（四）多因多果

多个病因引起多种疾病。例如，高脂膳食、缺乏体力活动、吸烟和饮酒引起脑血栓、心肌梗死、大肠癌和乳腺癌。多种疾病的多个病因，可以是完全共同的，也可以是部分共同的。多因多果实际上是将单因多果与多因单果结合在一起，全面地反映了疾病因果关系的本来面目。

（五）直接病因和间接病因

病因直接导致疾病，这样的病因称为直接病因（direct cause），病因与疾病之间没有中间病因；间接病因（indirect cause），它与疾病之间有一个或多个中间病因。间接病因实际上反映了引发疾病的阶段性或中间过程。例如，静脉注射吸毒→共同使用注射器→注射器污染 HIV→HIV 感染→艾滋病发作。这里，HIV（人类免疫缺陷病毒）感染称为直接病因，而它以前的因素都称为间接病因。当然，HIV 感染

与艾滋病发作之间还可以插入 CDa T 细胞被破坏这个中间因素（致病机制近因），那么 HIV 感染又成了间接病因。因此，直接与间接的区别只是相对的。较直接的病因离疾病结果较近，又称近因（导致疾病结局的概率较大），多指较微观的致病机制因素；较间接的病因离疾病结果较远，又称远因（导致疾病结局的概率较小），多指较宏观的流行病学上的危险因素。多因多果与直接/间接病因（病因链）连接方式结合起来，就形成病因网。医学各研究领域所涉及的病因可能只是病因链的某一环节（段），或病因网的某一部分，只有综合起来，才能看到全貌。因此，不同领域的研究者不能只把自己涉及的病因环节或病因网部分，才看成是病因。同样地，也不能根据导致疾病概率的大小，只把近因看成是病因，而把远因排除在外。

第二节　病因推断的方法

整个流行病学病因研究的过程可以分为三部分：①根据研究背景构想可能的病因模型；②一般而言，描述流行病学提出病因假设，分析流行病学或流行病学实验验证假设；③根据病因判断标准做出综合评价。第一部分（病因模型）在前面已经阐述，下面阐述第二部分的推理方法以及统计关联同因果关联的关系。第三部分的病因判断标准在第三节中阐述。

一、病因研究的推理方法

在探寻病因的过程中，收集资料由浅入深，从现象到本质，从描述流行病学到分析流行病学乃至流行病学实验研究，这是一个合理的顺序，并且因果关系的论证强度也逐渐增加。以下阐述病因研究中两种主要的归纳推理方法：假设演绎法和 Mill 准则（因果推理方法）。

（一）假设演绎法

描述流行病学研究包括临床多病例观察，生态学研究和横断面研究等，这些研究之所以称为"描述性"的，是因为它们主要陈述疾病的现象，一般不涉及疾病本质的因果关系；它们能提供病因分析的初步线索，形成病因假设。假设是在为数不多的经验事实以及已有的理论基础上，通过逻辑推理或创造性想象等各种可能的方法而形成的。得到假设后，用分析流行病学或流行病学实验研究来检验假设。对描述和分析流行病学研究起衔接作用的逻辑方法，就是假设演绎法（hypothesis – deduction method）。假设演绎法的推理过程如下。

过程 1：如果假设 H 则必定推出经验证据 E。

过程 2：获得经验证据 E，所以反推假设 H 可能成立。

假设演绎法中的"演绎"仅指过程 1，即前提真，结论必真；但过程 2 是归纳的，即前提真，结论可能真。整个推论过程为：①从假设 H 演绎（必然）地导出具体的证据 E；②用观察或实验检验这个证据，如果证据 E 成立，则假设 H 就可能成立。从一个假设可以演绎地推出多个具体证据（E_1、E_2、E_3…），通过经验证实的具体证据越多，或证实的条件越多种多样，则反过来归纳支持该假设的概率就越大。因此，这里的证据 E 对假设 H 的支持是归纳性的。

例如：假设 H 为乙型肝炎病毒（HBV）持续感染导致原发性肝癌（PHC）；根据该假设 H. 加上相关背景知识等前提，演绎地推出若干具体经验证据 E（肝癌病例组的 HBV 感染率高于对照组），E（HBV 感染组肝癌发生率高于非感染组），E（控制 HBV 感染后，人群肝癌的发生率下降）。如果多个证据 E_1、E_2、E_3 成立，则假设 H 亦获得较高强度的归纳支持。

（二）Mill 准则

分析流行病学研究包括病例对照研究和队列研究，这里的"分析"是指因果分析，通过测定研究因素与疾病的关联或相关程度，从而检验或验证病因假设。实验流行病学与队列研究在推理过程上基本相同。试图将因果分析推理的原则加以系统化的第一人就是穆勒（Mill），他提出科学实验四法，后人将同异并用法单列，即科学实验五法：求同法、求异法、同异并用法、共变法和剩余法。

1. 求同法（method of agreement） 设研究的事件特征为 A，B，C，D，E…研究的因素（暴露）为 a，b，c，d，e…研究事件具有共同的特征 A（特定疾病），而这些相同疾病 A 的病例均有相同的研究因素（暴露）a，因此因素 a 是疾病 A 的影响因素。

如在肝癌病例（A）中发现均有或相当部分有乙肝病毒感染标记（a），表明乙肝病毒是肝癌的影响因素。各病例可能还有其他特征（如 B，C，D，E），但肝癌（A）特征是共同的；各病例可能还有其他暴露（如 b，c，d，e…），但乙肝病毒感染（a）是共同的。当然，观察亦可从乙肝病毒感染到肝癌：如发现乙肝病毒持续感染者相当部分发生肝癌，表明乙肝病毒是肝癌的影响因素。

2. 求异法（method of difference） 设研究的事件特征为 A，B，C，D，E…研究的因素（暴露）为 a，b，c，d，e…研究事件均无特征 A（特定疾病）即为非病例，而这些对象也没有研究因素（暴露）a，因此因素 a 是疾病 A 的影响因素。

如在非肝癌病例（对照，非 A）中发现均无或相当部分无乙肝病毒感染标记（a 不出现），表明乙肝病毒是肝癌的影响因素。当然，观察亦可从非乙肝病毒感染到未发生肝癌：如发现非乙肝病毒感染者基本上不发生肝癌，表明乙肝病毒是肝癌的影响因素。

3. 同异并用法（joint method of agreement and difference） 即求同法和求异法并用，相当于同一研究中设有比较组，可以控制干扰因素。

如在肝癌病例中发现均有或相当部分（显著地高于比较组）有乙肝病毒感染标记而在非肝癌病例中发现均无或相当部分无乙肝病毒感染标记，表明乙肝病毒是肝癌的影响因素。同样地，该方法也适于队列研究。同异并用法是分析流行病学和实验流行病学的主要逻辑基础。

4. 共变法（method of concomitant variation） 可以看成是求同法的特例。当有关（暴露）因素不是定性的，而是等级或定量的，并与事件（疾病）效应成量变关系，才可以应用共变法。设 A_1、A_2、A_3…是事件（疾病）效应不同数量的状态，a_1、a_2，a_3…是研究因素（暴露）不同数量的状态，两者间有共同变动的关系，因此因素 a 是疾病 A 的影响因素。

如在吸烟与肺癌的研究中，随着吸烟剂量（等级）的增加，肺癌的优势比（OR）或相对危险度（RR）也增加，即呈共变或剂量－反应关系，所以支持吸烟为肺癌的病因。实际上，分类资料的关联强度与定量或等级资料的剂量－反应关系，均表示结局事件与暴露因素的相关，从而支持因果联系。

5. 剩余法（method of residues） 剩余法可以看成是差异法的特例。对某复合结局事件（A，B，C），已知它的有关（暴露）因素在特定的范围内（a，b，c），通过先前的归纳又知道 b 说明 B，c 说明 C，那么剩余的 a 必定说明 A。

用剩余法判明联系，就像算术中的减法，即在一组复杂的现象中，把已知联系的现象减掉，探寻其他（剩余）现象的联系。如在肝癌的病因研究中，肝癌的发病率除了乙肝病毒和黄曲霉毒素能解释的部分，还有未能解释的部分，这部分就可以归因于暴露因素范围内"剩余"的因素，例如饮水中的藻类毒素。

二、统计学关联到因果关联

（一）统计学关联

狭义的统计学关联（association）是指分类资料的相关，这是针对流行病学中分类资料较多而言；广义的关联等同于相关，包括分类、等级或计量资料的相关（correlation）。暴露与疾病存在统计学关联，只说明暴露与疾病的关联排除了随机误差的干扰，并不一定存在因果关联。要确定因果关联，还得排除选择偏倚、测量偏倚和混杂偏倚这些系统误差的干扰，以及确定暴露与疾病的时间先后关系。在排除或控制了这些偏倚的干扰后，如果还有统计学关联，就说明存在真实的关联，可以用因果判定标准进行综合评价，得出有一定可信度的因果关系结论，包括判断有无因果关系或存在因果关系的可能性。整个判断进程如下：

暴露与疾病 →有统计学关联否？ →有偏倚否？ →有时间先后否？ 合理否？

（提出假设） 　　（排除偶然） 　　（排除虚假） 　　　　（前因后果）

（二）因果关联

根据概率论因果观，因果关系（causal association）就是有时间先后的相关关系，病因就是指那些使疾病发生概率升高的因素，这正是危险因素的含义。暴露组的发病率显著高于非暴露组的发病率，也就是病因（暴露条件 E）与疾病（D）有统计学关联。因此，统计学关联是判断因果关系的必要前提。但是，统计学关联常常受到各种偏倚的干扰，要断定真实的统计学关联并非易事；另外还需确定关联的时间先后，这也并非想象的那么简单。由于有专门的章节讨论偏倚，这里仅对混杂偏倚引起的虚假关联做简要阐述。

1. 继发关联（secondary association） 这是一种纯粹由混杂偏倚产生的关联，即可疑的病因（暴露）与疾病并不存在因果关系，而是由于两者有共同的原因，三者均存在关联，从而继发产生的关联。该关联以前又称为间接关联，为了避免与前述间接因果关联（间接病因与疾病的关联）混淆，现在改称继发关联。例如，高血清胆固醇是冠心病的危险因素，高血清胆固醇又可产生沉积于眼睑的黄色瘤，从而导致黄色瘤与冠心病的继发（统计）关联，但实际上黄色瘤与冠心病没有因果关联。

2. 直接因果关联的歪曲 如果怀疑的病因（暴露）与疾病既存在直接关联，又存在通过因素的间接关联，暴露与疾病的直接因果关联程度或方向将可能受到混杂干扰，即得到歪曲的关联估计值。例如，静脉吸毒（共用注射器）与性乱都是人类免疫缺陷病毒（HIV）感染的危险因素，吸毒者倾向于发生性乱行为，即吸毒同 HIV 感染既存在直接关联又存在间接关联。在这种情况下，如做吸毒与 HIV 感染的单因素分析（未控制性乱的影响），性乱将可能对吸毒与 HIV 感染的直接因果关联起混杂或歪曲作用。

第三节　病因的判断标准

一、历史回顾

第一个病因判断标准是应用于传染病的 Henle‑Koch 原理（Henle‑Koch postulate）（1882），原本有 4 条：①在相应疾病病人中总是能检出该病原体（必要病因）；②在其他疾病的病人中不能检出该病原体（特异病因）；③能从相应疾病病人中分离到该病原体，传过几代的培养物能引起实验动物患相同疾病；④能从患该病动物中分离到相同病原体。Koch 补充说：即使某传染病不能传给动物，但只要病原体有规律和排他性存在（原理 1、2 条），就能证实因果联系。

20 世纪 60 年代，美国"吸烟与健康报告"委员会提出了 5 条标准（1964）：①关联的时间顺序；②关联的强度；③关联的特异性；④关联的一致性或可重复性；⑤关联的连贯性或合理性（与现有理论知识相吻合）。该标准既适用于传染病，也适用于非传染病。目前一般是在此基础上制定病因的判断标准。

二、病因判断的常用标准

（一）关联的时间顺序

如果可疑病因 X 引起疾病 Y（X→Y），则 X 必须发生于 Y 之前，这就是前因后果的关联时间顺序（time sequence of association）。在确定前因后果的时间顺序上，实验和队列研究最佳。病例对照研究中的病因（暴露）信息来自过去的记录或询问，它与疾病的时间关系不够准确。如果可疑病因 X 与疾病 Y 在同一时点测量，X 与 Y 的时间顺序就难以确定，如某些横断面研究。对于慢性病，还需注意可疑病因 X 与疾病 Y 的时间间隔。例如，石棉暴露到发生肺癌至少要 15~20 年，如石棉暴露 3 年后就发生了肺癌，则显然不能归因于石棉。

（二）关联的强度

一般而言，关联的强度（strength of association）越大，同弱关联相比，该关联为因果关联的可能性就越大。一个强关联如果为混杂因素所致，该混杂因素与疾病的关联将更强，因此这种混杂是容易被识别出来的。另一方面，弱的关联更可能是未识别的偏倚所致。当然，也存在少数特殊的例子，如吸烟与心血管疾病有弱关联但确为因果的，唐氏综合征与产次有强关联但实际为母亲年龄混杂所致。总之，有时间先后的统计关联说明暴露可能为危险因素，而关联强度越大，则为偏倚所致的可能性就越小。关联强度的测定，根据资料的性质或来源可以有：优势比 OR（病例对照研究），相对危险度 RR（队列研究）等反映分类资料的关联指标。

（三）剂量 – 反应关系

针对等级或连续性变量资料，有等级 OR 或 RR，等级相关系数和积差相关系数等反映相关（关联）的指标。如随着吸烟剂量的增加，肺癌或心血管病的相对危险度也增加。广义的"关联的强度"也可以包括"剂量 – 反应关系"（dose – response relationship）的积差相关或等级相关。

暴露与疾病的分布一致性，这实际上是利用群体资料反映的生态学相关（ecological correlation），即暴露与疾病在各群体（人群亚组）间呈共同变动关系。例如，各国人均脂肪摄入量与大肠癌死亡率的相关系数，各国纸烟销售量与肺癌死亡率的相关系数，以及各地区乙肝病毒携带率与肝癌死亡率的相关系数等。反映"分布一致性"的生态学相关也可以包括在广义的关联强度中。

（四）关联的可重复性

关联的可重复性（replication of association）指关联可以在不同的人群、不同的地区和不同的时间重复观察到。与观察性研究相比，实验性研究的可重复性较好，这是因为实验性研究的控制条件要好得多。某些观察性研究结果之间的差异，有可能是背景条件（其他危险因素）的差异所致。多数研究的可重复性使因果关联的可能性增加，而少数或个别研究的不同甚或相反的结果并不能简单反驳因果假设，但需要仔细探究结果差异的缘由。

（五）关联的合理性

关联的合理性（plausibility of association）包括两个方面：①对于关联的解释与现有理论知识不矛盾，符合疾病的自然史和生物学，这相当于客观评价。例如，高脂血症与冠心病的因果关联，与冠状动脉粥样硬化的病理证据以及动物实验结果吻合。②研究者或评价者从自身的知识背景出发，支持因果假设的把握度，这相当于主观评价。例如，吸烟与肺癌的因果关联，设想化学物质随烟雾吸入及沉积在呼吸系统的组织和细胞上，引起癌变不是没有道理的。当然，这种合理性的判断受到当时科技发展水平以及评价者知识背景和能力的局限。

（六）暴露终止效应

当暴露减少或去除，引起疾病发生率下降，就进一步支持因果关联，称为暴露终止效应（cessation effects of exposure）。这种终止效应可以来自实验流行病学，自然实验或自发性改变（如戒烟）观察的资料。例如，乙肝病毒感染率自然下降或经预防接种疫苗后下降，随后出现肝癌死亡率的下降，可认为是肝癌病因的终止效应。终止效应的证据，由于前因后果的时间关系明确，并且较少受到一般观察性研究中诸多偏倚的干扰，所以因果论证的强度较高。

一个病因研究本身必须达到或部分达到第 1、2（或 3、4）条标准（前因后果，广义关联强度），如果符合第 7 条标准（终止效应）则更好；第 5、6 条标准（重复性，合理性）是对该研究的外部评价，如果不吻合则因果关联的可信度降低。第 5、7 条标准牵涉到病因研究设计本身的论证强度。所有的病因研究在数据分析即确定关联程度后，都应当用病因判断标准来进行评价。

三、病因判断标准应用举例

下面用幽门螺杆菌感染与十二指肠溃疡关系研究的例子，说明因果关联的判定过程。

1. 时间顺序的证据　324 例幽门螺杆菌感染者，10 年中有 11% 发生十二指肠溃疡，而 133 例非感染者仅有 0.8% 发生十二指肠溃疡。说明感染在前，发病在后。

2. 关联强度的证据　90%～100% 的该病人群存在幽门螺杆菌感染，OR > 10；感染者 11% 在 10 年中发生该病，RR > 10；十二指肠溃疡病人的感染密度（每平方毫米胃黏膜感染量）高于非病人；幽门螺杆菌感染率与卫生条件有关，在发展中国家较高（可达 50% 以上），该病患病率亦较高；该病 19 世纪患病率达最高峰，而那时卫生条件较差，推测幽门螺杆菌感染率也较高。

3. 可重复性证据　许多研究者重复得到相同结果。

4. 合理性证据　幽门螺杆菌的侵入结合部位在胃窦细胞，它可随着胃窦细胞进入十二指肠，引起炎症，削弱黏膜，使其易于遭受酸的损伤。

5. 暴露终止效应的证据　清除幽门螺杆菌可使十二指肠溃疡愈合，其效果等同于组胺受体阻断剂；用三联抗菌治疗清除该菌后，长期溃疡复发率为零，而用组胺受体拮抗剂治疗，复发率为 60%～80%。

根据以上证据，可以判定幽门螺杆菌感染与十二指肠溃疡有因果关联。

✐ **练习题**

答案解析

一、单项选择题

1. 流行病学的病因定义是（　　）

　　A. 只要疾病发生，必然有病因存在　　　　B. 病因存在，必然引起疾病

　　C. 引起病理变化的因素　　　　　　　　　D. 引起疾病发生概率升高的因素

　　E. 引起疾病发生的诸多因素

2. 流行病学三角包含的三大因素是（　　）

　　A. 宿主、环境和病原体　　　　　　　　　B. 机体、生物环境和社会环境

　　C. 宿主、环境和病因　　　　　　　　　　D. 遗传、环境和社会

　　E. 遗传、环境和人群

3. 病因研究时，假设建立使用的主要推理方法为（　　）

    A. 提出和验证假设的方法　　　　　　　B. Mill 准则或逻辑推理方法

    C. 科学实验四法　　　　　　　　　　　D. 一般演绎法

    E. 循证医学的方法

4. 某种因素与疾病两个事件都与另外一种因素有联系，由此导致两个事件间出现的统计学上的关联是（　　）

    A. 偶然关联　　　　　　　B. 继发关联　　　　　　　C. 间接关联

    D. 直接因果关联　　　　　E. 统计学关联

5. 关于病因的具体所指，错误的是（　　）

    A. 包括宿主、环境和致病因素（动因）

    B. 包括外围的远因以及致病机制的近因

    C. 包括疾病的启动因素或病原体

    D. 包括生物、心理和社会因素

    E. 包括交错病因链中的直接和间接病因

6. 因果关联是指（　　）

    A. 暴露 – 疾病有较强的统计学关联

    B. 暴露 – 疾病分类资料存在相关

    C. 暴露 – 疾病排除偏倚后的关联

    D. 暴露 – 疾病有时间先后的无偏关联

    E. 暴露 – 疾病有时间先后的直接关联

7. 病因轮状模型的核心是（　　）

    A. 遗传因素　　　　　　　B. 环境　　　　　　　C. 宿主

    D. 生物环境　　　　　　　E. 理化环境

8. 流行病学的病因观认为以下哪一种作用方式几乎是不存在的（　　）

    A. 一因多病　　　　　　　B. 一因一病　　　　　　　C. 多因一病

    D. 多因多病　　　　　　　E. 一因多病和多因一病

9. 病因研究的第一步工作是（　　）

    A. 探索疾病发生的影响因素　　B. 提出病因假说　　　　C. 检验病因假说

    D. 证实病因假说　　　　　　　E. 组织随机对照试验

二、简答题

1. 如何认识病因假说建立时使用的逻辑推理法（Mill 准则）？

2. 判断因果联系的 9 条标准是什么？分析其在病因判定中的重要性。

书网融合……

       本章小结　　　　　　　微课　　　　　　　题库

第九章　疾病预防策略

PPT

学习目标

知识目标

1. 掌握疾病的三级预防的含义及相应的策略和措施；健康的概念及其影响因素。

2. 熟悉健康教育、健康促进的概念和内涵；医学模式的转变。

3. 了解中国"预防为主"的工作方针和健康中国战略的内容；当代全球的主要健康策略。

能力目标

1. 能运用三级预防的观念和理论开展基层的疾病预防与控制、健康教育、健康管理等工作。

2. 具备探究学习、终身学习和可持续发展的能力。

素质目标

通过本章的学习，帮助学生树立大卫生、大健康的观念，培养学生坚定的理想信念、深厚的爱国情感和中华民族自豪感。

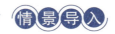
情景导入

情景：2016 年，党中央、国务院召开全国卫生与健康大会，并发布《"健康中国 2030"规划纲要》，把建设健康中国上升为国家战略，提出了健康中国建设的目标和任务。到 2020 年建立覆盖城乡居民的中国特色基本医疗卫生制度；到 2030 年，促进全民健康的制度体系更加完善。2019 年，国务院印发了《关于实施健康中国行动的意见》，成立了健康中国行动推进委员会，并发布了《健康中国行动（2019—2030 年）》，印发了《健康中国行动组织实施和考核方案》。

思考：

1. 我国人民群众当前主要的健康问题有哪些？

2. 健康中国行动文件中，从政府、社会、个人（家庭）三个层面协同推进，通过普及健康知识、参与健康行动、提供健康服务，实现促进全民健康的目标。你如何理解"大卫生、大健康"的理念？

健康是促进人的全面发展的必然要求，是经济社会发展的基础条件，人民健康是民族昌盛和国家富强的重要标志，预防是最经济最有效的健康策略。中华人民共和国成立 70 多年来，在党的卫生工作方针指引下，在各级政府的领导下，广泛动员群众，组织全社会共同参与，通过改善环境卫生条件，培养良好的卫生习惯和文明生活方式，采取安全分娩、预防接种、提供安全卫生饮用水和食品、人畜粪便无害化、监测和防制疾病等基本的公共卫生措施和服务，为减少和控制疾病、延长寿命、提高健康水平起了决定性的作用。

第一节 健康、影响因素及医学模式

一、健康的相关概念

（一）个体健康

1948 年，WHO 给健康的较完整的定义为："健康是身体、心理和社会幸福的完好状态，而不仅是没有疾病和虚弱"。1998 年，WHO 进一步修订健康的定义：健康是生理、心理、精神和社会方面的一种动态的圆满状态，而不仅仅是没有疾病和虚弱。

（二）人群健康

健康不仅是每个个体的特征，也可以作为一个场所、一个地区或一个国家中整个人群的特征，即人群的健康。如人群的平均血胆固醇水平、平均体重、平均血压等与人群相关慢性疾病发病风险有关；群体的免疫力与人群中传染病能否持续传播有关。

（三）全球健康

全球健康是致力于改善全人类的健康水平，实现全球人人公平享有健康的一个跨学科、兼具研究和实践的新兴领域。其关注的是具有全球意义的健康问题及其决定因素，以及解决方案和全球治理，需要在国家、地区和全球层面超越国界和政府，动员并协调各方力量采取有效行动予以应对。

二、影响健康的因素

健康是众多因素综合作用的结果。影响健康的因素可归为以下三大类。

（一）个体因素

1. 遗传和生物学因素　如遗传基因、性别、年龄、种族、生长发育、营养状况、体格、免疫力高低、既往病史、心理特征等。

2. 生活行为方式　如个人的卫生习惯、起居习惯、饮食习惯、个人嗜好、体力活动等。

良好的习惯及行为促进健康，不良的习惯和嗜好如饮食结构不合理、饮食不规律、缺乏运动、吸烟、酗酒、吸毒、熬夜等危害健康。

3. 社会经济状况因素　如个人收入、社会地位、受教育程度、就业与工作条件等。

（二）环境因素

1. 自然环境　如生活环境（空气、水、土壤、食物等）及工作环境中的物理、化学、生物因素。

2. 建成环境　人为建设或改造的建筑物、场所、设施等，如住宅、工业和商业场所、公园、供水和卫生设施、社区道路的设计和绿化、娱乐设施和场所等。

3. 社会和经济环境　如社会制度、经济、文化、风俗习惯、人口增长、社会支持网络等。

（三）卫生保健服务因素

卫生政策是否正确，医疗、预防、康复及卫生保健等机构布局是否合理，群众就医是否及时、方便、医疗技术水平及卫生服务质量的高低，都会影响人群健康与疾病的转归。

三、医学模式

（一）生物医学模式

生物医学模式是指从生物学角度认识健康与疾病，反映病因、宿主和自然环境内在联系的医学观和方法论。

在生物医学模式下，所谓健康就是没有疾病。疾病是细菌、病毒、寄生虫等生物因素作用的结果，或者是机体的生物功能失常。通过医学措施，如药物、手术可以恢复健康。卫生服务发展的方向以治疗疾病和伤残为主。

（二）生物－心理－社会医学模式

生物－心理－社会医学模式是指从生物、心理、社会等方面来观察、分析、思考以及处理健康与疾病相关问题的医学观和方法论。

在生物－心理－社会医学模式下，健康是一个积极的概念，涵盖生理、心理、精神和社会四个层面。影响健康的因素不只是个体生物学因素，还包括生活方式、外界各种环境因素，是多种因素综合作用的结果。在这种认识的基础上，疾病的预防、管理和康复，促进健康比疾病治疗更为重要。要实现这样的目标，不能单纯依靠医学措施，更需要政策、经济措施、环境工程发挥更大的作用。

第二节　预防策略与措施

一、策略与措施

策略是为了实现某一特定目标而制定的引领全局的指导思想、行动方针，属于战略性和全局性的；措施是为了实现预期目标所采取的具体方法和步骤，是具体防制手段，是战术性和局部的。策略与措施密切相关，相互影响。在有效策略的指导下，采取预防疾病、促进健康的一系列必要的措施，才能达到预期的效果。如果制定策略不考虑措施的可行性和有效性，很难实现预期目标。

二、疾病预防 🅔微课

（一）概述

1. 疾病预防的概念　疾病预防是预防疾病（或伤害）和残疾发生，阻止或延缓其发展的一系列活动。预防的主要目的是消灭或消除疾病（或伤害），或将疾病（或伤害）和残疾对生活质量的影响降到最低，如果这些难以实现，至少推迟疾病的发生或延缓疾病和残疾的发展。其中，消灭是通过监测和围堵等措施，消灭传染病病原体，从而终止所有的疾病传播。1980年，人类成功地消灭了天花。消除是将疾病的传播减少到事先规定的一个非常低的水平，但不是消灭某一种疾病。

2. 疾病的自然史　疾病的自然史是指疾病从发生、发展到结局的全过程。如图9－1所示，疾病自然史按照时间顺序、有无临床症状和体征大致可以分为易感期、亚临床疾病期、临床疾病期和康复期。在亚临床疾病期，传染病中常用潜伏期表示病原体侵入机体至开始出现临床症状和体征的一段时间。在慢性非传染性疾病中，用诱导期表示从暴露于致病因子到疾病开始所经历的时间；潜隐期是从疾病开始到出现疾病表现所经历的时间。

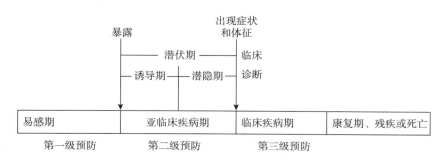

图 9 - 1　疾病自然史和疾病预防阶段

（二）疾病的三级预防

三级预防是针对疾病的不同阶段，在目标人群中按照三个等级采取相应的公共卫生分级预防措施，包括防止疾病的发生、阻止或延缓其发展、最大限度地减少疾病造成的危害。三级预防是预防医学工作的基本原则和核心策略，其特点是把预防的概念融入疾病发生发展的全过程、扩大到人生的全过程，把临床医疗工作与预防工作紧密结合，并且贯彻"预防为主"的方针。

1. 第一级预防　又称为病因预防，是在疾病（或伤害）尚未发生时针对病因或危险因素采取措施，降低有害因素的暴露水平，增强个体对抗有害暴露的能力，预防疾病（或伤害）的发生，或至少推迟疾病的发生。第一级预防的目标是降低疾病或健康问题的发生率。

第一级预防的措施有很多：如保护生活环境，防止空气、水源、土壤、农作物、食品等受到污染；采取有效的工程技术措施，改革生产工艺，加强个人防护，消除或减少生产环境中职业危害因素的暴露；免疫接种提高机体免疫力；禁止在公共场所吸烟、正确使用安全套、遵守交通规则等措施保护个体免受有害暴露的伤害；通过健康教育改变个体危险行为（如戒烟、限酒、合理饮食和增加体力活动）等。

知识链接

零级预防

1999 年，J. W. Farquhar 主张在心血管病的危险因素对人群起作用之前，就采取干预措施，提出初始预防（或根本预防）的概念，即采取措施以阻止危险因素在人群中的出现。中国疾病预防控制中心曾光院士在此基础上，结合我国公共卫生实践提出了零级预防的概念。零级预防是指以政府为主体，多部门参与，通过制定、实施科学的公共卫生政策和立法，限制健康危险因素赖以产生、发展的自然和社会因素，从而预防控制不良后果的发生。其要点包括：零级预防是针对公共卫生问题产生的条件和危险因子的预防；政府是零级预防的主要责任方，要通过制订和实施法规、政策来实现；零级预防与三级预防同样关系民众福祉。

2. 第二级预防　又称为临床前期预防或"三早预防"，是在疾病早期，对症状或体征不明显的病人采取早期发现、早期诊断、早期治疗的预防措施。对于传染病，还应做到疫情早报告、病人早隔离，即"五早"。第二级预防的目标是控制或延缓疾病的发展，促使病变逆转，缩短病程或防止转为慢性及病原携带状态，降低现患率。

第二级预防的措施包括：普查、筛检、定期体检、职业健康监护、设立专科门诊，高危人群重点项目检查等。例如，成年女性通过乳房自检、乳腺超声检查、钼靶 X 线检查筛查乳腺癌；接触粉尘作业工人通过 X 线胸片发现尘肺病人；对艾滋病的高危人群定期检测 HIV 等。

很多慢性病的原因尚不完全清楚，要完全实现第一级预防非常困难。而慢性病的发生多为致病因素长期作用的结果，早发现是有可能实现的。所以，在很多慢性病的预防中，第二级预防至关重要。

3. 第三级预防　又称为临床预防或疾病管理，是在疾病的症状体征明显出来之后，对已患病人群采取适时、有效的治疗和康复措施。第三级预防的目标是防止病情恶化，防止并发症和伤残，促进病人早日康复，降低病死率，降低疾病和残疾给个体、家庭和社会带来的负担。第三级预防的措施包括康复医疗、慢性疾病的自我管理、临终关怀等。

很多情况下，疾病自然史的各个阶段之间很难划出明确的界限，所以截然区分三级预防也存在一定困难，三者在概念或实践中有时会有一定重叠。同类措施会因为预防的目标疾病不同而属于不同级别的预防。例如，治疗高血压使血压恢复到正常范围，对于高血压病属于第三级预防，对于心血管疾病是对危险因素的干预，属于第一级预防。

三、健康保护与健康促进

1. 健康保护　又称为健康防护。即采取有针对性的措施保护个体或人群免受来自外界环境的有害物质对健康的危害。健康保护措施可以包括以下三方面内容。①消除外界环境中的有害物质或将其控制到不会对人体健康造成有害影响的水平：如对生牛乳进行巴氏消毒；建筑行业采用环保的建筑材料，采用先进的工艺流程减少粉尘飞扬；勤洗手提高个人卫生降低感染风险等。②为个人提供保护屏障：使用防护服、防护眼镜、手套等个人防护用品；施工机械的驾驶室或操作室密闭隔离等。③增强个体对抗有害物质的能力，或暴露后采取措施以预防发病或减轻发病时的症状：如接种疫苗、注射免疫球蛋白、预防性用药等。

2. 健康促进　是指运用行政的或组织的手段，广泛协调社会各相关部门以及社区、家庭和个人，使其履行各自对健康的责任，共同维护和促进健康的一种社会行为和社会战略。健康促进不仅包括通过健康教育改善个人健康相关行为和提高生活技能，还包括通过政策、立法、经济手段和其它形式的环境过程，创造社会支持性环境，促使人们实施维护和改善健康的行为。1986年《渥太华宣言》中确定的健康促进的三个手段是：①倡导；②增权；③协调。五大行动策略包括：①出台或改革促进健康的公共政策；②创造健康支持环境；③加强社区的行动；④发展个人技能；⑤调整卫生服务方向。

四、高危人群策略和全人群策略

1. 高危人群策略　是指对疾病风险高的一小部分个体，针对致病危险因素采取针对性的预防措施，降低其未来发病的风险，它是以临床医学思维为导向实现第一级预防的策略。例如对于有血脂异常、吸烟、糖尿病、高血压、腹部肥胖、精神压力等心血管疾病危险因素的个体，通过生活方式干预和危险因素防控（如合理膳食、适当运动、控制体重、戒烟、控制酒精摄入和保持健康睡眠等）可降低心血管病的发病风险。其优点是针对性强，高危个体对预防的干预措施依从性好、效果明显，符合成本效益原则。但是，当问题的根源波及整个人群时，仅仅治疗那些病人和显著易感的个体，是治标不治本的策略。

2. 全人群策略　是政府制定相应的卫生政策，通过健康教育、健康促进和社区干预等方法，在全人群中控制主要的危险因素，预防和减少疾病的发生与流行。它是以公共卫生思维为导向实现第一级预防的策略。采取全人群策略可使整个人群收益，具有根本性和持久良好的成本效益。

高危人群策略和全人群策略各有各的优势和不足，一级预防的双向策略就是把对整个人群的普遍预防和对高危人群的重点预防结合起来，二者相互补充，可以提高效率。

第三节　国内外疾病预防策略与实践

一、中国预防为主卫生工作方针的发展

"预防为主"是中华民族千百年来传承的理论精华，也是世界卫生发展的潮流。早在《黄帝内经》即有记载："上工治未病，不治已病，此之谓也。"

"预防为主"是我国卫生健康工作一贯坚持的方针之一。新中国成立初期，党和政府确定了新中国的卫生工作方针，即"面向工农兵，预防为主，团结中西医，卫生工作与群众运动相结合"。1997 年，《中共中央、国务院关于卫生改革与发展的决定》提出新时期中国卫生工作方针："以农村为重点，预防为主，中西医并重，依靠科技和教育，动员全社会参与，为人民健康服务，为社会主义现代化建设服务"。2016 年，党中央、国务院召开全国卫生与健康大会，提出新时代中国卫生工作方针："以基层为重点，以改革创新为动力，预防为主，中西医并重，将健康融入所有政策，人民共建共享。"

1949 年至今，党和政府与时俱进，不断完善卫生工作方针，始终坚持预防为主，为我国卫生事业快速、高效、可持续发展，起到了指导性的作用。

二、当代全球主要卫生健康策略

（一）21 世纪人人享有卫生保健

在 1998 年召开的第 51 届世界卫生大会上，WHO 各成员国发表了题为 21 世纪人人享有卫生保健的宣言。21 世纪人人享有卫生保健的主要内容是：①重申健康是每个公民的一项基本人权，每个公民都有相同的权利、义务和责任来获得最大可能的健康；②人类的健康水平提高和幸福，是社会经济发展的终极目标。21 世纪人人享有卫生保健的 3 个总体目标为：①提高平均期望寿命的同时提高生活质量；②在国家内部和国家之间改善健康的公平程度；③卫生系统可持续发展，保证人们利用这一系统提供的服务。

"人人享有卫生保健"是一个全球公平、正义的目标，它将全球卫生事业推向了一个新阶段，实现了从面对病人到人群，从单纯防制疾病到预防保健、从微观行动到宏观计划的整体性转变。

（二）初级卫生保健

初级卫生保健又称为基本卫生保健，是指普及适宜的、技术可靠、社会能接受和负担的技术，使全体人民公平地获得基本卫生服务。它是在 1978 年 WHO 的《阿拉木图宣言》中提出的，是实现"人人享有卫生保健"战略目标的基本途径。

初级卫生保健的基本内容因不同的国家和地区可以有所不同，但基本要素包括以下 8 项：①当前主要卫生问题及其预防控制方法的宣传教育；②促进食品供应和适当的营养；③供应充足的安全饮用水和基本的卫生设施；④妇幼保健，包括计划生育；⑤针对主要传染病的免疫接种；⑥地方病的预防与控制；⑦常见病和伤害的妥善处理；⑧提供基本药物。

初级卫生保健在 20 世纪的后 20 年取得了很大的成就，但由于政府投入不足，全社会参与卫生行动不足，以及自然和人为灾害等，初级卫生保健的全球目标在 2000 年未能完全实现。

（三）千年发展目标

2000 年联合国首脑会议上签署了《联合国千年宣言》，就消除贫穷、饥饿、疾病、文盲、环境恶化

和对妇女的歧视，商定了千年发展目标。其总目标包括 8 项，分别是：①消灭极端贫穷和饥饿；②普及小学教育；③促进两性平等并赋予妇女权利；④降低儿童死亡率；⑤改善产妇保健；⑥对抗艾滋病病毒/艾滋病、疟疾以及其他疾病；⑦确保环境的可持续能力；⑧全球合作促进发展。所有成员国都承诺到 2015 年实现目标。

（四）可持续发展目标

2015 年联合国可持续发展峰会评估了千年目标落实情况，并制定了 2030 年可持续发展目标。该目标包括 17 个大项的总体目标和 169 个分项的具体目标。可持续发展目标中的第 3 项总目标："确保健康的生活方式，促进各年龄段人群的福祉"，与卫生领域直接相关。此外还有消除贫困、消除饥饿、清洁饮用水和卫生设施、廉价和清洁能源等 8 项总目标与健康卫生间接相关，这些目标的实现将有助于提高全球人群的健康状况。

三、健康中国战略

新中国成立后特别是改革开放以来，我国卫生健康事业获得了长足发展，居民主要健康指标总体优于中高收入国家平均水平。随着工业化、城镇化、人口老龄化进程加快，我国居民生产生活方式和疾病谱不断发生变化。心脑血管疾病、癌症、慢性呼吸系统疾病、糖尿病等慢性非传染性疾病导致的死亡人数占总死亡人数的 88%，导致的疾病负担占疾病总负担的 70% 以上。居民健康知识知晓率偏低，吸烟、过量饮酒、缺乏锻炼、不合理膳食等不健康生活方式比较普遍，由此引起的疾病问题日益突出。肝炎、结核病、艾滋病等重大传染病防控形势仍然严峻，精神卫生、职业健康、地方病等方面问题不容忽视。

为积极有效应对当前突出健康问题，2016 年，党中央、国务院召开全国卫生与健康大会，并发布《"健康中国 2030"规划纲要》，提出了健康中国建设的目标和策略。"共建共享、全民健康"，是建设健康中国的战略主题。核心是以人民健康为中心，坚持以基层为重点，以改革创新为动力，预防为主，中西医并重，把健康融入所有政策，人民共建共享的卫生与健康工作方针，针对生活行为方式、生产生活环境以及医疗卫生服务等健康影响因素，坚持政府主导与调动社会、个人的积极性相结合，推动人人参与、人人尽力、人人享有，落实预防为主，推行健康生活方式，减少疾病发生，强化早诊断、早治疗、早康复，实现全民健康。

为加快推动从以治病为中心转变为以人民健康为中心，动员全社会落实预防为主方针，实施健康中国行动，提高全民健康水平。2019 年，国务院印发了《关于实施健康中国行动的意见》（简称意见），成立了健康中国行动推进委员会，并发布了《健康中国行动（2019—2030 年）》，印发了《健康中国行动组织实施和考核方案》。《意见》中明确实施 15 项专项行动：一是全方位干预健康影响因素，针对影响健康的行为与生活方式、环境等因素，实施健康知识普及、合理膳食、全民健身、控烟、心理、环境 6 项健康促进行动。二是维护全生命周期健康，针对妇幼、中小学生、劳动者、老年人等重点人群特点，实施 4 项健康促进行动。三是防控重大疾病，针对心脑血管疾病、癌症、慢性呼吸系统疾病、糖尿病四类重大慢性病以及传染病和地方病的预防控制，实施 5 项防制（防控）行动。《健康中国行动》细化落实了 15 项专项行动，提出了每项行动的目标、指标和具体任务及职责分工。《意见》中健康中国的总体目标为：到 2022 年，健康促进政策体系基本建立，全民健康素养水平稳步提高，健康生活方式加快推广，重大慢性病发病率上升趋势得到遏制；重点传染病、严重精神障碍、地方病、职业病得到有效防控，致残和死亡风险逐步降低，重点人群健康状况显著改善。到 2030 年，全民健康素养水平大幅提升，健康生活方式基本普及，居民主要健康影响因素得到有效控制，因重大慢性病导致的过早死亡率明显降低，人均健康预期寿命得到较大提高，居民主要健康指标水平进入高收入国家行列，健康公平基本实现。

✐ 练习题

一、单项选择题

1. 关于我国预防控制策略的描述，不正确的是（　　）

 A. 策略是指导全局的总体方针

 B. 疾病预防要贯彻现代医学模式为指导的策略

 C. 要从医学预防走向社会预防

 D. 为人民健康服务

 E. 以治疗为主

2. 下列关于三级预防的论述不正确的是（　　）

 A. 第一级预防是消灭或消除疾病（或伤害）的根本措施

 B. 高危人群策略和全人群策略都是实现第一级预防的策略

 C. 很多慢性病病因尚不清楚，所以第二级预防至关重要

 D. 第三级预防发生在疾病的症状体征明显出来之后

 E. 三级预防在概念或实践中相互界限清晰

3. 下列措施中属于第二级预防措施的是（　　）

 A. 接种疫苗　　　　　　B. 健康促进　　　　　　C. 定期体检

 D. 运动康复　　　　　　E. 遗传咨询

4. 下列措施中属于第三级预防措施的是（　　）

 A. 戒烟限酒　　　　　　B. 心理康复　　　　　　C. 产前检查

 D. 体育锻炼　　　　　　E. 遗传咨询

5. 实现"人人享有卫生保健"战略目标的基本途径是（　　）

 A. 健康教育　　　　　　B. 健康促进　　　　　　C. 健康管理

 D. 初级卫生保健　　　　E. 环境干预

二、简答题

1. 简述影响健康的主要因素。

2. 简述三级预防策略。

3. 简述高危人群策略和全人群策略的内涵及相互之间的关系。

书网融合……

本章小结　　　　　　　　　微课　　　　　　　　　题库

第十章　公共卫生监测

PPT

学习目标

知识目标

1. 掌握公共卫生监测的定义、公共卫生监测的目的与应用。
2. 熟悉公共卫生监测的种类与内容、公共卫生监测的方法与步骤。
3. 了解公共卫生监测系统的评价。

能力目标

能运用公共卫生监测的方法开展疾病监测、症状监测，具备收集、整理、分析监测数据的能力。

素质目标

通过本章的学习，帮助学生树立公共卫生监测的大卫生观念、系统观念，认识到公共卫生监测的社会意义。

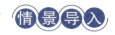

情景

客服：必胜客。您好，请问有什么需要我为您服务？顾客：你好，我想要一份……

客服：先生，烦请先把您的会员卡号告诉我。顾客：15853946＊＊＊

客服：王先生，您好！您是住在北京路20号5楼025室，您手机号是＊＊＊＊。

顾客：你是如何知道我的私人信息的？客服：王先生，因为我们联机到BDS系统。

顾客：我想要一个牛肉汉堡……客服：王先生，牛肉汉堡不适合您。

顾客：为什么？客服：根据您的医疗记录，您的血压偏高。

客服：您可以试试我们的低脂草莓汉堡。顾客：你怎么知道我会喜欢吃这种的？

客服：您上周在国家网络图书馆借了一本《低脂健康饮食指南》。

思考：

1. 公共卫生监测的目的和应用是什么？
2. 简述公共卫生的分类。

公共卫生监测是公共卫生实践的重要组成部分，监测内容一般包括传染病、慢性非传染，性疾病、伤害、死因、行为危险因素、环境因素、预防接种不良反应及药物不良反应等。公共卫生监测所获得的信息是制定、完善和评价疾病预防控制及其他公共卫生措施与策略的科学依据。公共卫生实践的发展，推动着公共卫生监测内容的不断丰富，监测方法的不断完善。

第一节 概　　述

一、公共卫生监测的基本概念

公共卫生监测（public health surveillance）是指长期、连续、系统地收集人群中有关公共卫生问题的资料，经过科学分析和解释后获得重要的公共卫生信息，并及时反馈给需要这些信息的人或机构，用以指导制定、完善和评价公共卫生干预措施与策略的过程。其目的是为决策者提供决策依据，并评价决策效果。简单地说，公共卫生监测就是长期、连续、系统地收集、分析、解释、反馈及利用公共卫生信息的过程。

公共卫生监测具有三个基本特征或包含以下三阶段工作任务。

（1）连续且系统地收集与健康相关的资料，以便发现公共卫生问题的分布特征与变化趋势。

（2）对所收集的原始资料，进行科学地整理、分析和解释，使其转化为有价值的、重要的公共卫生信息。

（3）及时地将公共卫生信息反馈给有关部门和人员，并充分合理地利用，从而实现监测的最终目的。

二、公共卫生监测的目的与应用

公共卫生监测信息可来自多方面，主要包括人口特征资料与疾病信息、医疗卫生数据、各类环境监测数据、动物相关数据以及其他有关信息。监测信息能反映社区内某一特定疾病或公共卫生问题的现状，预测发生某种健康事件的可能性及其规模，为探寻事件发生的原因和影响因素提供线索，为制定相应控制措施提供参考依据，并为评价控制措施是否得当、有效提供证据。

（一）公共卫生监测的目的

1. 描述与健康相关事件的分布特征和变化趋势　通过连续、系统的公共卫生监测，可以全面了解一定地区或一定人群中健康相关事件的分布特征以及变化趋势，从而有助于解决以下问题：

（1）定期评估公共卫生问题的严重性，确定主要公共卫生问题。决策者要制定正确的、有针对性的公共卫生政策、规划或措施，必须掌握卫生问题分布特征的重要信息，并从中确定当前或今后一段时期的主要公共卫生问题。

（2）发现健康相关事件分布中的异常情况，及时调查原因并采取干预措施，有效遏制不良健康事件的发展和蔓延。长期、连续的监测，有助于发现健康相关事件分布中出现的异常变化，可快速地向卫生机构和相关单位发出预警，及时组织和开展必要的流行病学调查，一旦确定疫情的暴发或流行，可采取相应的干预措施以控制疫情的进一步蔓延。

（3）预测健康相关事件的发展趋势，正确估计卫生服务需求。通过动态的监测和数据分析，有助于预测相关事件的发展趋势和规模，从而正确估计未来的卫生服务需求。例如，在对人群病毒性肝炎的监测中，可以预测各种病毒性肝炎的感染与发病趋势，预测需接种疫苗的对象和需接受规范化治疗的病人，从而正确估计疫苗及治疗药物的需求量和相关卫生事业经费的投入，进一步指导疫苗及药物的生产、相关人员的培训等工作。

（4）研究疾病的影响因素，确定高危人群。公共卫生监测的内容除了疾病外，还包括针对行为危险因素、环境污染物、食品安全与营养缺乏或过剩等多方面的监测，对这些信息的分析，有助于获得影响疾病发生发展的各种因素，并借此确定相应疾病的高危人群，可以为制定有针对性的干预措施及合理有效的策略提供科学依据。

2. 评价公共卫生干预策略和措施的效果　由于公共卫生监测是连续、系统地进行观察，因此，疾病或相关事件的变化趋势可以为干预策略和措施的效果评价提供最直接和最可靠的依据。

（二）公共卫生监测的应用

根据公共卫生监测的目的，2002 年世界银行将公共卫生监测的应用分为以下 6 大类型。

（1）确认一个或多个案例并进行干预，以便预防传染或者减少发病率和死亡率。

（2）评价卫生事件对公共卫生的影响或判断和测定它的趋势。

（3）论证公共卫生干预项目和资源的需要，并在制定的公共卫生计划中合理地分配资源。

（4）监测预防和控制方法及干预措施的有效性。

（5）确定高风险人群和地理区域，以便进行干预和指导分析研究。

（6）建立假说，开展疾病发生的原因、传播和进展的危险因素的分析性研究。

第二节　公共卫生监测的种类与内容

随着公共卫生活动的发展，公共卫生监测的种类和内容不断丰富。目前，公共卫生监测的种类主要包括疾病监测、死因监测、医院感染监测、症状监测、行为及行为危险因素监测以及环境、食品与营养、药物不良反应等其他公共卫生监测。

一、疾病监测

就流行病学研究健康问题的视角而言，疾病监测属于针对结果的监测，在监测中需要对相应的疾病以及死亡有明确的诊断结果。

（一）传染病监测

2005 年世界卫生大会审议通过了《国际卫生条例》［International Health Regulation，IHR（2005）］，2007 年 6 月 15 日开始执行。根据 IHR（2005），WHO 规定了 4 种在任何情况下都必须通报的疾病及其相应的病例定义，这 4 种疾病是天花、由野毒株引起的脊髓灰质炎、新亚型病毒引起的人类流感和严重急性呼吸综合征（SARS）；同时还规定了 20 种全球预警和应对的传染性疾病，包括 2009 年发生大流行的甲型 H1N1 流感、埃博拉出血热、登革热、肝炎、猴痘、亨德拉病毒感染、黄热病、克里米亚－刚果出血热、拉沙热、裂谷热、流感、马尔堡出血热、脑膜炎球菌病、尼帕病毒感染、禽流感、鼠疫、炭疽病、天花、土拉菌病、严重急性呼吸道综合征（SARS）。

根据《中华人民共和国传染病防治法》，我国目前法定报告传染病分为甲类（2 种，强制管理传染病）、乙类（27 种，严格管理传染病）和丙类（11 种，监测管理传染病），共 40 种。在我国领土范围内凡发现有法定报告传染病病例，所有责任报告人都应向当地疾病预防控制机构报告。传染病监测的主要内容及用途有以下几方面。

（1）及时发现并诊断病例，以便追踪和控制；发现新发传染病或新的公共卫生问题。

（2）了解病例三间分布情况，及时确定流行或暴发的存在，以便启动暴发调查并控制疫情。

（3）监测人群免疫水平、病原体的血清型和（或）基因型、毒力、耐药性及其变异，以及动物宿主和媒介昆虫的种类、分布、病原体携带状况等，了解疾病的变化趋势，识别高危人群或地区，为干预策略与措施的制定和调整提供信息。

（4）监测公共卫生干预项目（策略与措施）的进展与效果。

（二）慢性非传染病监测

随着疾病谱的改变，疾病监测的范围扩大到慢性非传染病。监测内容根据各国及各地区的主要卫生问题或监测目的不同而异，主要包括恶性肿瘤、心脑血管病、糖尿病、精神性疾病、职业病、出生缺陷等。

美国国立癌症研究所（U. S. National Cancer Institute，NCI）从 20 世纪 70 年代起就开始对癌症进行监测。美国 CDC 从 20 世纪 80 年代起开展慢性病的健康促进活动，针对严重影响生命质量的 10 种可预防的慢性病，如冠心病、糖尿病、肝硬化与酒精中毒、乳腺癌等开展监测。WHO 资助的心血管病及其决定因素监测方案（MONICA）第一期从 1984—1993 年共进行 10 年，包括 27 个国家、39 个中心和 113 个报告单位，覆盖人口达 1300 万。之后有更多的国家加入并改良优化监测方案，该方案的主要目的是监测心血管病的发生和死亡，以及与其相关的危险因素、卫生服务和社会经济发展的变化，以便采取有效行动，减少心血管病的死亡。

我国部分地区也开展了恶性肿瘤、心脑血管病、出生缺陷等非传染性疾病的监测。例如，由北京心肺血管医疗研究中心牵头组织了我国 16 省市、19 个监测区对心血管病发展趋势及其影响因素进行监测（即 MONICA 项目的中国部分，1984—1993 年）。1984 年天津市社区人群中开展了"恶性肿瘤、冠心病、脑卒中、高血压"（简称"四病"）的防制研究等。始建于 1986 年的"全国出生缺陷监测网"开展了以医院为基础的出生缺陷监测。此外，在恶性肿瘤方面，国家肿瘤登记报告与疾病监测相似，它是按一定的组织系统连续地收集、保存、整理、分析和评价恶性肿瘤发病、现患、死亡、诊断方法、肿瘤期别分布、治疗方法和生存资料的统计，包括以人群和医院为基础的肿瘤登记。前者用于评价肿瘤的疾病负担及发展趋势，为肿瘤病因和防制研究提供基础数据，并评价国家肿瘤防控项目的效果。后者主要用来评价诊断和治疗癌症病人的效果。全国肿瘤登记中心在 2014 年共收集到全国 234 个登记处提交的 2011 年肿瘤登记资料，覆盖人口 2.2 亿，所发布的"2015 中国肿瘤登记年报"显示，2011 年我国新增癌症病例约 337 万例，比 2010 年增加 28 万例，年报中的最新版中国癌症地图清楚地呈现出各种癌症高发地区。

（三）医院感染监测

医院感染监测（hospital infections surveillance）是长期、系统、连续地收集、分析医院感染在一定人群（主要是住院病人）中的发生、分布及其影响因素，并将监测结果报送和反馈给有关部门和科室，为医院感染的预防、控制和管理提供科学依据。我国现行的《医院感染监测规范》（WS/T312 – 2009）是原卫生部 2009 年 4 月发布，同年 12 月开始实施；医院感染监测包括全院综合性监测、目标性监测以及细菌耐药性监测和抗菌药物使用监测，规范要求：医院建立有效的医院感染监测与通报制度，及时诊断医院感染病例，分析发生医院感染的危险因素，采取针对性的预防与控制措施；培养医院感染控制专职人员和临床医务人员识别医院感染暴发的意识与能力，发生暴发时应分析感染源、感染途径，采取有效的控制措施，并根据医院感染暴发的不同情形，在规定时间内向卫生行政部门进行报告。2016 年 12 月国家卫生和计划生育委员会发布了包括《病区医院感染管理规范》（WS/T510 – 2016）的五项强制性卫生行业标准和五项推荐性卫生行业标准。

（四）死因监测

死因监测的目的是了解人群的死亡率和死因分布，通过死因统计分析，可反映监测人群健康水平，并确定不同时期主要死因及疾病防制重点。

我国 1989 年和 1992 年分别建立了"全国孕产妇死亡监测网"和"全国 5 岁以下儿童死亡监测网"，

监测信息用于反映我国妇女和儿童的健康状况。中国 CDC 分别于 2005 年和 2007 年制定了《全国疾病监测系统死因监测工作规范（试行）》和《全国死因登记信息网络报告工作规范（试行）》，使死因监测工作更加规范，其中《死亡医学证明书》是死因报告和统计分析的重要凭证，正确的死因判定是死因监测的最主要基础。

二、症状监测

症状监测（syndromic surveillance）又称为综合征监测或症候群监测，是指通过长期、连续、系统地收集特定临床症候群或与疾病相关现象的发生频率，从而对某类疾病的发生或流行进行早期探查、预警和做出快速反应的监测方法。症状监测尤其适用于一些新发疾病，其病因未明、临床上尚无明确诊断方法判断病例。流感样病例（ILI）的监测其实质属于症状监测。

常用的症状监测主要有流感症状（咳嗽、喷嚏等）监测、发热监测、腹泻监测等。症状监测不依赖特定的诊断，是强调非特异症状为基础的监测，所监测的内容，不仅有临床症状（如发热、腹泻、呼吸道症状等），还包括许多与疾病相关的现象，主要有如下内容。

（1）医院急诊室或门诊病人就医情况。

（2）药店非处方药（如维生素 C、感冒药、止泻药等）的销售情况。

（3）医疗相关用品（如医用口罩、卫生纸巾等）的销售盘。

（4）学校或单位的缺勤率。

（5）动物患病或死亡情况。

（6）生物媒介变化情况等。

由于各种症状的出现总是先于疾病的确诊，通过症状监测可提高监测系统的敏感性，尤其在应对食源性疾病、生物恐怖等突发公共卫生事件中，症状监测发挥了较为重要的作用，因此受到越来越多的重视。

三、行为及行为危险因素监测

行为及行为危险因素监测是针对公共卫生事件原因的监测。一般的行为，在没有确定与特定疾病存在因果关联性时，只是一些非特异性的行为或现象，对这些行为的监测，往往是为了探寻病因线索。而针对明确的行为危险因素（如吸烟）监测，能对相关疾病或公共卫生事件的发生进行一定程度的预测。

随着疾病模式的改变，慢性病、伤害和性传播疾病逐渐成为影响人类健康的主要卫生问题，这些疾病与个人生活行为密切相关，促进行为的改变成为预防控制这些疾病的主要策略。行为危险因素监测已经成为公共卫生监测的一个重要组成部分，包括中国在内的越来越多的国家建立了本国的行为危险因素监测系统。

四、其他公共卫生监测

其他公共卫生监测包括环境监测（针对大气、水、土壤、生活居住环境、劳动生产环境等）、食品卫生监测、营养监测、学校卫生监测、药品不良反应监测、计划生育药具使用及不良反应监测等。这些监测既可分属于不同的学科，又常常同时包含多个学科的内容。如：关于食源性疾病的监测，包含了法定传染病报告中对通过食物传播的特定肠道疾病的报告监测系统、食源性疾病主动监测系统与暴发报告系统、公共卫生实验室信息系统、消费者对潜在疾病的投诉系统、行为风险因素监测、环境卫生专家网络对环境卫生评价系统、国家食源性疾病病原体分子分型网络及抗生素耐药性监测系统等，各系统从不同的角度获取各种监测信息，同时共享信息，并充分利用各种监测信息建立起暴露与疾病的关联性，从而为食源性疾病的识别、防控以及治疗提供了重要依据。

为了解决不同的卫生问题，达到特定的卫生目标，可以有选择地开展各种内容的公共卫生监测。

第三节　公共卫生监测的方法与步骤

一、公共卫生监测的方法

开展公共卫生监测工作需要建立专门的监测组织，它应具备相应的行政和技术条件以及保证运作所需要的经费。监测系统就是为了达到特定目标而对某种疾病或某个公共卫生问题开展有组织、有计划的监测体系，这些监测体系可以分别或同时采用以人群为基础、以医院为基础和以实验室为基础的监测方式。此外，还有以案例为基础的监测，以及基于指标和基于事件的监测。

1. 以人群为基础的监测（population – based surveillance）　是指以特定人群为现场开展工作，监测特定疾病的动态变化。以人群为基础开展的监测，不仅可以是覆盖整个目标人群的常规报告监测，也可以是监测点或哨点监测，而且具有良好代表性的监测点监测，能获得比较准确、可靠、及时的资料，其耗费更低、效率更高。许多行为危险因素的监测均是以人群为基础的监测。

2. 以医院为基础的监测（hospital – based surveillance）　是指以医院为现场、以病人为对象开展工作，主要是对医院内感染、病原体耐药以及出生缺陷等进行监测。法定传染病报告监测系统及药物不良反应的被动监测均属于以医院为基础的监测。

3. 以实验室为基础的监测（laboratory – based surveillance）　主要是指利用实验室方法对病原体或其他致病因素开展监测。例如 WHO 及我国的流感实验室监测系统，所开展的常规流感病毒分离与分型鉴定工作，即为以实验室为基础的流感病毒监测。在多个国家迅速发展起来的病原体分子分型网络（pulse net）是几乎覆盖全球主要国家的以实验室为基础的病原体监测。

4. 以案例为基础的监测（case – based surveillance）　是指以疾病预防控制系统为主的，联合临床医疗机构和其他健康保健单位对特殊的个案病例和聚集性病例的监测。统计疾病暴发的事件数常常比统计单个病例更容易，更实用，尤其对一些有潜在暴发危险，报告质量较差或临床类型多样的疾病更是如此。在我国的突发公共卫生事件监测、食品安全事件监测等都属于以案例为基础的监测。

5. 基于指标的监测（indicator – based surveillance）　各种可以收集到定量数据的监测系统，如法定传染病报告信息系统、症状监测系统、行为危险因素监测系统等，可以为暴发/流行预警机制（epidemic/outbreak intelligence mechanism，EIM）提供定量数据。

6. 基于事件的监测（event – based surveillance）　收集来自媒体及网络检索、新闻分析、国内外通报、公众投诉与举报、健康咨询等方面所报道的事件信息，也可以为 EIM 提供线索和依据。突发公共卫生事件报告系统就是一种基于事件的监测系统。但目前对报告事件的调查核实方法和程序缺乏统一标准，因此基于事件的监测在大多数国家尚未建立。

二、公共卫生监测的基本程序

公共卫生监测的程序，包括数据收集、数据管理与分析、信息交流与反馈和信息利用 4 个基本过程。

（一）系统收集相关数据

根据不同监测系统的特定目的，系统全面地收集相关监测数据，同时在数据收集中要有统一的标准和方法以及规范的工作程序。监测数据主要包括：①人口学资料；②人群疾病发病或死亡的资料；③实验室检测的病原学和血清学资料；④危险因素调查资料；⑤干预措施记录资料；⑥专题调查报告；⑦其他有关资料，如气象资料等。

（二）管理和分析数据

数据管理是指对收集到的原始数据认真核对、整理，同时了解其来源和收集方法，以保证数据的完整性和准确性。

数据分析是指利用统计学技术把各种数据转变为有关的指标并加以解释，进而揭示出所监测公共卫生问题的分布特征、变化规律及趋势、影响因素等。在数据分析过程中，一方面要注意根据数据的性质正确选择统计学方法，如显著性检验、标准化法、相关性分析等，对数据进行充分地挖掘和利用；另一方面要考虑各种事件对监测结果的影响，从而对统计分析结果作出正确、合理的解释。

（三）信息的交流与反馈

监测信息可以定期发放。例如 WHO 定期将各方面的监测数据加以整理与分析，编印成《疫情周报》（Weekly Epidemiological Record）和多种刊物向世界各地发放。我国由中国疾病预防控制中心出版的公开发行期刊《疾病监测》，比较及时地反映全国法定报告传染病的发病和死亡情况及疫情动态，并交流各地疾病监测工作的经验。此外，我国已有专门的监测日报、周报、月报、年报制度，专业人员可实时获得，卫生行政部门亦会定期向社会公开。利用互联网来发布信息，是近年来公共卫生监测的新发展。

信息反馈是把公共卫生监测和公共卫生干预连接起来的桥梁，监测系统必须建立反馈信息的渠道，使所有应该了解信息的单位和个人都能及时获得，以便迅速对公共卫生问题作出反应。信息反馈分为纵向和横向两个方面，纵向包括向上反馈给卫生行政部门及其领导，向下反馈给下级监测机构及其工作人员；横向包括反馈给有关的医疗卫生机构及其专家，以及反馈给相关社区及其居民。信息反馈的内容及方式应视对象不同而异。

（四）信息的利用

通过监测获得的信息可以用来描述公共卫生问题的分布特征、确定流行的存在、预测流行的趋势、评价干预的效果，为开展公共卫生活动提供决策的依据。充分利用监测信息，及时制定公共卫生策略，并采取有效的干预措施是公共卫生监测的最终目的。

第四节 公共卫生监测系统的评价

为了提高公共卫生监测系统的有效性，更好地为公共卫生活动服务，需要对公共卫生监测系统的质量及效益等定期进行评价，以进一步改进和完善监测系统。

一、监测系统的质量评价

对公共卫生监测系统的质量评价，包括完整性、敏感性、特异性、及时性、代表性、简单性、灵活性等多个方面。

1. 完整性（completeness） 是指监测系统所包含的监测内容或指标的多样性，它包括报告哨点与监测形式的完整性、病例报告的完整性以及监测数据的完整性。

2. 敏感性（sensitivity） 是指监测系统发现和确认公共卫生问题的能力。它主要包括两个方面，一是指监测系统报告的监测病例占实际病例的比例；二是指监测系统判断疾病或其他公共卫生事件暴发或流行的能力。

3. 特异性（specificity） 是指监测系统排除非公共卫生问题的能力，如监测系统能够正确识别疾病群体现象的随机性波动，从而避免或减少发生预警误报的能力。

4. 及时性（timeliness） 是指从某公共卫生事件发生到监测系统发现并反馈给有关部门的时间间隔，它反映了监测系统的信息上报和反馈速度。及时性对急性传染病暴发和突发公共卫生事件尤为重要，它将直接影响到干预的效果和效率。

5. 代表性（representativeness） 是指监测系统发现的公共卫生问题能在多大程度上代表目标人群的实际发生情况。缺乏代表性的监测信息可能导致卫生决策的失误和卫生资源的浪费。

6. 简单性（simplicity） 是指监测系统的资料收集、监测方法和系统运作简便易行，具有较高的工作效率，省时且节约卫生资源。

7. 灵活性（flexibility） 是指监测系统能针对新的公共卫生问题、操作程序或技术要求进行及时的调整或改变的能力，以适应新的需要。

二、监测系统的效益评价

对监测系统的效益评价，除了卫生经济学的成本－效益、成本－效用与成本－效果分析外，还有阳性预测值、可接受性以及监测系统间的互联与共享功能等指标。

1. 卫生经济学评价 任何监测系统的建立与运行都需要成本投入，有时甚至耗资巨大，监测系统的效益、效用和效果主要反映在对疾病或事件的早期预警与及时处置以及对疾病的防控指导与人群健康水平的提高，因此卫生经济学的评价必不可少。但评价时应注意，监测系统的效益可以是直接的也可以是间接的，且常常需要较长时间才能显现。

2. 阳性预测值（positive predictive value） 是指监测系统报告的病例中，真正的病例所占的比例。阳性预测值很低时，对假阳性病例的调查以及对非暴发或流行疫情的干预，将造成卫生资源的浪费，有时还可能引起恐慌。

3. 可接受性（acceptability） 是指监测系统各个环节的工作人员对监测工作的参与意愿程度，它由工作人员能否持续、及时地提供准确、完整的信息来反映。

4. 监测系统间的互联与共享性 多数监测系统是针对某一特定目的而开展监测工作的，在获取信息和信息利用上都可能存在一定的局限性，因此实现监测系统间的互联与共享，可极大地提高各监测系统的工作效率和信息利用率，减少资源浪费。能否较为便捷地实现监测系统间的互联与共享，是评价监测系统效益的重要指标之一。

除了上述质量和效益的评价外，还可对监测系统的职能进行评价。监测系统的职能分为核心职能和支持职能。核心职能主要包括病例检测、病例登记、病例确认、病例报告过程、资料分析和解释、流行预警以及信息反馈等职能；支持职能是指那些能促进核心职能顺利完成的条件，包括监测系统的执行标准和指南、对相关人员和组织的培训、监管或需的通信设备、必需的人力物力财力资源、对监测系统的监督、评估和协调等。

✏ 练习题

答案解析

一、选择题

1. 不属于公共卫生监测目的的是（　　）

　　A. 描述与健康相关事件的分布特征和变化趋势，确定主要公共卫生问题

B. 发现异常情况，及时调查采取干预措施，有效遏制不良健康事件的发展和蔓延

C. 建立假说，开展疾病发生的原因、传播和进展的危险因素的分析性研究

D. 研究疾病的影响因素，确定高危人群

E. 评价公共卫生干预策略和措施的效果

2. 不属于公共卫生监测的应用（　　）

A. 确认并进行干预，以便预防传染或者减少发病率和死亡率

B. 评价卫生事件对公共卫生的影响或判断和测定它的趋势

C. 论证公共卫生干预项目和资源的需要，并在制定的公共卫生计划中合理地分配资源

D. 确定高风险人群和地理区域，以便进行干预和指导分析研究

E. 研究疾病的影响因素，确定高危人群

3. 对目前我国法定报告传染病分类正确的是（　　）

A. 甲类（2 种）、乙类（27 种）和丙类（11 种），共 40 种

B. 甲类（2 种）、乙类（26 种）和丙类（11 种），共 39 种

C. 甲类（2 种）、乙类（22 种）和丙类（11 种），共 35 种

D. 甲类（2 种）、乙类（26 种）和丙类（10 种），共 38 种

E. 甲类（2 种）、乙类（26 种）和丙类（12 种），共 38 种

4. 下列不属于公共卫生监测系统的质量评价指标的是（　　）

A. 敏感性　　　　　　　B. 特异性　　　　　　　C. 及时性

D. 简单　　　　　　　　E. 可接受性

5. 下列不属于慢性非传染病监测范围的是（　　）

A. 糖尿病、冠心病　　　　　　　　　　　　B. 肝硬化与酒精中毒

C. 精神性疾病、职业病　　　　　　　　　　D. 出生缺陷

E. 多动症

6. 公共卫生监测的程序，不包括（　　）

A. 数据收集　　　　　　B. 数据整理　　　　　　C. 数据管理与分析

D. 信息交流　　　　　　E. 反馈和信息利用

7. 不属于公共卫生监测系统的效益评价指标的是（　　）

A. 卫生经济学评价　　　　　　　　　　　　B. 阳性预测值

C. 可及性　　　　　　　　　　　　　　　　D. 可接受性

E. 监测系统间的互联与共享性

二、简述题

1. 简述公共卫生监测的目的。
2. 简述公共卫生监测的应用。
3. 简述公共卫生监测的分类。

书网融合……

本章小结　　　　　　　　微课　　　　　　　　题库

第十一章　传染病流行病学

PPT

◈ 学习目标

知识目标

1. 掌握传染病流行过程的概念、三个基本环节及其影响因素；免疫规划及其评价。
2. 熟悉传染病的传染过程及感染谱；预防与控制传染病的策略和措施。
3. 了解全球和我国的传染病流行情况。

能力目标

1. 能运用传染病流行病学知识开展基层的传染病预防与控制工作。
2. 具备对传染病暴发、流行识别、信息报告与应急处理的能力。

素质目标

通过本章的学习，进一步强化学生敬畏生命、救死扶伤、甘于奉献、大爱无疆的职业精神。培养学生坚定的理想信念、深厚的爱国情感和中华民族自豪感。

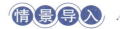

情景： 新中国成立之初，我国的天花、鼠疫、霍乱、血吸虫病等多种传染病肆虐，严重危害人民群众的健康。70 多年来，我国政府高度重视传染病的防制，陆续出台了一系列方针政策和法律法规，组织全国力量进行传染病的防制，取得了举世瞩目的成就。大多数法定管理传染病发病和死亡水平迅速下降。天花被消灭，脊髓灰质炎、丝虫病、麻风病、新生儿破伤风陆续被消除。麻疹、流脑、乙脑等通过接种疫苗防控的传染病发病大幅减少，儿童乙肝感染和发病明显下降。霍乱、痢疾、伤寒、血吸虫、疟疾等多种传染病发病降低至历史最低，有的接近消除水平。传染病的死因顺位从第一位降到第十位。但社会和经济发展、气候变化、人口和货物流动加速等因素的变化使得人类仍旧在不断面临新老传染病的挑战，传染病的防控工作任重道远。

思考：

1. 我国目前法定管理的传染病有几类、几种？
2. 你怎样看待自然因素和社会因素对传染病流行过程的影响？

第一节　概　述

传染病流行病学在人类与传染病长期斗争中应运而生，它是研究人群中传染病发生、发展和分布规律及其影响因素，借以制定和评价预防、控制和消灭传染病的对策与措施的学科。1854 年 John Snow 对伦敦霍乱流行的调查被认为是现代流行病学的开端。因此传染病流行病学是现代流行病学发展的起源和重要组成部分。

一、传染病的定义

传染病是由病原微生物和寄生虫感染人体或动物所致的具有传染性和流行性的一类感染性疾病。

二、流行概况

（一）全球传染病流行情况

在人类漫长的历史长河中，传染病曾经是严重危害人类健康和生命的主要疾病，天花、鼠疫、霍乱、流感等传染病给人类带来了巨大的灾难。20世纪50年代以来，随着社会经济发展、科技进步和人类坚持不懈的努力，全球大多数国家传染病的发病率和死亡率显著下降，曾经猖獗一时的传染病得到了有效控制。1980年，人类成功地消灭了天花。1988年启动全球消灭脊髓灰质炎行动以来，脊髓灰质炎病例减少了99.9%，大多数国家实现了无脊髓灰质炎目标。全球消除麻疹方面也取得了显著进展。但是，感染性腹泻、流感、病毒性肝炎、艾滋病、结核病等传染病发病率居高不下，全球每年死于传染病的人数仍然约占总死亡人数的四分之一，发展中国家5岁以下儿童死亡原因中，传染病所占比例高达三分之二；新发传染病（emerging infectious disease，EID）不断涌现，20世纪70年代以来，几乎每年均有1种或1种以上新发传染病出现，已经成为全球性重大公共卫生问题。因此，传染病依然是危害人类健康的重要疾病。

（二）我国传染病流行概况

中华人民共和国成立后的70多年来，我国通过坚持预防为主、防制结合、专业机构与群众相结合的方针，改善环境卫生条件，显著降低了法定报告传染病的发病和死亡水平。截至目前，我国已经消灭了天花，并陆续消除了脊灰、麻风病、丝虫病、新生儿破伤风、致盲性沙眼和疟疾等传染病。而通过有效的防控措施，麻疹、狂犬病、黑热病、血吸虫病、乙肝等感染性疾病都有望被消除或被基本消除。目前，我国传染病的危害呈现以下特点。①艾滋病危害严重，艾滋病毒感染模式正在发生从高危人群向一般人群播散的变化，2023年4月11日，全国第八届艾滋病学术大会数据显示，截至2022年底，我国报告存活的 HIV/AIDS 122.3万（不含港澳台），2022年新报告10.28万。②病毒性肝炎防制形势依然严峻，虽然我国一般人群 HBsAg 携带率已从1992年的9.75%下降到2016年的6.1%，但病毒性肝炎多年来报告的发病数和发病率位居我国法定的甲、乙类传染病的首位。2021年我国报告各类病毒性肝炎1226165例，死亡520例。③结核病流行卷土重来，近年来，肺结核的发病率和死亡率位居我国法定的甲、乙类传染病的第二位，且出现耐多药结核病的流行。2021年我国肺结核报告639548例，死亡1763例。④新发和再发传染病频发，在全球40多种新发传染病中，我国陆续发生和出现的有传染性非典型肺炎（SARS）、艾滋病、人禽流感、人猪链球菌感染、甲型H1N1流感、中东呼吸综合征（MERS）、新型冠状病毒感染、猴痘等20余种。⑤手足口病、感染性腹泻、流感等常见传染病发病率仍处于较高水平。

第二节　传染过程

传染病发生与传播的基本条件是病原体、宿主和环境。传染过程是指病原体进入宿主机体后，与机体相互作用、相互斗争的过程。

一、病原体

病原体是指能够引起宿主致病的各类生物，包括病毒、细菌、立克次体、支原体、衣原体、螺旋体、真菌以及朊粒体等各种微生物和寄生虫等。病原体侵入宿主机体后能否致病，与病原体特征、数量、侵入的门户以及在机体内的定位有关。

（一）与致病相关的特征

1. 传染力 病原体侵入宿主体内生长、繁殖，导致宿主发生感染的能力。可用二代发病率（亦称续发率）来评价。

2. 致病力 病原体侵入宿主后引起疾病的能力，致病力可用暴露人群发病率来衡量。

3. 毒力 病原体感染机体后引起严重病变的能力。毒力可用病死率和重症病例比例来评价。

4. 免疫原性 病原体引起宿主产生特异性免疫的能力。

（二）病原体变异

病原体在与环境相互作用的过程中，能够发生变异，甚至出现新型病原体。对传染病流行影响较大的病原体变异有三种。①抗原性变异，如流感病毒的抗原变异引起流感流行，甚至大流行。②耐药性变异，如结核杆菌的耐药性变异是结核病流行难以控制或复燃的重要原因。③毒力变异，包括毒力增强和毒力减弱。牛型结核杆菌经人工多次传代培养后毒力减弱，用于制备卡介苗。肺鼠疫在宿主之间反复传播可使致病力增强。

（三）病原体在宿主体外的生存力

大多数病原体对外环境中的光、热、干燥、化学物质等敏感，在体外的生存力较弱。但乙肝病毒、能形成芽孢的细菌等在外界的生存力强，使得传染病的流行较难控制。

二、宿主

宿主是指在自然条件下能被传染性病原体寄生的人或动物。

（一）宿主的防御机制

1. 非特异性免疫

（1）天然屏障 包括外部屏障（皮肤、黏膜及其分泌物）和内部屏障（血-脑屏障和胎盘屏障等）。当天然屏障受到损伤时，机体抵抗病原体入侵的能力降低，就容易发生感染。

（2）吞噬作用 血液中的单核细胞、中性粒细胞和肝、脾、骨髓、淋巴结中的吞噬细胞，都具有非特异性吞噬功能，可清除体内的病原体。

（3）体液因子 存在于体液中的补体、溶菌酶和干扰素等，均对清除病原体起着重要作用。

2. 特异性免疫

（1）体液免疫 是 B 淋巴细胞介导的免疫，主要通过产生抗体而发挥效应。病原体进入机体后，刺激 B 淋巴细胞产生特异性抗体，包括 IgM、IgD、IgG、IgE 和 IgA 五种。在感染过程中最早出现 IgM，是近期感染的标志。IgG 抗体是保护性抗体，是抗感染的主要抗体。IgA 抗体是呼吸道和消化道黏膜上的主要局部抗体。IgE 主要作用于入侵的原虫和蠕虫。

（2）细胞免疫 致敏 T 淋巴细胞与相应抗原再次相遇时，通过细胞毒性淋巴因子杀伤病原体及其所寄生的细胞。细胞免疫在对抗病毒、真菌、原虫和部分在细胞内寄生的细菌（如伤寒杆菌、布氏杆菌、结核杆菌等）的感染中起重要作用。T 淋巴细胞还有调节体液免疫的功能。

（二）宿主易感性的影响因素

与传染病流行密切相关的宿主因素包括年龄、性别、种族、遗传、营养状态、职业、个人习惯和生活方式等。如喜欢吃生鱼片者容易感染肝吸虫病，饲养员、屠宰工人和畜牧业容易患布鲁菌病，林业工作者被蜱虫叮咬可患森林脑炎。

三、传染过程与感染谱

传染过程发生后可出现不同的结局，包括未发生感染、隐性感染、显性感染、严重临床症状或死亡。感染谱是指宿主对病原体传染过程反应的轻重程度，不同传染病有不同的感染谱，可概括为以下三类。

1. 以隐性感染为主的传染病 此类传染病隐性感染者所占比例很大，临床上出现典型症状和体征者仅占极少部分，重症和死亡病例罕见，呈现出"冰山"现象。如脊髓灰质炎、流行性脑脊髓膜炎、流行性乙型脑炎、艾滋病等。

2. 以显性感染为主的传染病 此类传染病中有明显临床症状和体征的感染者居多，隐性感染只有少部分，极少数病人有严重症状或导致死亡，如麻疹、水痘。

3. 以死亡为主的传染病 此类传染病中，大多数感染者出现严重的临床症状和体征，常以死亡为结局，如狂犬病等。

显性感染为主的传染病通常凭临床表现即可诊断，便于疫情报告和传染源隔离；隐性感染为主的传染病必须借助实验室检查才能发现，难以准确报告疫情和执行传染源隔离措施。

第三节 流行过程 📱微课

流行过程是指传染病在人群中发生、发展、转归的过程。流行过程的发生必须同时具备传染源、传播途径和易感人群三个基本环节，只有这3个环节同时存在并相互联系才能形成传染病的流行过程。

一、基本环节

（一）传染源

传染源是指体内有病原体生长、繁殖，并能排出病原体的人和动物，包括病人、病原携带者和受感染动物。

1. 病人 传染病病人体内存在大量的病原体，其某些症状又有利于病原体向外扩散，如呼吸道传染病的咳嗽、肠道传染病的腹泻等均可排出大量病原体，是重要的传染源。有些传染病如麻疹、水痘等无病原携带者，病人是唯一的传染源。

传染病的病程一般分为潜伏期、临床症状期和恢复期。

（1）潜伏期 病原体侵入机体至最早出现临床症状的这段时间。

潜伏期的流行病学意义为：①根据潜伏期可判断病人受感染的时间，以追踪传染源，确定传播途径；②确定接触者的留验、检疫或医学观察期限，一般以平均潜伏期增加1～2天为准，危害严重的传染病可按最长潜伏期予以留验；③确定免疫接种时间；④评价预防措施效果；⑤潜伏期长短可影响疾病的流行特征。一般潜伏期短的传染病，常呈现暴发，而潜伏期长的传染病流行持续时间可能较长。

（2）临床症状期 是指出现该传染病的特有症状和体征的时期。此期病人体内病原体数量多，某些症状有利于病原体的排出，作为传染源的意义最大。

（3）恢复期　是指病人的临床症状消失，机体遭受的各种损害逐渐恢复到正常状态的时期。病人免疫力开始恢复，体内病原体被清除，一般不再起传染源作用。但有些传染病的病人在恢复期仍可排出病原体，如乙型肝炎、菌痢、伤寒、白喉等。

传染病病人排出病原体的整个时期称为传染期，传染期是决定传染病病人隔离期限的重要依据。

2. 病原携带者　病原携带者是指无任何临床症状而能排出病原体的人。按携带病原体不同可分为带菌者、带病毒者和带虫者。病原携带者按其携带状态和临床分期分为以下 3 类。

（1）潜伏期病原携带者　指在潜伏期内携带病原体的人。这类携带者多数在潜伏期末排出病原体，如麻疹、白喉、痢疾和霍乱等。

（2）恢复期病原携带者　指在临床症状消失后，仍能排出病原体的人，如乙肝、伤寒、霍乱等。临床症状消失后，3 个月内仍有病原体排出的人称为暂时病原携带者，超过 3 个月的人称为慢性病原携带者。慢性病原携带者常间歇排出病原体，一般连续检测 3 次阴性时，才可认为病原携带状态已经解除。

（3）无症状病原携带者　指未曾患过传染病，但却能排出病原体的人。这类携带者在整个感染过程中无症状，只能由实验室检查证实。以隐性感染为主的传染病，如流行性脑脊髓膜炎、乙肝等，无症状病原携带也能成为重要的传染源。

病原携带者作为传染源的意义取决于携带者类型、排出病原体的数量和持续时间、病原携带者的职业、个人卫生习惯及社会活动范围等。在饮食服务行业、托幼机构以及集中供水的自来水厂工作的病原携带者对他人的威胁极大，应对这些单位的工作人员定期进行病原学检查与病后随访。

3. 受感染的动物　人类罹患以动物为传染源的疾病称为动物性传染病，又称为人畜共患病。作为传染源的动物种类繁多，其中以鼠类等啮齿类动物最为重要，与其相关的主要疾病有肾综合征出血热、钩端螺旋体病、鼠疫、森林脑炎等。其次是家畜与家养动物，如牛、羊、猪、狗、猫等，与其相关的主要疾病有布鲁杆菌病、绦虫病、流行性乙型脑炎、狂犬病、弓形虫病等。鸟类和家禽是鹦鹉热、禽流感的传染源，也可携带多种脑炎病毒、沙门菌、空肠弯曲菌等。鱼类可携带肝吸虫。蝙蝠及两栖类动物有时也可成为传染源。

动物作为传染源的危害程度取决于易感者与受感染动物接触的机会和密切程度、受感染动物的种类和数量、是否存在该病传播的适宜条件及人们的卫生知识水平和生活习惯等。

（二）传播途径

传播途径是指病原体从传染源排出后，侵入新的易感宿主之前，在外环境中所经历的全过程。传染病的传播主要有两种方式：水平传播和垂直传播。水平传播是病原体在外环境中通过传播因素实现人与人之间的传播。垂直传播是指病原体通过母体传给子代。

1. 经空气传播　是呼吸道传染病的主要传播方式，包括：飞沫、飞沫核与尘埃三种。

对外环境抵抗力较弱的病原体如脑膜炎球菌、流感病毒、新冠病毒、百日咳杆菌等引起的疾病，通常经飞沫传播。结核杆菌、白喉杆菌等耐干燥的病原体可经飞沫核传播。对外界抵抗力较强的病原体如结核杆菌和炭疽杆菌的芽孢可通过尘埃传播。

经空气传播传染病的流行特征为：①传播途径容易实现，传播广泛，发病率高；②冬春季节高发；③儿童和老年人多见；④在未经免疫预防的人群中，发病可呈现周期性升高；⑤居住拥挤和人口密度大的地区高发。

2. 经水传播　包括饮用水传播和接触疫水传播，许多肠道传染病和某些人畜共患病、寄生虫病通过此途径传播。

（1）经饮用水传播　主要是水源水被污染，如自来水管网破损导致污水渗入、粪便或污物污染水源等。城市高层住宅蓄水池的二次污染也是值得关注的问题。

经饮用水传播所致传染病的流行特征为：①病例分布与供水范围一致，有饮用同一水源史；②在水源经常受到污染处病例终年不断，发病呈地方性；③除哺乳婴儿外，发病无年龄、性别、职业差别；④停止使用污染的水源或采取消毒、净化措施后，暴发或流行即可平息。

（2）经接触疫水传播　人们接触含有病原体的水（即疫水）时，病原体经皮肤、黏膜侵入机体，如血吸虫病、钩端螺旋体病等。其流行特征为：①病人有接触疫水史；②发病有地区、季节和职业分布差异；③大量易感人群进入流行区，可呈暴发或流行；④对疫水采取措施或加强个人防护可控制疾病发生。

3. 经食物传播　是肠道传染病、某些寄生虫病和少数呼吸道传染病的传播方式。

经食物传播包括两类：一类是食物本身含有病原体，如感染绦虫的牛肉、猪肉，患布鲁菌病的乳牛所产奶等。另一类是食物在生产、加工、运输、贮存等环节受到病原微生物污染，如受到甲肝病毒污染的水产品、沙门氏菌污染的禽蛋等。人类食用未充分加热消毒的上述食品，即可受到感染。

经食物传播传染病的流行特征：①病人有进食同一食物史，不食者不发病；②一次大量污染可致暴发；③病人一般潜伏期较短，临床症状较重；④当停供污染食物后，暴发即可很快平息。

4. 接触传播　包括直接接触和间接接触传播。

（1）直接接触传播　指易感者直接与传染源接触，未经任何外界因素所致的传播，如艾滋病、梅毒、猴痘等性传播疾病，狂犬病、鼠咬热的传播。

（2）间接接触传播　指易感者接触了被传染源污染的物品所造成的传播，亦称日常生活接触传播。如细菌性痢疾、伤寒、急性出血性结膜炎、疥疮、猴痘等的传播。

经间接接触传播传染病的流行特征为：①一般呈现散发，可在家庭或同住者之间传播，出现家庭和同住者中病例聚集的现象；②无明显季节性；③传播速度一般较慢；④个人卫生习惯不良和卫生条件较差的地区发病较多。

5. 经虫媒传播　经媒介节肢动物机械携带或叮咬吸血所致的传播。

（1）机械携带传播　肠道传染病（如伤寒、菌痢）的病原体在蟑螂、苍蝇的体表和体内存活，不在其体内发育，只是机械携带。节肢动物通过接触、反吐和粪便排出病原体，污染食物或餐具等使易感的接触者感染。

（2）生物学传播　蚊子、跳蚤、蜱等吸血节肢动物因叮咬血液中带有病原体的感染者，病原体进入其体内发育、繁殖，经过一段时间繁殖或完成其生活周期中某一阶段才具有传染性，所需的这段时间称为外潜伏期。

经节肢动物传播传染病的流行特征：①地区性，病例分布与节肢动物分布一致；②季节性，发病率升高与节肢动物活动季节一致；③有明显的职业特点，如森林脑炎多见于伐木工等野外作业人员；④发病有年龄差别，老疫区儿童多发，新迁入疫区病例无年龄差异。

6. 经土壤传播　易感人群接触被病原体污染的土壤所致的传播。经土壤传播的传染病的流行与病原体在土壤中的存活时间、易感者与土壤接触的机会和个人卫生条件有关。如赤脚下地劳动易感染钩虫病，皮肤有损伤者接触土壤可能感染破伤风和气性坏疽。

7. 医源性传播　医源性传播是指在医疗、预防工作中，由于未能严格执行规章制度和操作规程，而人为地造成某些传染病的传播。可分为两种类型：①易感者在接受治疗、预防或检查措施时由于医疗器械受污染或消毒不严而引起的传播；②输血或生物制品、药物受污染引起的传播，如艾滋病、乙型肝炎和丙型肝炎等。

8. 垂直传播　病原体通过母体传给子代的传播，艾滋病、乙型肝炎、丙型肝炎、梅毒等传染病可经此途径传播，包括经胎盘传播、上行性传播、分娩时传播。

许多传染病可以通过多种传播途径传播，如肾综合征出血热可通过接触传播、空气传播、水和食物传播、虫媒传播、垂直传播等多种途径。

（三）易感人群

人群易感性是指人群作为一个整体对传染病的易感程度。人群易感性的高低取决于总人口中易感人口所占的比例，也与人群的一般健康状况有关。人群易感性高则传染病易于发生和传播；当人群中免疫人口达到足够比例时，人群易感性低，传染病的流行即可终止。导致人群易感性升高的主要因素包括：新生儿增加、易感人口迁入、免疫人口减少、人群免疫力自然消退、病原体变异等。有计划地进行预防接种或传染病流行之后，可使免疫人口增加，降低人群易感性。

二、疫源地

疫源地是指传染源排出的病原体向周围播散所能波及的范围。通常将范围较小的疫源地称为疫点，较大范围的疫源地或若干个疫源地连成片时称为疫区。

（一）疫源地形成的条件

疫源地形成需要有传染源、病原体能够持续传播、周围人群易感等条件。疫源地范围大小受传染源的活动范围、传播途径的特点和周围人群的免疫状态等因素的影响。如麻疹只能经飞沫传播，疫源地范围就小，仅限于病人的居室；疟疾经蚊虫传播，疫源地范围取决于蚊虫的活动半径或飞程。

（二）疫源地消灭必须同时具备的条件

（1）传染源被移走（如隔离、死亡）或不再排出病原体（治愈）。

（2）传染源散播在外环境中的病原体被彻底消灭。

（3）所有易感接触者经过该病最长潜伏期未出现新病例或被证明未受到感染。

疫源地是构成流行过程的基本单位，一旦疫源地消灭，流行过程就宣告结束。

三、影响因素

（一）自然因素

自然因素包括地理、气象和生态等因素，对传染病流行过程的发生和发展发挥着重要的作用。传染病的地区性和季节性与自然因素有密切关系，如血吸虫病唯一的中间宿主是钉螺，钉螺只能生活在气候温和、雨量充足，且有杂草丛生的河湖水网地区，所以我国血吸虫病只流行于长江及其以南的地区。疟疾、流行性乙型脑炎和丝虫病等蚊媒传染病多发生于夏秋季。自然因素还能影响人们受感染的机会，如夏季气候炎热，人们喜食瓜果、凉拌菜等生冷食物易发生肠道传染病。冬季寒冷，人们多在室内活动，因而增加了飞沫传播的机会，易发生呼吸道传染病。

（二）社会因素

社会因素包括社会制度、经济状况、生活条件、文化水平等，对传染病流行过程有决定性的作用。中华人民共和国成立后，社会主义制度使人民生活、文化水平不断提高，实行计划免疫，已使许多传染病的发病率明显下降或接近被消灭。由于改革开放，市场化经济政策的实施，因人口流动、生活方式、饮食习惯的改变和环境污染等因素，有可能使某些传染病的发病率升高，如结核病、艾滋病、疟疾等，应引起我们的重视。

第四节　预防策略和措施

一、预防策略

1. 预防为主　国家对传染病防制实行预防为主的方针，坚持防制结合、分类管理、群策群力、因地制宜、发展三级预防保健网和综合性防制的策略。要采取加强健康教育、强化人群免疫、改善卫生条件等主动保护措施，提高人们预防疾病的能力。

2. 加强传染病的监测与管理　传染病监测内容包括传染病发病、死亡，病原体型别、特性、媒介昆虫和动物宿主种类、分布和病原体携带状况、人群免疫水平及人口资料等。必要时还应开展对流行因素和流行规律的研究，并评价预防措施效果。

3. 建立传染病预警制度　国家建立传染病预警制度，国务院卫生行政部门和省（自治区、直辖市）人民政府根据传染病发生流行趋势的预测，及时发出传染病预警，根据情况予以公布。县级以上地方人民政府应当制定传染病预防、控制预案，报上一级人民政府备案。

4. 传染病的全球化控制　历史上鼠疫、霍乱、天花和流行性感冒曾多次发生世界性流行。因此制定传染病的全球化控制策略十分必要。在 SARS 和新冠病毒感染流行期间，全世界的密切合作，对人类战胜 SARS 和新冠病毒感染都起到了至关重要的作用。

二、预防措施

（一）疫情报告

严格按《中华人民共和国传染病防治法》要求进行疫情报告管理，确保传染病疫情报告的及时性、准确性、完整性。

1. 报告病种　目前我国法定报告传染病为三大类 41 种。

（1）甲类（2 种）　鼠疫、霍乱。

（2）乙类传染病（28 种）　传染性非典型肺炎、艾滋病、病毒性肝炎、脊髓灰质炎、人感染高致病性禽流感、麻疹、流行性出血热、狂犬病、流行性乙型脑炎、登革热、炭疽、细菌性和阿米巴性痢疾、肺结核、伤寒和副伤寒、流行性脑脊髓膜炎、百日咳、白喉、新生儿破伤风、猩红热、布鲁氏菌病、淋病、梅毒、钩端螺旋体病、血吸虫病、疟疾、人感染 H7N9 禽流感、新型冠状病毒感染、猴痘（自 2023 年 9 月 20 日起纳入乙类传染病管理）。

（3）丙类（11 种）　流行性感冒（含甲型 H1N1 流感）、流行性腮腺炎、风疹、急性出血性结膜炎、麻风病、斑疹伤寒、黑热病、包虫病、丝虫病，除霍乱、细菌性和阿米巴性痢疾、伤寒和副伤寒以外的感染性腹泻病，手足口病。

2. 责任报告人　按照《传染病信息报告管理规范 2016 版》规定，各级各类医疗机构、疾病预防控制机构、采供血机构均为责任报告单位；其执行职务的人员和乡村医生、个体开业医生均为责任疫情报告人。

3. 报告程序与方式　传染病报告实行属地化管理。传染病报告卡（表 11 - 1）由首诊医生或其他执行职务的人员负责填写。现场调查时发现的传染病病例，由属地疾病预防控制机构的现场调查人员填写报告卡；采供血机构发现 HIV 两次初筛阳性检测结果也应填写报告卡。

报告方式：传染病疫情信息实行网络直报，没有条件实行网络直报的医疗机构，在规定的时限内将传染病报告卡报属地县级疾病预防控制机构。

表 11-1　中华人民共和国传染病报告卡

卡片编号：　　　　　　　　　　　报卡类别：　1. 初次报告　2. 订正报告

姓名 *：_____（患儿家长姓名：_____）

有效证件号 *：□□□□□□□□□□□□□□□□□□ 性别 *：□男　□女

出生日期 *：_____年_____月_____日（如出生日期不详，实足年龄：_____　年龄单位：□ 岁□ 月□ 天）

工作单位（学校）：_____联系电话：_____

病人属于 *：□本县区　□本市其他县区　□本省其它地市　□外省　□港澳台　□外籍

现住址（详填）*：_____省_____市_____县（区）_____乡（镇、街道）_____村_____（门牌号）

人群分类 *：

□ 幼托儿童、□散居儿童、□学生（大中小学）、□教师、□保育员及保姆、□餐饮食品业、□商业服务、□医务人员、□ 工人、□ 民工、□农民、□ 牧民、□ 渔（船）民、□干部职员、□离退人员、□家务及待业、□ 其他（　）、□不详

病例分类 *：（1）□疑似病例、□临床诊断病例、□ 确诊病例、□病原携带者

（2）□急性、□慢性（乙型肝炎 *、血吸虫病 *、丙肝）

发病日期 *：_____年_____月_____日

诊断日期 *：_____年_____月_____日_____时

死亡日期：_____年_____月_____日

甲类传染病 *：

□鼠疫、□霍乱

乙类传染病 *：

□ 传染性非典型肺炎、艾滋病（□ 艾滋病病人□ HIV）、病毒性肝炎（□甲型□ 乙型□ 丙型□ 丁肝□ 戊型□ 未分型）、□脊髓灰质炎、□人感染高致病性禽流感、□麻疹、□流行性出血热、□ 狂犬病、□ 流行性乙型脑炎、□ 登革热、炭疽（□肺炭疽□ 皮肤炭疽□ 未分型）、痢疾（□ 细菌性□ 阿米巴性）、肺结核（□ 利福平耐药□ 涂阳□仅培阳□ 菌阴□ 未痰检）、伤寒（□ 伤寒□副伤寒）、□流行性脑脊髓膜炎、□百日咳、□白喉、□ 新生儿破伤风、□猩红热、□布鲁氏菌病、□ 淋病、梅毒（□ Ⅰ 期□ Ⅱ 期□ Ⅲ 期□胎传□ 隐性）、□钩端螺旋体病、□ 血吸虫病、疟疾（□ 间日疟□ 恶性疟□ 未分型）□ 人感染 H7N9 禽流感□ 新冠病毒感染□猴痘

丙类传染病 *：

□ 流行性感冒、□ 流行性腮腺炎、□风疹、□急性出血性结膜炎、□ 麻风病、□流行性和地方性斑疹伤寒、□黑热病、□包虫病、□ 丝虫病、□除霍乱、细菌性和阿米巴性痢疾、伤寒和副伤寒以外的感染性腹泻病、□ 手足口病

其他法定管理以及重点监测传染病：

订正病名：_____　退卡原因：_____

报告单位：_____　联系电话：_____

填卡医生 *：_____　填卡日期 *：_____年_____月_____日

备注：

---

4. 报告时限　责任报告单位和责任疫情报告人发现甲类传染病和乙类传染病中的肺炭疽、传染性非典型肺炎等按照甲类管理的传染病人或疑似病人时，或发现其他传染病和不明原因疾病暴发时，应于2 小时内将传染病报告卡通过网络报告。

对其他乙、丙类传染病病人、疑似病人和规定报告的传染病病原携带者在诊断后，应于 24 小时内进行网络报告。不具备网络直报条件的医疗机构及时向属地乡镇卫生院、城市社区卫生服务中心或县级疾病预防控制机构报告，并于 24 小时内寄送出传染病报告卡至代报单位。

（二）对传染源的措施

1. 对病人的措施　主要是早发现、早诊断、早报告、早隔离、早治疗。病人或疑似病人一经诊断，应按《中华人民共和国传染病防治法》实行分级管理，防止传染病在人群中传播蔓延。

甲类传染病病人和乙类传染病中肺炭疽和传染性非典型肺炎病人应实施隔离治疗。

乙类和丙类传染病病人根据病情可住院隔离或在家中隔离治疗，直至治愈。对传染源作用不大的肾综合征出血热、钩端螺旋体病、布鲁杆菌病等病人可不必隔离。

2. 对病原携带者的措施　尽可能地在人群中通过病原学筛查检出，发现病原携带者应予以治疗、教育、管理和随访观察，必要时调整工作岗位。

3. 对接触者的措施　可根据不同传染病分别采取不同的检疫措施、预防接种和预防服药等。

4. 对动物传染源的措施　根据感染动物对人类的危害程度和经济价值，采取隔离治疗、捕杀、焚烧、深埋等措施。此外，还应做好家畜及宠物的预防接种和检疫。

（三）对传播途径的措施

针对传染源污染的环境采取消毒、杀虫等措施清除或杀灭病原体或传播媒介。根据不同的传染病制定不同的方案：肠道传染病通过粪口途径传播，应加强饮食卫生、个人卫生、粪便及吐泻物消毒等措施；呼吸道传染病经空气传播，可采取通风、空气消毒和提倡戴口罩等措施；虫媒传染病采用防蚊、灭蚊、灭虫等措施。

1. 消毒　用化学、物理等方法消除或杀灭外环境病原体，可分为预防性消毒和疫源地消毒。

（1）预防性消毒　在没有发现明确传染源的情况下，对可能受到病原体污染的场所和物品进行消毒。如餐具消毒、乳制品消毒等。

（2）疫源地消毒　对现有或曾经有传染源存在的场所进行消毒，可分为随时消毒和终末消毒。随时消毒是指在有传染源存在的疫源地，对其排泄物、分泌物或被污染的物品、场所及时进行消毒。终末消毒是指传染源痊愈、死亡或离开后对疫源地进行的一次彻底消毒。对外环境抵抗力较强的病原体才需要进行终末消毒，如鼠疫、霍乱、炭疽、伤寒、痢疾、病毒性肝炎、结核、猩红热等。对外环境抵抗力较弱的病原体，如麻疹、水痘、流行性感冒等疾病一般不需终末消毒。

2. 杀虫　用化学、物理、生物等方法杀灭蚊子、跳蚤、苍蝇、蟑螂等传染病的传播媒介。

（四）对易感人群的措施

1. 预防接种　预防接种是提高机体免疫力的特异性预防措施，包括主动免疫和被动免疫。免疫规划是预防传染病流行的重要措施。

2. 药物预防　在传染病暴发流行时，可以给传染病易感人群服用某种药物，防止传染病在该人群中发生和传播。但药物预防作用时间短，效果不巩固，易产生耐药性，且对绝大多数病毒性传染病无效，故应用受限。

3. 个人防护　某些传染病发生流行时，对易感者可采取一定的防护措施戴口罩、手套、鞋套等都可起到个人防护作用；接触传染病的医务人员和实验室工作人员应严格遵守操作规程，配置和使用必要的个人防护用品。

 知识链接 --

传染病的控制谱

传染病防控从预防（prevention）到控制（control）、消除（elimination），再到消灭（eradication）乃至灭绝（extinction），所显示的防控目标的差异，称为传染病的控制谱。这种防控目标差异不仅与传染病的病原体、病原体宿主和流行因素有关，还与科学技术的进步密不可分。传染病的预防是指通过采取有效的策略与措施，使某种传染病不发生或少发生。控制是指通过采取相应的策略与措施，将传染病的患病率、发病率、死亡率降低并维持在较低的、与该地区社会和经济相适应的水平。消除是指通过努力在特定区域内将特定传染病或感染的发生率降低到极低的水平，范围可以局限在一个国家或一个地区。要维持消除状态需要持续采取干预措施。消灭是指通过全世界的努力，在全世界范围内永久消除特定病原体造成的感染。灭绝是指在消灭的基础上，该病原体在自然界及实验室中均不复存在。

三、传染病暴发、流行时的紧急措施

根据《中华人民共和国传染病防制法》规定，在有传染病暴发、流行时，县级以上当地人民政府应立即组织力量，按照传染病预防、控制预案进行防制，切断传染病的传播途径。必要时，报经上一级地方政府决定，可采取下列紧急措施并予以公告。

（1）限制或者停止集市、影剧院演出或者其他人群聚集的活动。

（2）停工、停业、停课。

（3）临时征用房屋、交通工具。

（4）封闭或者封存被传染病病原体污染的公共饮用水源、食品以及相关物品。

（5）控制或者扑杀染疫野生动物、家畜、家禽。

（6）封闭可能造成传染病扩散的场所。

在采用紧急措施防制传染病传播的同时，各级疾病预防控制机构和省级卫生行政部门应积极采取有效的措施控制疫情，医疗部门应积极治疗病人尤其是抢救危重病人。

国务院卫生行政部门负责向社会及时、准确地公布传染病疫情信息，并可以授权省、市卫生行政部门向社会公布本行政区域的传染病疫情信息。

第五节　免疫规划及其评价

一、预防接种

预防接种是将抗原或抗体注入人体，使人体产生或获得某种传染病的特异性免疫力，以保护易感人群，预防传染病的发生。预防接种是政府提供的一项重要基本公共卫生服务。

1. 人工主动免疫　采用人工免疫的方法将免疫原物质接种到人体，使人体产生特异性免疫。其特点是产生抗体需要一定时间，但免疫力维持时间较长，是免疫预防的主体。人工自动免疫制剂包括减毒活疫苗、灭活疫苗、类毒素、亚单位疫苗、结合疫苗、基因工程疫苗等。

2. 人工被动免疫　是指将含有抗体的血清或制剂接种到人体，使人体立即获得抗体而受到保护。其特点是作用快，但免疫力持续时间短，主要用于治疗和紧急预防。人工被动免疫制剂包括免疫血清和免疫球蛋白。

3. 被动主动免疫　指同时给机体注射抗原物质和抗体，使人体迅速获得特异性抗体，并刺激机体产生持久的免疫力。例如，HBsAg 和 HBeAg 双阳性产妇所生的新生儿，在出生时同时注射乙型肝炎免疫球蛋白和乙型肝炎疫苗以阻断乙肝病毒的母婴传播。

二、免疫规划

（一）免疫规划的概念

1. 扩大免疫规划　世界卫生组织 1974 年提出在全球实施扩大免疫规划（expanded programme on immunization，EPI），我国于 1981 年正式加入 EPI 活动。EPI 的中心内容是：①不断扩大免疫接种的覆盖面，使每个儿童在出生后都有获得免疫接种的机会；②不断扩大免疫接种疫苗种类。

2. 免疫规划的概念 是指根据国家传染病防制规划，使用有效疫苗对易感人群进行预防接种所制定的规划、计划和策略，按照国家或者省、自治区、直辖市确定的疫苗品种、免疫程序或者接种方案，在人群中有计划地进行预防接种，提高人群的免疫水平，达到预防、控制和消灭相应传染病的目的。

（二）免疫规划的主要内容

我国实行有计划的预防接种制度，推行扩大免疫规划。当前国家扩大免疫规划是在乙肝疫苗、卡介苗、脊髓灰质炎疫苗、百白破混合制剂、麻疹疫苗和白破疫苗等 6 种国家免疫规划疫苗基础上，以无细胞百白破疫苗替代百白破混合制剂，将甲肝疫苗、流脑疫苗、乙脑疫苗、麻腮风联合疫苗纳入国家免疫规划，对适龄儿童实施预防接种；根据传染病流行趋势，在流行地区对重点人群接种流行性出血热疫苗，对高危人群进行炭疽疫苗和钩端螺旋体疫苗应急接种，预防乙型肝炎、结核病、脊髓灰质炎、百日咳、白喉、破伤风、麻疹、甲肝、流行性脑脊髓膜炎、流行性乙型脑炎、风疹、流行性腮腺炎、流行性出血热、炭疽和钩端螺旋体病等 15 种传染病。

2016 年 5 月 1 起，我国实施新的脊髓灰质炎疫苗免疫策略，停用三价脊灰减毒活疫苗，用二价脊灰减毒活疫苗替代，并将脊灰灭活疫苗纳入免疫规划。

（三）免疫程序

1. 儿童免疫程序 是指儿童应该接种疫苗的先后次序、起始月（年）龄、剂量、间隔时间和要求，以达到合理使用疫苗的目的（表 11 - 2）。

表 11 - 2 国家免疫规划疫苗儿童免疫程序表（2021 年版）

可预防疾病	疫苗种类	接种途径	剂量	英文缩写	接种年龄														
					出生时	1月	2月	3月	4月	5月	6月	8月	9月	18月	2岁	3岁	4岁	5岁	6岁
乙型病毒性肝炎	乙肝疫苗	肌内注射	10 或 20μg	HepB	1	2					3								
结核病[1]	卡介苗	皮内注射	0.1ml	BCG	1														
脊髓灰质炎	脊灰灭活疫苗	肌内注射	0.5ml	IPV			1	2											
	脊灰减毒活疫苗	口服	1 粒或 2 滴	bOPV					3								4		
百日咳、白喉、破伤风	百白破疫苗	肌内注射	0.5ml	DTaP				1	2	3				4					
	白破疫苗	肌内注射	0.5ml	DT															5
麻疹、风疹、流行性腮腺炎	麻腮风疫苗	皮下注射	0.5ml	MMR								1		2					
流行性乙型脑炎[2]	乙脑减毒活疫苗	皮下注射	0.5ml	JE - L								1			2				
	乙脑灭活疫苗	肌内注射	0.5ml	JE - I								1、2			3				4
流行性脑脊髓膜炎	A 群流脑多糖疫苗	皮下注射	0.5ml	MPSV - A							1		2						
	A 群 C 群流脑多糖疫苗	皮下注射	0.5ml	MPSV - AC												3			4
甲型病毒性肝炎[3]	甲肝减毒活疫苗	皮下注射	0.5 或 1.0ml	HepA - L										1					
	甲肝灭活疫苗	肌内注射	0.5ml	HepA - I										1	2				

注：1. 主要指结核性脑膜炎、粟粒性肺结核等。

2. 选择乙脑减毒活疫苗接种时，采用两剂次接种程序。选择乙脑灭活疫苗接种时，采用四剂次接种程序；乙脑灭活疫苗第 1、2 剂间隔 7 ~ 10 天。

3. 选择甲肝减毒活疫苗接种时，采用一剂次接种程序。选择甲肝灭活疫苗接种时，采用两剂次接种程序。

2. 重点人群免疫程序

（1）双价流行性出血热疫苗　接种对象为流行区域16～60周岁的学生、工人、农民等高危人群，接种3剂次（第1天、14天、6月）。

（2）炭疽疫苗　接种对象为炭疽疫情发生时，病例或病畜间接接触者及疫点周围高危人群，接种1剂次。

（3）钩端螺旋体疫苗　适用于流行地区可能接触疫水的7～60岁高危人群，接种2剂次（第1天、7～10天）。

（四）预防接种的形式

1. 第一类苗　政府免费向公民提供，公民应依照政府的规定接种的疫苗。预防接种形式包括：常规接种、群体性预防接种、应急接种。

2. 第二类疫苗　公民自费并自愿接种的其他疫苗，如流感疫苗、戊肝疫苗、肺炎疫苗等。

（五）预防接种的注意事项

1. 预防接种禁忌证　每种疫苗的禁忌证各不相同，具体参照疫苗说明书。一般有急性疾病、过敏体质、免疫功能不全、神经系统疾病、既往接种有严重不良反应者需根据情况推迟、停止、谨慎接种疫苗。

2. 疑似预防接种的异常反应

（1）不良反应　合格疫苗在实施规范接种后，发生与预防接种目的无关的或意外的有害反应，称为不良反应包括局部反应（接种部位的红、肿、热、痛等）、全身反应（发热、呕吐、腹泻等）、异常反应（过敏反应、无菌性脓肿、多发性神经炎、脑炎和脑膜炎等）。

（2）疫苗质量事故　由于疫苗质量不合格，接种后造成受种者机体组织器官、功能损害。

（3）接种事故　由于预防接种过程实施过程中违反预防接种规范、免疫程序、接种方案等，造成受种者机体组织器官、功能损害。

（4）偶合征　受种者在接种时正处于某种疾病的潜伏期或者前驱期，接种后巧合发病。

（5）心因性反应　预防接种实施过程中或接种后因受种者心理因素发生的个体或者群体的反应，如晕针。

3. 冷链及冷链系统　冷链是指为保证疫苗从疫苗生产企业到接种单位运转过程中的质量而装备的储存、运输冷藏设施和设备。冷链设施、设备包括冷藏车、疫苗运输工具、冷库、冰箱、冷藏包等。冷链系统是在冷链设备的基础上加入管理因素，即人员、管理措施和保障的工作体系。

三、预防接种的效果评价

（一）接种率的监测和评价

接种率的监测和评价应将接种率报告和接种率调查相结合，主要考核评价指标包括：建卡率、疫苗合格接种率、国家免疫规划疫苗覆盖率等。

（二）免疫学效果评价

通过测定接种后人群的抗体阳转率、抗体平均滴度和抗体持续时间来评价免疫学效果。

$$抗体阳转率 = \frac{抗体阳转人数}{疫苗接种人数} \tag{11-1}$$

（三）流行病学效果评价

采用随机双盲对照的现场试验结果来计算疫苗保护率和效果指数。

$$疫苗保护率 = \frac{对照组发病率 - 接种组发病率}{对照组发病率} \times 100\% \qquad (11-2)$$

$$疫苗效果指数 = \frac{对照组发病率}{接种组发病率} \qquad (11-3)$$

第六节　新发传染病及其防制

一、概述

新发传染病（EID）是指人群中新出现的感染性疾病，或发病水平迅速上升或流行区域迅速扩大的已知感染性疾病。20 世纪 70 年代以来，在世界范围内发现和确认的 EID 有 40 多种，我国陆续发生和出现的 EID 有 20 多种，给人类生命健康、经济发展、社会秩序等造成了伤害。近 20 年来中国发现的及新输入的病原体和所致疾病见表 11 - 3。

表 11 - 3　近 20 年来中国发现及新输入的病原体及所致疾病

年份	本土发现及输入的病原体	所致疾病
2003	严重急性呼吸综合征冠状病毒（SARS - CoV）	传染性非典型肺炎
2005	猪链球菌	人感染猪链球菌病
2005	高致病性禽流感病毒（甲型 H5N1）	人感染高致病性禽流感
2006	发热伴血小板减少综合征病毒	发热伴血小板减少综合征
2008	肠道病毒（EV71）	手足口病
2009	甲型 H1N1 流感病毒	甲型流感
2010	基孔肯雅病毒	基孔肯雅热
2011	脊髓灰质炎病毒野生毒株	脊髓灰质炎
2013	高致病性禽流感病毒（甲型 H7N9、H10N8）	人感染高致病性禽流感
2014	禽流感病毒（甲型 H5N6）	禽流感
2014	锥虫	虫病
2015	中东呼吸综合征病毒（MERS - CoV）	中东呼吸综合征
2016	寨卡病毒、黄热病毒、裂谷热病毒	寨卡病毒病、黄热病、裂谷热
2018	禽流感病毒（甲型 H7N4）	禽流感
2019	新冠病毒	新冠病毒感染
2021	禽流感病毒（甲型 H10N3）	禽流感
2022	猴痘病毒	猴痘

1. 新发传染病的分类　通常分为以下 5 类。

（1）新出现的病原体所致感染性疾病，如严重急性呼吸综合征（SARS）、中东呼吸综合征（MERS）、新型冠状病毒感染等。

（2）新诊断的与病原体感染有关的已知疾病，如艾滋病、幽门螺杆菌所致消化性溃疡等。

（3）再发感染性疾病，即已经控制的、具有重要公共卫生影响的感染性疾病再次出现流行或暴发，如梅毒、淋病等。

（4）新出现的耐药病原体所致疾病，如耐药结核病、耐万古霉素葡萄球菌感染等。

（5）输入性传染病，即某国家或地区尚未发现或已消灭而由国外传入的传染病，如 2011 年境外输入中国的野生病毒毒株感染导致的脊髓灰质炎、2022 年输入中国的猴痘。

2. 新发传染病的特点

（1）病原体种类多　有细菌、病毒、衣原体、立克次体、螺旋体等，病毒性病原所占比例居多。

（2）与动物关系密切　马尔堡出血热、西尼罗病毒脑炎的传染源为野生动物；莱姆病、肾综合征出血热的传染源为鼠类；猫抓病、疯牛病、禽流感等疾病与畜禽有关。

（3）传染性强，传播方式复杂　埃博拉出血热、SARS、新冠病毒感染等疾病主要通过飞沫传播；寨卡病毒病、黄热病等可经蚊虫叮咬而传播；O139霍乱主要通过水传播引起暴发流行；

（4）流行范围广，影响因素多　如莱姆病、军团病、艾滋病等疾病呈全球分布；新冠病毒感染曾在200多个国家和地区出现；地理、气候等自然因素和人员流动、生活方式、经济水平、宗教文化等社会因素影响传染病的传播。

（5）防制难度大，危害严重　新发传染病发生、发展的不确定性导致其早期发现、诊断困难。短期内无有效疫苗、特效药物和有效治疗方法，危害严重。病死率高的新发传染病，如MERS、埃博拉出血热等，给人类生命健康造成巨大威胁。新发呼吸道传染病经空气传播容易实现、传播速度快，极易造成跨国界、洲界甚至全球性流行，不仅严重危及全球人民健康生命安全，而且还会带来医疗资源不足、人道主义伤害等一系列问题，严重阻碍经济的发展，甚至威胁社会稳定。

二、新发传染病的预防与控制

1. 加强健康教育，提升公众健康素养　在人群中开展有关新发传染病的宣传教育工作，可提高公众对新发传染病的认识和防范意识，应对传染病爆发时所造成的社会恐慌。

2. 完善法制　进一步完善新发传染病防制相关法律、法规及预案，坚持依法防控。

3. 建立和完善新发传染病应对机制　包括政府领导、专家参与、属地管理、分级负责、专业机构实施、部门配合的指挥协调机制；卫生与相关部门建立信息沟通机制；建立并完善卫生、农业、林业、国境卫生检疫等部门的协调合作机制。加强国境卫生检疫，防止新发传染病的输入和输出。

4. 建立并完善新发传染病监测和预警系统　注重症状监测，及时发现新传染源或病原体以及影响因素。我国传染病监测技术平台中的五大传染病症候群（发热、腹泻、发热伴出疹、发热伴出血、脑炎脑膜炎）病原谱及流行规律实验室监测、检测网络的建立和运行，为及时发现、证实2013年的禽流感病毒H7N9疫情和2019年的新冠病毒感染疫情的病原体起到了关键作用。

5. 加强人力资源开发，提高应急处置能力　加强对广大医务人员传染病监测知识与技能的培训，提高医务人员早发现、早报告传染病疫情的意识和能力。进一步加大公共卫生投入，加强疾控专业人员队伍建设，推进新发传染病专业人才培养、加强演练和培训，提高疾控队伍的应急处置能力。

6. 做好应对突发新发传染病的物资和技术储备　制定和完善新发传染病防控预案，建立健全应急物资、生产能力以及技术储备机制。完善疫苗及药物、试剂等应急物资的调运机制，明确财政经费保障等。

7. 开展新发传染病的基础科学及应用技术研究　从新发传染病防控工作的实际需要出发，进行新发传染病应用科学理论、应用性技术以及疫苗和治疗药品等研究。

8. 加强国内外交流与合作　新发传染病的全球化特点要求世界各国要共同应对，各国应及时沟通新发传染病疫情，共享防控经验，防范疫情大面积扩散。

三、面临的挑战

病原体的演变、气候变化、人口老化、环境污染、国际旅游业的发展等，使新发传染病控制面临巨大的挑战。

1. 病原微生物的变化 新发传染病的病原以病毒为主，病毒种类多、变异快，重组率高，而人类缺乏对病毒的免疫力和特效药，导致病毒性新发传染病的预防和针对性治疗非常困难。如基因重配的H7N9禽流感病毒跨越种属屏障感染人并导致发病和死亡。

2. 气候变化 全球变暖等气候变化，可能会导致媒介昆虫及宿主动物栖息环境及迁徙等发生改变，从而导致新的疾病出现，或现有传染病流行特征发生改变。

3. 社会及经济因素的变化 由于经济开发、开垦荒地、砍伐森林等人类活动，生态环境被破坏，人与动物接触机会增加，导致新的人畜共患病出现。有研究发现，75%的新发传染病为人畜共患病。此外，人类生活方式、生活习惯的改变如：饲养宠物、滥捕食野生动物、性滥交等，也增加了人类与病原体接触的可能性。

4. 抗菌药物耐药性 因抗菌药物滥用导致不断扩散的抗菌药物耐药性对新发传染病的防控造成了严峻挑战。

5. 全球化的发展 全球经济、文化、人员交流地愈加频繁，病原体也随之"周游列国"，增加了生物入侵的机会和风险。如近年来我国确诊的寨卡病毒病、疟疾，全部为输入性病例，病人均为国外旅行或务工的归国人员。

当前，新发传染病的发病率逐渐提升，临床医学与公共卫生面临很大的挑战。为了有效预防和控制新发传染病，必须加强健康教育的力度，加强多数据源监测与分析，强化联防联控源头管理，以预防为主应对传染病。同时，还应该建立全球性的传染病信息平台系统，促进各国沟通、交流，共同做好对新发传染病的预防和控制。

答案解析

✎ **练习题**

一、单项选择题

1. 下列哪条不符合经空气传播的特点（ ）

 A. 具有冬春季节升高的现象

 B. 在未经免疫的人群中，发病呈周期性升高

 C. 在未经免疫预防的城市人群中，常在儿童期被感染

 D. 在交通不便的山区发病呈典型的周期性现象

 E. 易感者在人群中的比例是决定流行强度的重要因素之一

2. 以下哪个因素会使人群易感性降低（ ）

 A. 计划免疫   B. 新生儿增加   C. 易感人口迁入

 D. 免疫人口死亡   E. 免疫人口免疫力自然消退

3. 下列哪种疾病属于法定报告的丙类传染病（ ）

 A. 鼠疫   B. 霍乱   C. 手足口病

 D. 病毒性肝炎   E. 肺结核

4. 某地发生一起疾病暴发，有12人发病，全部送医院治疗，并对其排出物进行了彻底的消毒。至此，有人认为疫源地已经消灭，针对疫源地的措施可以结束，这种说法（ ）

 A. 正确，因为达到了疫源地消灭的条件

 B. 正确，因为传染源已经消除

 C. 错误，因为外界环境只进行消毒不行，还要进行灭菌

D. 错误，易感接触者尚未度过最长潜伏期，还有可能出现新病例，形成新的疫源地

E. 以上均不对

5. 根据《传染病防制法》的规定，在有传染病暴发、流行时，当地政府报经上一级地方政府决定，可采取下列哪一项除外的紧急措施（　　）

A. 限制或停止集市、集会、影剧院或其他人群聚集的活动

B. 停工、停业、停课

C. 停水、停电

D. 临时征用房屋、交通工具

E. 封闭被传染病病原体污染的公共饮用水源

6. 不属于我国免疫规划范畴的传染病是（　　）

A. 乙型肝炎　　　　　　　B. 戊型肝炎　　　　　　　C. 麻疹

D. 流行性乙型脑炎　　　　E. 甲型肝炎

7. 某小区发现 2 例霍乱病人，将病人收入定点医院后，对病人的住所、小区楼道、扶梯等可能受污染的环境进行了彻底消毒，可称为（　　）

A. 终末消毒　　　　　　　B. 随时消毒　　　　　　　C. 预防性消毒

D. 疫源地消毒　　　　　　E. 化学性消毒

8. 某县疾病预防控制中心接到报告，某高校食堂发生腹泻暴发，经调查有 121 人发病，结合临床表现和实验室检查结果确诊为细菌性痢疾。该暴发可能的传播途径是（　　）

A. 经直接接触传播　　　　B. 经间接接触传播　　　　C. 经蟑螂传播

D. 经污染食物传播　　　　E. 经食堂炊事员传播

9. 目前，全球已经消灭的传染病是（　　）

A. 鼠疫　　　　　　　　　B. 霍乱　　　　　　　　　C. 天花

D. 疟疾　　　　　　　　　E. 血吸虫病

10. 评价预防接种的免疫学效果指标是（　　）

A. 患病率　　　　　　　　B. 发病率　　　　　　　　C. 保护率

D. 阳转率　　　　　　　　E. 病死率

二、简答题

1. 如何认识传染病潜伏期的流行病学意义？

2. 经空气传播的传染病的流行特征有哪些？

3. 简述人群易感性与人群免疫力对传染病防制的意义。

书网融合……

本章小结　　　　　　　微课　　　　　　　题库

第十二章　突发公共卫生事件流行病学

PPT

学习目标

知识目标

1. 掌握突发公共卫生事件的概念、暴发调查的步骤。
2. 熟悉突发公共卫生事件的应急处理。
3. 了解突发公共卫生事件的分类、分级。

能力目标

1. 能运用流行病学思维进行突发公共卫生事件的现场调查、原因分析并提出控制措施。
2. 具备开展暴发调查的能力。

素质目标

通过本章的学习，帮助学生树立把维护人民健康权益放在首位的理念，培育团队协作意识和协调沟通能力。

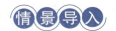

情景： 2022 年 9 月 7 日中共中央宣传部举行"中国这十年"系列主题新闻发布会，介绍党的十八大以来卫生健康事业发展成就。我国建成了全球最大的传染病疫情和突发公共卫生事件网络直报系统，突发公共卫生事件信息平均报告时间缩短到 4 小时以内，已经具备在 72 小时内检测 300 多种病原体的能力。建立了突发公共卫生事件风险评估制度。在全国已建成 4 大类 59 支国家卫生应急队伍。科学高效做好突发公共卫生事件的防控和应对。围绕传染源、传播途径和易感人群三个环节，强化预防预警措施，提升快速反应能力，实现了突发公共卫生事件总数下降、死亡人数减少。面对新冠病毒感染疫情这一百年来全球最严重的传染病大流行，我国坚持"外防输入、内防反弹"总策略和"动态清零"总方针，因时因势不断调整防控措施，最大程度保护了人民群众生命安全和身体健康，统筹了疫情防控和经济社会发展，经受住了严峻考验，充分展现了中国精神、中国力量、中国担当。

思考：

1. 公共卫生安全是国家安全的重要组成部分，全球卫生安全是当今世界全球治理的重大议题，在全球一体化背景下，突发公共卫生事件呈现哪些特征，我们又面临何种挑战和机遇。

2. 如何运用流行病学方法去解决突发公共卫生事件应对中的关键技术问题。

第一节　概　述

突发公共卫生事件是威胁人类健康、社会安全和造成重大社会经济负担的重要公共卫生问题。20世纪，人类在公共卫生领域取得辉煌的成就，如消灭天花、接近消除脊髓灰质炎，以及有效控制鼠疫、霍乱等传染病。但是随着全球人口的不断增长和资源的逐渐耗竭，突发公共卫生事件的危害日显突出。

突发公共卫生事件流行病学，是指流行病学方法在突发公共卫生事件调查处置中的应用，包括判定事件性质、分析事件发生的原因和危险因素、识别高危人群，采取相对应的控制措施以及评价控制效果等。

一、突发事件和突发公共卫生事件

（一）突发事件的定义和分类

1. 定义 根据 2007 年 8 月 30 日颁布的《中华人民共和国突发事件应对法》，突发事件是指突然发生，造成或者可能造成严重社会危害，需要采取应急处置措施予以应对的自然灾害、事故灾难、公共卫生事件和社会安全事件。突发事件可以由自然因素、社会因素或人为因素所造成。

2. 分类 根据《中华人民共和国突发事件应对法》，突发事件主要分为以下四类。

（1）自然灾害 如水旱灾害、气象灾害、地震灾害、地质灾害、海洋灾害、生物灾害和森林草原火灾等。

（2）事故灾难 如危险化学品事故、矿山事故、特种设备事故、轨道交通运营突发事件、道路损害抢险、桥梁突发事故、人防工程事故灾难、道路交通事故、火灾事故、建筑施工突发事故、城市公共供水突发事件、城市排水突发事件、重大和特大电力突发事件、燃气事故、供热事故、环境污染与生态破坏突发事件、核事件与放射性污染、通信线路和通信设施事故、地下管线事故、信息安全事件与高技术犯罪、超高层建筑综合事故、旅游场所突发事件。

（3）公共卫生事件 如重大传染病疫情（SARS、流感、新冠等）；重大动植物疫情（口蹄疫、禽流感等）；食品安全与职业危害（食物中毒等）；群体性不明原因疾病，其他严重影响公众健康和生命安全的事件。

（4）社会安全事件 如经济安全事件（经济危机、金融危机、粮食危机等）；重大群体事件（重大群体上访、公共场所滋事、民族宗教群体性事件、校园安全事件等）；重大刑事案件（重大恐怖事件和刑事案件等）；涉外突发事件（外交事件、使馆周边事件等），重大社会活动（奥运会、世博会、AP-PEC 会议等）。

（二）突发公共卫生事件的定义和主要特征

1. 定义 突发公共卫生事件（emergency public health events）是突发事件的一种，我国 2003 年 5 月 9 日颁布并于 2011 年 1 月 8 日修订的《突发公共卫生事件应急条例》将其定义为：突然发生，造成或者可能造成社会公众健康严重损害的重大传染病疫情、群体不明原因疾病、重大食物和职业中毒以及其他严重影响公众健康的事件。

2. 主要特征 突发公共卫生事件往往呈现突发性、准备和预防的困难性、表现多样性、处置和结局的复杂性、群体性、后果的严重性等特征。

（1）突发性 突发公共卫生事件常常是突然发生，不仅事件发生的时间、地点很难事先知道，对其蔓延范围和发展速度、趋势和结局也很难预测。

（2）准备和预防的困难性 由于突发公共卫生事件的突然性，人们很难以最适当的方法进行准备。在事件发生之前，准确判断所需的技术手段、设备、物资和经费都是不太可能的。

（3）表现多样性 引起公共卫生事件的因素多种多样，比如生物因素、自然灾害、食品药品安全事件、各种事故灾难等，因此表现形式呈多样性。

（4）处置和结局的复杂性 无论是事件本身或是所造成的伤害，在不同情景中的表现形式各具特色，无法照章办事，而同类事件的表现形式也千差万别，也难用同样的模式来框定处理；且事件是随着事态的发展而演变的，很难预测其蔓延范围、发展速度、趋势和结局。

（5）群体性　突发公共卫生事件所危及的对象往往是不特定的社会群体。随着经济全球化，一些突发公共卫生事件在空间上波及的范围越来越广，不仅跨多个地区和国家，而且影响也是广泛的、全球性的。

（6）后果的严重性　突发公共卫生事件可对公众健康和生命安全、经济发展及社会稳定和国家安全等造成不同程度的危害。

二、突发公共卫生事件的分类和分级

（一）突发公共卫生事件的分类

根据突发公共卫生事件的定义，可将突发公共卫生事件分为四类：重大传染病疫情、群体不明原因疾病、重大食物和职业中毒以及其他严重影响公众健康的事件。

1. 重大传染病疫情　指某种传染病在短时间内发生、波及范围广泛，出现大量的病人或死亡病例，其发病率远远超过常年的发病率水平的情况。比如，2009 年全球甲型 H1N1 流感大流行、2020 年新冠病毒感染疫情等。

2. 群体性不明原因疾病　指在短时间内，某个相对集中的区域内同时或者相继出现具有共同临床表现病人，且病例不断增加，范围不断扩大，又暂时不能明确诊断的疾病。查找病因需要过程，随着流行病学调查研究的不断深入，一些"原因不明"疾病可以被揭示出致病的真正原因。

3. 重大食物和职业中毒　指由于食品污染和职业危害的原因而造成的人数众多或者伤亡较重的中毒事件。

（1）食物中毒　摄入了含有生物性、化学性有毒有害物质的食品或把有毒有害物质当作食品摄入后所出现的非传染性（不属传染病）急性、亚急性疾病。食物中毒不包括暴饮暴食引起的急性胃肠炎、食源性肠道传染病和寄生虫病，有毒食物导致的慢性毒性损害（致癌、致畸、致突变）亦不属于此范畴。

（2）职业中毒　在一定条件下，较小剂量即可引起机体暂时或永久性病理改变，甚至危及生命的化学物质称为毒物。在生产过程中，存在于工作环境中的毒物称为生产性毒物。劳动者在生产过程中接触生产性毒物而引起的中毒称为职业中毒。

4. 其他严重影响公众健康的事件　包括自然灾害、事故灾难、突发社会安全事件引发的健康问题（如严重威胁或危害公众健康的突发性环境污染事件等）；三恐事件（如生物、化学、核辐射等恐怖袭击事件）；动物疫情（如有潜在威胁的传染病动物宿主，媒介生物发生异常等）；其他严重影响公众健康和生命安全的事件（如预防接种、预防性服药后出现群体性异常反应，传染病菌种、毒种丢失等）。

（二）突发公共卫生事件的分级

《国家突发公共卫生事件应急预案》规定，突发公共卫生事件按照其性质、危害程度、涉及范围，可分为四级：特别重大（Ⅰ级）、重大（Ⅱ级）、较大（Ⅲ级）和一般（Ⅳ级）。其中，特别重大突发公共卫生事件主要包括如下内容。

（1）肺鼠疫、肺炭疽在大、中城市发生并有扩散趋势，或肺鼠疫、肺炭疽疫情波及 2 个以上的省份，并有进一步扩散趋势。

（2）发生传染性非典型肺炎、人感染高致病性禽流感病例，并有扩散趋势。

（3）涉及多个省份的群体性不明原因疾病，并有扩散趋势。

（4）发生新传染病或我国尚未发现的传染病发生或传入，并有扩散趋势，或发现我国已消灭的传染病重新流行。

（5）发生烈性病菌株、毒株、致病因子等丢失事件。

（6）周边以及与我国通航的国家和地区发生特大传染病疫情，并出现输入性病例，严重危及我国公共卫生安全的事件。

（7）国务院卫生行政部门认定的其他特别重大突发公共卫生事件。

第二节　突发公共卫生事件流行病学调查方法

一、开展流行病学研究的意义

1. 查明原因　通过开展流行病学研究，明确病因或寻找病因线索及危险因素，获取更多的有关宿主、病因和环境之间相互关系的信息，弥补个案病例研究不足，才可能探究出疾病的全貌。这一方面用于疾病的理论研究，同时也可以直接为疾病预防控制服务。

2. 控制疾病进一步发展，终止暴发或流行　应对突发公共卫生事件，控制和预防疾病的进一步蔓延是流行病学调查研究的根本目的。运用流行病学的调查方法及分析的思维逻辑，对突发公共卫生事件进行调查研究，有助于从宏观的角度掌握突发公共卫生事件的流行特征，分析突发公共卫生事件的三间分布（时间、空间、人群）和影响因素，有助于尽快查明突发公共卫生事件的发生原因、发展规律，评估突发公共卫生事件造成的危害及引发的需求。

3. 提高疾病的监测能力　利用流行病学的疾病监测技术，建立突发公共卫生事件监测网，获得各类突发公共卫生事件的基线资料，了解突发公共卫生事件的流行状况，掌握突发公共卫生事件的流行形势。动态观察不同地区突发公共卫生事件的发生频率和处理情况，评价地区间突发公共卫生事件的防制水平，进而调整突发公共卫生事件的工作重点。

二、暴发调查 📱微课

暴发不仅见于传染病，也常见于非传染性疾病，如农药中毒、维生素缺乏病等。疾病暴发是指在某局部地区或集体单位中，短时间内突然出现异常增多性质相同的病例，在采取有效控制措施后，病例迅速减少。调查的主要目的是查明疾病病因、传染源或污染来源、传播途径和发病危险因素，确定处于高风险的人群，采取控制措施防止疫情的进一步蔓延并动态评估调整，提出后续的防控措施建议，以防止类似暴发的再次发生。

暴发调查是流行病学研究方法在实际工作中的应用，在调查中一般先用描述性流行病学研究掌握疾病的三间分布、确定高危人群和提供病因线索以建立病因假设，再用分析流行病学方法（病例对照研究和回顾性队列研究）检验和验证病因假设、研究疾病自然史和评价干预措施的效果。有时需要用实验流行病学方法来验证病因假设和评价干预措施的效果。

现场调查的思路和步骤、资料收集和分析的方法、制定预防控制措施的依据等均可遵循相同的原则。现场调查包括十个步骤：①准备和组织；②证实暴发存在；③核实诊断；④制定病例定义、开展病例搜索和个案调查；⑤描述性分析；⑥形成假设；⑦验证假设；⑧完善调查；⑨采取控制措施；⑩总结报告。有时多个步骤可同步实施。

（一）准备和组织

在奔赴现场之前，要做好充分的准备工作。主要从以下几个方面做好准备工作。

1. 人员选择和区域划分　调查队成员一般包括：应急管理、流行病学、实验室、临床医学和消毒病媒专业人员，必要时还可增加环境卫生、健康教育、中毒、心理等专业人员。将调查范围划分成多个区域，并确定重点调查区，每区安排一支合适的调查队。

2. 技术准备　赴现场前应尽量收集已知病例的临床表现及发病经过等信息，通过查阅资料和文献、咨询相关领域专家，分析可能的致病因子范围，了解既往该类疾病暴发的传染来源、传播途径和危险因素，为本次暴发调查提供借鉴和帮助。携带专业书籍、应急预案、应急处置技术方案、监测方案和调查表等。

3. 物资准备与后勤保障　个人防护用品、电脑、消毒药剂和器械、采样设备和器材、标本运送装置、健康教育材料、摄像录音器材、交通工具、通信工具、救护装备、生活用品、各种药物和充足的现金等。

4. 实验室准备　事先应与实验室人员沟通有关标本采集、保存、运输以及实验室检测等的相关问题，安排好标本的采集和检测工作。

（二）证实暴发存在

首先需确认报告的病例是否患有同一种疾病，根据病例的临床症状/体征、实验室检测结果及疾病的人口学分布特征等对报告的病例是否为同一疾病进行分析判定。确认报告病例所患的是同一种疾病后，还要分析判断报告的病例数是否超过暴发或流行阈值。阈值可通过疾病监测系统分析，建立历史基线水平，也可利用学校和工厂的缺勤记录、医院门诊和住院记录、实验室检测记录、死亡统计等其他资料进行估算。将当前观察到的病例数与历史同期的基线水平相比或者与前期的数据相比较，以判断当前观察到的病例数是否超过阈值。

同时还需要排除是否因人为原因导致的虚假升高，如误诊、误报、监测系统调整、报告方式改变、诊断标准或诊断方法变化等。确认报告病例数的增加非人为原因所致后，可确定报告的疾病发生了暴发或流行。

（三）核实诊断

调查人员达到现场后，通过访视病例和查阅病历资料，了解病例的临床症状、体征，实验室检测结果，根据病例的临床表现、实验室检测结果以及流行病学资料进行综合分析并做出判断。如果病例临床特征与诊断疾病有不符之处，需对实验室的操作过程、质量控制等进行核查，以防出现实验室诊断错误，如果实验室操作过程无误，则需要考虑病例有无合并感染或者正常携带等情况。如果病例临床症状和流行病学特征高度提示为某种疾病，但实验室检测结果却为阴性，调查人员需要与实验室人员共同分析、核查病例标本的类型和采集时间是否合适、实验室试剂和实验方法是否正确、实验室质量控制是否符合标准等，以发现问题所在。因此，对病例进行核实诊断，不仅可以判断诊断的可靠性，而且对于形成致病因子假设提供线索。

（四）制定病例定义、病例搜索和个案调查

1. 制定病例定义　病例定义是用来判断个人是否患有所调查疾病的标准。调查中应按照统一的病例定义对所有被调查对象进行判定。现场调查中的病例定义通常包括流行病学信息（时间、地点和人群的要求）、临床信息（疾病的临床症状、体征和临床检查等）和实验室检测信息（抗原抗体检测、核酸检测和病原分离培养，以及化学毒物等其他致病因子的检测结果等）。病例定义一般可分为疑似病例、临床诊断病例（可能病例）和实验室确诊病例。在现场调查的早期，可采用宽松或敏感的病例定义收集病例，以便尽可能发现更多的病例。随着调查的进展，需要采用分析流行病学验证假设，如病例对照研究或者回顾性队列研究，这时宜采用特异度较高的病例定义，以减少非病例的纳入，提高研究效率。

2. 病例搜索   使用统一的病例定义，采用系统的方法，尽可能发现所有病例。病例搜索有多种方式，可利用已有的疾病监测报告系统，也可以到各级医疗部门搜索病例（如查阅门诊、住院记录和实验室检测记录），查阅学校和工厂的缺勤记录、入户搜索、媒体宣传、询问病例等方式。

3. 个案调查   搜索病例后，需要采用统一的个案调查表对病例进行流行病学个案调查，采用面访、电话访谈或自填等调查方式，收集病例的基本信息，个案调查表的主要内容包括：个人信息、人口学信息、临床信息、流行病学史等。调查病人的活动、饮水、饮食、动物接触和各种危险因素暴露，有利于发现可疑线索。

（五）描述性分析

对疫情概况及三间分布情况进行描述。如对本次疫情波及的地区、时间范围进行描述，计算总罹患率；按不同的人口学特征、发病时间、发病地区及是否具有某种生活习惯或经历等分组，分别收集具有某一特征的总人数及本次疫情发病人数，计算各组的罹患率、感染率；对各组率进行比较等。

1. 时间分布   流行曲线是描述事件时间分布特征的一种方法，常用直方图表示，横轴（X轴）是病例的发病时间（小时、天），纵轴（Y轴）是相应时间段内发生的病例数。X轴上最合适的时间单位应根据疾病的潜伏期、疾病分布的时间长度等决定，经验表明，间隔时间单位应该是可疑疾病潜伏期的1/8～1/3长度，可以较清楚地表达传播模式、潜伏期长短和二代病例发病情况，还可以估计病例的暴露时间以及评价控制措施的效果。

流行曲线典型的图形，包括点源、持续同源和人传人（增殖型），通过流行曲线的形状可推断疾病的传播模式。点源传播的特点是快速上升伴相对缓慢下降的单峰曲线，对于已知病原体的疫情，从首例病例发病日期向前推一个最短潜伏期，从病例高峰向前推一个平均潜伏期，从末例病例向前推一个最长潜伏期，可估计暴露时间。持续同源型传播的特点是快速上升，然后保持一个高峰平台期，当传染来源去除，对人群采取保护措施或易感人群减少后，病例数快速下降。人传人模式特点是呈现明显周期性，疫情缓慢上升，达到高峰后迅速下降；暴发初始阶段每代病例之间间隔时间相等（一个平均潜伏期）。

2. 地区分布   地区分布特征可以提示暴发或流行涉及的地区范围，而且能展示出疾病是否存在聚集性，有利于进一步建立暴发的假设。收集资料应包括居住地、工作场所、学校、娱乐场所和旅行地等相关地点，同时还要收集在上述地点详细的活动方式和停留时间等。在观察病例的地区分布特点时，要注意分布的独特性，如是否在同一供水系统范围内，班级和交通工具中的座位顺序，同一风向的下风处等。将病例按地理特征绘制成图，有助于分析传播途径和暴露因素。

3. 人群分布   描述病例的人群特征可以了解哪些人群是高危人群，从而发现可能的暴露因素。人群特征可包括年龄、性别、职业、种族等人口学指标，也可包括其他任何能描述人群特征的指标，如学校中发生甲肝暴发，可以按照年级或者班级将人群分类，也可以按照既往是否接种过甲肝疫苗将学生分类，还可按照在不同食堂就餐地点将人群分类。按照不同人群特征分类后，计算并比较各组人群的发病率，可以了解疾病在哪组人群中高发，以确定高危人群，并分析高危人群与非高危人群在饮食、饮水、个人习惯等哪些因素上存在差异，这些信息将有助于提出病因假设。

（六）形成假设

假设是从现场调查收集的事实、数据和信息中产生的可以进行验证的推断。现场调查成功与否取决于假设的质量，而高质量的假设源于广泛的信息和准确的数据。假设内容应包括：①致病因子；②传染源；③传播方式；④暴露时间和暴露因素；⑤高危人群等。调查时，应及时提出假设，要具有流行病学的敏锐性，调查员应根据该疾病的相关知识，如疾病的宿主、传播途径、共同媒介、已知的危险因素等来形成假设，要善于从病例临床特征、三间分布特征中找线索，从特殊病例访谈和现场卫生学调查中找原因。

（七）验证假设

形成病因假设后，需要用病例对照研究和队列研究进行验证，以判断假设的合理性。一个正确的假设既需要有流行病学证据的支持，还要与环境卫生调查、临床和实验室调查的相关证据相符。如果验证不支持提出的假设，则需要继续调查，获得更多信息来重新形成新的假设，并再次验证。不是所有调查都要采用分析流行病学验证假设。若临床、实验室、环境调查结果及已获得的流行病学证据已经明显支持假设时，则无必要再使用分析流行病学验证假设。

（八）完善调查

通过完善调查，使现场调查更系统、资料质量更高、分析结果更可靠、结论更准确。在病因明确以后，必须重新制定严格客观的病例定义，重新核实病例，减少误诊和漏诊。此外还需要开展现场卫生学调查，如水源位置及周边环境情况，病例工作场所环境、食品加工场所的条件等，并采集相关环境标本，如水源标本、可疑食品标本、物表涂抹拭子等。

（九）采取控制措施

现场调查最终目的是采取预防控制措施，防止疾病的发生与流行。需要注意的是，实施控制措施与现场调查应同步进行。在早期尚未明确暴发的真正原因时，可以先隔离病人，受污染环境消毒，以防止疾病的进一步播散。随着调查的进展，当发现了暴发的直接原因后，再采取有针对性的预防和控制措施。还需评价控制措施的效果并做动态调整。

（十）总结报告

调查过程中和调查结束后，调查者应尽快将调查过程整理成书面材料，记录暴发经过、调查步骤和所采取的控制措施及其效果。在我国《突发公共卫生事件管理信息系统》中报告突发公共卫生事件，一般包括初次报告、进程报告和结案报告。

第三节　突发公共卫生事件的应急反应机制

一、应对原则

1. 预防为主，常备不懈　提高全社会对突发公共卫生事件的防范意识，落实各项防范措施，做好人员、技术、物资和设备的应急储备工作。对各类可能引发突发公共卫生事件的情况要及时进行分析、预警，做到早发现、早报告、早处理。

2. 统一领导，分级负责　根据突发公共卫生事件的性质、范围和危害程度，对突发公共卫生事件实行分级管理。各级人民政府负责突发公共卫生事件应急处理的统一领导和指挥，各有关部门按照预案规定，在各自的职责范围内做好突发公共卫生事件应急处理的有关工作。

3. 依法规范，措施果断　各级人民政府和卫生行政部门要按照相关法律、法规和规章的规定，完善突发公共卫生事件应急体系，建立健全系统、规范的突发公共卫生事件应急处理工作制度，对突发公共卫生事件和可能发生的公共卫生事件做出快速反应，及时、有效开展监测、报告和处理工作。

4. 依靠科学，加强合作　突发公共卫生事件应急工作要充分尊重和依靠科学，要重视开展防范和处理突发公共卫生事件的科研和培训，为突发公共卫生事件应急处理提供科技保障。各有关部门和单位要通力合作、资源共享，有效应对突发公共卫生事件。要广泛组织、动员公众参与突发公共卫生事件的应急处理。

二、应急准备

1. 应急预案 应急预案应当包括以下主要内容：突发事件应急处理指挥部的组成和相关部门的职责；突发事件的监测与预警；突发事件信息的收集、分析、报告、通报制度；突发事件应急处理技术和监测机构及其任务；突发事件的分级和应急处理工作方案；突发事件预防、现场控制，应急设施、设备、救治药品和医疗器械以及其他物资和技术的储备与调度；突发事件应急处理专业队伍的建设和培训。应急预案应当根据突发事件的变化和实施中发现的问题及时进行修订、补充。

2. 监测与预警 国家建立统一的突发公共卫生事件监测、预警与报告网络体系，各级医疗机构、疾病预防控制机构、卫生监督机构和出入境检疫机构负责开展突发公共卫生事件的日常监测工作。根据突发事件的类别，制定监测计划，科学分析、综合评价监测数据。对早期发现的潜在隐患以及可能发生的突发事件，按规定的报告程序和时限及时报告。

3. 应急储备 应急储备应围绕人员队伍、能力建设和物资储备开展。组建应对各类突发公共卫生事件的应急队伍，定期开展应急处理相关知识、技能的培训和应急演练，做好技术储备。物资储备包括应急设施、设备、救治药品和医疗器械等。

三、风险评估

突发公共卫生事件发生后，要及时组织流行病学、临床医学、生物学、微生物学、化学、心理学和管理学等专业人员进行风险评估。风险评估是提高监测数据利用的有效途径，是及时、科学开展卫生应急和疾病防控的保证。科学评估突发公共卫生事件的风险，对高效应对突发公共卫生事件至关重要。

1. 定义 风险评估指风险识别、风险分析、风险评价的全过程，是系统地运用相关信息来确认风险的来源、并对风险进行估计，将估计后的风险与给定的风险准则对比，来决定风险严重性的过程。公共卫生风险评估是指利用风险评估的理论和方法，对疾病或事件的公共卫生风险进行识别、分析和评价，确定其公共卫生风险等级，指导公共卫生风险的管理与控制。

2. 分类 根据风险分析方法，可将风险评估分为定性分析评估、定量分析评估以及定性和定量相结合的评估。典型的定性分析方法有专家会商法、因素分析法、逻辑分析法、历史比较法、德尔斐法等；优点是使评估的结论更全面、更深刻；缺点是主观性较强，对评估者本身的要求较高。典型的定量分析方法有聚类分析法、时序模型、回归模型等；优点是用直观的数据来表述评估的结果，看起来一目了然，而且比较客观；缺点是量化过程中容易使本来比较复杂的事物简单化、模糊化。

按照实际工作，可将风险评估分为日常风险评估和专题风险评估。日常风险评估主要针对常规收集的各类疾病或突发公共卫生事件相关信息进行分析，通过专家会商等方法识别潜在的突发公共卫生事件或其他突发事件的公共卫生威胁，进行初步、快速的风险分析和评价，并提出风险管理建议。日常风险评估中发现重大公共卫生风险因素时，应提出开展专题评估的建议，以组织更具广泛代表性的专家对该风险因素进行全面、深入的分析和评估。

3. 步骤 一般包括计划和准备、风险评估的实施以及撰写评估报告。

风险评估的计划和准备主要包括评估议题的确定、评估方法的选择和人员确定、评估数据资料和评估表单的准备等；风险评估的实施则包括具体进行风险识别、风险分析、风险评价和提出风险管理（预警、控制、措施等）建议的过程；最后根据风险评估结果，撰写风险评估报告，并及时报送相关部门。

四、处理措施

突发公共卫生事件应急处理以属地管理、分级负责、统一指挥为原则，坚持救治和控制优先、流行病学调查和实验室检测相结合，采取边救治、边调查、边分析、边控制的方式，科学规范处置疫情，有效遏制事态发展。

1. 信息收集与报告 发生突发公共卫生事件时，应实行卫生应急信息日报告制度，将收集的疫情、病情等突发公共卫生事件相关信息，以及卫生应急工作开展情况在规定时间内，报告上级卫生行政部门和当地人民政府。同时要加强与有关部门和有关方面的信息沟通，及时通报相关信息。信息报告范围包括可能构成或已发生的突发公共卫生事件相关信息，详细内容可参见《国家突发公共卫生事件相关信息报告管理工作规范（试行）》。

2. 现场调查与评价 开展事件发生原因、影响因素等流行病学调查和卫生学调查、评估。突发公共卫生事件发生后，对人群和环境开展卫生学评估，是有针对性开展预防控制措施的前提和关键。收集、整理事件相关信息，对调查资料和相关信息进行科学分析，确定事件发生原因、高危地区和波及人群范围，对事态进行分析，提出、实施和不断补充完善控制措施，并对现场调查工作进行评估。

3. 传染病防控 采取病例隔离与密接追踪管理、疫源地消毒、病媒生物控制以及应急接种、预防性服药、加强个人防护等保护易感人群的综合措施。根据现场调查已获悉的病例分布和事件的特点、传染源、污染源等事件发生的原因、传播或危害途径及其影响因素等，确定控制和预防措施。对控制措施落实情况开展督导检查；对控制效果进行评价，及时调整控制方案。

4. 医疗救援 严重的突发公共卫生事件会造成大量病人或伤员，因此在突发公共卫生事件发生的最初，最紧迫的任务就是进行及时的诊断和救治。根据现场医疗救治需求，制订医疗救援方案，统一指挥调动医疗资源，迅速开展现场医疗救援工作。对伤病员进行检伤、分类、分级、分区急救处理，根据就地救治与合理转运相结合的原则，做好伤员的转运工作。危险化学品、核和辐射事件的伤员应及时转运到专业医疗机构救治。医疗救援人员要注重自身安全与防护，避免造成更多人员伤亡。

5. 食品、饮用水以及环境卫生处理 加强食品卫生、饮用水卫生和公共场所卫生监督监测工作，依法对饮用水供水单位供水活动和公共场所卫生实施监管。及时清除和处理垃圾、粪便，指导做好人畜尸体的无害化处理工作，对住房、公共场所和安置点及时采取消毒、杀虫和灭鼠等卫生措施。

6. 卫生知识宣传和风险沟通 有针对性地开展自救、互救及卫生防病科普知识宣传，向媒体和公众做好突发公共卫生事件风险沟通工作。

7. 心理援助 根据实际需要，组织专业人员开展心理疏导和心理危机干预工作，消除民众心理焦虑、恐慌等负面情绪。

✎ 练习题

答案解析

一、单项选择题

1. 属于突发公共卫生事件的是（ ）

    A. 重大传染病疫情   B. 群体不明原因疾病

    C. 重大食物和职业中毒   D. 其他严重影响公众健康的事件

    E. 以上都是

2. 除哪项外均为突发公共卫生事件的特征（ ）

    A. 突发性   B. 准备和预防的困难性   C. 处置和结局的复杂性

    D. 表现呈多样性   E. 个体性

3. 发生自然灾害时，不会导致什么公共卫生问题（　　）

    A. 生态环境破坏　　　　　　B. 水源污染　　　　　　C. 食品污染

    D. 职业病　　　　　　　　　E. 媒介生物滋生

4. 突发公共卫生事件按照其性质、危害程度、涉及范围，可分为（　　）

    A. 两级　　　　　　　　　　B. 三级　　　　　　　　C. 四级

    D. 五级　　　　　　　　　　E. 六级

5. 对突发公共卫生事件开展流行病学调查研究的根本目的是（　　）

    A. 查明病因

    B. 研究危险因素

    C. 控制疾病进一步发展，终止暴发或流行

    D. 提升专业人员能力

    E. 评价控制措施效果

6. 进行暴发调查时的首要工作是（　　）

    A. 确定可能的传播方式　　　B. 采取预防措施　　　　C. 确定问题，核实诊断

    D. 形成假设并检验假设　　　E. 扑灭疫情

7. 不属于突发公共卫生事件传染病疫情处置重点注意事项的是（　　）

    A. 对传染病病人和疑似病人必须隔离治疗

    B. 疫点、留验点消毒工作按照国家卫健委《消毒技术规范》进行消毒

    C. 对不同场所媒介种群及密度进行调查，及时采取有效的杀灭措施

    D. 组织专业人员开展心理疏导和心理危机干预工作

    E. 应根据疾病的严重程度传播机制、实现的难易程度和暴露的危险程度，分别采取基本防护、加强防护和严密防护的办法

8. 突发公共卫生事件风险评估过程包括（　　）

    A. 风险识别、风险评价、风险管理

    B. 风险分析、风险评价、风险管理

    C. 风险识别、风险分析、风险评价

    D. 风险识别、风险评价、风险处置

    E. 风险分析、风险管理、风险处置

二、简答题

1. 简述突发公共卫生事件的主要特征有哪些？

2. 在一次点源暴发中，如何根据流行曲线来推断暴露日期？

3. 简述暴发调查的步骤有哪些？

书网融合……

    本章小结　　　　　　　　　微课　　　　　　　　　题库

第十三章　慢性病流行病学 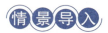 微课

学习目标

知识目标

1. 掌握心血管疾病、恶性肿瘤、糖尿病的危险因素及三级预防措施。
2. 熟悉慢性病的特征及心血管疾病、恶性肿瘤、糖尿病的流行特征。
3. 了解心血管疾病、恶性肿瘤、糖尿病对人群健康的影响。

能力目标

能运用三级预防的理念对人群开展常见慢性病的预防指导。

素质目标

通过本章的学习，帮助学生树立大卫生理念，培养以人群健康为己任的社会责任感。

情景导入

　　情景：林某，男，48 岁，某公司销售主管，身高 170cm，体重 82kg，近日因连续头晕、头痛 3 天，到其家所在的社区卫生服务中心寻求医生帮助，测量血压 135/80mmHg，血三酰甘油 4.5mmol/L（参考值 0.56～1.7mmol/L）、血胆固醇 7.6mmol/L（参考值 2.9～6.0mmol/L），经过咨询得知林某爱喝酒，每天抽烟 15～20 支，经常在外就餐、口味重且爱吃煎炸、油腻食品，平时工作压力较大，经常发脾气，不愿参加运动，其母亲有冠心病史。

　　思考：

1. 分析林某存在的健康危险因素。
2. 根据检测结果及生活行为习惯，分析林某将来可能发生的疾病。
3. 若你是该社区医生，请你为林某提供针对性的健康指导，降低其疾病发生风险。

第一节　概　述

PPT

一、基本概念

　　慢性非传染性疾病（noncommunicable diseases，NCDs），后文简称慢性病，不是特指某种疾病，是一类与不良行为和生活方式密切相关的疾病，包括心血管疾病、肿瘤、糖尿病等。目前，慢性病已成为严重威胁世界人民健康，影响国家经济社会发展的重大公共卫生问题，现已成为关系 21 世纪全球发展的重要的卫生挑战之一。慢性病病因的复杂性、综合性决定了慢性病防制必须以公共卫生系统为主导，坚持一级预防为主，一、二、三级预防相结合的原则。《中国防治慢性病中长期规划（2017—2025 年）》中提出，为有效控制慢性病疾病负担提出加强健康教育、实施早诊早治、强化规范诊疗、促进医防协同、完善保障政策、控制危险因素、统筹社会资源、增强科技支撑八项策略措施，努力全方位、全周期

保障人民健康。

慢性病的共同特征是：致病因素多、发病机制复杂，表现为病因没有特异性，往往是多种危险因素共同作用的结果；起病隐匿、潜伏期长，慢性病不容易被早期识别，从危险因素作用于机体开始，一般需要较长的时间才导致发病；病程长且病情迁延不愈、预后差，慢性病病程通常比较长，常累及多个器官，严重影响病人的劳动能力和生活质量，致死、致残率高。

知识链接

慢性病健康教育与健康促进项目

全民健康生活方式行动："三减三健"（减盐、减油、减糖、健康口腔、健康体重、健康骨骼）等专项行动。

健康教育：全民健康素养促进行动、健康中国行活动、健康家庭行动。

二、慢性病对健康和社会经济的影响

（一）慢性病对健康的影响

慢性病通常为终身性疾病，影响身体健康、降低生活质量，给病人带来极大的痛苦。据 WHO 统计，2019 年，全球死亡约 5650 万人，其中死于慢性病的约 4200 万人，占总死亡人数的 74%。近年来，随着工业化、城镇化、老龄化进程加快，中国慢性病发病人数也呈快速上升趋势，2019 年慢性病死亡约 960 万，慢性病导致的死亡约占中国人群总死亡的 88.5%。

2019 年，我国全部疾病的 DALY 损失达 3.8 亿万人年，总 DALY 率从 1990 年的 34 832.88/10 万降至 2019 年的 26871.41/10 万，下降幅度达 22.86%，慢性病导致约 84% 的 DALY，其中导致我国人群 DALY 损失的前十位病因中有 6 种为慢性病，分别是中风、缺血性心脏病、慢性阻塞性肺疾病、肺癌、糖尿病、胃癌，占比分别为 12.04%、9.09%、5.22%、4.49%、2.59%、2.57%。

（二）慢性病对社会经济的影响

慢性病往往病程长、预后差，对社会经济带来巨大影响，包括直接经济影响和间接经济影响。直接经济影响包括个人、家庭和社会为治疗慢性病而产生费用，例如医药费、住院费、营养费等；间接经济影响包括病人因疾病、残疾和过早死亡而损失的工作时间引起的经济损失，也包括家属、陪护人员损失工作时间所引起的经济损失。

第二节 心血管疾病

PPT

心血管疾病是包括心脏和血管在内的血液循环系统相关的疾病，主要包括：冠心病、脑血管病、心律失常、瓣膜性心脏病、先天性心脏病、心肌病等，其中缺血性心脏病、出血性脑卒中和缺血性脑卒中是中国心血管疾病死亡的三大主要原因。心血管疾病是目前全世界内危害人类健康生命的第一杀手，具有高患病率、高致残率和高死亡率的特点。由于我国居民中不健康饮食、身体活动不足和吸烟等与心血管疾病密切相关的不良生活方式流行，有心血管危险因素的人群巨大，人口老龄化加速，我国心血管疾病发病率和死亡率仍在升高。根据《中国心血管健康与疾病报告 2022》，2022 年中国心血管疾病现患人数约 3.3 亿，其中脑卒中 1300 万，冠心病 1139 万，心力衰竭 890 万，肺源性心脏病 500 万，心房颤动 487 万，风湿性心脏病 250 万，先天性心脏病（先心病）200 万，外周动脉疾病 4530 万，高血压

2.45 亿，心血管疾病死亡居全死因首位，是威胁我国人民生命和健康的重大公共卫生问题。

一、流行特征

（一）时间分布

心血管疾病可随时间出现升降趋势，西欧、美国等发达国家心血管疾病死亡率呈下降趋势，而东欧、亚洲、非洲等发展中国家则呈上升趋势。2005 年我国心血管疾病死亡人数为 309 万，2020 年增至 458 万；心血管疾病一年四季均可发生，但其死亡率就北半球而言以 11 月至次年 1 月为最高，5~7 月为最低，如出血性脑卒中在冬季发病率明显增多，高血压在冬、春季患病率较高。

（二）地区分布

心血管疾病在不同国家和地区呈现分布差异，美国、芬兰、苏格兰、澳大利亚等以冠心病居第一位；我国和日本则是脑卒中死亡率高于冠心病。在同一国家不同地区，心血管疾病死亡率也不同，2015 年调查数据显示黑龙江省人群缺血性心脏病年龄标准化死亡率是上海市人群的 4.2 倍；东北地区与华南地区相比，脑卒中发病率高 2.4 倍，死亡率高 1.4 倍。农村居民心血管疾病死亡率高于城市，2020 年农村心血管疾病死亡率为 336.13/10 万，其中心脏病死亡率为 171.36/10 万，脑血管病死亡率为 164.77/10 万；城市心血管疾病死亡率为 291.04/10 万，其中心脏病死亡率为 155.86/10 万，脑血管病死亡率为 135.18/10 万。

（三）人群分布

1. 年龄 心血管疾病有随年龄的增长而上升的趋势。一般认为男性 40 岁后冠心病的发病率随年龄增长而上升，每长 10 岁患病率增加一倍。脑卒中从 35 岁开始，发病率明显上升，50 岁达到高峰。不同年龄组人群主要心血管疾病的病种也不同，儿童时期以先天性心脏病为主，青少年时期以风湿性心脏病为主，中壮年时期以高血压、肺心病为主，老年期以冠心病和卒中为主。

2. 性别 男性心血管疾病发病率高于女性，特别的冠心病、脑卒中发病率、死亡率均明显高于女性。女性发病年龄平均较男性晚 10 年，但老年妇女冠心病患病率逐渐接近男性。

3. 种族和民族 我国哈萨克族、藏族、蒙族的冠心病患病率高于汉族，贵州省苗族、布依族的冠心病患病率低于汉族。

4. 职业 心血管疾病与职业性质有关，农民较其他职业者冠心病患病率低，体力劳动者较脑力劳动者低。其原因除了饮食习惯不同外，与脑力劳动者精神紧张和缺乏体力活动使冠状动脉易发生脂质沉着密切相关。

二、主要危险因素

（一）行为生活方式

1. 吸烟 吸烟是心血管事件的危险因素，增加缺血性心脏病、脑卒中等各类心血管疾病的发病风险。研究表明，开始吸烟年龄越早，缺血性心脏病的发病风险越高。吸烟者和戒烟者的心血管疾病发病风险均高于不吸烟者。在吸烟者中，每天吸烟量多于 30 支的人群发生急性冠心病、缺血性脑卒中和出血性脑卒中的风险最高，绝对危险度高达 84%，且即使暴露在低浓度的烟雾中，心血管疾病发病风险也会增加。

2. 饮酒 饮酒与心血管疾病存在因果关联，即使轻度和中度饮酒同样可以增加心血管疾病和总脑卒中发病和死亡风险。

3. 不良饮食 食物摄入与心血管疾病密切相关。膳食中钠盐摄入过多，长期进食动物性食品，可使胆固醇、甘油三酯水平升高，促使动脉硬化，增加冠心病和脑卒中的发病风险。研究表明增加全谷物、蔬菜和水果摄入，常饮茶，适量摄入大豆及其制品和坚果，可降低心血管疾病的发生风险和死亡风险。

4. 缺乏体力活动 缺乏适当的体力活动会降低心血管代偿功能，热量消耗减少，脂肪过剩同时增加超重和肥胖，促进动脉粥样硬化，增加心血管疾病发病风险。研究表明，增加职业或非职业身体活动量均可降低心血管疾病死亡风险。

（二）疾病因素

1. 高血压 高血压是冠心病和脑卒中的重要危险因素，冠心病和脑卒中发生和死亡的风险均与血压水平呈正相关，高血压病人最常见的并发症是脑卒中。

2. 血脂异常 血脂代谢异常是动脉粥样硬化性心血管病（ASCVD）发生的危险因素，研究表明，人群血清总胆固醇（TC）水平与冠心病的发生和死亡的风险成正比，低密度脂蛋白胆固醇（LDL－C）增高是 ASCVD 最主要的危险因素，增加冠心病发病风险，而高密度脂蛋白胆固醇（HDL－C）是其保护因素。

3. 糖尿病 糖尿病是心血管疾病的独立危险因素，糖尿病病人发生心血管疾病的风险增加 2～4 倍。糖尿病病人的心血管疾病主要包括动脉粥样硬化性心血管疾病（ASCVD）和心力衰竭，其中 ASCVD 包括冠心病、脑血管疾病和周围血管疾病。糖尿病病人的心血管疾病也是糖尿病病人的主要死亡原因。

4. 慢性肾脏病 心血管疾病是慢性肾脏病人的常见合并症，也是罹患慢性肾脏病的危险因素，与慢性肾脏病人死亡及心血管预后相关。

5. 代谢综合征 心血管疾病的发展过程受代谢因素的影响，代谢综合征增加心血管疾病的发病风险，体重、血压、血糖、血脂、尿酸等多重代谢紊乱是心血管疾病重要的危险因素。

（三）其他

1. 遗传因素 冠心病、脑卒中、高血压、心肌病均具有较明显的家族聚集和遗传倾向。

2. 心理因素 抑郁、持久性心理压力、焦虑等精神疾病或心理问题会增加心血管代谢疾病的风险，而正面的心理情绪能够促进心血管健康。

3. 空气污染 随着 PM2.5、粗颗粒物（直径 2.5～10.0μm）、O_3、SO_2、NO_2 和 CO 暴露浓度的增加，心血管疾病、冠心病、高血压的死亡风险增加，暴露于空气污染的环境中 1～5 天即可以明显增加心血管疾病的发病率。

三、预防策略与措施

（一）预防策略

坚持预防为主的方针，强调全人群预防和高危人群预防相结合，通过多学科合作控制心血管疾病危险因素，医防融合，实施慢性病综合防控战略。

1. 全人群策略 以全社会人群为对象，针对心血管疾病的危险因素，运用健康促进策略，改变不良的生活行为方式，建立健康生活方式，以实现有效降低整个人群有害暴露的水平。

2. 高危人群策略 积极识别全人群中心血管疾病的高危人群，针对吸烟、缺少体力活动、高血压、高血糖、血脂代谢异常、有心血管疾病家族史的群体进行健康教育和指导，预防心血管疾病发生。针对糖尿病（年龄≥40 岁）或低密度脂蛋白胆固醇（LDL－C）≥4.9mmol/L 或总胆固醇≥7.2mmol/L，或慢性肾疾病3/4 期，此类病人需积极进行生活方式及药物干预。

（二）预防措施

1. 一级预防　一级预防是指消除或减少心血管疾病危险因素，目标是减少患病机会，降低人群心血管疾病发病率。

心血管疾病的发生和发展受多种危险因素的影响，以生活方式干预和危险因素防控为核心的心血管疾病一级预防，可有效延缓或避免心血管事件的发生。

（1）积极开展健康教育，建立健康生活方式　包括：①合理膳食，增加蔬菜、全谷物、粗杂粮等纤维摄入，用不饱和脂肪酸替代饱和脂肪酸，减少胆固醇和调味品用盐的摄入等；②增加运动，成年人应该每周进行至少150分钟的中等强度或75分钟高强度的有氧运动，避免久坐；③控制体质量和腹围；④避免吸烟，建议吸烟人群尽早戒烟，同时避免二手烟暴露；⑤避免饮酒；⑥保持健康睡眠及良好的心理状态。

（2）健康宣教　提高人群对危险因素的知晓率、治疗率和控制率，积极控制高血压、血脂异常、糖尿病等疾病因素。

2. 二级预防　二级预防以"早发现、早诊断、早治疗"为原则，目标是早期发现心血管疾病症状，尽早使用科学规范化诊疗技术，防止或延缓疾病进展，减少并发症的发生。具体措施包括：普查、筛检、定期健康体检、高危人群重点项目检查等。

3. 三级预防　三级预防是对心血管疾病人群积极治疗，采用合理、适当的康复治疗，预防严重并发症、防止伤残、降低病死率，延长生命周期、提高生活质量。

第三节　恶性肿瘤

PPT

恶性肿瘤简称癌症，是指细胞变异和增殖失控，对脏器和对邻近正常组织的侵犯，并通过血液、淋巴系统向远端转移，最终导致机体衰亡。随着人口增长、人口结构的变化以及生活方式和生活环境的改变，恶性肿瘤对人群健康的危害日益突显。

全球常见恶性肿瘤的发病率和死亡率呈上升趋势。世界卫生组织（WHO）国际癌症研究署（IARC）的肿瘤监测数据表明，2020年全球癌症总新发病约1929万人，死亡约996万人。全人群发病顺位前3位的恶性肿瘤分别是：乳腺癌（年新发病人数226万，发病构成比11.72%）、肺癌（年新发病人数220万，发病构成比11.40%）、结直肠癌（年新发病人数193万，发病构成比10.01%），乳腺癌已取代肺癌，成为全球第一大癌症。死因顺位前3位的恶性肿瘤分别是肺癌（年死亡人数180万，死亡构成比18.07%）、结直肠癌（年死亡人数94万，死亡构成比9.44%）、肝癌（年死亡人数83万，死亡构成比8.33%）。中国新发癌症人数位居全球第一，2020年全国新发癌症457万人，占全球23.7%，癌症死亡300万，占癌症死亡总人数30%。中国当前的主要恶性肿瘤包括肺癌、结直肠癌、胃癌、乳腺癌、肝癌等，前5位恶性肿瘤发病约占全部新发病例的58.86%。肺癌、肝癌、胃癌、食管癌、结直肠癌是主要的肿瘤死因，约占全部肿瘤死亡病例的68.67%。肿瘤的预防和控制是当今我国面临的重要公共卫生问题之一。

一、流行特征

（一）时间分布

从世界范围看，近年来恶性肿瘤发病率和死亡率呈逐年上升趋势，尤以肺癌的发病率上升明显，成为影响居民健康的肿瘤首因。世界卫生组织（WHO）国际癌症研究署（IARC）发布的2020年数据显示，在常见恶性肿瘤中，乳腺癌新发病例首次超过肺癌，成为全球第一大癌。20世纪90年代以来，我国恶性肿瘤发病率和死亡率总体呈上升趋势，其中男性结直肠癌、胰腺癌、前列腺癌上升明显，女性乳腺癌、卵巢癌、宫颈癌标化死亡率仍不断上升。

（二）地区分布

1. 世界范围内的分布 不同国家和地区因为经济收入的差别而导致恶性肿瘤的发病和死亡情况不同。经济发达国家和地区高发的恶性肿瘤有肺癌、胃癌、肝癌、食管癌，欠发达国家和地区高发的恶性肿瘤是乳腺癌、宫颈癌、白血病、肺癌。总体而言，发达国家和地区的恶性肿瘤发病率高于欠发达国家和地区。

2. 不同地理环境中的分布 几乎所有部位的恶性肿瘤都有明显的地区分布特点，常有明显的高发区和低发区，这主要与肿瘤的致病因素在地区间分布的差异有关。以我国为例，食管癌在河南、河北、山西交界的太行山区高发，尤其是太行山中南段两侧地区，由此向四周递减，其中最高发的是河南省林州市。此外，在湖北和安徽大别山区、福建和广东部分地区、四川省盐亭等地区的食管癌均高发。胃癌高发地区主要集中在东北三省（黑龙江、辽宁、吉林）、西北三省（甘肃、宁夏、青海）以及华东三省（山东、江苏、福建），死亡率以东部和西北部最高。肝癌在以我国为主的东亚和东南亚等地区高发，在我国的分布特点表现为南方高于北方、沿海高于内地，以江河三角洲地区和沿海岛屿多发，这可能与湿热气候条件、HBV感染因素或粮食易受到霉菌污染及饮用水易受藻类污染有关。

3. 我国恶性肿瘤的城乡分布 由于城乡经济水平、卫生资源和生活环境的差异，因此恶性肿瘤的分布特征在城乡之间也明显不同。农村地区的恶性肿瘤粗发病率略低于城市地区，但农村地区标化死亡率高于城市地区，说明农村地区的死亡风险相对较高。城乡的癌谱结构也存在明显的差异，表现为城市地区以乳腺癌、结直肠癌等恶性肿瘤高发，农村地区以食管癌、胃癌、肝癌等消化系统肿瘤高发。

（三）人群分布

1. 年龄 恶性肿瘤可发生在任何年龄，一般情况下，40岁以后恶性肿瘤发病率随着年龄的增长快速增加，于80～85岁达到高峰。不同年龄有其相应的高发恶性肿瘤，婴幼儿期常见有胚胎期横纹肌肉瘤、肾母细胞瘤、神经母细胞瘤等，但总体而言，此类肿瘤较为罕见；儿童、青少年期白血病、脑瘤、恶性淋巴瘤发病和死亡率最高；青壮年期及老年期是肿瘤的高发年龄段，老年期尤为明显，常见有肺癌、肝癌、胃癌、结直肠癌、前列腺癌、食管癌等。

2. 性别 除女性特有的肿瘤，如乳腺癌、宫颈癌、卵巢癌、子宫内膜癌外，大多数恶性肿瘤发病率男性高于女性。0～14岁年龄组男性恶性肿瘤发病率略高于女性，15～49岁年龄组女性发病率高于男性，≥50岁男性发病率高于女性。世界卫生组织（WHO）国际癌症研究署（IARC）的肿瘤监测数据，2020年全球男性新发癌症病例1006万人，女性923万人，其中全球男性新发病例数前三的癌症分别为肺癌（144万人）、前列腺癌（141万人）、结直肠癌（107万人），女性新发病例数前三的癌症分别为乳腺癌（226万人）、结直肠癌（87万人）、肺癌（77万人）。癌症死亡男性553万人，女性443万人，其中全球男性癌症死亡人数前三的癌症分别为肺癌（119万人）、肝癌（58万人）、结直肠癌（52万人），女性癌症死亡人数前三的癌症分别为乳腺癌（68万人）、肺癌（61万人）、结直肠癌（42万人）。2020年我国男性新发癌症病例数248万，其中肺癌、胃癌、结直肠癌为发病例数前三的癌症，女性新发癌症病例数209万，乳腺癌、肺癌、结直肠癌为发病例数前三的癌症。

根据2016年全国肿瘤登记中心资料，恶性肿瘤发病率男性315.52/10万，女性271.23/10万，男女性别比为1.16：1，恶性肿瘤死亡男性216.16/10万，女性130.88/10万，男女性别比为1.65：1。

3. 婚育状况 人群研究证据表明，宫颈癌与性行为过早、多性伴、多育有关，在未婚者及犹太女性中罕见，这可能与HPV感染、性卫生有关。有哺乳史的妇女乳腺癌的发生明显少于无哺乳史者，可能与生殖、哺乳等造成的生物学和内分泌变化有关。

4. 种族和民族　恶性肿瘤在不同种族的发病率和死亡率有较大差别。鼻咽癌多见于中国广东人群，且有明显的家庭聚集性，移居海外的华侨也有同样的情况，说明遗传因素可能是该肿瘤的主要病因。不同肤色的人对皮肤癌的易感性不同，白种人易患皮肤癌，美国白种人的恶性黑色素瘤发病率比黑种人高出几十倍。原发性肝癌是非洲班图人最多见的恶性肿瘤，而其他非洲人不高发。印度人中口腔癌发病多，哈萨克人食管癌较多见。不同种族中恶性肿瘤分布的差异提示肿瘤遗传易感性的影响，同时与不同种族的生活方式、环境因素密切相关。

5. 职业　恶性肿瘤的职业分布与职业性致癌因素的分布一致。工农业生产过程中产生的多种物理化学物质被国际公认为是明确致癌物，如：接触石棉、砷、氡的职业可引起肺癌，接触联苯胺引起膀胱癌，接触苯的石油化工和制鞋业白血病高发等。

二、主要危险因素

恶性肿瘤的发病潜伏期长，是多因素、多效应、多阶段的过程，是环境因素与个体自身因素相互作用的结果。

（一）行为生活方式

1. 吸烟　吸烟与多种恶性肿瘤有关，烟草烟雾中含有3800多种已知化学物，其中，苯、多环芳烃、亚硝胺、芳香胺、杂环芳香胺、乙醛、甲醛等，可增加肺癌、口腔癌、鼻咽癌、喉癌、食管癌、胃癌等多种恶性肿瘤发病风险。研究表明，吸烟与肺癌存在明显的剂量－反应关系，吸烟年龄越早、数量越多，发生肺癌的风险越大，且肺癌死亡风险也随吸烟年限和量的增加而增加。

2. 饮酒　饮酒与口腔癌、咽癌、喉癌、食管癌、肝癌有关，饮酒与吸烟存在协同作用，增加口、咽喉及食管癌发病风险。长期饮酒可增加肝脏负担，损坏肝功能，甚至导致肝硬化，同时可能与HBV感染协同增加患肝癌的风险。酒还可能作为其他致癌物（如乙醛、亚硝胺、黄曲霉毒素等）的溶剂而协助其致癌作用。

3. 膳食因素　一方面表现为膳食结构不合理，如过多摄入精制食品或高热量、高脂、高蛋白、少膳食纤维，发生结肠癌的风险明显增高。另一方面是食物储存、烹制过程不当，如腌制、烟熏、烘烤等烹调加工过程可产生亚硝胺、杂环胺、多环芳烃等多种致癌物，增加胃癌、肝癌、乳腺癌、肺癌发病风险。食物储存如受黄曲霉菌污染而产生的黄曲霉毒素，可增加肝癌和食管癌发病风险。

（二）环境因素

1. 物理因素　电离辐射（X、γ、α、β线等）可引起多种恶性肿瘤，包括白血病、恶性淋巴瘤、多发骨髓瘤、肺癌、乳腺癌、甲状腺癌、皮肤癌等。紫外线长期照射可引起皮肤癌，多次机械刺激和创伤可引起皮肤癌或骨肉瘤。

2. 化学因素　化学因素在各种环境致癌因素中占首位，环境中的化学致癌物可来自工业、交通、生活污染、烟草等，也包括职业环境中存在的职业性化学致癌因子、药物。如汽车尾气排出的苯并芘与肺癌发生密切相关，己烯雌酚增加阴道癌、子宫内膜癌的发病风险，烷化剂药物如环磷酰胺可诱发膀胱癌等。

3. 生物因素　某些肿瘤与病毒、霉菌等生物因素有关，其中以病毒与人体肿瘤的关系最为密切。乙型肝炎病毒（HBV）和丙型肝炎病毒（HCV）感染是原发性肝癌的致病因子；幽门螺杆菌（HP）感染可增加患胃癌的风险；人乳头瘤病毒（HPV）感染显著增加宫颈癌的致病因子；EB病毒的慢性感染可导致各种肿瘤，如Burkitt淋巴瘤、鼻咽癌、霍奇金淋巴瘤、非霍奇金淋巴瘤等；黄曲霉菌产生的黄曲霉毒素（B_1型）是已知最强的化学致癌物之一，可使肝癌发病风险显著增加。

（三）机体内源性因素

1. 免疫、内分泌及社会心理因素　越来越多证据表明，肿瘤的发生和发展与肿瘤细胞逃避免疫系统的攻击或不能激发特异性抗肿瘤免疫有关。体内雌二醇水平高可能增加乳腺癌的风险，除此之外，与内分泌相关的肿瘤还有卵巢癌、睾丸癌等。社会心理因素也是恶性肿瘤的重要危险因素，独特的感情生活史、个体的性格特征、重大不良生活事件以及长期紧张、抑郁、绝望、悲伤等，与恶性肿瘤的发生有一定关系。

2. 遗传因素 遗传因素对肿瘤的发生和发展起到重要的作用，一方面表现为肿瘤的遗传性和家庭聚集性，家族癌是其最典型的表现，即家族中多个成员患同一种癌，有较清晰的家系谱，如遗传性乳腺癌、遗传性卵巢癌、遗传性结肠癌，其中较为明确的是 BRCA1 和 BRCA2 种系突变是家族性乳腺癌的遗传易感基因。另一方面表现为环境因素与易感基因的联合作用，除少数肿瘤外，绝大多数肿瘤是环境因素与遗传易感因素相互作用的结果。

三、预防策略与措施

（一）预防策略

恶性肿瘤是严重危害人民健康及社会发展的重大公共卫生，但是癌症是一类可以预防的疾病，癌症预防的目的是降低癌症的发病率和死亡率。世界卫生组织（WHO）与部分成员国共同达成了"抗击癌症的全球行动计划"，提出了"病因预防为主，治疗和关怀并重，政府主导、全社会参与"的防控肿瘤总策略。

中国恶性肿瘤发病和死亡人数位居世界之首，党和政府高度重视癌症的防制和研究，采取了一系列举措，为癌症的防制工作做出了一定贡献，特别是在 2002 年建立国家癌症登记中心以来，定期发布癌症相关信息，系统整理肿瘤登记、死因监测、地理信息等相关数据，建立预测模型，为癌症规范化防控提供科学指导。2019 年，由国家卫生健康委发布的《健康中国行动（2019—2030 年）》指出坚持预防为主、防制结合的原则，明确"到 2030 年，总体癌症 5 年生存率分别不低于 46.6%；癌症防制核心知识知晓率分别不低于 80%；高发地区重点癌种早诊率达到 55% 及以上并持续提高；基本实现癌症高危人群定期参加防癌体检"的行动目标。

（二）预防措施

1. 一级预防 一级预防也称病因学预防，是指在恶性肿瘤发生前，通过一系列干预措施减少或消除人群中已知恶性肿瘤危险因素的暴露，从而阻止恶性肿瘤的发生。一级预防的目标是降低恶性肿瘤的发生率，具体措施包括改变不健康生活行为方式（如控烟、节制饮酒、合理膳食、适当体力活动等）、控制环境危险因素暴露（如避免接触已知的化学致癌物、避免过度日晒、不滥用药物等）、接种疫苗（如乙肝疫苗、HPV 疫苗）以及预防与恶性肿瘤有关的其他慢性疾病等。

2. 二级预防 肿瘤的二级预防是指应用简便可靠的筛检和诊断方法，对特定高风险人群开展癌前病变或早期肿瘤的预防性筛检，目的是对肿瘤病人早期发现、早期诊断和早期治疗，提高生存率和生活质量、降低肿瘤病人的病死率。具体措施包括癌症筛查、体检、自我检查及症状识别等。

知识链接

常见癌症的筛查方法与效果（表 13-1）

表 13-1 常见癌症的筛查方法与效果

癌症种类	筛查方法与效果
肺癌	①胸部 X 线摄片；②痰液细胞学检查；③胸部低剂量螺旋 CT（LDCT）检查（效果不明确）
肝癌	①甲胎蛋白（AFP）检测；②肝脏 B 超检查；③乙型肝炎病毒表面抗原检测（效果不明确）
胃癌	①胃黏膜细胞学筛查；②超微量胃液系列分析；③胃部 X 线检查；④胃镜检查（效果不明确）

续表

癌症种类	筛查方法与效果
结直肠癌	①粪便隐血试验（FOBT），RCT 实验证实能降低 15% ~33% 的结直肠癌死亡率；②乙状结肠镜；③结肠镜检查。筛检试验研究均报告②和③能增加早期癌的发现，提高病人生存率，但 RCT 实验证据尚不足
乳腺癌	筛查是降低乳腺癌病死率的有效手段。①钼靶 X 线检查（效果显著）；②乳腺超声（效果显著且经济、无放射），但证据还不足；③MRI，效果显著，但价格昂贵；④乳腺自检
宫颈癌	①宫颈巴氏细胞涂片（可有效降低 80% 发病和死亡）；②HPV、DNA 检测，宫颈巴氏细胞涂片和 HPV、DNA 检测联合筛查尚存争议

3. 三级预防　肿瘤的三级预防主要是恶性肿瘤发生后，提供规范化治疗方案和康复指导，减少疾病痛苦，降低并发症发生率，防止残疾，提高生存率和康复率，延长病人生命并提高生活质量，对晚期病人施行止痛和临终关怀。

第四节　糖尿病

PPT

糖尿病是由于胰岛素分泌不足和（或）胰岛素的作用障碍引起的以高血糖为主要特点的全身代谢紊乱性疾病，造成多种器官的慢性损伤、功能障碍衰竭。随着经济的发展、生活水平的提高、行为生活方式的改变及人口老龄化，糖尿病患病率呈现上升趋势，成为继心血管疾病、肿瘤之后的严重威胁人类健康的慢性病。2021 年数据显示，全球有糖尿病 536.6 万人，患病率为 10.5%，导致 670 万人死亡。我国糖尿病 140.9 万人，是世界上糖尿病人数最多的国家，是我国重大公共卫生问题。新的分型将糖尿病分为 1 型糖尿病、2 型糖尿病、其他特殊类型和妊娠期糖尿病四种类型，其中 90% 为 2 型糖尿病。

一、流行特征

（一）时间分布

1 型糖尿病的发病表现为秋冬季节升高，其中北半球多发生在 12 月至次年 2 月，南半球多发生在 6 月至 8 月，2 型糖尿病的发病无明显季节性。1 型糖尿病的发病率持续增长，世界范围内发病率以每年 2% ~3% 的速度在增长。全球大多数地区糖尿病患病都呈持续增长状态，2015 年全球 20 ~79 岁的成年人中约有 4.15 亿糖尿病病人，2021 年达 5.366 亿，预计到 2030 年将增至 6.43 亿。近几十年来，我国糖尿病（主要是 2 型糖尿病）的患病率呈现持续增长趋势，1980 年糖尿病的患病率为 0.67%，至 1986 年为 1.04%，1994 年为 2.51%，2002 年为 4.5%，2007 ~2008 年为 9.7%，2013 年为 10.4%，2015 ~2017 年为 11.2%。

（二）地区分布

1. 国家和地区间分布　来自国际糖尿病联盟对全球 220 个国家和地区的 7 个 IDF 区域数据显示，2021 年，西太平洋地区成年糖尿病患病人数最多，达 2.06 亿，占全球糖尿病患病总人数的 38.3%。中东及北非地区患病人数位列第三，但患病率最高，为 16.2%（表 13 -2）。

表 13 - 2　2021 年及预测 2045 年全球不同地区 20 ~ 79 岁人群糖尿病患病人数及患病率

地区	2021 年		预测 2045 年	
	患病人数（百万）	患病率（%）	患病人数（百万）	患病率（%）
西太平洋地区	205. 6	11. 9	260. 2	14. 4
东南亚地区	90. 2	8. 7	151. 5	11. 3
中东及北非地区	72. 7	16. 2	135. 7	19. 3
欧洲	61. 4	9. 2	69. 2	10. 4
北美及加勒比地区	50. 5	14. 0	62. 8	15. 2
南美及中美地区	32. 5	9. 5	48. 9	11. 9
非洲	23. 6	4. 5	54. 9	5. 2
合计	536. 6	10. 5	783. 2	12. 2

从国家分布看，中国是目前糖尿病患病人数最多的国家，2021 年患病人数达 140. 9 万，占全球糖尿病患病总人数的 26. 3%，其次为印度、巴基斯坦（表 13 - 3）。

表 13 - 3　2021 年及预测 2045 年全球 20 ~ 79 岁人群中糖尿病前十位的国家及患病人数

排名	2021 年		预测 2045 年	
	国家	患病人数（百万）	国家	患病人数（百万）
1	中国	140. 9	中国	174. 4
2	印度	74. 2	印度	124. 9
3	巴基斯坦	33. 0	巴基斯坦	62. 2
4	美国	32. 2	美国	36. 3
5	印度尼西亚	19. 5	印度尼西亚	28. 6
6	巴西	15. 7	巴西	23. 2
7	墨西哥	14. 1	墨西哥	22. 3
8	孟加拉国	13. 1	孟加拉国	21. 2
9	日本	11. 0	日本	20. 0
10	埃及	10. 9	埃及	13. 4

2. 城乡分布　来自国际糖尿病联盟 2021 年数据，城市中的糖尿病病人要多于农村（患病人数分别为 3. 6 亿、1. 766 亿），城市的糖尿病患病率为 12. 1%，农村地区为 8. 3%。2002 年全国糖尿病流行情况调查，18 岁以上城市人口糖尿病患病率为 4. 5%，农村为 1. 8%。2017 年对 30 ~ 79 岁的 51 万成人共随访研究显示，城市地区糖尿病患病率约为农村地区的 2 倍（患病率分别为 8. 1% 和 4. 1%），且城市糖尿病患病率升高幅度较农村地区显著。糖尿病城乡分布差异，可能与生活行为方式、接触的环境有因素及医疗条件有关。

（三）人群分布

1. 年龄　1 型糖尿病的高发年龄为青春期，10 ~ 14 岁年龄组发病率最高，青少年后急剧下降。2 型糖尿病患病率随年龄增长而增加，在 40 岁以上人群中患病率显著升高，预计 2045 年世界范围内 75 ~ 79 岁人群糖尿病患病率将上升到 24. 7%。近年来，2 型糖尿病出现发病年轻化趋势，2013 年全国糖尿病流行病学调查显示，18 ~ 40 岁人群糖尿病患病率高达 5. 9%，早发型糖尿病已成为我国重要的健康负担之一。

2. 性别　2 型糖尿病患病率存在性别差异，在我国，糖尿病患病率男性高于女性，2015 至 2017 年全国糖尿病流行病学调查结果显示，18 岁以上人群中男性糖尿病患病率为 12. 1%，女性糖尿病患病率为 10. 3%。1 型糖尿病的发病男女相近。

3. 种族和民族 1 型糖尿病的发病率白种人显著高于黑种人，我国 ＜15 岁儿童发病率以哈萨克族最高，满族最低。2 型糖尿病患病率最高的是美国亚利桑那州的比马印第安人，患病率最低的是阿拉斯加的因纽特人及 Athabansca 印第安人。2013 年的调查结果显示，我国 6 个主要民族的糖尿病患病率分别为汉族 14.7%、壮族 12.0%、回族 10.6%、满族 15.0%、维吾尔族 12.2%、藏族 4.3% 不同种族、不同民族间糖尿病发病率和患病率的差别，提示遗传、生活方式等民族间的某些因素可能与糖尿病的发生相关。

二、主要危险因素

1. 遗传因素 1 型糖尿病具有遗传易感性，目前已发现与 1 型糖尿病相关的多个易感基因，包括 IDDM1（人类白细胞抗原基因）、IDDM2（胰岛素基因）以及 IDDM3 – IDDM18 等多个基因位点。2 型糖尿病具有更强的遗传倾向，遗传度为 51.2% ~73.8%，目前全球已经定位超过 100 个 2 型糖尿病易感位点，包括 KCNJ11、PPARG、KCNQ1 等。

2. 肥胖（或超重） 是 2 型糖尿病最重要的危险因素之一，无论男女性别和不同种族，体质指数与 2 型糖尿病的发生风险呈正相关关系，我国 11 个省市的调查发现，超重者发生糖尿病的风险是正常人的 2.36 倍，而肥胖者达 3.43 倍。2015 至 2017 年的调查结果显示，体质指数（BMI）＜25kg/m^2 者糖尿病患病率为 8.8%，25kg/m^2≤BMI＜30kg/m^2 者糖尿病患病率为 13.8%，BMI≥30kg/m^2 者糖尿病患病率为 20.1%。肥胖类型中向心性肥胖与糖尿病的关系更为密切。

3. 膳食因素 高能量饮食是 2 型糖尿病明确的危险因素，高脂肪、高蛋白、高碳水化合物膳食也可能与 2 型糖尿病的发生有关，高纤维素可增加胰岛素敏感性，降低糖尿病的发生风险。

4. 体力活动不足 体力活动不足增加 2 型糖尿病发生风险。较高的身体活动水平（PAL）显著降低糖尿病风险，与久坐少动组（PAL 1.00 ~1.39）相比，活动较少（PAL 1.40 ~1.59）、活跃（PAL 1.60 ~1.89）以及非常活跃组（PAL ＞1.89）糖尿病风险分别降低 18%、37% 和 53%。

5. 病毒感染 病毒感染被认为是有可能引发 1 型糖尿病的启动因子，目前较为肯定的是柯萨奇病毒与 1 型糖尿病有关，除此之外，巨细胞病毒、腮腺炎病毒、风疹病毒也可能有关。

6. 自身免疫 多数学者认为，糖尿病是由自身免疫机制导致胰岛 B 细胞破坏所引起的一种慢性病。90% 的 1 型糖尿病新发病例血浆中有胰岛细胞自身抗体。

7. 糖耐量减低 WHO 将糖耐量减低（IGT）作为 2 型糖尿病的高危因素，IGT 诊断后 5 ~10 年，约有 1/3 的人发展为糖尿病，改善膳食和增加体，力活动可降低 IGT 向糖尿病转变的风险。

8. 高血压 高血压病人发展为糖尿病的风险比正常人高，可能与两者有共同危险因素有关。我国 2 型糖尿病人中约 60% 伴有高血压。

9. 妊娠 妊娠期饮食结构的改变、胰岛素敏感性降低或分泌不足，可导致血糖升高，此外，糖尿病家族史、超重或肥胖、高龄妊娠也可增加妊娠期糖尿病发生风险。

10. 其他易患因素 生命早期营养不良、心血管疾病史、服药史、文化程度、社会心理因素、吸烟行为与糖尿病发生有一定关系。

三、预防策略与措施

（一）预防策略

糖尿病是 21 世纪全球重大公共卫生问题，是严重危害我国人群健康的慢性病，目前，糖尿病已成为我国慢性病防制的重点之一。糖尿病病因复杂，但可防可控，其防制应坚持以一级预防为主，二、三级预防并重。2020 年版《中国 2 型糖尿病防治指南》指出，应加大社会健康教育力度，提高人群对糖尿病防制的知晓度和参与度；重点关注糖尿病高危人群的筛查，及时发现糖尿病、及时进行健康干预；在治疗方面，制定和完善糖尿病的三级管理，开展糖尿病病人的个体化指导，提高病人疾病自我管理能力，掌握防制知识和技能。

（二）预防措施

1. 一级预防 一级预防指在一般人群中开展健康教育，提高人群对糖尿病防制的知晓度和参与度，倡导合理膳食、控制体重、适量运动、限盐、戒烟、限酒、心理平衡的健康生活方式，提高社区人群整体的糖尿病防制意识。目标是控制糖尿病的危险因素，预防糖尿病的发生。

2. 二级预防 二级预防是指在高危人群中开展糖尿病筛查、及时发现糖尿病人群、及时进行健康干预（如血糖、血压、血脂控制）等，目标是早发现、早诊断、早治疗糖尿病，针对新诊断和早期糖尿病人，采用严格控制血糖的策略来减少糖尿病并发症发生的风险。在没有明显糖尿病血管并发症但具有心血管疾病危险因素的糖尿病人群中，采取降糖、降压、降脂、应用阿司匹林的方法，预防心血管疾病和糖尿病微血管病变的发生。

知识链接

糖尿病高危人群

根据《中国 2 型糖尿病防治指南（2020 年版）》，成年人中糖尿病高危人群指在成年人中（＞18 岁）具有下列任何一个或以上的糖尿病危险因素的人群。①有糖尿病前期史；②年龄≥40 岁；③体质指数（BMI）≥24 kg/m² 和（或）中心型肥胖（男性腰围≥90cm，女性腰围≥85cm）；④一级亲属有糖尿病史；⑤缺乏体力活动者；⑥有巨大儿分娩史或有妊娠期糖尿病病史的女性；⑦有多囊卵巢综合征病史的女性；⑧有黑棘皮病者；⑨有高血压史，或正在接受降压治疗者；⑩高密度脂蛋白胆固醇 < 0.90mmol/L 和（或）三酰甘油 >2.22 mmol/L，或正在接受调脂药物治疗者；⑪有动脉粥样硬化性心血管疾病（ASCVD）史；⑫有类固醇类药物使用史；⑬长期接受抗精神病药物或抗抑郁症药物治疗。

儿童和青少年（≤18 岁）中高危人群的定义为：BMI≥相应年龄、性别的第 85 百分位数，且合并以下 3 项危险因素中至少 1 项：①母亲妊娠期有糖尿病（包括妊娠期糖尿病）；②一级亲属或二级亲属有糖尿病史；③存在与胰岛素抵抗相关的临床状态（如黑棘皮病、多囊卵巢综合征、高血压、血脂异常）。

3. 三级预防 三级预防是指延缓糖尿病病人并发症的进展，降低致残率和死亡率，并改善病人的生活质量。具体措施包括通过营养治疗、运动治疗、药物治疗等方式控制血糖、血压及血脂，对已出现严重糖尿病慢性并发症者，推荐至相关专科进行治疗。针对年龄较大、病程较长和已发生心血管疾病的病人，充分平衡血糖控制的利弊，在血糖控制目标上采用个体化策略。

练习题

答案解析

一、单项选择题

1. 《中国防制慢性病中长期规划（2017—2025 年）》中，为有效控制慢性病疾病负担提出了以下策略，除外（　　）

　　A. 加强健康教育　　　　B. 实施早诊早治　　　　C. 促进医防协同

　　D. 强化规范诊疗　　　　E. 实行免费就医

2. 以下关于慢性病特征的描述，不恰当的是（　　）

A. 起病隐匿、潜伏期长   B. 病程长、病情迁延不愈   C. 预后差、致残率高

D. 病因具有特异性   E. 发病机制复杂

3. 以下关于心血管疾病预防策略与措施的描述,不恰当的是 ( )

A. 全人群策略是以整个人群为对象,可有效降低人群发病风险

B. 高危人群策略是以个体为对象,采取的措施更有针对性

C. 通过有效的一级预防措施,可降低人群心血管疾病死亡率

D. 高危人群重点项目检查是二级预防的重要措施之一

E. 合理、适当的康复治疗是防止伤残的重要措施

4. 以下关于心血管疾病预防措施中合理膳食的描述,不恰当的是 ( )

A. 多吃新鲜蔬菜   B. 减少胆固醇摄入

C. 增加全谷物、粗杂粮等纤维摄入   D. 用饱和脂肪酸替代不饱和脂肪酸

E. 减少调味品用盐的摄入

5. 以下关于恶性肿瘤的描述,正确的是 ( )

A. 具有家族聚集性的恶性肿瘤,其致病因素主要是遗传因素

B. 恶性肿瘤病因复杂,常是遗传因素与环境因素综合作用的结果

C. 恶性肿瘤的发生无法预防

D. 即使早期发现,恶性肿瘤也无法根治

E. 积极的医疗措施只能减轻痛苦,无法延长生命

6. 以下不属于恶性肿瘤的一级预防措施的是 ( )

A. 控烟   B. 合理膳食   C. 定期健康检查

D. 适量运动   E. 接种 HPV 疫苗

7. 以下关于糖尿病预防措施的描述,不恰当的是 ( )

A. 通过健康教育手段,提高全社会对糖尿病危害的认识

B. 加强体育锻炼和体力劳动

C. 提倡膳食平衡,预防和控制肥胖

D. 不论年龄大小,应及早开始糖尿病筛查,筛查频率越多越好

E. 无糖尿病危险因素人群,应在年龄≥40 岁时开始筛查

8. 结直肠癌的致病危险因素不包括 ( )

A. 结直肠息肉   B. 溃疡性结肠炎   C. 克罗恩病

D. 家族史   E. HPV 感染

二、简答题

1. 简述描述心血管疾病的危险因素。

2. 结合一种恶性肿瘤(肺癌、胃癌或乳腺癌)谈谈肿瘤三级预防措施如何实施。

3. 根据糖尿病的危险因素谈谈糖尿病的第一级预防措施。

书网融合……

本章小结   微课   题库

第十四章　伤害流行病学

◎ 学习目标

【知识目标】

1. 掌握伤害的概念和分类。
2. 熟悉伤害的测量指标以及预防策略和措施。
3. 了解全球和我国伤害的流行病学分布特征。

【能力目标】

1. 能根据伤害的概念和分类进行伤害类型的判断。
2. 初步具备运用伤害预防的策略和措施，进行伤害预防和控制。

【素质目标】

通过本章的学习，帮助学生树立正确的专业思想，对本专业的性质、作用和价值有进一步明确和深刻的认识。具有务实、严谨的科学态度和人文关怀精神，愿意以专业知识和技能为人民服务，提高群众的健康水平。

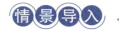

情景： 世界卫生组织的统计显示，2013 年，全球道路交通事故造成 125 万人死亡，另有 5000 万人受伤，低收入国家的道路交通伤害死亡率是高收入国家的 2.6 倍。道路交通伤害是造成 15～29 岁人群死亡的主要原因，2000 年到 2013 年，全球道路交通所致死亡增加了约 13%。全球近四分之一的成年人（23%）在儿童时期遭受过身体虐待。暴力侵害儿童行为对儿童、家庭、社区和国家的健康和福祉产生终身影响。对妇女的暴力行为造成严重的短期和长期的身体、精神、性和生殖健康问题。2012 年至 2016 年期间，全球每年平均有 1.1 万人死于自然灾害，相当于每 10 万人中有 0.15 人死亡。2016 年，有 18 万人在战争和冲突中丧生，全球估计发生了 47.7 万起谋杀案，80% 的凶杀案受害者是男性。

思考：

1. 什么是伤害？
2. 如何对伤害进行分类？
3. 如何防止伤害的发生？

伤害是一个全球性公共卫生问题，WHO 把感染性疾病、慢性非传染性疾病和伤害列为危害人类健康的三大疾病负担。伤害也是人类死亡的主要原因之一，据世界卫生组织估计，从 1990—2020 年，全世界由伤害造成的死亡将会增加 65%，达到 840 万。伤害还可导致暂时或永久性的伤残，会严重影响人的健康和生命质量，给社会、家庭和个人都造成巨大的负担。因此，伤害已经变为一个重要的社会问题和公共卫生问题，其预防与控制越来越受到世界各国的重视。

伤害流行病学（injury epidemiology）是运用流行病学原理和方法描述伤害的发生频率及其分布，分析伤害发生的原因及危险因素，提出干预和防制措施，并对措施效果进行评价的一门流行病学分支学科。其主要目的是确定伤害的重点种类，阐明分布，探讨危险因素，制订防制策略与措施，并评价其效果。

<h1 style="text-align:center">第一节　概　述</h1>

一、伤害的定义

伤害的定义有一个长期的演变过程，其内涵也随之不断变化，外延也不断拓展。起初，只是把"伤害"作为"意外"或其结果之一加以研究。但是"意外"是指突然发生的偶然事件，包含有意料之外的、无意识的、不可能预防的意思。但是伤害可以是无意识的伤害（如车祸、溺水、跌落、烧烫伤等），也可以是有意识的伤害（如暴力、谋杀、自杀等），并且是可以预防的。因此，1996 年在澳大利亚召开的第 3 届"世界伤害预防与控制大会"建议各国统一采用"伤害"一词代替"意外"。

美国疾病预防控制中心（CDC）给伤害下的定义为：由于运动、热量、化学、电或放射线的能量交换，在机体组织无法耐受的水平上，所造成的组织损伤或由于窒息而引起的缺氧称为伤害。该定义以能量交换为动因，以躯体组织损伤和功能障碍为结果对伤害进行了界定，它为世界各国的伤害研究提供了一个相对统一的定义，有助于对不同地区和人群之间的伤害研究进行比较，应用相对较为广泛。同时，随着有关伤害研究的不断深入，人们发现伤害还可以造成精神创伤和心理障碍。

我国将伤害定义为：凡因能量（机械能、热能、化学能等）的传递或干扰超过人体的耐受性造成组织损伤，或窒息导致缺氧，影响了正常活动，需要医治或看护，称之为伤害。

在实际的伤害研究过程中，需要根据伤害的定义和研究的实际情况来制定可操作性强的伤害诊断标准（或称之为操作性定义）。1986 年，美国国家统计中心提出的伤害的操作性定义为：伤害必须是到医疗机构诊治或活动受限一天的情况。1998 年，我国的王声湧教授建议将我国伤害的"可操作性"定义为具有下列情况之一者：①到医疗机构诊治，诊断为某一种伤害；②由家人、老师或其他人作紧急处置或看护；③因伤请假半天以上。2010 年中华预防医学会伤害预防与控制分会一届五次常委会通过了关于伤害界定标准的决议。根据这一决定，"经医疗单位诊断为某一类损伤或因损伤请假（休工、休学、休息）一日以上"为伤害的标准。

二、伤害的分类

伤害的分类对于伤害的监测、资料分析、流行病学研究和防制措施的制定都是不可缺少的。伤害的种类复杂，故目前国内外对伤害的分类方法繁多，尚无统一的分类标准。根据研究目的的不同，伤害的分类方法主要有以下几种。

（一）按照造成伤害的意图分类

1. 非故意伤害　指无目的性、无意识的伤害，主要包括车祸、跌落、烧烫伤、中毒、溺水、切割伤、动物叮咬、医疗事故等。

2. 故意伤害　指有目的、有计划地自害或加害于他人所造成的伤害。如自杀、自伤（自虐、自残等）、他杀、暴力（家庭暴力、虐待儿童、强奸、斗殴等）。

运用该方法进行分类时需要仔细分析造成伤害的意图。同一种伤害可能是由不同的意图所造成，归类可能会不同。例如溺水，如果是因意外无意识地造成的应归为非故意伤害，如果是自己有意投河来结束自己生命则应归为自杀，如果是被他人有意推下水则应归为他杀。

（二）按照伤害发生的地点分类

（1）道路交通伤害 是指汽车、机动三轮车、摩托车等机动车和自行车、人力三轮车等非机动车在道路行驶过程中发生交通事故造成的伤害。

（2）职业伤害 指在生产劳动过程中，由于外部因素直接作用而引起机体组织的突发性意外损伤，主要出现在工作地点。

（3）家庭伤害 指发生地点在家庭环境中的伤害，其中意外跌落是家庭伤害中最常见的死因，特别是对高龄老人。

（4）公共场所伤害 指发生在公共场所的伤害，比如各种娱乐场所、公园、体育馆等。

（三）按照伤害的性质分类

1. 国际疾病分类（international classification of diseases，ICD） WHO 在 1992 年完成了《国际疾病分类》的第十次修订本（ICD - 10），并于 1993 年 1 月 1 日起生效，目前在全世界通用。根据 ICD - 10 确定伤害的分类是目前国际上比较公认和客观的伤害分类方法。

在 ICD - 10 中对伤害的分类有两种体系，一种是根据伤害发生的部位进行分类（S00 - T97，表 14 - 1），通常在临床上使用更多；另一种是根据伤害发生的外部原因或性质进行分类（V01 - Y98，表 14 - 2），在公共卫生领域中较为常用。2018 年 6 月 18 日 WHO 新发布了 ICD - 11，其相较于 ICD - 10 在内容层面有较大的改变。ICD - 11 目前在我国还没有开始正式推广，仅在部分医院开展应用试点。在 ICD - 11 中，根据伤害发生的部位进行分类的编码为 NA00 - NF2Z，根据伤害发生的外部原因或性质进行分类的编码为 PA00 - PL2Z。

表 14 - 1 ICD - 10 伤害发生部位分类表

伤害发生部位	ICD - 10 编码
所有部位伤害	S00 - T98
头部损伤	S00 - S09
颈部损伤	S10 - S19
胸部损伤	S20 - S29
腹部、背、腰椎和骨盆损伤	S30 - S39
肩和上臂损伤	S40 - S49
肘和前臂损伤	S50 - S59
腕和手损伤	S60 - S69
髋和大腿损伤	S70 - S79
膝和小腿损伤	S80 - S89
踝和足损伤	S90 - S99
涉及身体多个部位的损伤	T00 - T07
躯干、四肢或身体未特指部位的损伤	T08 - T14
通过自然腔口进入异物的效应	T15 - T19
烧伤和腐蚀伤	T20 - T32
冻伤	T33 - T35
药物、药剂和生物制品中毒	T36 - T50
主要为非药用物质的毒性效应	T51 - T65
外因的其他和未特指的效应	T66 - T79
手术和医疗的并发症，不可归类在他处者	T80 - T88
损伤、中毒和外因的其他后果的后遗症	T90 - T98

表 14 – 2　ICD – 10 伤害发生的外部原因分类表

损伤与中毒的外部原因分类	ICD – 10 编码
损伤与中毒的全部原因	V01 – Y98
行人在与运输事故中的损伤	V01 – V09
脚踏车驾驶人员在运输事故中的损伤	V10 – V19
摩托车驾驶人员在运输事故中的损伤	V20 – V29
三轮机动车乘员在运输事故中的损伤	V30 – V39
小汽车乘员在运输事故中的损伤	V40 – V49
轻型货车或蓬车乘员在运输事故中的损伤	V50 – V59
重型运输车乘员在运输事故中的损伤	V60 – V69
公共汽车乘员在运输事故中的损伤	V70 – V79
其他陆地运输事故	V80 – V89
水上运输事故	V90 – V94
航空和航天运输事故	V95 – V97
其他和未特指的运输事故	V98 – V99
跌倒	W00 – W19
暴露于无生命机械性力量下	W20 – W49
暴露于有生命机械性力量下	W50 – W64
意外淹没和沉没	W65 – W74
其他对呼吸的意外威胁	W75 – W84
暴露于电流、辐射和极度环境气温及气压下	W85 – W99
暴露于烟、火和火焰下	X00 – X09
接触热和烫的物质	X10 – X19
接触有毒的动物和植物	X20 – X29
暴露于自然力量下	X30 – X39
有毒物质的意外中毒及暴露于该物质下	X40 – X49
操劳过度、旅行和贫困	X50 – X57
意外暴露于其他和未特指的因素下	X58 – X59
故意自害	X60 – X84
加害	X85 – Y09
主观未定的事件	Y10 – Y34
依法处置和作战行动	Y35 – Y36
在治疗中使用的药物、药剂和生物制品引起的有害效应	Y40 – Y59
手术和医疗中对病人的意外事故	Y60 – Y69
在诊断和治疗中使用与有害事件有关和医疗装置	Y70 – Y82
手术和其他医疗操作作为病人异常反应或以后并发症的原因，而在操作当时并未提及意外事故	Y83 – Y84
外因的后遗症导致的疾病和死亡	Y85 – Y89
与分类于他处的疾病和死亡原因有关的补充因素	Y90 – Y98

2. 中国疾病分类　中国疾病分类（Chinese classification of disease，CCD）所确定的损伤和中毒的外因分类是我国原卫生部于 1987 年参照 ICD – 9 分类的标准，并结合我国实际情况制定的（表 14 – 3）。

表 14 – 3　CCD 损伤和中毒外部原因分类表

内容	CCD – 87 编码
损伤和中毒全部原因	E1
机动车交通事故	E2
机动车以外交通事故	E3
意外中毒	E4
意外跌落	E5
火灾	E6
由自然或环境因素所致的意外事故	E7
溺水	E8
意外的机械性窒息	E9
砸死	E10
由机器切割和穿刺工具所致的意外事件	E11
触电	E12
其他意外效应和有害效应	E13
自杀	E14
他杀	E15

三、伤害发生的原因及影响因素

伤害的发生是人与周围环境交互作用的结果，所有伤害都享有一个共同致病机制 – 伤害的能量交换模型。该模型认为伤害发生的原因包括能量、宿主和环境三个方面，其中能量是伤害发生的动因。

（一）致病因子

引起伤害的致病因子是能量，能量的异常交换或大量的能量迅速传递都会导致伤害的发生。一般来说，以下五种能量最容易引起伤害。

1. 动能　这是伤害中最常见的病因。如机动车相撞、击打、跌落、挤压等所产生的能量传递都属于这一类。

2. 热能　热能的过度暴露会导致烧伤，而热能的过度缺乏则会导致冻伤。

3. 电能　会导致触电或电烧伤。

4. 辐射能　大剂量的放射线暴露会产生烧伤。

5. 化学能　通过干扰机体的能量代谢，引起伤害。

（二）宿主

宿主是指受伤害的个体，是伤害流行病学的主要研究对象。宿主与伤害有关的因素主要从人口学特征、心理行为特征等方面予以关注。

1. 人口学特征

（1）年龄　由于不同年龄段的人群在生理、心理上的差异，导致伤害发生的危险性也不同。如儿童易发生溺水，青壮年易发生交通事故，老年人易发生跌落。因此，通常在计算伤害发生率、死亡率时，多采用年龄别的发生率和死亡率。

（2）性别　男女生理上的差异以及暴露机会、暴露率的不同等，导致伤害的发生存在明显的性别差异。WHO 统计显示，在全球范围内，2019 年所有伤害造成的男性人口死亡率为 77.6/10 万，女性人口死亡率为 36.9/10 万，男性死于伤害的可能性大约是女性的两倍。

（3）种族　伤害的种族差异是存在的。在美国，亚裔美国人的自杀、他杀死亡率均低于其他种族，而白种人和土著人的自杀率很高。

（4）职业　职业因素是伤害的一个十分重要的影响因素。在一些职业的伤害流行病学研究中显示，不同工种伤害发生率差异有统计学意义。

2. 心理行为特征

（1）饮酒　饮酒后注意力、判断力、自控能力下降，易造成车祸、意外跌落、烧伤等。酒后驾车者易发生交通事故，从而导致与酒相关交通事故的伤害增加。饮酒后自控能力减弱，容易与别人发生口角甚至动手，也导致更易发生故意伤害。

（2）安全带　尽管驾驶员系安全带有明文规定，但许多驾驶员因种种原因，不愿系安全带或佩戴不正确。在美国，车祸中有13%的司机是因未系安全带所致，在中国这个比例则更高。尤其是在新建的高速公路上行驶，很多司机未系安全带，从而使车祸伤害的危险性增高。

（3）心理因素　心理素质是导致各类伤害的重要原因之一。由于女性和老年人心理脆弱，容易产生自杀倾向。德国在征兵时，应征者要经过心理测试，凡具有事故倾向的人均被排除在外。在我国，部分城市也已开始对司机进行心理素质的测试。

3. 其他　如疲劳、疾病等。

（三）环境

影响伤害发生的环境因素十分复杂，主要包括社会环境、自然环境、生产环境和生活环境。

1. 社会环境　主要是指社会支持环境，即一个国家和地区是否有相应的伤害预防的法律、法规及其执行的程度。如有关开车系安全带、骑摩托车戴头盔、在建筑工地戴安全帽的规范要求等。

2. 自然环境　在自然环境中，不良气象条件是伤害发生的重要影响因素。雨雪天气交通事故往往多发；浓雾或雨雾天极易造成撞车事故；天气长期干燥，易发生火灾；气压低或潮湿闷热天气，会使人疲乏，是工伤多发的时期等。

3. 生产环境　在生产环境中，安全防护设施、生产管理水平、劳动时间、强度及操作规范都是影响伤害发生的因素。

4. 生活环境　生活环境中存在的导致伤害发生的危险因素容易被忽视，但对伤害的发生却有重要影响。如居室装修时未采用防滑地面易导致跌倒。

第二节　流行特征

一、全球流行特征

世界卫生组织发布的《2023世界卫生统计报告》显示，2000—2019年期间，在全球范围内，伤害造成的死亡约占死亡总数的8%，全球伤害死亡率从71.7/10万降至57.4/10万，下降了20%。2019年，道路交通伤害造成的死亡占所有伤害死亡的29%，其次是自杀和跌倒（各占所有伤害死亡的16%），以及他杀（占所有伤害死亡的11%）。

（一）地区分布

综合来看，伤害的死亡率呈现出明显的地区差异，世卫组织成员国之间也呈现出明显的差异。表14-4中分别列出了2012年世卫组织区域和全球的伤害标化死亡率和生命损失人年；表14-5列出了2012年以国家为单位统计的伤害标化死亡率和生命损失人年（YLL）的数值范围。

表 14 - 4　2012 年世卫组织区域和全球伤害的标化死亡率和生命损失人年

世卫组织区域	伤害的标化死亡率（1/10 万）	伤害的生命损失人年（1/10 万）
非洲区域	116	6480
美洲地区	62	3198
东南亚地区	99	4165
欧洲区域	49	2421
东地中海地区	91	4796
西太平洋地区	50	2268
全球	73	3654

表 14 - 5　2012 年以国家为单位统计的伤害标化死亡率和生命损失人年的数值范围

以国家为单位统计数值范围	伤害的标化死亡率（1/10 万）	伤害的生命损失人年（1/10 万）
最小值	17	794
中位数	65	3339
最大值	308	18227
全球	73	3654

（二）人群分布

综合来看，伤害的发生有年龄依赖性，表现为 0～14 岁伤害发生率较低，15 岁以后伤害死亡率攀升，并维持在一个较高的水平，65 岁以后伤害死亡率则再次攀升。其中 0～14 岁的儿童期，伤害死亡率变化规律呈现反向趋势，即 0～1 岁最高，伤害死亡率随年龄的增加而下降。

世界卫生组织统计数据显示，在全球范围内，男性死于伤害的可能性大约是女性的两倍。2019 年所有伤害造成的死亡率男性为 77.6/10 万，女性为 36.9/10 万。从世卫组织各区域来看，2019 年，美洲区域的凶杀案男女死亡率最高，男子和男孩的死亡率是妇女和女孩的 7 倍多。2019 年，男性和男孩分别占凶杀、道路交通伤害和自杀死亡人数的 80%、75% 和 69%。其中，道路交通伤害是 15～29 岁男孩和青年男性的主要死亡原因，也是 30～49 岁男性的第二大死亡原因。凶杀是 15～29 岁男孩和年轻男子的第二大死因。自杀是 15～29 岁女孩和青年妇女的第三大死因，是同一年龄组男孩和青年男子的第四大死因。

（三）时间分布

世界卫生组织统计显示（图 14 - 1），全球自杀率从 2000 年的 13.0/10 万降至 2019 年的 9.2/10 万，下降了 29%。除美洲区域自杀率上升了 28% 外，世卫组织的其他区域，自杀率一直在下降。2019 年欧洲区域的自杀率为 12.8/10 万，虽然仍是最高，但下降幅度最大（42%）。

2000—2019 年期间，全球凶杀案死亡率下降了 22%，其中欧洲区域的杀人率下降了 63%，而美洲区域的杀人率为 19.2/10 万，大致保持不变。美洲区域的死亡率为 6.2/10 万，是全球平均水平的三倍多。

2000—2019 年期间，全球道路交通伤害造成的死亡率从 19.1/10 万降至 16.7/10 万，下降了 13%，其中欧洲区域下降了 51%，西太平洋区域下降了 19%，其余大多数区域的死亡率下降幅度都在 10% 以下。但是由于总人口的增加，道路交通伤害造成的死亡人数却从 2000 年的 1170 万增加到 2019 年的 1280 万。

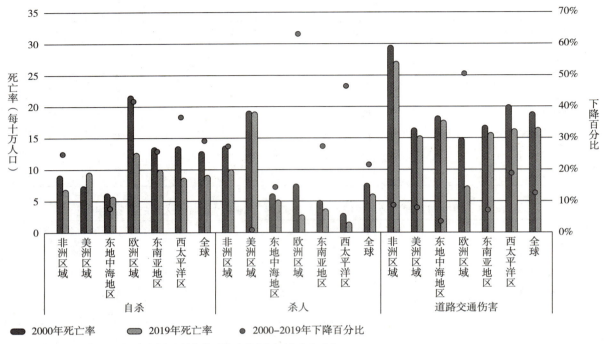

注: *没有显示下降的百分比, 因为它是负的 (即在此期间死亡率上升)。

图 14 – 1　2000—2019 年按世卫组织区域和全球分列的自杀、杀人和道路交通伤害死亡率

二、我国的流行特征

从我国多个省份的流行病学调查结果看, 中国社区人群伤害的年发生率在 16.1% ~ 21.9% 之间。伤害导致 2.17% ~ 4.51% 暂时性失能和 0.13% ~ 1.1% 残疾。1995—2008 年中国伤害死亡的监测结果显示, 伤害死亡率徘徊在 52/10 万 ~ 60/10 万之间, 呈现稳中有降的态势每年伤害死亡数相对稳定在 70 万人左右。WHO 估算的数据显示: 2012 年中国伤害的标化死亡率为 50/10 万, 伤害的生命损失人年为 2208/10 万。

(一) 地区分布

在城乡分布上 2010 年、2015 年、2020 年以及 2021 年四年中国卫生统计年鉴显示城市与农村的伤害死亡均排在死因顺位的第 5 位, 农村明显高于城市 (表 14 – 6)。2021 年城市人群伤害死亡的原因依次为: 意外跌落、交通事故、自杀、溺水、意外中毒等; 农村人群伤害死亡的主要原因依次为: 交通事故、意外跌落、自杀、溺水、意外中毒等。

表 14 – 6　2010—2021 年中国城市、农村居民伤害死亡率及构成

年份	城市/农村	合计			男			女		
		死亡率 (1/10 万)	构成 (%)	位次	死亡率 (1/10 万)	构成 (%)	位次	死亡率 (1/10 万)	构成 (%)	位次
2021 年	城市	35.22	5.46	5	42.93	5.83	5	27.41	4.96	5
	农村	52.98	7.13	5	66.62	7.91	5	38.77	6.05	5
2020 年	城市	35.87	5.65	5	43.98	6.11	5	27.51	5.03	5
	农村	50.93	7.27	5	65.22	8.18	5	36.18	6.03	5
2015 年	城市	37.63	6.05	5	49.01	6.89	5	26.01	4.91	5
	农村	53.49	8.07	5	72.12	9.49	5	34.17	6.08	5

续表

年份	城市/农村	合计			男			女		
		死亡率（1/10 万）	构成（%）	位次	死亡率（1/10 万）	构成（%）	位次	死亡率（1/10 万）	构成（%）	位次
2010 年	城市	38.09	6.16	5	48.43	6.9	5	27.38	5.15	5
	农村	52.93	8.49	5	71.75	10.02	5	33.25	6.32	5

注：资料来自中国卫生统计年鉴。

（二）人群分布

2010 年、2015 年、2020 年以及 2021 年四年中国卫生统计年鉴结果显示，男性伤害死亡率在 42.93/10 万 ~72.12/10 万之间波动，而女性则在 26.01/10 万 ~38.77/10 万徘徊，男性因伤害死亡约是女性的 1.5 ~2 倍左右（表 14-6）。男性和女性均以交通事故致死居首位。而不同年龄阶段，主要的伤害致死原因差异较大。对于 <1 岁的婴儿，意外的机械性窒息是首要死因；1 ~15 岁年龄段，溺水是首要死因；15 ~65 岁年龄段，交通事故是首要死因；对于 60 岁及以上的老年人群，意外跌落是首要死因，特别是 80 岁以上人群，意外跌落引起的死亡率急剧上升。

（三）时间分布

图 14-2、图 14-3 显示，2005—2021 年间中国城市居民伤害死亡率总体上呈下降趋势，而农村居民伤害死亡率则未同步表现出下降的趋势。1995 年以后我国自杀死亡率逐年下降，道路交通伤害在 2003 年跃升为第 1 位伤害死因，自杀则跌为第 2 位。此后，中国前 5 位伤害死因排序为道路交通伤害、自杀、跌落、溺水和非故意中毒。

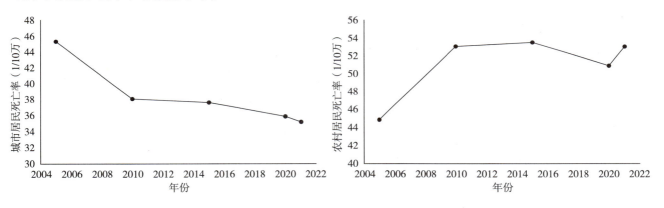

图 14-2　2005—2021 年中国城市居民伤害死亡率　　　图 14-3　2005—2021 年中国农村居民伤害死亡率

三、伤害流行病学的重要性

伤害是人类的主要死亡原因之一，也是威胁劳动力人口健康与生命的主要原因，具有常见、多发、致残率高、死亡率高的特点。由于许多伤害的发生无生命危险，伤害导致的死亡占伤害发生总数的比例较小，实际上由伤害导致的伤残、住院、就诊等损失十分巨大。

通过伤害流行病学可以对我国伤害发生的种类、频率和分布有更深入的了解，探索伤害发生的规律，发现伤害发生的原因和危险因素，以提出相应的预防措施。利用伤害流行病学的研究成果可以开展相应的伤害干预研究，以便降低伤害的发生率、致残率和死亡率，从而保护人民健康，减轻伤害造成的直接和间接社会经济负担。

第三节　伤害的流行病学研究

一、资料的收集

（一）死亡资料

我国主要把国家疾病预防控制中心有关疾病监测及死因分类资料、中国卫生统计年报资料、交通事故报表统计资料、医院住院病人疾病分类统计资料以及国家公安系统、劳动部门统计的相关（犯罪、自杀、职业伤害和交通事故等）死亡资料等作为收集伤害死亡资料的来源。国外一些国家也往往是将多个部门收集的死亡资料作为伤害死亡资料的来源。

（二）发病资料

建立一套能够产生关于伤害性质和范围可靠数据的监测系统并不容易，国外部分国家医院伤害监测系统做的比较完整，会通过其国内诸如国家伤害监测系统、危险行为因素监测系统、健康信息系统或全国健康电话调查等来获得伤害的发病资料。

二、测量指标

（一）伤害发生频率的测量指标

1. 伤害发生率　是进行伤害研究与检测的常用指标，用于衡量单位时间内伤害发生的人数与同期人口数之比。计算公式为某人群发生伤害的人数或人次数除以同期该人群的平均人口数，乘以1000‰。

$$伤害发生率 = \frac{某人群发生伤害的人数（或人次数）}{同期该人群的平均人口数} \times 1000‰ \qquad (14-1)$$

2. 伤害死亡率　指因伤害致死的频率。可以计算伤害的总死亡率，也可以按照伤害的种类计算分年龄别、性别等人群特征的死亡率。

$$伤害死亡率 = \frac{某人群因伤害死亡的人数}{同期该人群的平均人口数} \times 100000/10万 \qquad (14-2)$$

（二）伤害造成的损失程度的测量指标

1. 潜在减寿年数（potential years of life lost，PYLL）　是指某年龄组人群因某原因死亡者的期望寿命与实际死亡年龄之差的总和，即死亡所造成的寿命损失。对不同地区的 PYIL 进行比较时可用潜在减寿年数率（PYLLR），即每 1000 人口的 PYLL；两个地区的人口构成如果不同，比较前需做率的标化，计算标化 PYLLR（SPYLLR）。

PYLLR 和 SPYLLR 的计算公式如下

$$PYLLR = PYLL/N \times 1000‰ \qquad (14-3)$$

$$SPYLLR = \sum SPYLL_i/N \times 1000‰ = \sum (PYLL_i \times 校正系数)/N \times 1000‰ \qquad (14-4)$$

式中，i 为年龄组（通常计算其年龄组中值）。

标化潜在寿命损失年数

$$SPYLL_i = PYLL_i \times 校正系数 \qquad (14-5)$$

$$校正系数 = \frac{P_{ir}/N_r}{P_i/N} \qquad (14-6)$$

式中，Pir/Nr 表示标准人口各年龄组人口构成；PN 表示观察人群各年龄组人口构成；N 表示某人群总人口数。

2. 伤残调整寿命年（disability adjusted life years，DALY） 是指从发病（发生伤害）到死亡（或康复）所损失的全部健康生命年。其包括因早死所致生命年损失（years of life lost，YLL）和疾病所致的伤残引起的健康生命损失年（years of life lived with disability，YLD），二者之和即为伤残调整寿命年（DALY）。

三、伤害的监测

（一）伤害监测

世界卫生组织给出的监测标准定义为："监测是持续、系统地收集、分析、解释卫生数据，同时定期将这些数据向所需要的人进行发布。而这些卫生数据是计划、实施和评价卫生实践的基础。监测的最后一环就是将这些数据运用到预防和控制当中。一个监测系统具有包括收集、分析和发布与公共卫生项目有关的数据的功能。"伤害监测所收集的是不同人群伤害的发生、死亡、伤残和经济损失等卫生数据。伤害监测产生的数据能够较详细对伤害类型、发生人群、发生时间、发生地点进行描述，并能阐明其分布特点、趋势及确定高危人群与危险因素，然后设计和实施正确的干预并评价干预的影响，以减少伤害的发生。

（二）伤害监测系统

世界上许多国家都建立了伤害监测系统，我国伤害监测系统于 2005 年 8 月由国家卫生健康委员会（原卫生部）办公厅发文建立，监测范围为全国 31 个省（区、市）及计划单列市、新疆生产建设兵团，不包括港澳台地区。监测内容包括伤害病人一般信息、伤害事件的基本情况、伤害临床信息等。全国伤害监测系统将与全国死因监测，全国住院病人信息收集以及全国人群伤害发生状况调查以及伤害专项调查和监测等共同构成全国伤害监测体系，为我国伤害防控策略措施的制定与评价提供可靠的依据（表14-7）。

表 14-7　全国伤害资料来源

1. 全国死亡登记（生命统计资料）
2. 医院及其他医疗机构
    - 医疗记录
    - 急诊室记录
    - 入院或出院（分开）的统计资料
    - 法医和医疗检查员的报告
    - 中毒控制中心记录
3. 公安局
    - 机动车事故
    - 故意伤害：他伤、攻击、强奸、虐待、自杀
4. 特定监测系统
5. 保险公司
6. 政府部门（卫生、工业、公安、矿务、农业等）
    - 工人的补偿要求
    - 年度报告
    - 社会服务系统对儿童虐待事件、残疾人的报告

续表

– 专门调查（如全国家庭调查）

7. 工业与商业，包括运输公司

8. 司法系统（如法院工作记录）

9. 学校（如学生健康档案、学生因伤病缺勤记录）

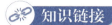 **知识链接**

全国伤害监测系统

全国伤害监测系统是我国伤害信息收集领域中的一项开创性的工作。2003—2005 年，中国疾病预防控制中心慢性非传染性疾病预防控制中心以世界卫生组织《伤害监测指南》为依据，结合我国的具体情况，在全国 11 个省市开展了伤害监测试点工作，深入探索了在我国开展以医院为基础的伤害监测工作的可行性及相应的工作模式，并对监测结果进行了分析和总结。鉴于伤害监测试点工作取得的成功经验及伤害相关信息收集工作的紧迫性，2005 年 8 月原卫生部下发了《卫生部办公厅关于开展全国伤害监测工作的通知》明确了全国伤害监测系统的主要目的、工作方法、管理模式及各级职责。全国伤害监测工作于 2006 年 1 月在全国 36 个省、市、自治区、直辖市、计划单列市（不包括港澳台地区）等 43 个县（市、区）的 12 家监测医疗卫生机构全面展开。2015 年 7 月，为进一步拓展和完善全国伤害监测系统，全国伤害监测系统监测点（县/区）扩增至 84 个，监测医疗卫生机构增至 252 家。2019 年 5 月，国家卫生健康委员会疾病预防控制局印发《重大疾病与健康危害因素监测项目（疾控部分）工作方案》，全国伤害监测系统监测点（县/区）扩增至 100 个，监测医疗卫生机构增至 300 家。

第四节　伤害的预防与控制

通过伤害流行病学的研究发现，伤害是能够预防的。伤害流行病学研究的主要目的就是预防伤害的发生并且减低伤害的危害程度。深入研究发现，伤害预防的策略不能只针对单一原因，需要通过多领域的共同努力，才能达到良好的预防效果。通常来说，伤害因子是可知可测的，能量从环境到宿主的转换机制也可被描述。因此，伤害控制的主要步骤是明确促使伤害发生的能量形式和人类的暴露机制，在伤害的自然史中详细定位干预措施，并对干预措施的效果进行评价。

一、预防策略

（一）三级预防

1. 一级预防　其目标是通过减少能量传递或暴露的机制来预防可导致伤害发生的事件。对公众进行危险行为和危险环境方面的教育、改造路灯、立法限制驾驶速度，水池设置围栏，枪械设置保险栓都属于一级预防措施。一级预防通过如下策略实现：

（1）全人群策略　针对全人群，如社区居民、工厂里的所有职工、学校中的所有师生，开展伤害预防的健康教育。这一策略的目的是提高全民对伤害危害和预防伤害的重要性的认识，进而提高每个人的伤害预防意识，加强自我保护。

（2）高危人群策略　针对伤害发生的高危险人群，有针对性地开展伤害预防教育与培训，以降低这些伤害的易发人群的暴露危险。如对处理化学品人员进行防护手套和服装规范穿戴的培训，对焊工进行防护眼镜规范使用的培训，对驾驶员的安全培训等。

（3）健康促进策略　该策略是环境与健康的整合策略。例如，针对工作场所的伤害现象，就可以采取工作场所健康促进项目。即通过：①把伤害预防纳入企业政策；②由雇员与雇主共同讨论建立一个安全的工作环境；③通过岗位培训和职业教育加强工人的伤害预防能力；④通过投资改善不合理的生产环境；⑤明确雇主和雇员在职业伤害预防中的责任；⑥共同参与伤害预防活动等，使工作场所的伤害得到了有效控制。

2. 二级预防　其目的是降低伤害的发生率及其严重程度。如坐船穿救生衣、骑摩托车佩戴头盔等。

3. 三级预防　指伤害已经发生后，控制伤害的结果。现场紧急救助、心肺复苏、康复等。

（二）主动干预与被动干预

伤害预防策略依据宿主的行为可分为两类：主动干预和被动干预。主动干预要求宿主采取措施使干预奏效，它要求人们改变某种行为并且必须记住在每次暴露于危险行为时要实施安全行为。如骑车佩戴头盔、乘车使用安全带等。被动干预不需要宿主的行动，一般通过改善因子、媒介或环境来实现，是自动发生作用的措施。如道路养护部门提高道路安全性、撞击时展开安全气囊、汽车生产商改善刹车性能等。由于主动干预依赖于宿主采取行动，不同的宿主对可能导致伤害的行为认识不同，效果往往不如被动干预。将两种策略结合使用，可以达到更好地控制伤害的目的。

（三）Haddon 伤害预防的十大策略

20 世纪 60 年代，美国卫生部门的 Haddon 试图系统地解决伤害预防问题，之后在伤害的预防与控制方面做了大量的研究，以下是他提出的预防与控制伤害发生和减少死亡的十大策略。

1. 预防危险因素的形成　如禁止生产烟花，禁止进口潜在有害物质。

2. 减少危险因素的含量　如调节热水器降低水温，高危药品小包装销售，道路限速，禁止私藏枪支弹药等。

3. 预防已有危险因素的释放或减少其释放的可能性　如设置自动断路器防止电火花产生。

4. 改变危险因素的释放及其空间分布，可减少潜在性致伤能量至非致伤水平　如汽车安全气囊和安全带的使用。

5. 将危险因素从时间、空间上与被保护者分开　如在台风或海啸到来前将人员撤离，设置人行道将行人与汽车隔开等。

6. 用物理屏障将危险因素与受保护者分开　如焊工使用电焊防护面罩，用绝缘物隔开电缆与行人等。

7. 改变危险因素的基本性质　如汽车内饰用软质材料包覆；婴儿床的围栏条不要太宽，防止婴儿头伸出勒颈等。

8. 增加人体对危险因素的抵抗力　如通过适当的营养和锻炼，改善宿主的肌肉骨骼状况，防止受伤。

9. 对已造成的损伤提出有针对性的预防与控制措施　如使用急救车进行有效的院前急救护理，以减轻残疾和死亡的风险。

10. 使伤害病人保持稳定，采取有效的治疗及康复措施　如进行有效的急症护理和康复，治疗后对宿主进行自我护理培训等。

（四）"5E" 伤害预防综合策略

"5E" 伤害预防综合策略是目前国际公认的伤害预防综合策略，该策略的有效性在很多国家的应用实践中都得到证明，在减少与控制伤害发生和死亡方面发挥了重要作用。其包括以下五个方面。

1. 教育预防策略 包括在一般人群中开展改变态度、信念和行为的项目，同时还针对引起或受到伤害的高危个体。

2. 环境改善策略 通过减少环境危险因素降低个体受伤害的可能性。

3. 工程策略 包括制造对人们更安全的产品。

4. 强化执法策略 通过法律和公安部门的措施确保在人群中维持某些行为和规范的实施。涵盖了强制实施法律以创造安全环境，还包括确保安全产品生产和销售的法律和规范。

5. 评估策略 涉及判断哪些干预措施、项目和政策对预防伤害最有效。通过评估使研究者和政策制定者知道什么是预防和控制伤害的最佳方法。

二、预防措施

（一）四步骤公共卫生方法

2007 年世界卫生组织提出伤害预防四步骤公共卫生方法，该方法提供了伤害的干预流程和工作模式，用于干预工作的设计、评估和监控。其具体步骤如图 14 - 4 所示。

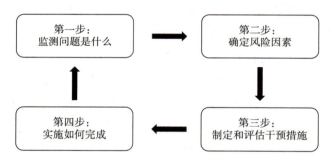

图 14 - 4 四步骤公共卫生方法示意图（WHO，2007 年）

（二）Haddon 模型

根据伤害发生的阶段，Haddon 提出按伤害发生前、发生中和发生后三个阶段来进行有针对性的预防，具体见表 14 - 8。

表 14 - 8 Haddon 伤害预防模型

伤害发生时间阶段	伤害发生条件	伤害预防主要内容
发生之前	宿主	遴选合格司机
	致病因子	上路前车辆安全检查，特别是车闸、轮胎、灯光
	环境	公路的状况及维修
发生之中	宿主	司机的应变能力和乘车者的自我保护意识
	致病因子	车辆内部装备（尤其是轮胎）性能
	环境	路面状况与路边障碍物
发生之后	宿主	防止失血过多，妥善处理骨折
	致病因子	油箱质地的改善与防止漏油
	环境	车祸急救、消防、应急系统与措施
结局	宿主	伤害严重程度制定和预防死亡
	致病因子	车辆损坏度评价及修复
	环境	公路整治与社会、家庭经济负担

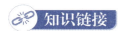 **知识链接**

伤害预防的公共卫生方针

世界卫生组织推荐的伤害预防的公共卫生方针指出，解决健康问题的公共卫生方法具有以人群为基础、多学科综合、采用基于证据的科学方法、强调集体行动、强调预防等特点。预防伤害和暴力的公共卫生方针以严格的科学方法为基础。从问题到解决的过程包括四个关键步骤。

1. 监测　确定问题的严重性、特征和趋势。

2. 确定风险因素　识别导致或增加伤害或暴力风险的因素，并确定哪些因素是可以改变的。

3. 制定和评估干预措施　利用有关原因和风险因素的现有信息，评估可以采取的预防措施；设计、试验和评估干预措施。

4. 实施　在大范围内实施最有希望的干预措施。

✎ 练习题

答案解析

一、单项选择题

1. 下列属于意外伤害的有（　　）
    A. 自杀　　　　　　　　　B. 车祸　　　　　　　　　C. 自虐
    D. 斗殴　　　　　　　　　E. 家庭暴力

2. 下列属于故意伤害的有（　　）
    A. 他杀　　　　　　　　　B. 溺亡　　　　　　　　　C. 烧伤
    D. 跌落　　　　　　　　　E. 车祸

3. 下列哪项不属于故意伤害（　　）
    A. 强奸　　　　　　　　　B. 虐待儿童　　　　　　　C. 医疗事故
    D. 自残　　　　　　　　　E. 他杀

4. 伤害发生的动因是（　　）
    A. 社会环境　　　　　　　B. 自然环境　　　　　　　C. 生活环境
    D. 能量　　　　　　　　　E. 宿主

5. 下列伤害的致病因子中不包括（　　）
    A. 电能　　　　　　　　　B. 热能　　　　　　　　　C. 化学能
    D. 辐射能　　　　　　　　E. 生物能

6. 伤害发生的原因中宿主的人口学特征不包括以下哪项（　　）
    A. 性别　　　　　　　　　B. 年龄　　　　　　　　　C. 籍贯
    D. 种族　　　　　　　　　E. 职业

7. 发生伤害频率的测量指标主要有（　　）
    A. 伤害发生率和伤害死亡率
    B. 伤害发生率和潜在减寿年数
    C. 伤害死亡率和潜在减寿年数

D. 潜在减寿年数和伤残调整寿命年

E. 伤害发生率和伤残调整寿命年

8. 伤害预防策略中以下宿主的行为属于主动干预的是（　　）

A. 汽车生产商安装安全气囊

B. 汽车生产商改善刹车

C. 教育儿童不要乱服药

D. 汽车生产商改善安全带性能

E. 提高道路安全性

二、简答题

1. 请简述伤害的三级预防策略。

2. 请简述伤害预防的四步骤公共卫生方法。

书网融合……

本章小结　　　　　　微课　　　　　　题库

第十五章　地方病及其防制 微课

PPT

学习目标

知识目标

1. 掌握地方病的判断依据、分类；碘缺乏病的流行特征、预防措施。

2. 熟悉碘缺乏病的监测和常用统计学指标；其他几种主要地方病的流行特征、预防措施；地方性克汀病的临床表现。

3. 了解碘缺乏病其他几种主要地方病的病因和常见表现；地方性甲状腺肿的分度、分型。

能力目标

1. 能将所学地方病相关知识运用今后的学习和实际工作中，助力防制地方病这一重大公共卫生问题。

2. 初步具备判断、参与防制碘缺乏病及其他几种主要地方病的能力。

素质目标

我国地方病防制已取得成果来之不易，地方病的消除或控制并非一劳永逸，需要长久的防制措施。通过本章的学习，帮助学生树立正确的地方病防制观念，秉承坚持不懈的医学精神。

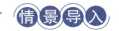 情景导入

情景：我国曾经是地方病流行较为严重的国家，全国 31 个省、自治区、直辖市都不同程度地存在地方病的流行。近几年以来，各地全面实施地方病防制攻坚行动，取得了历史性突破。截至 2021 年底，碘缺乏病全国 2799 个县、大骨节病 379 个县、克山病 330 个县、燃煤污染型氟中毒病 171 个区县、燃煤污染型砷中毒病 12 个区县、饮水型砷中毒 122 个病区县或高砷区县均达到控制或消除标准。

虽然我国地方病防制工作取得突出成果，但风险挑战依然存在。一旦地方病防制措施减弱或者撤除，疾病将再次卷土重来。因此必须长期巩固，维持防制措施，才能真正发挥防病的作用。

思考：

1. 威胁我国居民健康的地方病主要有哪几种？

2. 新的时代背景下，如何防制这几种地方病？

第一节　地方病概述

地方病曾是严重威胁居民健康的疾病，全国范围内均有不同程度地地方病流行，不仅危害病区广大群众的身体健康，而且阻碍当地经济发展和社会进步。近几年以来，各地全面实施地方病防制攻坚行动，不断完善防控措施。截至 2021 年底，全国主要地方病病区达到控制或消除标准。为坚守地方病防制成果，必须坚持长期防制措施，以保障群众健康和社会发展。

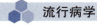

一、地方病的定义、主要特征（判断依据）及分类

（一）地方病的定义

地方病（endemic diseases）又称地方性疾病，指局限于某特定地区内相对稳定并经常发生的疾病。

广义地方病是指各种原因所致的具有地方性发病特点的疾病，包括一些传染病和非传染病。狭义地方病是指在特定地理区域内发生的一类由于地球化学、生物等因素导致的慢性病或疾病群；这些地理区域通常具有特定的地质构造、土壤成分、生物因素等特征，人们长期暴露于这样的地区环境中，从而导致相关的健康问题。

（二）地方病的主要特征（判断依据）

地方病的最主要特征为：地方性，是判断地方病的最重要依据。

体现在以下几个方面。

（1）生活在该地区的人群发病率均高，不同民族间几乎无差别。

（2）相似人群生活在其他地区的，该病的发病率均低，甚至不发病。

（3）外来人群迁入该地区一段时间后，发病率趋于和当地居民一致。

（4）当地居民迁出病区后，发病率或下降、或症状减轻甚至自愈。

（5）消除或控制致病因素后，该病发病率下降直至消失。

出现上述现象原因是该地区地方病病因长期、稳定存在，使当地人群处于长期暴露状态。

需要注意的是，对于潜伏期较长的一些地方病，如地方性砷中毒，在病区居住时虽然没发病，却在离开病区后发病，经追溯一定有病区居住史。

（三）地方病的分类

1. 地球化学性（化学元素性）地方病　由于各种地质原因，造成当地水或土壤中某种（些）元素或化合物过多、不足或比例失常，生活在此的人，通过食物和（或）饮水作用于人体所产生的疾病。元素缺乏性如地方性甲状腺肿、地方性克汀病等；元素中毒性（过多性）如地方性氟中毒、地方性砷中毒、地方性硒中毒等。

2. 自然疫源性（生物源性）疾病　属于人兽共患疾病，病原体存在于自然界中，原发于野生动物或畜禽，人类可通过接触患病动物或携带病原体的虫媒而患病。这些病原体在自然界中原本就存在，可在动物间传播并延续，不需要人类的参与也可以在自然界中持续存在和流行，此现象称为自然疫源性。如鼠疫、森林脑炎、乙型脑炎、布鲁氏菌病、吸虫病、疟疾等。

3. 与特定生产、生活方式有关的地方病　如燃煤污染型氟中毒是由于病区居民在室内燃烧高氟煤，燃煤中的氟通过燃烧分布到室内空气中，还会污染室内食物，居民通过呼吸和饮食长期摄入氟过量而发病；饮茶型氟中毒主要是由于我国西部少数民族地区长期大量饮用含氟量过高的茶砖所致。

4. 原因未明地方病　这类疾病的发生可能与水土、地理等有关，但具体病因尚未完全阐明。例如大骨节病和克山病。

二、我国常见的主要地方病

在我国根据分布和严重程度，地方病预防控制工作重点关注的地方病，主要包括碘缺乏病、水源性高碘危害、地方性氟中毒、地方性砷中毒、大骨节病和克山病。血吸虫病、鼠疫和布鲁司菌病也曾是纳入重点防制管理的地方病，但从1988年起分别被纳入寄生虫病和传染病防制管理范畴。

第二节　地方性碘缺乏病

碘是人体必需微量元素，是合成甲状腺激素重要原料，当碘缺乏时会出现一系列症状。我们把由于自然环境碘缺乏造成机体碘营养不良所表现的一组疾病统称为碘缺乏病（iodine deficiency disorders，IDD）。IDD 包括地方性甲状腺肿（地甲肿）、地方性克汀病（地克病）、地方性亚临床克汀病（亚克病），以及碘缺乏引起的胎儿流产、早产、死产、先天畸形等。其中地甲肿是碘缺乏病最明显的表现形式，地克病是碘缺乏病最严重的表现形式。

一、病因学

（一）缺碘

缺碘已被明确为碘缺乏病的最主要原因。由于外界环境贫碘，人体通过食物或水摄入碘不足而导致缺碘。

（二）碘缺乏病的其他影响因素

除缺碘这一主要病因外，还有许多其他因素也可影响碘缺乏病的发生发展。

1. 致甲状腺肿物质　该类物质可作用甲状腺，阻碍甲状腺激素合成从而引起甲状腺肿。多存在于水、食物和药物中。水中的含硫有机物、钙、氟、锂，污染水的细菌等。食物多见于一些含有有机硫化物的植物，如木薯、卷心菜、胡萝卜、核桃仁、大豆等。药物有硫脲化合物、甲巯咪唑、过硫酸盐、钴、锂等。

2. 营养状况　营养不良，尤其是蛋白质、维生素、微量元素等营养素缺乏均会导致碘缺乏病病情的加重。

3. 环境污染　有证据表明，工业毒物汞、锰、铜、镁、镉、镍等都会影响甲状腺组织学功能。有机氯农药与多氯联苯会引起甲状腺肿。水源硝酸盐污染加重碘缺乏病流行。

4. 遗传因素　对碘缺乏病的发病可能起一定作用。但遗传因素与上述的营养因素、致甲状腺肿物质等一样，对发病仅有辅助作用。

二、主要流行特征

（一）地区分布

碘缺乏病在全球内分布广泛，著名的碘缺乏病流行区亚洲的喜马拉雅山区、欧洲的阿尔卑斯和比利牛斯山区、南美的安第斯山区、非洲的刚果河流域、大洋洲的巴布亚新几内亚、北美洲的五大湖盆地等。

我国更是受其影响较为严重的国家，碘缺乏病是我国分布最广的地方性疾病。我国除上海市外，全国 32 个省、自治区、直辖市都不同程度地存在碘缺乏病的流行。其地区分布特征为：山区多于平原，内陆多于沿海，乡村多于城市。这一现象在中国的分布特征尤为明显，从西部的青海、甘肃、西藏等地区，到东北、华北、华东、中南等地的一些山区和冲积平原，都有碘缺乏病的流行。

（二）人群分布

碘缺乏病病区的人群任何年龄均可发病，可在儿童时期开始出现，青春发育期发病率急剧增高，40岁以后逐渐下降。但在重病区，发病年龄可提前。高危人群是处于生长发育期或合成新生组织、代谢旺盛的婴幼儿、儿童和孕妇及哺乳期妇女。胎儿和新生儿及婴儿期严重的碘缺乏可发生地方性克汀病。地方性克汀病病人分布不均，呈现家族多发性和村寨聚集性。性别分布方面：女性患病一般高于男性，这种趋势在 15 ~ 20 岁年龄组最为明显，两性差别最大。

（三）时间分布

1949 年初期全国地甲状腺肿病人数可达两千万人，20 世纪 60 至 90 年代地甲状腺肿患病率仍居高不下。经过在病区实行以食盐加碘、投服碘油等综合防制措施，以及后续全民食盐加碘后，到 2005 年，8 ~ 10 岁儿童甲状腺触诊肿大率为 5.0%，达到国家标准。2014 年第七次全国碘缺乏病监测工作显示，我国碘缺乏病在国家水平上处于消除碘缺乏病状态，各项指标满足碘缺乏病消除标准的要求。结合 2005 年、2011 年的监测结果可以看出，我国自 2005 年以来始终处于可持续消除状态。

三、碘缺乏病的防制

（一）预防措施

1. 碘盐　食盐加碘是预防该病的最常见最主要的措施。碘盐是由添加适量碘化钾或碘化钠而制成，能够在食用过程中提供足够的碘元素。坚持施行食盐加碘的措施，可对碘缺乏病起到良好的防制效果。是最经济实惠且使用安全的预防措施。

2. 碘油　也称碘化油，是用植物油与碘化氢加成反应而制成的有机碘化物。作为食盐加碘的辅助措施，适用于偏僻、交通不便的地区和自产盐的地区。特别是在一些碘缺乏危害较重的地区，即使供应了碘盐，为防止出现新发地方性克汀病，对育龄妇女、孕妇、哺乳期妇女和 0 ~ 2 岁婴幼儿应落实口服碘油丸措施。

3. 食物补充　摄入富含碘的食物如海带、紫菜、虾、海鱼及乳制品等。尤其是在碘盐不普及或食用不方便的地方，多吃碘丰富的食物可以有效预防碘缺乏病。

除了通过上述措施对碘元素进行补充外，还可通过强健康教育，增强公众对碘缺乏病的认识和重视程度，知晓到缺碘的危害和预防方法，减少碘缺乏病的发生。

（二）监测

1. 监测目的　以县为单位观察重点人群尿碘、盐碘水平以及甲状腺肿大率等情况。

2. 监测人群　监测点居民户及居住半年以上常住人口中的 8 ~ 10 岁儿童、孕妇和新生儿。

3. 抽样方法　每个监测县按东、西、南、北、中划分 5 个抽样片区，在每个片区各随机抽取 1 个乡镇/街道，每个乡镇/街道各抽取 1 所小学校，每所小学抽取 8 ~ 10 岁非寄宿学生 40 人。每个监测县在所抽取的 5 个乡中各抽取 20 名孕妇，共 100 名。

4. 检测项目

（1）必测项目　①8 ~ 10 岁儿童尿碘、盐碘含量；②8 ~ 10 岁儿童甲状腺肿大情况；③孕妇尿碘、盐碘含量；④地方性克汀病搜索（高危地区县、市、区、旗）。

（2）选择项目　①新生儿甲低筛查 TSH 结果；②甲低筛查复检的新生儿甲功和抗体检测结果；③孕妇甲功和抗体检测结果。

🔖 **知识链接** ┄┄┄

碘缺乏病的防制措施

碘缺乏病防制相关指标标准如下。

1. 每人每天摄入 100 ~ 200μg 碘即可防止地方性甲状腺肿的发生。

2. 根据《食品安全国家标准－食用盐碘含量（GB 26878—2011）》食用盐中碘含量的平均水平（以碘离子计）为 20～30mg/ kg，采用稳定性较好的碘酸钾。

3. 外环境缺碘判定标准：水碘含量 <10μg/L。

其他监测标准可参考《全国碘缺乏病监测方案（2016 版)》。

（三）常用统计学指标

1. 合格碘盐食用率 =（符合碘含量最新标准的盐样份数/检测份数）×100%

2. 甲状腺肿大率 =（1 度人数 + 2 度人数)/受检人数 ×100%

3. 甲状腺肿患病率 = 2 度人数/受检人数 ×100%

甲状腺肿的分度如下。

（1）0 度　是指甲状腺形态正常，触诊不能触及，视诊亦无法看到的甲状腺肿大。

（2）1 度　不能通过视诊看到甲状腺，但触诊可以摸到甲状腺肿大，做吞咽动作时可见肿块在颈部上下移动。即使未见甲状腺重大，可触到结节也属于 1 度。

（3）2 度　通过视诊肿大明显可见，也能够触及肿大的甲状腺。

甲状腺肿的分型如下。

（1）弥漫型　甲状腺整个体积增大，质地均匀柔软，摸不到结节。

（2）结节型　甲状腺内可摸到结节，结节一个或多个。

（3）混合型　以上两种描述同时存在，甲状腺既有弥漫性地增大又有一个或多个结节性肿块。

知识链接

最严重的碘缺乏病——地方性克汀病（地克病）

缺碘程度、时期不同，对人体的危害也不一样。俗语说"一代甲、二代傻、三代四代断根芽"。地方性克汀病又称地方性呆小病，就是由于胚胎期和新生儿期严重缺碘所致，甲状腺激素合成障碍，导致精神发育迟滞，并伴有不同程度智力障碍。主要临床表现是较严重的智力障碍、聋哑、神经运动功能障碍、体格发育落后等，常称：呆、小、聋、哑、瘫。

根据其临床表现分为以下三型。

（1）神经型　以神经精神缺陷以痴呆、聋哑和下肢痉挛瘫痪为特点，无明显甲状腺功能减退表现。

（2）黏液水肿型　表现为甲状腺功能低下，全身非指凹性水肿，皮肤肌肉发育差，代谢低下，精神萎靡。

（3）混合型　以上两种类型特征同时存在。

第三节　其他几种主要地方病

一、地方性氟中毒

氟是人体所必需的微量元素，主要生理功能是预防龋齿以及参与骨骼的矿化，但氟过量又可引起中毒。

地方性氟中毒（地氟病）是指由于长期接触含氟空气、饮水或食物导致体内氟积累而引起的一种慢性全身性疾病。过量氟进入人体，与钙、磷等结合形成难溶性氟化物，导致骨骼发生异常，所以该病主要损害骨骼和牙齿。此外，过量氟还引起神经系统受损、消化道症状、肾脏损害等身体各系统功能紊乱。

主要临床表现：氟斑牙和氟骨症。最早的临床表现通常是牙齿的改变，出现氟斑牙。发生于一直生活在高氟地区的儿童。牙齿釉面呈粉笔样白条纹或斑块、黄棕色至棕黑色着色或牙釉质缺损凹坑，一旦发生终生不退。

氟骨症多发生在成年后，长期摄入过量氟导致骨骼改变，出现骨质疏松、骨折、关节疼痛等症状，随年龄增长逐渐加重，严重者关节僵硬甚至全身瘫痪。

（一）主要流行特征

按照病区类型分为以下三种。

1. 饮水型　长期饮用高氟水，导致体内摄入过量氟。饮水型是分布最广泛、最常见的类型，见于在我国除上海、贵州、海南和台湾的所有省份、自治区和直辖市。

2. 燃煤污染型　燃煤型氟中毒：长期使用无排烟设施的炉灶在室内燃烧含氟量较高的煤，造成室内空气与食物污染而摄入过量氟而引起的慢性氟中毒。主要分布在长江两岸及其以南的边远山区，贵州、四川、云南、重庆、湖北、湖南、陕西、江西和广西等省份。

3. 饮茶型　大量饮用含氟量较高的砖茶、奶茶或酥油茶等特殊茶饮料所致。主要分布在西藏、四川、青海、甘肃、内蒙古、宁夏、新疆等有长期饮用砖茶习惯的少数民族聚居地区。

（二）防制

1. 饮水型　降低饮水氟含量，使之符合饮水卫生标准是饮水型氟中毒防制的根本有效措施。包括：一是改换水源，二是饮水除氟。

2. 燃煤污染型　在健康教育基础上，采取改良炉灶、更换燃煤为主的综合防制措施，达到减少人群总摄氟量的目的。

3. 饮茶型　应多部门应密切合作，促使茶叶生产厂家根据相关标准控制茶叶的氟含量。辅以开展健康教育、改变饮茶习惯、改善营养结构等综合防制措施。

二、地方性砷中毒

地方性砷中毒（地砷病），居住在某些地区的居民，从外界环境中摄入过量的砷而引起的以皮肤色素脱失异常（脱失或/和过度沉着）、掌跖角化及癌变为主的全身性的慢性中毒。通常把掌跖角化、躯干皮肤色素沉着和色素脱失称为地砷病皮肤三联征，在诊断上具有一定特异性。除此之外，慢性砷中毒还可导致癌症和心脑及末梢血管疾病。

地砷病主要是通过长期饮用含有高浓度无机砷的水或燃用含高浓度无机砷的煤所引起，可分为饮水型和燃煤污染型两种。

（一）主要流行特征

1. 饮水型　我国大陆已发现15省、自治区有饮水型地砷病病区或高砷区的存在，包括新疆、内蒙古、山西、宁夏、吉林、青海等。其中内蒙古和山西是饮水型砷中毒最重的病区省份。饮水型砷中毒病区，各年龄段均可发病，随着年龄增长，体内蓄积量和累积效应增加，有患病率上升、病情加重趋势。

2. 燃煤污染型　我国特有类型，地砷病主要分布在贵州和陕西两省使用高砷燃煤、具有敞炉敞灶燃烧习惯的地区。

（二）防制

饮水型：改换水源、饮水除砷等方式切断砷源是最根本措施，寻找新的低砷水源，停止使用原有高砷水源，或采用一定的方法降低水砷含量，使其达到国家生活饮用水卫生标准。

燃煤污染型：废止使用高砷煤。若暂时找不到低砷替代煤，可通过改良炉灶，将煤烟排出室外，避免室内空气和食物受到砷污染。

三、克山病

克山病是一种原因不明，以心肌坏死为主要病变的地方性心肌病。最早发现于我国黑龙江省克山县，故命名为克山病。主要临床特征是心功能不全和心律失常。

关于克山病病因，各研究学者都做过诸多探索，但至今尚未明晰，存在争议。有研究认为克山病的发生与硒缺乏、营养不良、肠道病毒感染和粮食霉菌毒素污染等多因素关系密切，其中缺硒是主要共性原因。以往研究证据可明确的是：克山病主要致病因子来自于病区自产的谷物粮食，不是通过饮水进入人体。

（一）主要流行特征

1. 地区分布　主要分布于我国部分农村地区，特别是从东北到西南的低硒地带。这些地区包括黑龙江、吉林、辽宁、内蒙古、河北、山东、河南、山西、陕西、甘肃、四川、重庆、云南、西藏、贵州和湖北等16个省（自治区、直辖市）。

2. 时间分布　全年均可发病，但急型和亚急型发病有明显的季节性。北方冬季高发，占全年发病数的90%以上；西南地区的小儿亚急型克山病夏季高发，占全年发病数的75%以上；位于东北和西南之间的陕西、山西、山东则冬春季节高发。

克山病按照年度发病情况分为低发年、平年和高发年，其间隔不等。通常多发急性、亚急性克山病年度发病波动较大。

3. 人群分布　高发人群有：生育期妇女及断奶后学龄前儿童，食用自产自足粮食的农业人口。存在家庭多发现象，多子女、贫困、寒冷、不卫生的家庭多发。

（二）防制

1. 强化补硒　可通过硒片药物、硒盐和硒粮等形式补充硒元素。

2. 加强膳食营养　改善病区居民膳食，增加病区居民每日膳食中的蛋白质、热量、钙及维生素摄入量。适量补充大豆及其制品、海产品、肉类对克山病具有预防效果。

3. 其他综合预防措施　改善病区家庭居住条件，加强卫生、防寒保暖；注意饮食和饮水卫生，防止食物发霉，保护水源不受污染等。

四、大骨节病

大骨节病，是一种病因不明的地方性、慢性、炎性骨关节病。好发于生长发育期的儿童，主要病变为软骨细胞凋亡、骺软骨坏死、增生性炎症、继发性骨关节病和生长迟缓。

大骨节病具体发病病因仍不明确，但微量元素缺乏、粮食霉菌毒素污染被普遍公认为主要病因。

（一）主要流行特征

1. 地区分布　分布于从川藏到东北的斜长地带，包括黑龙江、吉林、辽宁、内蒙古、陕西西藏自治区等14个省份。

2. 时间分布　雨水大、粮食潮湿的次年多是高发年；不同地区多发季节不尽相同，一般春季多发。

3. 人群分布　骨骼处于生长发育期儿童青少年是主要发病群体，严重病区发病年龄提前，轻微病区发病年龄延后。

（二）防制

1. 补硒　低硒地区适量补充硒制剂。但应注意不过量补充以免引起硒中毒。

2. 换粮　停止食用病区自产的面粉、玉米。水利条件允许的地方，改种水田，主食大米。改善粮食生产、制粉、贮存技术，提高食粮卫生质量。

答案解析

✎ 练习题

一、单项选择题

1. 碘缺乏病最严重的表现形式是（　　）

    A. 甲状腺肿大 　　　　　　　B. 克汀病 　　　　　　　C. 智力损害

    D. 甲亢 　　　　　　　　　　E. 亚克汀病

2. 碘缺乏病最常见的危害是（　　）

    A. 甲状腺肿大 　　　　　　　B. 克汀病 　　　　　　　C. 智力损害

    D. 甲状腺功能低下 　　　　　E. 亚克汀病

3. 碘缺乏病监测的目标人群是（　　）

    A. 在监测点居住的所有育龄妇女

    B. 在监测点居住的所有孕妇

    C. 在监测点居住的所有 7～12 岁儿童

    D. 在监测点居住的所有 8～10 岁儿童

    E. 在监测点居住半年以上常住人口中的 8～10 岁儿童、孕妇和新生儿

4. 最常用的补碘方式是（　　）

    A. 碘油丸 　　　　　　　　　B. 碘盐 　　　　　　　　C. 碘醇

    D. 碘茶 　　　　　　　　　　E. 碘化钾

5. 碘缺乏造成的危害在所有人群中最严重的是（　　）

    A. 妇女和儿童 　　　　　　　B. 儿童和老人 　　　　　C. 老人和青壮年

    D. 妇女和老人 　　　　　　　E. 妇女和青壮年

6. 甲状腺激素合成过程中不可少的微量元素是（　　）

    A. 锌 　　　　　　　　　　　B. 钙 　　　　　　　　　C. 碘

    D. 钾 　　　　　　　　　　　E. 氟

7. 碘缺乏病防制宣传日定在每年的（　　）

    A. 5 月 5 日 　　　　　　　　B. 3 月 24 日 　　　　　C. 5 月 15 日

    D. 12 月 1 日 　　　　　　　E. 9 月 12 日

8. 目前全省碘缺乏病监测采用的抽样方法是（　　）

    A. 系统抽样法 　　　　　　　B. 方便抽样法 　　　　　C. 滚雪球抽样法

    D. 整群抽样法 　　　　　　　E. 多阶段抽样

9. 关于碘缺乏病严重程度比较，下列哪组不对（　　）

A. 山区＞平原　　　　　B. 内陆＞沿海　　　　　C. 农村＞城市

D. 河谷冲刷带＞平原　　E. 河谷冲刷带＜平原

10. 下列天然食物中哪些碘的含量较高的是（　　）

A. 菠菜　　　　　　　　B. 海带　　　　　　　　C. 萝卜

D. 芹菜　　　　　　　　E. 土豆

11. 碘盐补碘有（　　）优点

A. 安全有效　　　　　　B. 生活化、长期性　　　C. 经济、易推广

D. 可行性、易接受　　　E. 以上都是

12. 正常人体内含碘最高的器官是（　　）

A. 脑　　　　　　　　　B. 心　　　　　　　　　C. 肝

D. 甲状腺　　　　　　　E. 肾

13. 地方性甲状腺肿最常见的症状与体征是（　　）

A. 颈部变粗　　　　　　B. 吞咽困难　　　　　　C. 呼吸困难

D. 声音嘶哑　　　　　　E. 痉挛性咳嗽

14. 在经济发展、文化提高、生活改善后，地方病可能（　　）

A. 短期内不会减少　　　B. 会自然减少　　　　　C. 短期内会消灭

D. 病情会稳定　　　　　E. 短期内不会消灭

15. 下列哪条不能解释妇女和儿童最易遭受缺碘的危害（　　）

A. 孕妇存在内源性碘丢失

B. 孕妇、哺乳期妇女同时承担两代人对碘的需求

C. 儿童处于生长发育旺盛期，对碘的需求量明显增加

D. 婴幼儿对缺碘比较敏感

E. 妇幼体力劳动强度不大

16. 牙齿为粉笔样白色、无光泽或变黄、变黑、出现凹坑或片状缺损，以上症状为（　　）

A. 牙齿病　　　　　　　B. 白斑牙　　　　　　　C. 黑斑牙

D. 氟斑牙　　　　　　　E. 龋齿

17. 地氟病是长期摄入过量氟而发生的一种慢性全身性疾病，主要表现为（　　）

A. 心脏病　　　　　　　B. 皮炎　　　　　　　　C. 腹泻

D. 肾脏损害　　　　　　E. 氟斑牙和氟骨病

18. 我国地方性氟中毒除（　　）外，其他各省、直辖市、自治区均有发生

A. 北京和新疆　　　　　B. 上海、贵州和海南　　C. 天津和黑龙江

D. 四川和湖南　　　　　E. 河北和安徽

19. 氟在人体各器官组织均有蓄积，其中蓄积最多的一种器官和组织是（　　）

A. 肌肉　　　　　　　　B. 肾脏　　　　　　　　C. 肝脏

D. 甲状腺　　　　　　　E. 骨骼

20. 在下列影响地方性氟中毒发病因素中，起主导作用的因素是（　　）

A. 营养条件　　　　　　B. 饮水中化学成分　　　C. 生活饮食习惯

D. 摄氟量　　　　　　　E. 个体差异

21. 地方性氟中毒属于典型的是（　　）

A. 生活习惯病　　　　　B. 急性中毒性疾病　　　C. 生物地球化学性疾病

D. 化学元素性疾病   E. 遗传性疾病

22. 氟骨症主要发生在（ ）

     A. 儿童   B. 婴儿   C. 幼儿

     D. 少年   E. 成人

23. 关于地方性氟中毒，以下说法不正确的有（ ）

     A. 是通过食物或水从外环境摄入多氟所致

     B. 我国可分为燃煤型、饮水型和饮茶型

     C. 氟中毒主要引起氟斑牙、氟骨症

     D. 氟斑牙一旦产生，终身不退

     E. 氟斑牙多发生于 16 岁以上成年人

24. 外环境缺碘的判定常用标准为（ ）

     A. 人群尿碘中位数小于 $300\mu g/L$

     B. 盐碘含量小于 $20mg/kg$

     C. 水碘含量小于 $10\mu g/L$

     D. 土壤碘含量小于 $5mg/kg$

     E. 水碘含量小于 $50\mu g/L$

25. 地方性砷中毒的主要临床表现为（ ）

     A. 晕厥   B. 皮肤三联征   C. 末梢神经炎

     D. 消化系统症状   E. 心源性休克伴严重心律失常

26. 饮水型地方性砷中毒病区的判定依据（ ）

     A. 有砷中毒病人

     B. 有高砷水源存在

     C. 饮用井被含砷废水污染，有砷中毒病人

     D. 有高砷水源，有典型慢性砷中毒病人，可排除其他污染

     E. 饮水井含砷量超标，有典型砷中毒病人，井旁长期有含高砷废料堆放

27. 地方性砷中毒病人皮肤色素脱失的主要机制是（ ）

     A. 局部细胞死亡   B. 内分泌失调   C. 色素传递障碍

     D. 局部皮肤纤维变性   E. 黑色素细胞功能衰退或丧失

28. 地方性砷中毒是机体长期砷暴露发生的（ ）

     A. 急性中毒   B. 亚急性中毒   C. 慢性中毒

     D. 职业性中毒   E. 药物性中毒

29. 砷的远期毒作用，除致心血管疾病外主要是（ ）

     A. 神经系统损害   B. 视力下降   C. 呼吸障碍

     D. 胃肠道损害   E. 恶性肿瘤

30. 克山病最早发现于哪个国家（ ）

     A. 中国   B. 俄罗斯   C. 美国

     D. 日本   E. 朝鲜

31. 在克山病的病因学说中，符合生物地球化学说中致病因素的是（ ）

     A. 低硒   B. 低锰   C. 高钙

     D. 高硒   E. 以上都不是

32. 标准下列哪项不是克山病的预防措施 （　　）

    A. 补硒   B. 补充大豆及其制品   C. 平衡膳食

    D. 保护水源改良水质   E. 补碘

33. 克山病的人群分布特点 （　　）

    A. 病区的自产自给的农业人口，以生育期妇女和断乳后学龄前儿童为主

    B. 病区的自产自给的农业人口，以男性壮年为主

    C. 病区的自产自给的农业人口，以男性老年人为主

    D. 病区的非自产自给的农业人口，以生育期妇女和断乳后学龄前儿童为主

    E. 病区的自产自给的农业人口

34. 一名10岁健康男孩随父母迁到大骨节病病区，二年后男孩自觉关节疼痛，查体有多发对称的手指末节下垂、指关节增粗。该男孩最可能的是患下列某病 （　　）

    A. 佝偻病   B. 类风湿   C. 痛风

    D. 大骨节病   E. 骨关节炎

35. 大骨节病多发年龄段是 （　　）

    A. 婴幼儿   B. 学龄儿童   C. 青壮年

    D. 中年   E. 老年

36. 大骨节病晚近生物地球化学学说中较具代表性的是 （　　）

    A. 缺钙   B. 缺硫   C. 缺硒

    D. 高锶   E. 高钡

37. 地方性的按病因分类常分为四类，包括以下 （　　）

    A. 地球化学性地方病

    B. 自然疫源性地方病

    C. 与特定生产、生活方式有关的地方病

    D. 原因未明地方病

    E. 以上全是

38. 根据《食品安全国家标准 – 食用盐碘含量（GB 26878—2011）》食用盐产品（碘盐）中碘含量的平均水平（以碘元素计）为 （　　）

    A. 20～30mg/kg   B. 30～40mg/kg   C. 40～50mg/kg

    D. 50～60mg/kg   E. 60～70mg/kg

39. 下列不属于地方病的是 （　　）

    A. 克山病   B. 克汀病   C. 大骨节病

    D. 扩张型心肌病   E. 氟骨症

40. 预防饮水型砷中毒最有效的措施是 （　　）

    A. 寻找低砷水源   B. 改善膳食和营养状况   C. 停用高砷煤

    D. 改变饮食习惯   E. 改变不良的生活方式

书网融合……

本章小结   微课   题库

第十六章　常见传染病及其防制

🔷 学习目标

知识目标

1. 掌握各类常见传染病的传染源、传播途径和易感人群，掌握其预防策略和措施。
2. 熟悉常见传染病的病原学特点、临床表现及疾病的流行特征。
3. 了解几种重要的流行性感冒、感染性腹泻，了解艾滋病的流行过程及预防控制措施。

能力目标

能运用常见传染病及防制的相关理论知识进行传染病管理、隔离及消毒等工作，开展传染病宣传教育工作，具备现场流行病学调查及疫情应急处置能力。

素质目标

通过本章的学习，帮助学生培养科学研究的思维力和鉴别力；发展学生发现问题、解决问题和实际运用的能力；培养学生科学的思维方式和严谨求学态度；对学生进行道德素质教育，培养学生严谨的科学作风。

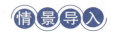

情景导入

情景：2022 年 6 月，世界卫生组织发布了《2022—2030 年全球卫生部门关于艾滋病、病毒性肝炎和性传播疾病行动计划》，对消除危害人类健康的重大传染病提出了更具体和宏观的目标。病毒性肝炎是威胁人类健康的重要公共卫生问题。我国慢性乙型肝炎病毒感染者约 9000 万，慢性丙型肝炎病人约 1000 万，疾病负担沉重。根据 WHO 提出的 "2023 年消除病毒性肝炎作为公共卫生危害" 的目标，届时慢性乙型肝炎新发感染率要减少 90%、死亡率减少 65%、诊断率达到 90% 和治疗率达到 80%。我国近年来采取了一系列有效的防控措施，其中国家卫健委每年结合 "4.25 预防接种宣传周" 和 "7.28 世界肝炎日" 活动，开展病毒性肝炎的预防、筛查、诊断及治疗的知识科普等工作，从而进一步提供公众对疾病的认识。2023 年 7 月 28 日是第 13 个 "世界肝炎日"，我国的宣传主题是 "坚持早预防，加强检测发现，规范抗病毒治疗"。

思考：

1. 聊聊你对病毒性肝炎的了解。你还知道哪些疾病属于常见的传染病？

2. 从三级预防的角度谈谈 "宣传主题" 中提到的预防策略和措施。除此之外，你还知道哪些预防和控制病毒性肝炎的措施？

PPT

第一节　流行性感冒

流行性感冒，简称流感，是由流感病毒引起的对人类健康危害较重的常见急性呼吸道传染病。主要通过飞沫传播，一般通过空气中的飞沫、人与人之间的接触或与被污染物品的接触传播。潜伏期较短，全年均可发病，但暴发或流行具有一定季节性。临床上发病较急，表现为发热或寒战、咳嗽、咽痛、流涕或鼻塞、肌痛或全身痛、头痛、乏力等症状，部分病人可出现呕吐和腹泻。

一、病原学

（一）流感病毒的结构和分类

1. 流感病毒的结构　流感病毒属正黏病毒科，是单股、负链、分节段的 RNA 病毒。病毒颗粒由外至内分为三层，最外层有两种表面抗原，即血凝素（hemagglutinin，HA）抗原和神经氨酸酶（neuraminidase，NA）抗原，两种抗原均易发生变异。中间层为基质蛋白形成的球形蛋白壳。最内层是由病毒基因组与核蛋白组成的核衣壳。流感病毒结构如图 16 - 1 所示。

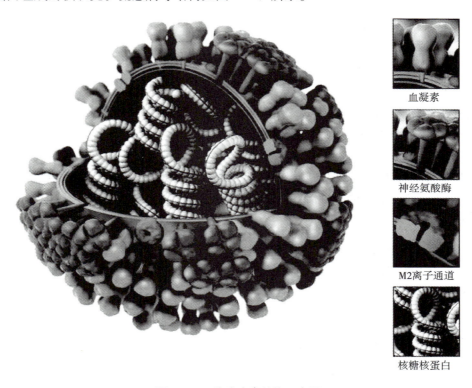

血凝素

神经氨酸酶

M2离子通道

核糖核蛋白

图 16 - 1　流感病毒结构示意图

2. 流感病毒的分类　根据流感病毒核蛋白和基质蛋白抗原特异性及基因特性的不同，分为甲（A）、乙（B）、丙（C）和丁（D）四型。其中甲型流感病毒根据病毒表面的血凝素（HA）和神经氨酸酶（NA）抗原结构及基因特性不同，可分为若干亚型。目前，发现的 HA 有 18 个亚型（H1 - H18），NA 有 11 个亚型（N1 - N11）。

甲型流感抗原变异性最强，可引起季节性流行和世界性大流行。乙型流感抗原变异性较弱，可引起中、小型流行或局部暴发。丙型流感病毒抗原性较稳定，仅导致上呼吸道感染的散发病例。目前，引起流感季节性流行的病毒是甲型流感病毒中的 H1N1、H3N2 亚型及乙型流感病毒中的 Victoria 系和 Yamagata 系。

（二）流感病毒抗原变异

流感病毒 NA 和 HA 的抗原性容易发生变异，其变异幅度的大小直接影响流感流行的规模。

1. 小幅度变异　指流感病毒亚型内部经常发生的变异，称为抗原漂移，属量变。该变异的结果常引起流感的季节性流行。

2. 大幅度变异　指流感病毒抗原变异后形成新的亚型，称为抗原转换，属质变。如 H1N1 转换为 H2N2，该变异的结果常引起流感的大流行。

（三）流感病毒的抵抗力及致病性

1. 抵抗力　流感病毒对热敏感，通常 56℃ 30 分钟、100℃ 1 分钟即可将其灭活。干燥、日光、紫外线及通风等不利于其存活，对乙醚、乙醇、甲醛及三氯甲烷等有机溶剂均敏感。最适 pH7.0 ~ 8.0。抗生素对流感病毒无效。

2. 致病性　甲型流感病毒除感染人外，在动物中广泛存在，如禽类、猪、马、海豹以及鲸鱼和水貂等，感染后常引起发热、呼吸道感染等症状，可并发肺炎和心肌炎等。乙型流感病毒可在人群中循环，最近数据显示海豹也可被感染。丙型流感病毒可感染人、狗和猪，但致病力较弱。丁型流感病毒主要感染猪、牛等，尚未发现感染人。

二、流行过程

（一）传染源

1. 病人和隐性感染者　病人是流感的主要传染源。流感病毒常见潜伏期为 1 ~ 4 天，平均为 2 天。流感感染者从潜伏期末到发病的急性期均具有传染性。隐性感染者虽排毒量小、时间短，但其活动范围大，因此不容忽视。

2. 动物　某些禽流感病毒已跨越种属屏障引起人类感染。如 1997 年中国香港同时间段内发生人禽流感 H5N1 疫情及禽间禽流感 H5N1 疫情，被证实病死禽是多数人禽流感病例的传染源。

（二）传播途径

主要经飞沫传播，流感病毒由传染源经咳嗽、喷嚏、谈话等排出并散布于空气中，飞沫可落至周围人群的口腔、鼻腔或眼睛引起感染，其传染性可持续 30 分钟；也可通过接触被污染的物品后触摸口腔、鼻腔或眼睛从而造成感染。

（三）易感人群

人群对流感病毒普遍易感，无性别差异。相对而言，新生儿易感性高，感染后症状较重，病死率较高。有基础性疾病的老年人感染后往往使病情加重，甚至导致死亡。各型流感病毒间无交叉免疫，不同亚型间仅有部分交叉免疫。

三、流行特征

（一）流行概况

1. 全球流行概况　据世界卫生组织估计，流感在全球每年可导致 300 万 ~ 500 万的重症和 29 万 ~ 65 万呼吸道疾病相关死亡。在过去的 100 年，共暴发过 4 次全球范围内的流感大流行，分别是 1918 年"西班牙流感"（H1N1）、1957 年"亚洲流感"（H2N2）、1968 年"香港流感"（H3N2）和 2009 年甲型 H1N1 流感（表 16 - 1）。这 4 次大流行均由甲型流感病毒导致，每次的流感大流行都给全球人类健康带来灾难性的打击。

表 16 - 1　流感世界性大流行疫情特征

流行年份	原发地	甲流病毒亚型	全球超额死亡数（万人）	主要感染人群
1918—1919 年西班牙流感	不详	H1N1	2000 ~ 5000	青壮年
1957—1958 年亚洲流感	中国南方	H2N2	100 ~ 400	全人群

流行年份	原发地	甲流病毒亚型	全球超额死亡数（万人）	主要感染人群
1968—1969 年香港流感	中国南方	H3N2	100 ~ 400	全人群
2009—2010 年甲型 H1N1 流感	北美洲	pH1N1	15 ~ 58	儿童和青壮年

2. 我国流行概况 2000 年前，我国发生不同规模的 H1N1、H2N2、H3N2 等亚型的流感流行数十次，2009 年又出现甲型 H1N1 流感病毒流行。目前甲型（H1N1）pdm09 流感病毒和甲型（H3N2）亚型流感病毒仍主导着我国流感季节性流行的趋势。综合我国流感流行情况，具有以下几个特点。

（1）不可预见性，大流行间隔无规律可循，流行发生与否主要取决于病毒变异程度和人群的免疫水平。

（2）新亚型出现后，人群普遍易感，波及范围广，但各年龄组发病率不同。

（3）季节性流感，南方可出现夏季和秋冬季两个流行高峰，北方则明显出现在冬春季。

（4）国内、外流行的病毒抗原性基本一致。

（二）三间分布

1. 时间分布 流感在温带地区表现为每年冬春季的季节性流行和高发。热带地区尤其在亚洲，流感的季节性呈高度多样化，既有半年或全年周期性流行，也有全年循环。2018 年一项研究对我国 2005—2016 年度乙型流感流行特征进行了系统分析，总体而言，我国乙型流感的流行强度低于甲型；但在部分地区和部分年份，乙型流感的流行强度高于甲型，且 B/Yamagata 系和 B/Victoria 系交替占优势，以冬春季流行为主，不同系的流行强度在各年间存在差异。

新冠病毒感染疫情的发生对流感流行造成了一定影响。自 2020 年 3 月开始，流感在我国呈极低流行水平；南方省份从 2020 年底至 2021 年 9 月流感活动呈缓慢升高，北方省份仅 2021 年 3—5 月有短期低水平流行；自 2021 年 10 月左右，南北方省份开始进入秋冬高发季节并在 2022 年初达到冬季峰值，2022 年 3 月逐步回落至低水平，以 B（Victoria）系为主。2022 年 5 月以来，我国南方省份流感活动再次呈持续升高趋势，进入夏季高发期，达到近 5 年同期最高水平，以 A（H3N2）亚型为绝对优势株；同期北方省份流感活动处于低水平。

2. 人群分布 流感发病率无性别差异。各年龄组人群均可发病，以儿童发病最常见。每年流感流行季节，儿童流感罹患率约为 20% ~ 30%，在某些高流行季节，儿童流感年感染率可高达 50% 左右。老年人、婴幼儿、慢性病病人、孕妇等高危人群感染流感后危害更为严重。2019 年一项队列和病例对照研究的单个病例数据 Meta 分析，纳入了 33 项研究中的 36498 名感染流感的育龄女性个案数据，发现孕妇感染流感后住院风险是非孕妇的 6.80 倍（95%CI：6.02 ~ 7.68）。

3. 地区分布 全球范围内均可发生，但各地发病率存在较大差异，这与病毒的抗原变异、人群密集程度、传染源数量、人群免疫情况及防疫措施等有关。一般是先城市后农村、先平原后山区，沿交通线路发展。

四、预防策略与措施

流感是一个世界性问题，目前尚缺乏有效控制流行的措施，一旦出现新的亚型，各国都难幸免。目前预防流感的重要措施包括疫情监测和疫苗的使用。

（一）疫情监测

1. 监测目的 通过流感监测系统进行疫情监测，主要目的包括：①掌握疫情动态、流行规律，及早发现疫情；②掌握流感病毒的分布和变异情况；③掌握人群免疫水平变化情况；④评价流感疫苗效果；⑤为疾病流行趋势的预测预警和制定防制措施提供科学依据；⑥不断筛选新的疫苗代表株。

2. 监测内容 主要包括流行病学监测及病原学监测。前者主要指门急诊流感样病例哨点监测和流感暴发疫情监测。后者主要指运用病毒培养、分离、鉴定及分子生物学方法，对病毒的变异及起源进行监测和分析。

知识链接

流感监测网络

WHO 在 1952 年开始建立全球流感监测网络（global influenza surveillance network，GISN），流感成为第一个实行全球监测的传染病。2011 年 5 月该网络更名为全球流感监测与应对网络（global influenza surveillance and response system，GISRS）。我国于 1957 年成立了国家流感中心，1981 年加入 WHO 全球流感监测网络。

截至 2018 年 6 月，GISRS 涵盖 114 个国家的 144 个国家流感中心（national influenza center，NIC）、5 个疫苗监管核心实验室、5 个 WHO 流感参比和研究合作中心以及 1 个 WHO 动物流感生态学研究合作中心。

（二）流感免疫接种

流感免疫接种是控制流感季节性流行和大流行所必需的公共卫生干预措施。每年的流感流行季节之前对易发生并发症的高危人群进行免疫接种是预防流感、减少流感相关重症和死亡的有效手段，可以减少流感相关疾病带来的健康危害及对医疗资源的挤兑。

全球已上市的流感疫苗分为流感灭活疫苗、流感减毒活疫苗和重组流感疫苗。按照疫苗所含组分，流感疫苗包括三价和四价，三价疫苗组分含有 A（H3N2）亚型、A（H1N1）pdm09 亚型和 B 型毒株的一个系，四价疫苗组分含 A（H3N2）亚型、A（H1N1）pdm09 亚型和 B 型 Victoria 系、Yamagata 系。根据生产工艺，又可分为基于鸡胚、基于细胞培养和重组流感疫苗。国外还上市了针对特定人群的高抗原含量灭活流感疫苗、佐剂疫苗以及皮内接种疫苗等。

我国现已批准上市的流感疫苗有三价灭活疫苗（IIV3）、四价灭活疫苗（IIV4）和三价减毒活疫苗（LAIV3）。IIV3 包括裂解疫苗和亚单位疫苗，IIV4 为裂解疫苗，LAIV3 为减毒疫苗。截至 2022 年 8 月，已有 11 家厂家供应流感疫苗。

（三）药物预防

因流感传播迅速，病毒易变异，在大流行期间流行株疫苗不能及时获得，所以仍需要使用特异性抗病毒药物进行化学预防或治疗。流感抗病毒药物可分为神经氨酸酶抑制剂和 M_2 离子通道抑制剂两大类，实际使用时应根据流感病毒的耐药性监测结果进行选择。目前，流感的预防药物仍有待研究，不宜滥用。

（四）疫情暴发的控制

1. 预防策略 主要包括：①加强我国流感监测工作，抓好监测的核心任务；②制定我国流感疫苗免疫指导性方案，尤其作好重点人群免疫。

2. 预防措施 主要包括：①针对传染源，主要采取早发现、早诊断、早报告及早隔离的措施；②针对易感人群，应在流感流行期间禁止集会，减少接触机会，居室加强通风换气；③针对接触者，可紧急接种流感灭活疫苗或口服金刚烷胺以预防发病或减轻症状。

五、两种重要的流感

（一）人感染高致病性禽流感

禽流感，是由 A 型流感病毒引起的禽类呼吸道感染的传染病，主要发生在鸡、鸭、鹅等禽类动物中。目前，已知的禽流感病毒（avian influenza virus，AIV）传染给人的亚型主要包括 H3、H5、H7、H9。依据病毒的不同致病性，又可将其划分为低、中、高致病性。其中 H9H2 和 H6H8 亚型中一些毒株为中致病性，H5 和 H7 亚型中若干毒株为高致病性，其余为低致病性。人感染高致病性禽流感，简称人禽流感，是指高致病性禽流感病毒突破种属屏障，引起少数人类感染。

1. 流行概况

（1）全球流行概况　禽流感病毒（AIV）是 21 世纪令人关注的可引起人畜共患急性呼吸道传染病的病毒之一。随着预防疾病意识的提升和医疗卫生条件的改善，禽流感疫情很快被抑制住，仅有零星病例在世界各地散发，到 2017 年疫情后未见新增 H7N9 型 AIV 病例报导。然而其他型别的 AIV 疫情依然活跃于世界各地。如在 2005 年至 2020 年期间，欧洲至少发现了 10 起 H5 型高致病性 AIV 入侵事件，导致了家禽和野生鸟类的大量死亡。在孟加拉国，H5N1 型高致病性 AIV 和 H9N2 型低致病性 AIV 目前在家禽中流行，并有记录显示该两种病毒可感染人类。根据 WHO 报道统计数据显示，截至 2020 年 10 月，全球 17 个国家共报道 862 例 H5N1 型 AIV 感染病例，并导致 455 例死亡病例。H5N9 型、H9N2 型和 H7N7 型 AIV 均造成了散发的人类感染。此外，在挪威及加拿大等地区还发生了人感染猪流感 H1N1 和 H1N2 型病例。

（2）中国流行概况　早在 1997 年，中国发生的一次家禽疫情中报告了人类感染 H5N1 型 AIV 的病例。AIV 自 2003 年从亚洲传播到欧洲和非洲，并在部分地区的禽类中根深蒂固。由于 H7N9 型 AIV 过去只在禽类传播，从未感染过人类，因此人群对该病毒普遍没有保护性抗体。然而在 2013 年 3 月，中国出现了世界上首例人感染 HN9 型 AIV 的病例，此后共发生了 6 次 H7N9 型 AIV 流行的疫情，前 4 次（从 2013 年 3 月至 2016 年 7 月）流行的毒株是低致病性 AIV，第 5 次（2016 年 8 月至 2017 年 7 月）流行的毒株中出现了高致病性 AIV，并体现为出现早，上升快，强度高、分布广的特征，引起了社会对 AIV 疫情的高度关注。根据中国疾病预防控制中心公布的数据显示，截至 2019 年 9 月，我国 H7N9 型 AIV 感染例数 1626 例，死亡 624 例，病死率达 38%，其中有 201 位病人有明确禽类接触史。2013 年我国《传染病防制法》将 AIV 列为乙类传染病并实行甲类管理。

2. 流行过程

（1）传染源　人禽流感的传染源多为患禽流感或携带禽流感病毒的鸡、鸭、鹅等家禽，近年来也有临床案例证明 AIV 也可感染猪、马、海豹和鲸等各种哺乳动物。

（2）传播途径　禽流感病毒主要通过呼吸道传播，通过密切接触感的禽类、人禽流感病人及分泌物、排泄物等，以及直接接触病毒毒株从而被感染。

（3）易感人群　人群普遍易感。与不明原因病死家禽接触或与感染、疑似感染禽流感的家禽密切接触的人员为高危人群。

3. 预防策略和措施

（1）控制传染源　主要包括：①针对禽类，应加强禽类疾病监测，一旦出现疫情，动物防疫部门应立即按相关规定处理，严格执行封锁、隔离、消毒、焚烧发病禽类和尸体等综合措施；②针对人禽流感病例，包括医学观察病例、疑似病例、临床诊断病例和确诊病例均应尽早住院隔离；③针对检测标本和病毒株，应加强实验室管理，严格执行操作规范，防止医院感染和实验室感染及传播。

（2）切断传播途径　对禽类养殖场、市售禽类摊档、屠宰场等进行彻底消毒，对死禽及禽类废弃物应销毁或深埋。针对可能的人间传播途径，应对病人所在区域进行彻底消毒，避免和病人在无保护状态下密切接触。

（3）保护易感人群　针对易感人群的预防措施主要包括免疫预防、药物预防和个人防护。

①免疫预防　目前因为没有针对 H7N9 型 AIV 的特效药物和治疗措施，因此从抗体入手以寻求被动免疫制剂和特效疫苗是最佳应对手段。抗 H7N9 型 AIV 疫苗依据适用对象可分为人用疫苗和禽类疫苗，目前我国推行的家禽疫苗主要是 H5 和 H7 重组双价灭活疫苗。自 2013 年人感染 H7N9 型 AIV 事件发生以来，研究者进行了大量针对人用 AIV 疫苗的研究，进入临床试验的疫苗主要包括 AIV 灭活疫苗、AIV 减毒活疫苗、病毒样颗粒疫苗及 DNA 疫苗，这 4 类疫苗的免疫原性和安全性数据为进一步临床开发提供了有力依据。虽然人感染 H7N9 型 AIV 仍是小概率事件，大规模使用疫苗的可能性不大，但在疫苗技术储备方面，未来具有战略性意义。

②药物预防　对于病死禽的密切接触者和人禽流感病例的密切接触者，可以使用抗病毒预防药物，如奥司他韦等。同时应保证病毒药物储备，以便治疗疑似病例和确诊病例。

③个人防护　应全面避免直接接触家禽以及有家禽的农场或活物市场，避免接触受到家禽粪便或分泌物污染的物品。不要进食未煮熟的鸡蛋或家禽制成的食物，保持良好的卫生习惯，以减少暴露的可能性。面临职业性接触风险者，应使用个人防护装备。

（二）甲型 H1N1 流感

甲型（H1N1）pdm09 流感病毒是目前引起季节性流感的重要成员，它在 2009 年最早出现于墨西哥等地，是一个人源、禽源及猪源的三源重组株，这种新型重配的病毒株引起了当时的全球流感大流行，WHO 于 2009 年 6 月 11 日宣布全球进入甲型 H1N1 流感大流行 6 级。甲型 H1N1 流感的临床症状与季节性流感类似，如发热，咳嗽、鼻塞、流涕、疲劳、食欲不振等，部分病人出现腹泻和呕吐等消化道症状。少数病例病情重，进展迅速，可出现病毒性肺炎，合并呼吸衰竭、多脏器功能损伤，严重者可导致死亡。

1. 流行概况

（1）全球流行情况　1918—1919 年，全球发生有甲型 H1N1 流感病毒引起的"西班牙流感"大流行，导致数千万人死亡，为近两个世纪最为严重的疾病大流行。2009 年 4 月，墨西哥、美国相继出现甲型 H1N1 流感病例，疫情在数日内扩散至 11 个国家，9 周内病毒蔓延到所有大陆。WHO 于 2009 年 4 月 27 日宣布将流感大流行警戒级别从 3 级提升到 4 级，6 月 11 日提升至 6 级，这属于最高级别的传染病流行警告，意味着甲型 H1N1 流感进入全球大流行，当时该病已经蔓延到世界 74 个国家，报告病例数达到 28744 例。2010 年 8 月 10 日，WHO 基于对疫情的评估，宣布全球甲型 H1N1 流感进入流感大流行后期。截止到 2010 年 8 月 10 日，此次流感大流行期间，全球共 214 个国家、领地和地区报导了实验室确诊的甲型 H1N1 流感病例，确诊死亡病例达 18449 例。虽然 WHO 宣布 2009 年的甲型 H1N1 疫情大流行结束，然而目前在世界范围内，甲型 H1N1 pdm09 每年继续以季节性流感病毒的形式传播致病、住院和死亡。

（2）我国流行情况　随着甲型 H1N1 流感疫情在全球的扩散，2009 年 5 月 11 日，中国内地发生首例确诊甲型 H1N1 流感输入性病例，5 月 29 日，广东省发现首例二代病例。6 月 11 日中国内地出现不明原因本土甲型 H1N1 流感病例后，确诊病例陆续增多，并很快扩散至全国各地，并在不同流行阶段呈现出不同的分布特点，5~6 月以输入性病例为主，6~8 月开始出现本土感染和传播、社区扩散和蔓延，9~10 月疫情快速上升，11~12 月达到高峰，2010 年 1 月开始疫情出现下降，并维持在较低水平。截至 2010 年 8 月 10 日，全国 31 个省份累计报告甲型 H1N1 流感确诊病例 128033 例，死亡 805 例。

2023 年 6 月 26 日~2023 年 7 月 2 日全国流感监测网络实验室共检测流感样病例监测标本 9725 份，

南方省份检测到 17 份流感病毒阳性标本，其中 14 份为甲型（H3N2），3 份为甲型（H1N1）pdm09。北方省份检测到 6 份流感病毒阳性标本，其中 4 份为甲型（H3N2），1 份为甲型（H1N1）pdm09，1 份为乙型（Victoria）。根据流感监测网络平台既往的流感周报数据，提示目前在人群中呈现季节性流行的病毒主要包括甲型（H1N1）pdm09 流感病毒和甲型（H3N2）亚型流感病毒。

2. 流行过程

（1）传染源　主要为甲型 H1N1 流感病人，无症状感染者也具有一定传染性。

（2）传播途径　主要通过飞沫经呼吸道传播，也可通过口腔、鼻腔、眼睛等黏膜直接或间接接触传播。接触病人的呼吸道分泌物、体液和被病毒污染的物品也可造成传播。

（3）易感人群　人群普遍易感。慢性病病人、孕妇、肥胖人群、婴幼儿及老年人等易成为甲型 H1N1 流感重症的高危人群。

3. 预防策略和措施

（1）疾病监测　包括病毒监测、哨点监测、症状监测、实验室监测、主动监测以及疫苗上市后的监测。

（2）药物干预　流感大流行初期，由于缺乏有效的疫苗，主要依靠抗病毒药物。2022 年 10 月 3 日以来，国家流感监测中心关于耐药性的监测结果显示，除 2 株甲型（H1N1）pdm09 亚型流感毒株对神经氨酸酶抑制剂敏感性高度降低外，其余甲型（H1N1）pdm09 亚型流感毒株均对神经氨酸酶抑制剂敏感，所有甲型（H3N2）亚型和乙型流感毒株均对神经氨酸酶抑制剂敏感；所有甲型（H1N1）pdm09、甲型（H3N2）亚型和乙型流感毒株均对聚合酶抑制剂敏感。

（3）疫苗接种　2009 年 9 月初，我国甲型 H1N1 流感疫苗正式投入生产，成为世界上第一个完成疫苗研发和注册使用的国家，并逐步在人群中接种。有研究表明甲型 H1N1 流感疫苗在不考虑接种率的情况下保护率可达到 80.9%，疫苗具有良好的安全性和流行病学保护效果。一项 2004—2015 年门诊病人疫苗有效性研究的系统回顾和 meta 分析报告显示，针对甲型（H3N2）亚型流感疫苗的总综合有效性为 33%，而当存在抗原漂移时有效性只有 23%，针对甲型（H1N1）pdm09 流感疫苗有效性为 61%。

第二节　病毒性肝炎

病毒性肝炎，是由肝炎病毒引起的以肝脏损害为主要特征的一组传染性疾病。肝炎病毒主要包括甲型肝炎病毒（hepatitis A virus，HAV）、乙型肝炎病毒（hepatitis B virus，HBV）、丙型肝炎病毒（hepatitis C virus，HCV）、丁型肝炎病毒（hepatitis D virus，HDV）和戊型肝炎病毒（hepatitis E virus，HEV），分别可引发甲、乙、丙、丁和戊型肝炎。

病毒性肝炎传染性强，传播途径复杂，感染率高，呈世界范围流行。我国是病毒性肝炎高发区，2019—2021 年全国法定传染病报告信息管理系统显示，该类传染病发病率始终位居首位。虽然近年来采取了一系列有效的防控措施，其发病率有所下降，但仍严重危害人类健康，给家庭和社会造成沉重的疾病和经济负担，是我国目前重大的公共卫生问题。

一、病原学和临床特征

（一）病原学特征

1. 甲型肝炎病毒　HAV 属小 RNA 病毒科嗜肝病毒属，基因组为单股正链 RNA 分子。HAV 仅有 1 种血清型，但有 7 种基因型，甲肝疫苗对不同基因型 HAV 的感染均具有交叉保护作用。

2. 乙型肝炎病毒 HBV 属嗜肝 DNA 病毒科正嗜肝 DNA 病毒属，基因组为双股环状 DNA。HBV 可分为 10 个基因型及 11 个血清亚型，乙肝疫苗对所有 HBV 基因型和血清亚型的感染均具有保护作用。

3. 丙型肝炎病毒 HCV 属于黄病毒科丙型肝炎病毒属，基因组为单股正链 RNA。HCV 主要有 6 种基因型及 11 个亚型。

4. 丁型肝炎病毒 HDV 是沙粒病毒科δ病毒属，基因组为单股负链环状 RNA。HDV 为缺陷病毒，必须得到 HBV 或其他嗜肝病毒的辅助才能复制、表达抗原及引起肝脏损害。HDV 仅有 1 种血清型，基因型至少有 8 种。

5. 戊型肝炎病毒 HEV 属戊型肝炎病毒科戊型肝炎病毒属，基因组为单股正链 RNA 分子。HEV 有 4 个基因型，其中 HEV1 和 HEV2 是人源性病原体，HEV3 和 HEV4 是人畜共患病原体，因此 HEV 不同基因型引发的临床和流行病学特征有显著区别。

（二）病原体的抵抗力

1. 经肠道传播的肝炎病毒 即经粪 – 口途径传播的肝炎病毒，包括 HAV 和 HEV。①HAV 对热和酸碱有一定的耐受性，60℃ 1 小时仍可存活。HAV 对紫外线、氯、甲醛等敏感，对化学消毒剂的抵抗力强于一般肠道病毒属病毒，氯（1mg/L）30 分钟可将其灭活。②HEV 较 HAV 抵抗力弱。HEV 在酸性和弱碱性环境下较稳定，可存在于肝内和胆囊内的胆汁中。

2. 经肠道外传播的肝炎病毒 主要包括 HBV、HCV 和 HDV。①HBV 对低温、干燥及紫外线均有耐受性，20 ~ 30℃ 可存活至少 6 个月，100℃ 煮沸 10 分钟可灭活该病毒。②HCV 耐热，100℃ 煮沸 5 分钟可灭活病毒。③HDV 对各种灭活剂较敏感，抵抗力较 HBV 和 HCV 弱。整体而言，经肠道外传播的肝炎病毒，其抵抗力强于经肠道传播的肝炎病毒。

（三）临床特征

不同型别病毒性肝炎的临床表现较为相似，主要症状为全身乏力、缺乏食欲、厌油、黄疸，并可伴有发热、腹痛、恶心及呕吐等。从临床表现上较难区分具体的型别，需结合血清学等实验室结果明确诊断。

1. 甲型肝炎 HAV 感染后常表现为急性肝炎，偶尔出现重症肝炎，其病程大概在 2 个月内，呈自限性。

2. 乙型肝炎 感染后呈现出急性或慢性，黄疸型或无黄疸型，无症状、有症状或重症。乙肝的诊断主要靠血清学标志物检测，主要包括 HBsAg、抗 – HBs、HBeAg、抗 – HBe、抗 – HBc、HBV DNA。以上这些血清学标志物的常见组合模式及临床和流行病学意义参见表 16 – 2。

表 16 – 2　HBV 血清学检测常见报告模式及临床意义

模式	HBsAg	抗 – HBs	HBeAg	抗 – HBe	抗 – HBc IgM	抗 – HBc IgG	结果解释
1	-	-	-	-	-	-	未曾感染，但有易感性
2	+	-	+	-	+	-	急性感染早期，有传染性
3	+	-	+	-	+/ – *	+	慢性感染或携带状态，俗称大三阳，传染性强
4	+	-	-	+	+/ –	+	慢性感染或携带状态，俗称小三阳，有传染性
5	+	-	-	-	-	+	慢性感染或携带状态，有一定传染性
6	-	+	-	-	-	-	接种过乙肝疫苗，有免疫力**
7	-	-	-	-	-	+	既往感染已恢复，但无保护性

注：* 慢性乙肝急性发作时，抗 – HBc IgM 呈阳性；** 因个体免疫力存在差异，抗 – HBs 产生的量及持续时间存在差异，如抗 – HBs <10U/L 提示已无保护作用，需要重新接种。

3. 丙型肝炎 感染后大多数无症状，表现较隐匿，且慢性化率较高，达 55% – 85%，可进展为肝硬化和肝癌，是慢性丙肝病人的主要死因。

4. 丁型肝炎　其临床特征与乙型肝炎相似，但更为严重。值得关注的是，感染 HDV 后表现为 HBV/HDV 协同感染和重叠感染。协同感染指同时感染这两种病毒。重叠感染指乙肝病原携带者或乙肝病人随后又感染了 HDV。

5. 戊型肝炎　绝大多数人感染后为亚临床感染，很少出现临床症状，且多数病人于病后 4~6 周即可恢复。

二、流行过程

（一）传染源

1. 甲型肝炎　主要是急性期病人和亚临床型感染者。该病潜伏期 15~50 天，平均 30 天。

2. 乙型肝炎　主要是急性、慢性乙肝病人和无症状携带者。该病潜伏期一般为 30~120 天，平均 60~90 天。

3. 丙型肝炎　主要是急性和慢性病人。该病潜伏期为 2~26 周，常见为 6~9 周。

4. 丁型肝炎　主要是急、慢性病人和 HBV/HDV 携带者，其中重叠感染的 HBsAg 携带者是 HDV 感染的最为重要的传染源。丁肝的潜伏期为 1~6 个月，平均 3~7 周。

5. 戊型肝炎　主要是戊肝病人和感染的动物，猪与人类生活密切，是 HEV 最重要的自然宿主，被认为是人类戊肝散发病例的主要传染源。戊肝的潜伏期为 10~60 天，平均 40 天。

（二）传播途径

1. 甲型肝炎　主要经粪－口途径传播，常见的传播途径包括：①经食物传播；②经水传播；③日常生活接触传播；④其他途径：HAV 偶可通过输血或血制品传播。

2. 乙型肝炎　主要传播途径有经血传播、母婴传播、性接触传播和日常生活接触传播。

3. 丙型肝炎　与乙肝类似，主要经血传播和性接触传播，母婴传播率较低。

4. 丁型肝炎　与乙肝类似，主要经血或血液制品传播，日常生活接触和性接触可传播 HDV，母婴传播率低。

5. 戊型肝炎　主要通过粪－口途径传播，以饮水污染造成流行居多。有时可与甲肝共同暴发。

（三）易感人群

1. 甲型肝炎　人群普遍易感，其中婴幼儿期易感性最高。高危人群主要包括在校学生及其工作人员、病人的家庭成员、男－男性行为者（MSM）、静脉吸毒者（IDU）及旅行者等。

2. 乙型肝炎　人群对 HBV 普遍易感，感染后可获得一定程度的免疫力。高危人群包括 HBV 感染者的性伴侣及家人、HBsAg 阳性母亲的胎儿和婴儿、经常接触血液的医务人员、受血者、器官移植者、血液透析者、免疫力低下者、HIV 感染者等。此外，暗娼（CSW）、男－男性行为者（MSM）和静脉吸毒者（IDU）三类人群也是 HBV 感染的高危人群。

3. 丙型肝炎　人群普遍易感，无年龄、性别和种族差异。高危人群主要包括多次输血或血液制品者、血液透析者、肾移植者、牙病病人、医务人员、男－男性行为者（MSM）和静脉吸毒者（IDU）等性滥交者。

4. 丁型肝炎　人群普遍易感。丁肝的高危人群主要包括 HBsAg 阳性的男男性行为者（MSM）、静脉吸毒者（IDU）、多次输血或血液制品者、血友病病人等。

5. 戊型肝炎　人群普遍易感。高危人群常见于从事畜牧业及养殖业工作者、食品从业人员、野外考察者及商务旅客等。

三、流行特征

(一) 地区分布

1. 甲型肝炎 在发达国家，由于其生活水平较高，经济条件良好，甲肝的发病率在早期甲肝疫苗的使用后，目前处于稳定低发生率。越来越多发展中国家的甲肝发病率也在逐渐降低。落后国家的甲肝发病率相对较高。此外，沿海地区甲肝发病率较内陆高。

2. 乙型肝炎 乙肝呈世界性分布，WHO 根据人群 HBsAg 携带率水平，将全球划分为高、中、低三类流行区域，我国属于高、中度流行区。根据 WHO 报道，2019 年全球一般人群 HBsAg 流行率为3.8%，约有 150 万新发 HBV 感染者，2.96 亿慢性感染者，82 万死于 HBV 感染所致的肝衰竭、肝硬化或肝细胞癌。

3. 丙型肝炎 丙肝呈世界性流行，但 HCV 感染率在不同国家和地区差异很大。大多数发达国家感染率低于 1%，美国、日本和东欧等国在 1% ~ 2.4%，亚洲部分国家和南美洲大部分地区在 2.5% ~9.9%，埃及和非洲大部分地区超过 10%。

4. 丁型肝炎 HDV 感染呈全球性分布，其感染地区与乙肝地方性流行区相似，但我国 HDV 感染相对 HBV 感染而言并不高。相关研究显示，人群抗 - HDV 阳性率约 1.21%，不同地区该指标有所差异，整体而言南部地区 > 北部地区 > 中部地区 > 东西部地区。

5. 戊型肝炎 戊肝在全世界范围内均有发病。HEV 是热带、亚热带地区发病的重要病原体，是南非、亚洲和中东地区成人急性肝炎的主要致病因子。因此，暴发或流行主要集中在热带、亚热带的发展中国家，尤其是卫生条件较差的地区。

(二) 时间分布

1. 甲型肝炎 发病有一定的季节性，温带地区甲肝发病高峰多在秋末冬初，而热带地区则在雨季。我国甲肝发病呈春季高发，但近年流行高峰已逐渐趋平。

2. 乙型肝炎 无明显的季节性，全年均可发病，多呈散发或地方性流行。

3. 丙型肝炎 无明显季节性，以散发为主。

4. 丁型肝炎 近年来 HDV 的流行趋势有所变化，总体呈下降趋势。但在欧洲一些地区 HDV 感染率有所增加，与 HDV 流行区的移民有关。

5. 戊型肝炎 发病有一定季节性。戊肝多发生在暴雨与洪水灾害之后，雨季和夏季常是戊肝暴发流行的高发季节。

(三) 人群分布

1. 甲型肝炎 在高度流行区，甲肝发病主要集中在低年龄人群，以婴幼儿为多；在低流行区，发病年龄后移，成人发病比例高；职业分布上，发病人数最多的是农民，其次是学生、家政人员、待业人员和散居儿童；性别分布方面，男性发病率高于女性。

2. 乙型肝炎 在高度流行区，各年龄组人群均有较大感染机会，HBV 感染从新生儿开始即普遍存在，病人主要集中在青少年和 30 ~ 40 岁成人；在中度流行区，以成人感染为主；在低度流行区，儿童感染较少见，多在 20 ~ 29 岁年龄组发病。性别分布上，男性乙肝发病率、HBsAg 阳转率、慢性乙肝现患率和肝癌发病率均高于女性。职业分布上，经常接触血标本的实验室工作人员、血液透析病房和口腔科医务人员感染 HBV 的风险较高。除此之外，HBV 感染还具有较为明显的家庭聚集现象。

3. 丙型肝炎 丙型肝炎呈全球性流行，不同性别、年龄、种族人群均对 HCV 易感。但感染主要集中在 15 岁以上，青壮年高发。男性发病率略高于女性。

4. 丁型肝炎 该疾病暴发流行仅发生在某些不发达地区的某些人群中，如南美北部发生过多次丁肝暴发流行，病死率高，主要累及儿童和青少年。欧洲大多 HDV 感染者发生在静脉吸毒人群中。

5. 戊型肝炎 HEV1 和 HEV2 基因型戊肝多发生于 15～30 岁青壮年，而 HEV3 和 HEV4 基因型戊肝多发生于 50 岁以上的中老年人群。性别分布上，男性发病率高于女性。

四、预防策略与措施

（一）经肠道传播的预防

甲型和戊型肝炎主要经肠道传播，应采取以切断粪－口传播和疫苗接种相结合的综合性预防策略。

1. 管理传染源 主要包括：①对病人应尽早发现、早诊断、早报告、早隔离及早治疗；②甲肝和戊肝病人可住院或留家隔离治疗；③与戊肝病人隔离治疗后，应尽早对病人居住地和活动场所进行终末消毒，对病人接触过的物品、用品、呕吐物及排泄物等要彻底消毒；④甲肝和戊肝病人不得从事直接为顾客服务的工作。餐饮行业人员和保育员每年作一次健康体检，发现肝炎病例应立即隔离治疗。

2. 切断传播途径 主要包括：①加强健康教育与健康促进相关工作；②加强饮食行业卫生监督。

3. 保护易感人群 主要包括：①主动免疫，主要指接种甲肝和戊肝疫苗；②被动免疫，主要指与甲肝病人密切接触的托幼儿童、学生及成人，需要采用人免疫球蛋白进行紧急预防接种；也可用于甲肝高流行地区旅游者的暴露前后预防。

（二）经肠道外传播的预防

乙、丙、丁型肝炎主要通过肠道外途径传播。根据慢性乙型肝炎防制指南（2022 年版），目前我国对乙肝的防制策略仍采用免疫预防为主、防制结合的综合措施。针对丙肝，其防控重点是在高危人群中开展筛查以尽早发现病人。预防丁肝病毒感染的策略则主要通过对乙肝易感者接种乙肝疫苗和重点人群的防护。

1. 管理传染源 ①发现、报告及管理乙肝和丙肝感染者；②对传染源可能污染的物品及环境进行必要的消毒；③对具有适应证的乙肝病人、病原携带者及丙肝病人，开展抗病毒治疗；④对慢性乙肝病人及非活动性病原携带者，除不能捐献血液、组织器官及从事国家明文规定的工种外，可照常工作及生活，但应对其定期医学随访，并建议对其家庭成员进行相关血清学检测，对其中的易感者接种乙肝疫苗。

2. 切断传播途径 ①预防和控制经血传播；②阻断母婴传播；③预防和控制性接触和静脉吸毒传播。

3. 保护易感人群

（1）主动免疫 乙肝疫苗主动免疫是预防和控制 HBV 感染的最有效措施。接种对象主要是新生儿，其次为 15 岁以下未免疫人群和高危人群。目前，尚无有效的预防性丙型肝炎疫苗可供使用。

（2）被动免疫 用乙肝免疫球蛋白进行被动免疫可用于 HBV 暴露后的应急预防。对母亲 HBsAg 阳性的新生儿，应使用乙肝疫苗和乙肝免疫球蛋白联合免疫。

（3）健康教育 在高危人群中开展乙肝和丙肝防制知识的宣传教育，可明显提高防病水平和疫苗全程接种率，增强自我保护意识。

PPT

第三节　感染性腹泻

感染性腹泻是由病毒、细菌、真菌、原虫等多种病原体引起的，以毒素和（或）病原体直接侵犯胃肠道黏膜而致的，以腹痛、腹泻、并可有发热、恶心、呕吐等为主要临床特征的一组肠道感染性疾病。这组疾病流行面广，发病率高，是危害人民身体健康的重要疾病。

一、病原学

（一）类型

病原体主要包括细菌、病毒、寄生虫三大类。主要的病原体及引起的疾病见表 16 - 3。

表 16 - 3　感染性腹泻的主要病原体种类及所致疾病

种类		主要病原体	所致疾病
细菌	弧菌属	群和群霍乱弧菌	霍乱
		其他致泻性弧菌（如非群和非群霍乱弧菌、副溶血性弧菌拟态弧菌、河弧菌、霍利斯弧菌、弗尼斯弧菌等）	弧菌性肠炎
	志贺菌属	痢疾志贺菌、福氏志贺菌、鲍氏志贺菌、宋内志贺菌	细菌性痢疾
	沙门菌属	鼠伤寒沙门菌、肠炎沙门菌、猪霍乱沙门菌等	沙门菌肠炎
	埃希菌属（如大肠埃希菌）	肠产毒性大肠杆菌	旅行者腹泻，婴幼儿腹泻
		肠侵袭性大肠杆菌	痢疾样腹泻
		肠致病性大肠杆菌	婴儿腹泻
		肠出血性大肠杆菌	出血性肠炎
	弯曲菌属	空肠弯曲菌、结肠弯曲菌等	弯曲菌肠炎
	葡萄球菌属	金黄色葡萄球菌等	急性胃肠炎、假膜炎肠炎
	厌氧芽孢梭菌属	产气荚膜梭菌、艰难梭菌等	腹泻、伪膜性肠炎等
	耶尔森菌属	小肠结肠炎耶氏杆菌等	小肠结肠炎
	芽孢杆菌属	蜡样芽孢杆菌等	急性胃肠炎
	其他菌属	变形杆菌、土拉弗氏菌、亲水气单胞菌、类志贺毗邻单胞菌等	感染性腹泻
病毒		轮状病毒、杯状病毒（诺如病毒、扎如病毒）、星状病毒、肠腺病毒冠状病毒、等	病毒性腹泻
寄生虫		溶组织阿米巴原虫	感染性腹泻
		隐孢子虫、环孢子虫、兰氏贾第鞭毛虫、类圆线虫、结肠小袋虫等	

（二）病原学特点

1. 霍乱弧菌　霍乱弧菌，革兰阴性菌，菌体短小呈逗点状，有单鞭毛、菌毛，部分有荚膜。霍乱弧菌共分为 139 个血清群，其中 O_1 群和 O_{139} 群可引起霍乱，而其它群为一种感染性腹泻的病原菌。霍乱病原菌主要致病因子是霍乱毒素，此外菌毛、鞭毛和其它毒素也起一定作用。本属菌对热、干燥、日光、酸、消毒剂很敏感，但耐碱性较强；湿热 55℃，15 分钟，100℃，1~2 分钟，水中加 0.5ppm 氯 15 分钟可被杀死。0.1% 高锰酸钾浸泡蔬菜、水果可达到消毒目的。

2. 志贺菌　志贺菌，革兰阴性杆菌，无鞭毛，有菌毛。志贺杆菌属包括 4 个群（分别是 A 群痢疾志贺氏菌；B 群福氏志贺氏菌；C 群鲍氏志贺氏菌；D 群宋内氏志贺氏菌），47 个血清型。在肠道鉴别培养基上形成无色，半透明的菌落。均能分解葡萄糖只产酸不产气，除宋内志贺菌能迟缓发酵乳糖外，均不分解乳糖。其主要致病因子是侵袭力、内毒素和外毒素，有的菌株可以产生外毒素。该菌对酸敏感，一般 56~60℃经 10 分钟即被杀死。在 37℃水中存活 20 天，在冰块中存活 96 天，对化学消毒剂敏感，1% 石碳酸 15～30 分钟死亡。

3. 沙门菌 沙门菌，革兰阴性杆菌，有菌毛、无芽孢，一般无荚膜（伤寒和一些丙型副伤寒有荚膜），绝大多数有周身鞭毛，能运动。目前全球已被分离鉴定出的沙门菌血清型已有 2500 多种，其中 200 多个血清型可使人致病。由沙门氏菌引起的疾病主要分为两大类：一类是伤寒和副伤寒，另一类是急性肠胃炎。其中鼠伤寒沙门氏菌、猪霍乱沙门氏菌、肠炎沙门氏菌等是污染动物性产品，进而引起人类沙门氏菌食物中毒的主要致病菌。沙门菌对热抵抗力不强，在 60℃ 15 分钟可被杀死。在水中存活 2～3 周。在 5% 的石炭酸中，5 分钟死亡。

4. 大肠埃希菌 大肠埃希菌，俗名大肠杆菌，革兰阴性短杆菌，周身鞭毛，能运动，无芽孢，是人和动物肠道中的正常栖居菌。主要的致病物质之一是血浆凝固酶。

常见的致泻性大肠埃希菌有：①产肠毒素性大肠埃希菌，是婴儿和旅游者腹泻的重要病原菌；②肠道侵袭性大肠埃希菌，较少见，可致细菌性痢疾样腹泻；③肠道致病性大肠埃希菌；④肠集聚性黏附性大肠埃希菌，是儿童持续性腹泻的重要病原；⑤肠出血性大肠埃希菌，能引起出血性结肠炎、尿毒综合征。该菌对热的抵抗力较其他肠道杆菌强，55℃ 经 60 分钟或 60℃ 加热 15 分钟仍有部分细菌存活。在自然界的水中可存活数周至数月，在温度较低的粪便中存活更久。

二、流行过程

（一）传染源

1. 病人 病人按其发病特征分为潜伏期、疾病期、恢复期。病人各期作为传染源的意义，主要取决于是否排出病原体及其数量和频度。腹泻病人和亚临床病人是感染性腹泻的重要传染源。

2. 病原携带者 病原携带者分为潜伏期病原携带者、恢复期携带者、慢性携带者和健康携带者。虽然病原携带者排除病原体的量较少，频率较低；作为传染源的意义受排出病原体的数量、携带时间、职业、生活环境、卫生习惯等影响。由于病原携带者的活动未受任何限制，因此，作为传染源的流行病学意义不容忽视。

3. 受感染的动物 动物传染源包括患病和或受感染的动物包括家禽、家畜以及一些野生动物。

（二）传播途径

感染性腹泻感染途径大致相同，主要通过粪－口传播、少数由个体接触传播和（或）呼吸道飞沫传播如诺如病毒。

1. 经水传播 水在感染性腹泻的传播方面发挥十分重要的作用，主要是由于：①水体极易受到传染源粪便的污染，如洗涤被污染的物品、倾倒吐泻物和河道运输；②某些病原体在水中存活的时间较长，一次污染在水体存在中持续存在。经水传播很容易造成感染性腹泻的爆发或大范围流行。加强水源管理，搞好饮水卫生是控制感染性腹泻的重要途径。

2. 经食物传播 经污染的食物传播是感染性腹泻的重要传播途径，常见的有沙门菌肠炎、痢疾。

3. 间接接触传播 被污染的手是间接接触传播的重要因素，尤其是卫生状况较差的儿童。在人口密度大，卫生设施简陋，卫生制度不健全的地区或集体单位，感染性腹泻的发病率较高。

（三）易感人群

人群对感染性腹泻病原体普遍易感，感染后可获得一定程度的特异性免疫力，但对于不同的病原体人体获得的免疫力持续时间不同，一般较短。人群的易感水平随年龄的上升而有所下降。这可能是造成感染性腹泻，婴幼儿感染性腹泻高发的原因之一。

三、流行特征

感染性腹泻可以呈现为散发、暴发或流行，是全球最常见病症之一。每年全世界估计有 320 万小于 5 岁的儿童死于腹泻、占同龄儿童死因的 24.8%。在发展中国家、每年一个儿童平均患病 1～12 次；发达国家每年每儿童患病 1～5 次。数据显示我国 2019 年霍乱发病率 0.014/10 万，2021 年肠道传染病发病率为 7.42/10 万，其他感染性腹泻病发病率为 94.3/10 万。由此可见感染性腹泻仍是当前一类重要的疾病。

（1）地区分布　感染性腹泻全世界分布广泛，但在气温高、湿度大、降雨量多、经济条件差、卫生设施落后、饮水和环境不卫生的地区，发病率高，且容易引起流行或暴发。发展中国家水型和食物型暴发常见，而发达国家以小范围食物型暴发和旅游者散发多见。在我国西部地区的云南省、贵州省、广西壮族自治区为伤寒与副伤寒高发病率地区，北京市、天津市为痢疾的高发地区。

（2）季节分布　常年可发病，一般经水和食物传播的感染性腹泻以暴发和流行为主，尤其是霍乱、痢疾、沙门菌感染、致泻性弧菌感染、致泻性大肠杆菌感染、出血性大肠杆菌感染等。但有明显的季节性，细菌性感染性腹泻每年的 5～10 月为流行季节，高峰在 7 月和 8 月份。病毒性感染性腹泻常发生在寒冷季节，一般在冬春季高发。

（3）人群分布　婴幼儿和青壮年发病率较高，随着年龄的增加发病率有所下降。不同经济、文化、卫生、职业背景的人群之间的发病率有明显的差异；感染性腹泻多发于文化程度低、个人卫生习惯差的人群。

四、预防策略与措施

（一）WHO 应对腹泻的新行动计划

感染性腹泻病对人类的健康危害极大，世界卫生组织已把感染性腹泻病的控制列为全球性战略任务。全球腹泻病控制（CDD）规划以落实感染性腹泻家庭治疗三原则为基础，降低感染性腹泻死亡率，以普及 7 项预防措施为基础，降低感染性腹泻发病率。WHO 倡导的关键的预防策略包含：获得安全饮水；使用经过改良的卫生设施；用肥皂洗手；前六个月纯母乳喂养婴儿；良好的个人卫生习惯及食品卫生；有关感染如何传播的健康教育；接种轮状病毒疫苗。

WHO 预防控制肺炎和腹泻的全球行动计划，到 2025 年三岁以下儿童肺炎导致的死亡率降到 3‰ 以下，腹泻导致的死亡率降到 1‰ 以下；2010 年相比减少 75% 的严重肺炎和严重腹泻的发病。

（二）预防措施

控制感染性腹泻我国主要采取控制传染源，加强切断传播途径，同时加强群体预防和个体预防相结合。

1. 控制传染源

（1）建立健全疾病监测系统和报告制度　早期发现与管理传染源的是感染性腹泻防制的重点之一，对传染采取的具体措施要求做到"五早一就"即早发现、早诊断、早报告、早隔离、早治疗、就地卫生处理。

（2）建立防制门诊、开展疫情监测　各级医院和卫乡卫生院高应在感染性腹泻流行季节或常年设立腹泻门诊。同时对病原搜索和病人（含感染者），在常规监测的同时，在流行季节对部分人群抽样检查或普查开展主动人群监测。在流行季节前或流行时，对有关环境尤其是水体，水产品等进行病原体监测。

2. 切断传播途径 "三管一灭"管理水源，粪便，饮食和消灭苍蝇是我国多年提倡的感染性腹泻预防措施。饭前便后用肥皂洗手加强个人卫生；提倡饮用安全饮用水和使用清洁水，提高婴儿母乳喂养率。

3. 保护易感人群

（1）疫苗预防　预防是保护易感人群的有效手段。WHO 建议所有国家均应在国家免疫规划中纳入供婴儿使用的轮状病毒疫苗，腹泻性疾病所致死亡在五岁以下，儿童死亡 10% 及以上的国家应引进轮状病毒疫苗。目前，我国上市的腹泻病疫苗有轮状病毒疫苗，口服 rBS/WC 霍乱疫苗和伤寒 Vi 多糖疫苗。轮状病毒疫苗首次接种时间应在 6 到 15 周年之间，接种最后一季的最大年龄建议为 32 周年。rBS/WC 霍乱疫苗适用于两岁以上人群安全性高，可与其他疫苗同时接种。

（2）药物预防　原则上不提倡使用药物预防，但在流行特别严重的地区或突发紧急情况下，某些特殊人群中。为控制流行趋势，防止疫情扩散，可考虑对病例密切接触者或某些职业人员等。小范围内采用预防，服用抗生素的措施。

（3）其他防制措施　开展广泛的健康教育，普及防控知识，动员全社会参与和提高个体自我保护能力。

五、几种重要的感染性腹泻

（一）霍乱

霍乱是由霍乱弧菌引起的一种烈性消化道传染病，属国际检疫的传染病，曾 7 次发生世界性大流行。主要表现为剧烈地呕吐、腹泻、脱水，如不及时治疗，病人可死于低血容量性休克、代谢性酸中毒及肾衰竭，重者可导致死亡。人群普遍易感，本以隐性感染较多，病后可获得一定的免疫力。

我国发病季节一般在 5 ~ 11 月，而流行高峰多在 7 ~ 10 月。主要是沿海港口、江河沿岸及水网地区流行。病人及带菌者作为主要的传染源，排泄的粪便或排泄物通过水、食物、生活密切接触和苍蝇媒介而传播。其中以经水传播最为重要，病人吐泻物和带菌者粪便污染水源后易引起局部暴发流行。

霍乱的流行季要做好以下防制要点：①对病人，包括亚临床病人和带菌者，采取"五早一就"。对于首例病人要诊断准确并进行认真的流行病学调查；②做到"三管一灭"，尤其做好水源的管理与消毒，做好个人的防御防护能力，饭前便后洗手，不饮生水等；③对疫点的处理要坚持"早、小、严、实"的原则，即时间要早，范围要小，措施要严，落在实处；如果疫区面积较大，流行形势严峻。可以依照有关法律法规采取应急措施。

（二）细菌性痢疾

细菌性痢疾是由志贺菌属引起的肠道传染病，其主要临床表现为发热，腹痛以及里急后重和黏液脓血便。其在世界范围内引起的发病率和死亡率均在感染性腹泻之首位。

细菌性痢疾潜伏期一般是 1 ~ 3 天，终年散发，但有明显季节性，夏秋季流行，7 ~ 9 月份为流行高峰。人群普遍易感，学龄期儿童和青壮年期为流行高峰年龄段。一旦发现病人和携带者，采取"五早一就"对病人严格隔离和彻底治疗。同时要加强防控搞好"三管一灭"，尤其要注重饮食管理和监督检测；提高个体卫生防护水平，养成良好的卫生习惯饭前便后要洗手；不喝生水，不吃生冷和腐败食物。避免前往疫区，若无法避免，应及时就医并进行自我隔离。疫区居民和工作人员可以服用依连菌株活菌苗进行保护。

PPT

第四节　性传播疾病

一、概述

性传播疾病（STD）是指主要通过性行为或类似性行为导致性器官或者侵犯其附属淋巴器官及全身重要器官组织传染的一组疾病。目前种类已经超过 30 余种，包括淋病、梅毒、艾滋病、阴道滴虫病、生殖道沙眼衣原体/支原体感染、性病性淋巴肉芽肿、尖锐湿疣、生殖器疱疹、软下疳、细菌性阴道病、乙型肝炎、股癣等常见类型，可单独感染或合并感染。常见的性传播疾病及病原体见表 16 – 4。

表 16 – 4　常见性传播疾病及其病原体

疾病	主要性传播病原体
男性尿道炎	淋病奈瑟菌、沙眼衣原体、解脲支原体、阴道毛滴虫、单纯疱疹病毒
附睾炎	沙眼衣原体、淋病奈瑟菌
黏液脓性宫颈炎	沙眼衣原体、淋病奈瑟菌
外阴阴道炎	白色念珠菌、阴道毛滴虫
细菌性阴道病	细菌性阴道病相关细菌
急性盆腔炎	淋病奈瑟菌、沙眼衣原体、细菌性阴道病相关细菌
生殖器溃疡	单纯疱疹病毒 2 型、单纯疱疹病毒 1 型、梅毒螺旋体、杜克雷嗜血杆菌、沙眼衣原体（性病淋巴肉芽肿菌株）、肉芽肿夹膜杆菌
生殖器疣	人乳头瘤病毒（可致生殖器感染的各型）
艾滋病	HIV – 1、HIV – 2、多种条件致病性病原体
病毒性肝炎	乙型肝炎病毒
子宫颈鳞状细胞癌、肛门癌、外阴癌、阴道癌、阴茎癌	人乳头瘤病毒（特别是 16、18、31 和 45 型）
卡波氏肉瘤	人疱疹病毒 8 型
淋巴肿瘤	HIV、EB 病毒、人类嗜 T 淋巴细胞病毒 I 型
肝细胞癌	乙型肝炎病毒
热带痉挛性瘫痪	人类嗜 T 淋巴细胞病毒 I 型
疥疮	疥螨
阴虱病	阴虱

二、流行过程

性传播疾病是一组典型的生物 – 心理 – 社会性疾病，它的传播、流行与诸多社会因素密切相关。

（一）传染源

性病病人及病原携带都是 STD 的主要传染源，高危人群包括性乱者、吸毒人群、特殊人群（STD 的性伴与配偶）、献血者和输血者。我国感染和传播性病的"高危人群"为卖淫嫖娼者和吸毒人员。并且通过他们为桥梁人群有向普通人群传播流行的趋势。

（二）传播途径

病原体主要存在于感染者的血液、精液、阴道分泌物、乳汁等体液中。因此，可通过异性和（或）同性的性接触传播、医源性传播、血液感染以及母婴传播、日常生活接触等方式传播。按传播强度排序非婚性接触是主要的传播方式，其次是配偶传播、间接传播、母婴传播、血液传播。

（三）人群易感性

人群对 STD 既无先天性免疫力，也无稳固的后天获得性免疫力，普遍易感，几乎没有年龄性别的差异。其易感性高低与病人接触部位的状态（有无破损），感染病原体的种类和数量、感染的方式以及自身非特异性免疫功能的高低等有关。可以反复感染发病也可迁延不愈，甚至多重感染；同时其他种类的 STD 感染，可大大增加机体感染 HIV 危险性。

三、流行特征

近年来，性传播性疾病的发病呈上升趋势，全球每年有超过 1.3 亿新的性传播感染病例发生，每天有超过 100 万人感染性传播疾病。STD 在世界不同地区分布差异较大，南亚和东南亚是全球 STD 流行最严重的地区。年龄标准化发病率最高的是撒哈拉以南非洲、拉丁美洲和加勒比地区，而最低的是北美、西欧和大洋洲。

据 2019 年全球疾病负担研究（GBD 2019）评估数据显示，我国性传播疾病患病人数达到 2.41 亿人，居全球第一，新发病例达到 1.73 亿。与 1990 年数据相比，国内 STD 患病和发病人数分别增加了 59.7% 和 30.02%。20～49 岁青壮年是高风险人群，发病占全部性病病例数的 90% 以上。近些年，女性病例逐年升高，男女比例差距逐渐减小，可能与女性就诊人数增加，诊断水平提高有关。

四、性传播疾病的防制策略与措施

（一）防制全球策略

性传播疾病的控制，依赖于各国政府组织领导，采取行为干预和关怀救助等措施实行综合防制。世界卫生组织在 75 届世界卫生大会通过了 2022—2030 年艾滋病、乙型肝炎和性传播感染的全球战略，达成 2030 年终结艾滋病、乙肝和性传播感染的流行的目标。具体目标提到 2030 年每年新增艾滋病和病毒性肝炎病例从 450 万减少到 50 万以下；每年四种可治愈的成人性传播感染新病例从 3.74 亿减少到 1.5 亿以下；经验证后，消除的艾滋病毒、乙型肝炎或梅毒垂直（母婴）传播的国家数量从 15 个增加到 100 个；每年死于艾滋病毒、病毒性肝炎和性传播感染的人数从 230 万人减少到 100 万人以下；每年因艾滋病毒、病毒性肝炎和性传播感染而患癌症的新病例从 120 万减少到 70 万以下。

（二）预防措施

性健康是健康的重要组成部分，控制传染源，做好预防和保健工作，对于预防各种性病的传播具有积极作用。

1. 针对传染源的措施

（1）诊疗机构根据性病诊断标准和技术规范对性病或者疑似病人进行诊断治疗，并按照规定报告疫情控制传染源，加强对管理病人；针对密切接触者进行流行病学治疗。

（2）开展妇幼保健和助产服务的医疗机构应当对孕产妇进行梅毒筛查检测、咨询、必要的诊疗或者转诊服务，预防先天梅毒的发生。

2. 针对传播途径的措施

（1）改变不安全性行为，避免发生不洁性行为，正确使用质量可靠的避孕套。要多注意个人卫生，不与他人共用贴身物品，如毛巾、内衣裤等。

（2）切断医源性感染、经血传播和日常生活接触传播，严格保证血液及血制品的安全性。

（3）防止母婴传播，加强对高危人群，高风险地区的卫生检测，对感染的围产期妇女、哺乳期妇女和新生儿及时给予规范化药物或疫苗来预防。

3. 针对易感人群的措施　健康教育是 STD 控制是最为经济有效的方法，开展性病防制特别要在青少年中开展早期性教育知识宣传和 STD 防制健康教育、咨询和必要的干预。帮助树立健康的性观念，掌握安全性行为知识。同时，加强治安综合治理，严厉打击卖淫嫖娼活动，严厉惩治贩毒，打击吸毒，将强制戒毒和教育相结合。

4. 监测　目前，我国对淋病、梅毒、生殖道衣原体感染、尖锐湿疣及生殖器疱疹五类疾病开展监测。包括法定传染病报告系统五种 STD 哨点监测系统和淋病耐药性监测网。

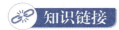 **知识链接**

流行病学治疗

流行病学治疗主要是指除艾滋病以外的其他 STD 而言，当感染 STD 的危险性很高时，即使性伴侣被感染的情况尚未证实之前，也需要接受必要的治疗，不必等待最终诊断结果，这种基于危险性而不是基于诊断的治疗称为流行病学治疗。

五、艾滋病

艾滋病是 STD 的一种，亦称获得性免疫缺陷综合征，是人类免疫缺陷病毒 HIV 感染引起的以 T 细胞免疫功能缺陷为主的一种免疫缺陷病。HIV 本身并不直接治病，而是攻击 CD4$^+$T 淋巴细胞，当受感染者的免疫系统被 HIV 破坏后，人体失去抵抗能力而感染其他的疾病，导致死亡。

HIV 对物理、化学消毒的抵抗力低，任何普通的消毒剂都能有效地杀死 HIV 病毒。病毒一旦离开人体，较高的温度、干燥、日光照射等都可使其迅速死亡，从而失去传染力。所以只要没有体液直接接触，便不会传染艾滋病。

联合国艾滋病规划署（UNAIDS）2023 年 7 月发布的名为"终结艾滋病之路"的报告中提到 2022 年全球有 3900 万艾滋病感染者；新发艾滋病感染者 130 万；63 万人死于艾滋病相关疾病。大约 920 万艾滋病病人未获治疗，其中包括 66 万名艾滋病感染儿童。全球每周有 4000 名年轻妇女和女孩感染艾滋病，在艾滋病发病率超过 0.3% 的地区中，目前只有 42% 有针对妇女和女孩的专项艾滋病预防规划。艾滋病传播迅速，病死率极高，对人类健康构成严重威胁。

从感染 HIV 到发生 AIDS 有一个完整的自然过程，大致可以分为以下四期。

1. Ⅰ 期—急性感染期　传染性强，在感染 HIV 6 天 ~6 周内，出现发热、淋巴结肿大、咽炎、肌肉痛或关节痛等类似感冒样表现一般可自行消退。出现症状后 2 周 ~4 周，机体 HIV 抗体逐渐转为阳性。从感染艾滋病病毒，到体内产生艾滋病病毒抗体，这一段时间称为窗口期。在这个时期，感染者的血液中抗体检测结果呈阴性，但体内仍有 HIV 存在，因此窗口期同样具有传染性。

2. Ⅱ 期—无症状感染期　艾滋病的平均潜伏期为 2 ~10 年，感染者没有任何临床症状，但病毒依然在持续繁殖，具有强烈的破坏作用。无症状期的存在不利于早期发现病人及预防，是非常重要的传染源。

3. Ⅲ 期—艾滋病前期　平均时间是 12 ~18 个月，病人已具备了艾滋病的基本特点即细胞免疫缺陷如持续性全身淋巴结肿大、乏力、厌食、发热、体重减轻、夜间盗汗等，只是症状较轻。

4. Ⅳ 期—艾滋病期　艾滋病病毒感染的最终阶段。在此期，免疫功能全面崩溃呈现出严重的细胞免疫缺陷，会发生各种致命性机会性感染、各种恶性肿瘤，出现各种严重的综合病症，直至死亡。

HIV 感染和其他 STD 相似主要通过以下几种方式传播：异性性传播、同性性传播（男性同性性行为成为了传播风险最高的传播途径）、经血液传播、母婴传播（怀孕期间、分娩、哺乳均可能会传播）、职业暴露（警察、医护人员在工作中接触了 HIV 感染者的体液）。

控制艾滋病必须政府重视，在各级政府统一领导下，各部门齐抓共管，建立健全艾滋病、性病预防与控制工作的领导机构和组织保障系统，加强法治建设，强化立法管理。

《2022—2030 年全球卫生部门艾滋病毒、病毒性肝炎和性传播感染战略》积极倡导在全民健康覆盖和初级卫生保健框架内实现协同增效。呼吁各国扩大艾滋病病毒自我检测的使用，并通过性和社会网络来提升检测的覆盖面，并在高负担环境和检测覆盖率差距最大的区域加强对艾滋病毒预防和治疗服务的利用。我国自 2011 年以来全国共设置了 1888 个艾滋病哨点和 87 个，并且自 2006 年以来一直贯彻执行"四免一关怀"政策。

艾滋病的预防控制包括针对传染源、传播途径和易感人群的多种措施，紧急监测。对高危人群进行自愿免费的筛查检测；医务机构、医务人员主动提供 HIV 免费咨询；公安，司法检验等部门，必要时可采取强制检查，以便及早发现病人。对 HIV 感染者和 HIDS 要密切随访观察，提供医学心理咨询，采取综合措施防制 HIV 扩散。对 HIV 感染者和 HIDS 病人的发现诊断和治疗有助于对传染源的管理。同时，要建立良好的医患关系，鼓励病人采取积极。

知识链接

"四免一关怀"

2006 年 1 月 29 日中华人民共和国国务院第 457 号令颁布《艾滋病防制条例》，并自 3 月 1 日起施行。

1. 对农村居民和城镇未参加基本医疗保险等医疗保障制度的经济困难人员中的艾滋病病人免费提供抗病毒药物。

2. 为自愿接受艾滋病咨询检测的人员免费提供服务。

3. 为感染艾滋病病毒的孕妇提供免费母婴阻断药物及婴儿检测试剂。

4. 对艾滋病病人的孤儿免收上学费用。

5. 将生活困难的艾滋病病人纳入政府救助范围，按照国家有关规定给予必要的生活救济。积极扶持有生产能力的艾滋病病人开展生产活动，增加收入。加强艾滋病防制知识的宣传，避免对艾滋病感染者和病人的歧视。

PPT

第五节 结核病

一、概述

结核分枝杆菌简称结核杆菌，专性需氧，无鞭毛，有菌毛，有微荚膜但不形成芽孢；具有抗酸性，细胞壁的脂质含量较高，影响营养物质的吸收，故生长缓慢。容易发生变异。结核分枝杆菌可以侵害人体的各种器官，如肝脏、肾脏、骨骼、胃肠道、脑膜等脏器，其中以肺脏最常见的，占各器官结核病总数的80%～90%。结核病是指由结核分枝杆菌感染引起的慢性传染病，结核分枝杆菌侵犯肺脏，引起的疾病称为肺结核。结核分枝杆菌可发生形态、菌落、毒力、免疫原性和耐药性等变异。结核分枝杆菌耐药菌株的出现以及免疫抑制剂的应用、吸毒、贫困及人口流动等因素，使得全球范围内结核病的控制难度增加。

结核分枝杆菌在外界的抵抗力相对比较强，黏附在尘埃上可以保持传染性 8～10 天，在干燥的痰内可存活 6～8 月。对乙醇敏感，在 70% 乙醇中 2 分钟死亡；在液体中加热 62～63℃ 15 分钟或煮沸 5 分钟即被杀死；对紫外线敏感紫外线照射 30 分钟、直接日光照射 2～7 小时可被杀死，可用于结核病人衣服、书籍等的消毒；而焚烧是最简单的灭菌方法。

二、流行过程

（一）传染源

结核病的传染源主要是受到结核分枝杆菌感染，并能排出病原体的人或动物，包括患结核病、隐性感染及携带结核分枝杆菌的人或动物。

（二）传播途径

结核病可经呼吸道、消化道、皮肤和母婴传播等方式传播，但最主要通过呼吸道传播。病人说话、咳嗽、打喷嚏从呼吸道里面排出大量的含菌微滴，因此结核病人，在咳嗽打喷嚏时要捂住口鼻，不随地吐痰，加强室内通风。消化道传染多因饮用未消毒的污染牛型结核分枝杆菌的牛奶或污染人型结核分枝杆菌的其他食物而得病，多产生咽部或肠道原发病灶。

（三）易感人群

人群普遍易感，在婴幼儿、老年人、过度劳累者、糖尿病人、尘肺病人、HIV 病人等免疫功能较弱的人群中发病率更高，成年人尤其是营养不良或艾滋病病毒感染者易患此病。

三、流行特征

结核病是全球性公共卫生问题，全世界约 1/4 的人口感染结核分枝杆菌，每年新发结核病人约 1000 万。世界卫生组织 2021 年发布，全球约有 1060 万结核病人，包括 600 万例成年男性，340 万例成年女性以及 120 万例儿童。2020 年全球结核病死亡人数为 150 万，较 2019 年增加 10 万人；2021 年该死亡人数达 160 万；而在 2005 年至 2019 年，全球结核病死亡人数一直呈下降趋势；但耐药结核病人数量有所增加。30 个结核病高负担国家占全球所有估算发病病例的 87%，其中印度、印度尼西亚、中国、菲律宾、巴基斯坦、尼日利亚、孟加拉国和刚果民主共和国 8 个国家占全球总数的 2/3。

我国肺结核报告发病数位居法定报告甲、乙类传染病第二位，2021 年结核病发病率为 55/10 万。在 30 个结核病高负担国家中 我国估算结核病发病数排第 3 位，仅低于印度尼西亚（96.9 万）和印度（295 万）结核病防制形势十分严峻。

我国结核病患病率呈现男性高于女性、地区间疫情不均衡等特点。免疫力低下者是结核病的易感人群主要是免疫力低下的人群和婴幼儿，包括：某些急慢性传染病病人、艾滋病病人和矽肺病人；婴幼儿、青少年、老年人；与结核病有密切接触的人群如亲属、家人、同事，以及医务人员；长期使用类固醇激素和免疫制剂的结缔组织病人，以及部分肿瘤病人。

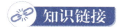 **知识链接**

Dots 策略

1. 政府的承诺：首先应该明确，控制结核病是各级政府的责任，政府应该加强对结核病控制工作的领导和支持，要提供足够的经费，以保证开展现代结核病控制工作的需要。

2. 利用痰涂片显微镜检查为主的方式发现传染性肺结核病人。

3. 对涂片阳性的传染性肺结核病人，实行全程督导下的治疗管理，即每次服药都要在医护人员的直接监视下服用，并进行记录，以保证病人的规律服药直至完成疗程，达到治愈。

4. 建立持续不间断的免费抗结核药物供应系统。国家对抗结核药物的生产、供应实行有效的管理，以保证药品质量并满足病人治疗的需要。

5. 建立统一的结核病人的登记、报告和监测评价系统。

四、预防策略和控制措施

（一）预防策略

近 20 年国际组织提出控制结核病主要方法有：发现和治疗痰菌阳性者在传染源上进行防控；卡介苗（BCG）接种。目前较普遍的看法是接种后虽尚不足以预防感染，但可以显著降低新生儿发病及严重性。WHO 提出的 Dots 策略，根据 20 年来的经验将其上升为一种保证结核病控制对策获得成功的战略。我国在实施遏制结核病策略等的经验基础上，基于全球终结结核病流行策略，建立结核病防制综合服务模式，加强耐多药肺结核筛查和监测，规范肺结核诊疗管理，进而使全国肺结核疫情持续下降，形成了我国结核病防制策略。

1. 加强政府领导 各级政府要进一步加强组织领导，将结核病防制工作作为重要民生建设内容，结合工作实际制定本辖区结核病防制规划及实施方案，落实各项防制责任，完成规划任务。

2. 完善服务体系、强化保障政策 在国务院防制重大疾病工作部际联席会议办公室的统筹协调下，各部门共同组织实施结核病防制工作。各地区完善结核病分级诊疗和综合防制服务模式，建立健全疾病预防控制机构、结核病定点医疗机构、基层医疗卫生机构分工明确、协调配合的服务体系，提高"防、治、管"三位一体的综合服务能力。

加强人员培训，提高服务能力，落实传染病防制人员卫生防疫津贴政策。逐步将治疗检测项目按规定纳入基本医保支付范围；逐步将肺结核（包括耐多药肺结核）纳入基本医疗保险门诊特殊病种支付范围；对符合条件的贫困结核病人及时给予相应的治疗和救助；提高报销比例，降低病人自付比例，避免病人家庭发生灾难性支出。

3. 健康管理 按照国家基本公共卫生服务项目要求落实肺结核病人健康管理服务，推进结核病人家庭医生签约服务制度，开展全流程、全链条、全方位的病人关怀，充分利用移动互联网等新技术开展随访服务，提高病人治疗依从性。

（二）结核病的预防控制措施

结核病预防是防止结核病发病及传播的重要措施，主要通过控制传染源、切断传播途径和保护易感人群，以减少结核分枝杆菌在人群中的传播。

1. 病人发现和治疗管理 控制传染源是最有效的疫情控制手段，为实现终结结核病流行的目标，必须坚持以病人为中心的"防、诊、治、管、教"综合防制措施，通过积极采取多渠道、多手段，早发现、早报告、早治疗、早管理。开展以病人为中心的诊断、治疗、对病人开展全程管理和关怀服务，是我国当前结核病控制的主要措施。

（1）早期发现、早报告　早期发现肺结核病人的途径主要包括因症就诊、主动筛查和健康体检。医疗卫生机构应对就诊的肺结核可疑症状者（咳嗽、咳痰≥2周，咯血或血痰）及时进行结核病相关检查，并将疑似病人转诊到结核病定点医疗机构。

各级各类医疗卫生机构应当在诊疗工作中落实首诊负责制，加强对有肺结核可疑症状者的排查，发现疑似病人及时报告、转诊到当地结核病定点医疗机构；对病原学检查阳性肺结核病人和耐多药肺结核高危人群进行耐药筛查；积极推广耐多药快速检测技术，尽早发现耐药病人。对诊断的肺结核及疑似肺结核病人要按照《中华人民共和国传染病防治法》乙类传染病的报告要求在24小时内进行传染病报告。

（2）加强病人管理　各级定点医疗机构要根据肺结核门诊诊疗规范、临床路径和结核病防制工作规范等有关技术指南要求，对肺结核病人进行诊疗。对传染性肺结核病人的儿童密切接触者中发现的潜伏性感染者进行随访观察或给予预防性治疗。

对肺结核病人实施全程督导、强化期督导和全程管理的管理方式。初治和复治涂阳采用全程督导化疗管理，痰涂片阴肺结核病人采用强化期督导。

2. 切断传播途径　勤洗手、多通风、戴口罩，不要随地吐痰，树立全民健康理念、建立预防卫生制度、创建文明卫生环境、加强结核病防制知识宣传教育，促进卫生习惯养成。

3. 保护易感人群

（1）预防接种　BCG属于我国的国家免疫规划疫苗，按照国家现行免疫程序免费为新生儿、婴幼儿接种1剂卡介苗，不断提高卡介苗接种覆盖率和接种质量。

（2）预防性治疗　主要对象包括①对结核分枝杆菌潜伏感染者中的结核病发病高危人群开展预防性治疗，特别是艾滋病毒感染者、艾滋病人或感染检测未检出阳性，但临床医生认为确有必要进行治疗的个体。②与病原学阳性肺结核病人有密切接触的5岁以下儿童和与活动性肺结核病人密切接触的学生等新近潜伏感染者。③结核分枝杆菌感染者中需使用肿瘤坏死因子治疗、长期应用透析治疗、准备做器官移植或骨髓移植者、矽肺病人以及长期应用糖皮质激素或其他免疫抑制剂的结核感染者。

（3）结核病定点医疗机构、疾病预防控制机构、基层医疗卫生机构等均应组织开展本机构的感染控制工作，环境通风、消毒、医护人员佩戴口罩，降低接触者的感染风险。

过去20多年来我国的结核病防制工作取得了全球瞩目的成绩，结核病的患病率和死亡率在1990年的基础上均降低了一半以上，提前五年实现了联合国千年发展目标结核病防制目标。但是，我国结核病疾病负担仍较高，尤其是西部、农村地区等，需要全面贯彻我国结核病控制策略，进一步加强结核病防制服务体系建设，提高保障水平，提高结核病防制规划实施质量，以实现联合国可持续发展目标，降低结核病疫情，提高全民健康水平，确保社会经济协调发展。

答案解析

✎ 练习题

一、单项选择题

1. 引起世界性流感大流行的病原体是（　　）

    A. 甲型流感病毒　　　　B. 乙型流感病毒　　　　C. 丙型流感病毒

    D. 丁型流感病毒　　　　E. 均可引起

2. 流感流行的最重要传染源是（　　）

    A. 隐性感染者　　　　　　　B. 典型病人　　　　　　　　C. 轻症病人

    D. 经食物传播　　　　　　　E. 经空气、飞沫传播

3. 最易发生变异的流感病毒是（　　）

    A. 甲型流感病毒　　　　　　B. 乙型流感病毒　　　　　　C. 丙型流感病毒

    D. 丁型流感病毒　　　　　　E. 均易变异

4. 造成流感大流行的主要原因是（　　）

    A. 低温潮湿　　　　　　　　B. 居住拥挤　　　　　　　　C. 抗原变异

    D. 人口流动　　　　　　　　E. 在自然灾害条件下，居民的生活条件恶化

5. 甲型肝炎的主要传播途径有（　　）

    A. 医源性传播　　　　　　　B. 经血液传播　　　　　　　C. 性传播

    D. 经食物传播　　　　　　　E. 以上都不是

6. 有关乙型肝炎，下列哪项是错误的（　　）

    A. 我国乙肝发病率高于丙肝

    B. 其预防应采取免疫预防为主的综合措施

    C. 医源性传播不容忽视

    D. HBsAg 携带者是重要的传染源

    E. 按 WHO 流行区划分，我国属于低流行区

7. 有关病毒性肝炎的免疫预防，下列哪项是错误的（　　）

    A. 乙肝疫苗保护率高

    B. 丙肝疫苗效果较好

    C. 乙肝疫苗的应用有助于降低丁型肝炎的发病率

    D. 人免疫球蛋白可用于甲肝病毒暴露后的紧急预防

    E. 乙肝免疫球蛋白可提供迅速、特异性的被动免疫

8. 如果某幼儿园发生甲型肝炎暴发，除哪项之外，其他措施应立即采取（　　）

    A. 救治患儿，向有关机构报告疫情，停供现有食物和饮用水

    B. 保育人员中的甲肝病人须立即隔离治疗，痊愈后方可恢复工作

    C. 对密切接触者应急接种人免疫球蛋白，以预防及减少甲肝感染

    D. 采取适当方式隔离所有甲肝患儿，并对密切接触者进行医学观察

    E. 全体幼儿和保育人员接种甲肝疫苗

9. 发现结核病传染源的主要方法是（　　）

    A. 痰结核菌检查　　　　　　B. X 线胸片　　　　　　　　C. X 线胸部透视

    D. 痰涂片检查　　　　　　　E. 痰培养

10. 结核病防制策略是（　　）

    A. 婴幼儿卡介苗接种；封锁疫情；短程督导化疗；药物预防；切断传播途径

    B. 新生儿卡介苗接种；封锁疫情；长期督导化疗；药物预防；切断传播途径

    C. 婴幼儿卡介苗接种；隔离病人；短程督导化疗；药物预防；切断传播途径

    D. 新生儿卡介苗接种；病例发现；短程督导化疗；药物预防；切断传播途径

    E. 新生儿卡介苗接种；病例发现；长期督导化疗；药物预防；切断传播途径

11. 结核病的短程督导化疗是指（　　）

　　A. 医师每次只给病人开一个月的抗结核药物，并叮嘱其按时按量服用

　　B. 医师每次只给病人开 10 天的抗结核药物，并叮嘱其按时按量服用

　　C. 医师每次只给病人开一周的抗结核药物，并叮嘱其按时按量服用

　　D. 医师每次只给病人开两天的抗结核药物，并叮嘱其按时按量服用

　　E. 医师督促病人服用每剂抗结核药物

12. 以下不是结核病流行影响因素的是（　　）

　　A. 年龄　　　　　　　　B. 生活水平　　　　　　C. 人口流动

　　D. 环境潮湿　　　　　　E. 劳动强度大

13. AIDS 窗口期是指（　　）

　　A. 感染者体内有 HIV 存在并具有感染性，但血清中尚不能检测到 HIV 抗体

　　B. 感染者体内有 HIV 存在，但尚无任何临床表现

　　C. 感染者体内有 HIV 存在，但尚无传染性

　　D. 感染者体内有 HIV 存在，但无感染性，血清中也不能检测到 HIV 抗体

　　E. 感染者体内有 HIV 存在，在血清中也能检测到 HIV 抗体

14. 对我国目前的 AIDS 流行特征的描述错误的是（　　）

　　A. AIDS 疫情仍呈上升趋势

　　B. 流行地区广泛，地区差异性大，疫情主要出现在农村和经济不发达地区

　　C. AIDS 由一般人群向高危人群扩散

　　D. 三种传播途径并存，吸毒者和性传播是新发感染的主要途径

　　E. AIDS 发病及死亡情况严重

15. 引起世界性流感大流行的病原体是（　　）

　　A. 甲型流感病毒　　　　B. 乙型流感病毒　　　　C. 丙型流感病毒

　　D. 丁型流感病毒　　　　E. 均可引起

16. 最易发生变异的流感病毒是（　　）

　　A. 甲型流感病毒　　　　B. 乙型流感病毒　　　　C. 丙型流感病毒

　　D. 丁型流感病毒　　　　E. 均易变异

17. 甲型肝炎的主要传播途径有（　　）

　　A. 医源性传播　　　　　B. 经血液传播　　　　　C. 性传播

　　D. 经食物传播　　　　　E. 虫媒节肢动物

18. 有关病毒性肝炎的免疫预防，下列哪项是错误的（　　）

　　A. 乙肝疫苗保护率高

　　B. 丙肝疫苗效果较好

　　C. 乙肝疫苗的应用有助于降低丁型肝炎的发病率

　　D. 人免疫球蛋白可用于甲肝病毒暴露后的紧急预防

　　E. 乙肝免疫球蛋白可提供迅速、特异性的被动免疫

二、简答题

1. 哪些人容易得流感？如何预防流感？

2. 甲型 H1N1 流感的传播途径有哪些？

3. 哪几类人群更容易感染病毒性肝炎？

4. 乙型肝炎血清学检查指标有哪些？为什么称为乙型肝炎两对半？俗称的"大三阳"和"小三阳"指什么，分别代表什么意义？

5. 结核病的预防控制措施有哪些？

书网融合……

本章小结

微课

题库

PPT

第十七章 医院感染

学习目标

知识目标

1. 掌握医院感染的定义、分类；医院感染的暴发处置；医院感染监测常用指标。
2. 熟悉医院感染的传播过程和危险因素；医院感染监测。
3. 了解医院感染的三间分布；国内外医院感染情况。

能力目标

能运用医院感染的定义、常用监测指标对医院感染的危险因素进行监测和分析。具备开展医院感染监测和医院感染暴发调查处置的能力。

素质目标

通过本章的学习，帮助学生树立医院感染的预防意识和职业观念，认识到预防与控制医院感染的重要性。

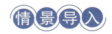

情景：1537 年 10 月 12 日，英国国王亨利八世的第三任王后简·西摩在汉普顿宫产下未来的国王爱德华后 12 天死于"产褥热"，年仅 29 岁，当王后才 18 个月。这是西方历史上著名的产褥热病例。"产褥热"一词最早由英国医生 Edward Strother（1675—1737 年）在"发热论"（an essay on fever）中首次提出的。

思考：

1. 医院感染的分类和特征有哪些？
2. 促使病人易感性升高的因素有哪些？

医院感染问题是伴随着医院的产生而出现，直到近代医学才对医院感染问题进行关注和重视。医院感染作为一项公共卫生问题已引起社会的高度重视，是当前医学界关注的重点课题之一，医院感染的预防控制也成了现代医院管理工作的一项重要内容。

第一节 医院感染概述

一、医院感染的定义

医院感染（hospital infection，HI）又称医院内获得性感染（hospital acquired infection，HAI）是指住院病人、医院工作人员在医院内获得的感染，包括在住院期间发生的感染和在医院内获得出院后发生的感染，但不包括入院前已开始或入院时已处于潜伏期的感染。

医院感染，顾名思义，必须是在医疗服务机构、卫生保健机构内发生的感染。从广义上讲，医院感染是指一切在医院或相关医疗服务机构、卫生保健机构内活动的人员所发生的感染，包括住院病人、医院工作人员、门急诊就诊病人、探视者和病人家属等，这些人在医院的区域里获得感染性疾病均可以称为医院感染；也包括在老人护理中心、家庭护理中心、疗养院等机构因医疗或护理行为而发生的感染性疾病。

疾病潜伏期是判断和确定医院感染的重要依据。所以，医院感染是指病人在入院时尚不存在，亦未处于感染潜伏期，在住院期间因受病原体侵袭而导致的感染性疾病以及在医院内获得而于出院后不久发病的感染。一般指入院 48~72 小时内发生的感染。对于潜伏期明确的感染性疾病，从入院第一天开始计算，超过平均潜伏期后罹患的感染判定为医院感染；对于潜伏期不明的，入院 48 小时后获得的感染，判定为医院感染；对于在医院内获得而出院后发生的感染，一般以出院后 48 小时内发生的感染，视为医院感染；如果病人入院时已经发生的或处于潜伏期的与上次住院直接相关的感染，亦属于医院感染。

二、医院感染的分类和特点

（一）分类

医院感染可按其感染途径不同分为以下几种类型。

1. 自身感染（autogenous infection） 又称内源性感染（endogenous infection），是指病人由于长期使用抗生素、免疫抑制剂或激素、诊断和治疗措施的损伤等，使机体抵抗力降低而遭受其本身固有细菌侵袭导致的感染。

在正常情况下，定植、寄生的正常菌群或条件致病菌对人体无致病性。自身感染一般发生在下列几种情况。①寄居部位的改变：某些细菌离开原正常寄居的部位进入其他部位后，由于脱离了原有的制约因素而无节制地繁殖导致疾病。灌肠、留置导尿等操作可能使肠道的大肠埃希菌进入泌尿道引起尿道炎和膀胱炎等。②机体免疫功能低下：应用大剂量肾上腺皮质激素、抗肿瘤药物，或进行放射治疗及发生某些病毒感染等，可引起全身性免疫功能降低，一些正常菌群从寄居部位穿透黏膜等屏障进入组织或血流，引起自身感染。扁桃体摘除后，寄居的甲型链球菌可经血流使原心瓣膜畸形者引起亚急性细菌性心内膜炎。③菌群失调：是机体某个部位正常菌群中各种细菌间的数量和比例发生较大幅度变化超出正常范围，导致一系列临床表现，称为菌群失调（dysbacteriosis）。

2. 医源性感染（iatrogenic infection） 指在医疗和预防过程中由所用的医疗器械、设备、药物、制剂及卫生材料污染或院内场所消毒不严等造成的感染。引起医源性感染常见的微生物有葡萄球菌、变形杆菌、铜绿假单胞菌等。

3. 带入传染（carry infection） 指病人入院时已处于另一种传染病的潜伏期，住院后发病而引起其他病人或医务人员的医院感染的传播。

4. 交叉感染（cross infection） 是指病人与病人、病人与医务人员、病人和探视者之间通过直接或间接接触途径而引起的感染。

医源性感染、带入感染和交叉感染又统称为外源性感染（exogenous infection），其感染来源主要包括如下 4 种。①病人：大部分感染是通过人－人间的传播。②病原携带者：包括健康带菌者和恢复期带菌者，两者因其无临床症状，不易被察觉，其危害性有时甚于病人，是重要的传染源。如脑膜炎球菌、白喉杆菌等可有健康带菌者，伤寒杆菌、痢疾杆菌等可有恢复期带菌者。③病原微生物的污染：如血液及其制品、口服或外用药液、浸泡液和消毒剂在生产和配置过程中受到污染而引发医源性感染。如经血液传播的人获得性免疫缺陷病毒（HIV）、肝炎病毒、巨细胞病毒等病原体的感染等。④动物感染源：主要是指医院内鼠类、蚊虫、蟑螂等动物传染源造成的传播。目前，随着医院环境设施的完善，此类感染传播明显减少。

（二）特点

（1）医院感染的病原体种类繁多且来源广泛。由于医院是各种疾病集中的场所，因此，其病原体的种类比较繁多，且来源广泛。

（2）医院感染的病原体多为耐药菌株。医院中流行的菌株大多为耐药菌株，甚至为多重耐药性菌株，感染后可给临床治疗带来相当的困难。

（3）医院感染的污染环节较多，预防控制难度较大。

（4）易感人群集中，抗病能力差，感染后病死率较高。

第二节　医院感染发生和感染因素

医院感染是病原体与机体在一定条件下相互作用而发生的病理过程，引发医院感染的病原体通过各种机会和途径侵入人体，生长、繁殖、排出代谢物，损害机体的细胞和组织，同时，机体也会启动其各种免疫防御机制，以杀灭和排出病原体。机体与病原体相互作用，决定了感染过程的发展和结局。了解和熟悉医院感染发生和感染因素，有利于预防和控制医院感染的发生。

一、医院感染的分布

医院感染的分布是指医院感染影响因素在时间、空间和医院不同人群中的分布，是将流行病学调查、实验室检查结果等资料按照三间分布特征分组，分别计算其感染率、发病率、病死率等，以了解医院感染的"三间分布"规律。

（一）医院感染的时间分布

医院感染与住院时间呈正相关。住院时间越长，接触危险因素时间越长，发生医院感染的风险越高。医院感染的时间分布分为下列四种类型。

1. 短期波动（rapid fluctuation）　又称时点流行或暴发，是指医院感染在一集体人群中，短时间内发病数突然增多的现象。多因医院人群在短期内接触同一致病因子而引起，发病高峰与疾病的常见潜伏期基本一致，所以，可从发病高峰推算出暴露时间，从而找出该病短期波动的原因。常见于医疗器械、食物和水源被污染而发生的医疗器械相关性医院感染、食物中毒、胃肠炎等。

2. 季节性（seasonality）　疾病在一定季节内呈现发病率增高的现象称为季节性。医院感染的季节性与医院感染的局部流行、社区感染性疾病发病升高相关，也与医院不同病原体不同温度下的生长繁殖有关。如某些月份的医院感染率出现高峰，多数与医院感染的局部流行有关。流感病毒、呼吸道合胞病毒和轮状病毒感染在医院内与社区内的感染相同，呈季节性升高，冬春季发病较多。再者，有研究表明某些革兰阴性菌，特别是肺炎克雷伯菌、沙雷菌属、铜绿假单胞菌感染，在夏季和早秋较多，不动杆菌以夏季最高。通过季节性研究可探讨医院感染流行因素，为制订医院感染防制对策提供依据。

3. 周期性（periodicity）　是指疾病发病频率按照一定的时间间隔有规律地起伏波动，每隔若干年出现一次流行高峰的现象。医院感染中呈现周期性流行的疾病主要是呼吸道传染病。如，从历史上看，流行性感冒一般每隔 10～15 年流行一次；流行性脑脊髓膜炎 7～9 年流行一次。长期大规模的疫苗接种，也可以改变疾病的周期性。

4. 长期趋势（secular trend）　又称长期变动（secular change），是指在一个比较长的时间内，通常为几年或几十年，或更长的时间内，疾病的感染类型、病原体种类及宿主随着人类生活条件改变、医疗技术进步和自然条件的变化而发生显著变化。近年来我国医院感染病原体以革兰阴性杆菌为主，其次为革兰阳性球菌和真菌。安徽省 40 家医院住院病人医院感染现患率连续 6 年调查分析，连续 6 年病原体检出革兰阴性菌占据首位且呈上升趋势，革兰阳性球菌呈下降趋势。其中，2019 年医院感染病原菌中革兰阴性杆菌、革兰阳性球菌和真菌分别占 72.69%、19.91%、7.40%%；在病原体构成中，居前五位的依次为大肠埃希菌（15.91%）、铜绿假单胞菌（14.09%）、肺炎克雷伯菌（13.64%）、鲍曼不动杆菌（10.91%），金黄色葡萄球菌（9.09%）。就感染部位而言，下呼吸道为主（51.08%）、泌尿道次之（12.97%）；上呼吸道和手术部位分别占 7.57%、7.03%，消化系统和血液系统分别占 4.86%、4.32%。

（二）医院感染的空间分布

医院感染率受各种因素的影响，各国各地、不同医疗机构及其内部不同科室的医院感染率不同。

1. 世界各国的医院感染率不同　国家间的医院感染率差异较大，受各国家的医疗水平、对医院感染的认识和调查方式的不同等因素影响。2006 年 1 月至 2014 年 6 月，韩国院感监测系统（KONIS）对 ICU 器械相关感染的致病菌分布及其耐药性分析结果显示：革兰阴性细菌继发的中心静脉相关的血流感染率从 24.6% 至 32.6%，引发的呼吸机相关肺炎感染率从 52.8% 至 73.5%，均呈上升趋势。2007 年 1 月至 2012 年 12 月，国际医院感染控制联盟（INICC）对拉丁美洲、亚洲、非洲和欧洲的 43 个国家 503 个 ICU 内 605310 名病人使用导管及其相关感染的队列研究表明：ICU 导管相关血流感染率达 4.9/1000 导管日，比美国 ICU 的 0.9/1000 导管日高达 5 倍之多；呼吸机相关肺炎感染率达 16.8/1000 导管日，是美国（1.1/1000 导管日）的 15 倍多；导尿管相关尿路感染率则为 5.5/1000 导管日是美国 ICU（1.3/1000 导管日）的 5 倍多。

2. 不同医疗机构医院感染率不同　受医院条件、管理水平及其医务人员素质、病人病情构成和对医院感染认识等多因素的影响，不同医疗机构医院感染率差异较大。2019—2021 年某肿瘤专科医院医院感染率分别为 0.80%、0.78% 和 0.57%；2016—2021 年某二级综合医院感染率为 0.30% ~ 0.58%，平均 0.41%；而某综合附属医院 2016—2021 年医院感染率 1.89% ~ 2.31%，平均 2.18%，医院级别越高，感染率越高；这主要是由于级别高的医院收治的病人病情重，有较多的危险因素和侵入性操作所致。

3. 医院内不同科室医院感染率不同　由于病人病情严重程度、免疫状态、住院时间长短、侵入性操作执行情况及科室医务人员手卫生、医院感染防范意识、消毒隔离到位情况等因素不同，导致不同科室间医院感染率存在差异。2015—2020 年郑州市某骨科医院医院感染现患率调查，感染率居前三位的科室为 CIU 感染率（4.8%）、创伤外科（3.5%）、正骨外科（3.3%）。而 2019—2021 年吉林市某医院感染现患率分别为 2.63%、1.63% 和 1.64%，其中，2021 年医院感染最高的科室依次为妇科肿瘤科（8.33%）、内科（4.4%）、肿瘤放疗科（1.19%）、肿瘤内科（0.86%）。

（三）医院感染的人群分布

医院感染人群可按其不同特征进行感染率的分类研究，以描述医院感染的人群分布。

1. 年龄分布　年龄几乎是所有疾病发生、发展的重要变量或影响因素。婴幼儿和老年人医院感染率最高，有调查表明心外科手术后病人 0 ~ 12 月龄组的医院感染率是 >10 岁组的 4.7 倍，心瓣膜置换术 50 岁以上组是 20 ~ 50 岁组的 2.4 倍，这主要与婴幼儿和老年人抵抗力较低有关。

2. 性别分布　性别差异主要是由于与致病因素接触的机会不同所致。大多数研究表明医院感染的性别差异不明显，但在某些感染部位中，不同性别患病或发病存在差异，如具有相同危险因素的女性病人泌尿道感染率较男性病人高，这可能与解剖生理或内分泌有关。

3. 患有不同基础疾病的病人医院感染发病不同　2011—2020 年上海某医院对儿童腺病毒医院感染情况调查，医院感染组中 32.73% 的患儿有基础疾病，其中，中重度贫血（10.91%）、先天性心脏病

（7.27%）、血液与肿瘤性疾病（5.45%）和神经系统疾病（7.27%）的比率均高于社区感染组（分别为1.63%、1.36%、0.36%、1.09%），有中重度贫血、先天性心脏病和神经系统疾病等基础疾病的儿童更易发生腺病毒医院感染。

4. 不同危险因素的病人医院感染发病不同　住院期间存在医院感染危险因素的病人，其感染发病率较无危险因素者高。如是否有泌尿道插管、是否使用动静脉插管、呼吸机，是否行气管切开、血液透析、手术，是否使用免疫抑制剂、激素、放疗、化疗，基础疾病数的多数等都与医院感染有关。2019年6月—2020年6月成都市某妇幼保健院对收治的1200例新生儿进行医院感染危险因素Logistic回归分析显示，基础疾病数量≥3种、有羊水污染和侵入性操作均为新生儿重症监护病房新生儿医院感染的独立危险因素；而2023年文献报道，张家口学院护理学院对247例院内患儿医院感染危险因素Logistic回归分析发现，年龄≤3岁、营养状况差、住院时间>10天、抗菌药物使用种类>3种、抗菌药物使用时间>3d是儿科院内感染的独立危险因素。

5. 不同感染部位的医院感染发病不同　不同国家之间，常见感染部位不一样。欧美等国家泌尿系统感染常居医院感染首位，其次是下呼吸道感染、手术切口感染、血液感染或皮肤软组织感染。如美国医院感染部位以泌尿系统、皮肤感染为主，其次是肺部和血液感染。全国医院感染监测网报道我国最常见的医院感染部位为下呼吸道感染，其次是泌尿系统、手术切口、胃肠道、皮肤软组织等部位感染。

二、医院感染的传播过程

医院感染是病原体经一定的传播途径入侵易感宿主体内而引起的感染，因此，其传播过程包括传染源、传播途径和易感人群，三个基本条件缺一不可。

（一）传染源

医院感染的病原体微生物主要来自住院病人、病原携带者、医院工作者、探视者和陪护人员，医院的环境以及未彻底消毒灭菌的医疗器械、导管、血液制品等。

1. 患者　传播病人是重要的传染源。病人体内存在大量病原体，通过咳嗽、腹泻等途径排出体外而污染环境、物品和器械等，增加了易感者感染概率。病人成为医院感染的传染源有下列几种情况。

（1）已感染的病人在接受各种诊疗过程中将含有病原体的血液、体液、分泌物、排泄物等污染诊疗器械、周围的环境与物品，在未能有效消毒的情况下，可能会将病原体传染给他人。

（2）入院时已患某传染病但被误诊或漏诊或正处于另一种传染病的潜伏期的，入院后传染给其他病人或医务人员。

（3）当医院内发现有感染症状的病人时，若未及时采取适当的隔离和消毒措施，可引起医院感染传播。

2. 病原携带者　病原携带者无临床症状，已被忽视，但能向外界排出病原体，是医院感染的重要传染源，其传播作用较典型临床症状者意义更大。临床上，由于患者或院内人员作为慢性病原携带者所引起的医院感染事件屡见不鲜。如结核、痢疾的病原携带者在医院诊疗或工作期间，可引起住院病人感染。

3. 环境污染物　医院环境中常有微生物污染，如革兰阳性球菌中的金黄色葡萄球菌、肺炎链球菌等，耐干燥，可在医院干燥的环境物体表面存活数日，不能繁殖，其致病力也可随时间延长而降低；革兰阴性菌喜潮湿，如铜绿假单胞菌、克雷伯菌、肠杆菌、沙雷菌、不动杆菌等，在医院潮湿环境或某些液体中可存活数日以上，在很少营养物质存在的情况下，也能繁殖，如肥皂盒中液体、水池、水龙头、拖把、空调等。这些病原体大多是借助医院中的医疗器械、辅料、被褥、病房设备（如橱柜、便器、地毯、拖把）等消毒灭菌不严而引发医院感染。

（二）传播途径

病原体从传染源排出后，必须借助一定的传播媒介，经由合适门户入侵易感宿主体内，引起定植和感染。主要的传播途径包括经接触传播、经空气传播、经水和食物传播及医源性传播。

1. 接触传播（contract transmission） 是医院内病原微生物从一个人传给其他人的常见方式，一般分为直接接触传播和间接接触传播。

（1）直接接触传播 在医院内，病人或医务人员（包括陪护人员）直接接触而导致的医院感染，一般通过手的触摸，人体定植的病原微生物或传染性物质随之传给对方。病人的一些自身感染，如病原菌从已感染的伤口传播至其他伤口；或粪便中革兰阴性菌传播至鼻咽部或伤口，也可认为是自身接触传播。

（2）间接接触传播 是指病原微生物从感染源通过医护人员的手、医护用品、病房物品再传播给其他病人，如链球菌、金黄色葡萄球菌、铜绿假单胞菌、沙眼衣原体、真菌等。在间接接触传播中，医护人员的手在传播病原菌上起着重要作用，如早期产褥热就是通过医护人员的手而发生传播和流行。

2. 空气传播（air – bore transmission） 是以空气为媒介，将空气中的病原微生物传染给易感者。一般通过飞沫、飞沫核和尘埃及特定的气溶胶传播。

（1）飞沫传播（droplet transmission） 含有大量病原体的飞沫在病人呼气、喷嚏、咳嗽时经口鼻排入环境，大的飞沫迅速落地，小的飞沫在空气中短暂停留，局限于传染源周围，主要累及传染源周围的密切接触者。经飞沫传播的病原体一般也是对环境抵抗力较弱的流感病毒、百日咳杆菌、脑膜炎双球菌和新型冠状病毒等。

（2）飞沫核传播（droplet nucleus transmission） 飞沫在空气中悬浮过程中失去水分而剩下的蛋白质和病原体组成的核称为飞沫核。飞沫核可以气溶胶的形式飘流在远处，造成远距离传播。能通过此途径传播的病原体一般在外界抵抗力较强且耐干燥，如结核杆菌等。

（3）尘埃传播（dust transmission） 降落于地面或物体表面上大的飞沫液滴，呼吸道分泌物、伤口脓液、排泄物、皮肤鳞屑等传染性物，干燥后与尘埃混合在一起，易感者吸入后即可感染。凡是对外界抵抗力较强的病原体如结核杆菌和炭疽杆菌芽孢均可通过尘埃传播。医院感染中，金黄色葡萄球菌、溶血性链球菌（A群）、铜绿假单胞菌（烧伤病房内）及鼠伤寒沙门菌（儿科病房内）均有尘埃传播的报道。

（4）气溶胶传播（aerosol transmission） 医院某些呼吸治疗装置（如气体湿化器、雾化器）能产生颗粒小于$5\mu m$，多数为$1\sim2\mu m$的雾粒，吸入后能进入下呼吸道；如果器械使用前未很好消毒或雾化液受到微生物的污染，可引发呼吸道感染。雾化液易为某些革兰阴性杆菌污染，如铜绿假单胞菌及其他假单胞菌、不动杆菌、沙雷菌、克雷伯菌、无色杆菌等，这些细菌能在水中存活，有的还能繁殖。医院微生物实验室操作及空调系统等也可产生微生物气溶胶，引起某些呼吸道传染病的医院感染。

3. 经水和食物传播 经水或食物传播的传染病包括许多肠道传染病和某些寄生虫病，个别呼吸道传染病也可通过食物传播，引起医院感染。

（1）经水传播（water – bore transmission） 医院的水源可因各种原因受到不同程度的污染（如粪便、污水、管道破裂等），或使用了未经严格净化消毒的水（包括直接饮用或洗涤食品、瓜果等），也可导致医院感染的发生。

（2）经食物传播（food – bore transmission） 医院供应的食物被病原体污染导致医院感染，多见于肠道传染病。经食物传播的疾病常见的有鼠伤寒沙门菌病、细菌性痢疾、甲型肝炎等。

4. 医源性传播（iatrogenic transmission） 是指在医疗和预防工作中，由于未严格执行规章制度和操作规程，人为地造成某些传染病的传播。主要分为下列几类。

（1）经医疗器械和设备传播　病人在诊疗或检查过程中通过被污染的医疗器械引起的疾病传播，如各种纤维内镜、呼吸治疗装置、麻醉机、血液透析装置及各种导管、插管等介入性器械操作时，常损伤病人皮肤、黏膜，增加了感染概率，或在使用过程中被各种溶液污染，而引发医院感染。

（2）经血液及其制品传播　是指病人因使用被污染血液及其制品而引起的某些传染病传播，常见的病原体有乙型肝炎病毒、丙型肝炎病毒、巨细胞病毒、艾滋病病毒和弓形虫等。

（3）经药品及药液传播　是指药品及药液在生产或使用过程中受到病原微生物，尤其是各种条件致病微生物的污染而导致的传播。临床上的口服药物、多种外科药液或静脉高能营养液易受微生物的污染，导致医院感染的发生。口服药物、多种外科药液中，常被检出的条件致病菌有铜绿假单胞菌、克雷伯菌、肠杆菌、不动杆菌、沙雷菌等。

（三）易感人群

易感人群（susceptible hosts）是指对某种疾病或传染病缺乏免疫力的人群。医院感染常见的易感人群主要有下列几种。

1. 免疫功能严重受损者　是指患有恶性肿瘤、糖尿病、造血系统疾病、慢性肾病、肝病等病人，接受放疗、化疗、抗癌、皮质激素等免疫抑制剂进行治疗的病人，也包括因疾病、治疗、营养状况及年龄因素导致机体非特异性免疫功能的破坏而对病原体易感的病人。免疫功能严重受损人群已成为医院感染的主要易感人群。

2. 老年和婴幼儿　老年和婴幼儿人群免疫功能相对较差，年龄越小或年龄越大，越易受到感染。

3. 营养不良者　长期营养不良均可使病人的皮肤黏膜防御功能、抗体生成能力和粒细胞吞噬功能受到影响。

4. 长期使用抗生素者　病人长期使用广谱高效抗菌药物可导致菌群失调，细菌和真菌产生耐药性，增加了消化道和泌尿道感染的易感性。

5. 接受各种介入性操作的病人　接受诸如手术、导管、插管、穿刺、内窥镜、血液透析等侵入性诊疗器械活动时，均有可能破坏机体的防御功能，给病原体提供感染机会。

6. 手术时间或住院时间长的病人　手术时间长短与手术部位感染的危险性呈正相关。手术时间越长，切口组织受损越严重，易导致患者局部或全身抵抗力下降而对病原体易感。病人住院时间越长，病原微生物在机体内定植的机会就越大，发生医院感染的危险概率就越大。

三、医院感染的危险因素

医院感染发生的危险因素很多，主要包括病人自身因素、免疫功能受损因素和侵袭性操作、抗菌药物使用及消毒灭菌操作等医院环境因素。

（一）病人易感性升高的因素

促使病人感染风险升高的危险因素主要包括病人的年龄、基础性疾病、免疫功能受损因素等。

1. 年龄　随着年龄增长，老年人的各种器官功能老化，免疫功能降低；老年病人入院时患有许多严重疾病，如同时伴有营养不良、意识丧失等，发生医院感染的可能性就更高。6月龄以上至3岁以下的婴幼儿，其从母体获得的免疫力逐渐消失，免疫器官及其功能发育还不完全，发生医院感染的风险大。

2. 基础性疾病　恶性肿瘤、糖尿病、肝硬化、慢性阻塞性肺等病人由于长期消耗，机体抗感染能力下降易发生医院感染。

3. 免疫功能受损因素　机体免疫功能是抵御病原体侵袭的关键。恶性肿瘤病人和器官移植者长时间使用放疗、化疗、肾上腺皮质激素或使用免疫抑制剂的同时，也抑制了病人的免疫功能，可引起条件致病菌的感染。

4. 抗菌药物的影响 高效广谱抗菌药物的广泛应用，使很多感染得到有效控制，但长期不合理或滥用使用抗生素，抑制或杀死了正常菌群，产生耐药菌，破坏宿主微环境生态平衡，导致菌群失调和二重感染。

（二）医院环境因素

1. 医院 是各种易感者与传染源聚集的特殊场所，可能造成病人与患者或病人与医务人员之间的相互传染。

2. 侵袭性操作 诸如留置导尿、静脉导管、气管插管等各种侵入性诊疗操作和治疗方法，可损伤皮肤和黏膜，增加感染的概率。国外报道，美国每年有超过 100 万的院内获得性尿路感染发生，其中 80% 与留置导尿管有关。

3. 不合理使用抗生素及抗菌化学药物 医务人员或病人不按适应证而盲目使用抗生素或抑菌药，或局部治疗应用广谱抗生素，或配伍不当等。

4. 医院隔离、消毒、灭菌管理不严或操作规程执行不严格 医院感染管理制度不健全或执行不严；医务人员消毒灭菌操作不规范导致消毒灭菌效果不合格，比如压力蒸汽灭菌器达不到规定的压力和温度，消毒物品转发过多，消毒灭菌器皿留有死腔；紫外线灯管消毒未达到单位空间内的有效剂量，化学消毒剂配制未达到有效浓度；消毒药液使用或存放时间超过更换期，消毒药液内细菌超标等，均可引发医院感染。

第三节　医院感染现况

一、国外医院感染的现况

20 世纪 80 年代 WHO 对全球 55 所医院进行医院感染调查，平均发病率为 8.7%。目前，欧美等西方国家的医院感染率呈下降趋势，革兰阴性杆菌继发院内感染呈上升趋势，而革兰阳性球菌继发感染有所下降；耐甲氧西林金黄色葡萄球菌的检出率降低，而产超广谱 β-内酰胺酶的肠杆菌科细菌检出率增加；脓毒症的年发病率速度上升，依然是危害小儿生命健康重要死因。

（一）导管相关性血流感染

重症监护室（ICU）是医院感染监测的重点，CIU 器械相关感染更是重中之重。不同国家的监测和研究结果显示，引发 ICU 器械相关感染的菌群及其耐药情况不同。韩国院感监测系统（KONIS）对 2006 年 1 月至 2013 年 6 月 ICU 的器械相关感染的致病菌分布及其耐药性变化进行监测分析：革兰阴性菌继发的中心静脉相关的血流感染（CLABSI）发生率和呼吸机相关肺炎（VAP）发生率分别从 24.6% 到 32.6%，52.8% 到 73.5%，均呈上升趋势；而革兰阳性菌继发感染有所下降，CLABSI 从 58.6% 降到 49.2%，VAP 从 44.3% 降到 23.8%。致病菌中，金黄色葡萄球菌是 CLABSI 的最常见致病菌，但从 2010 年起鲍曼不动杆菌取代金黄色葡萄球菌成为 VAP 最常见致病菌。白念珠菌是导尿管相关感染的主要致病菌。在细菌耐药性中，耐甲氧西林金黄色葡萄球菌的耐药率从 95% 降至 90.2%；对阿米卡星耐药的肺炎克雷伯菌和大肠埃希菌的耐药率分别从 43.8% 降至 14.7%，15.0% 至 1.8%；耐亚胺培南鲍曼不动杆菌耐药率明显增高，从 52.9% 升至 89.8%。

国际医院感染控制联盟（INICC）于 2007 年 1 月至 2012 年 12 月对拉丁美洲、亚洲、非洲和欧洲的

43 个国家 503 个 ICU 内 605310 名病人使用导管及其相关感染情况的列研究表明：ICU 导管相关血流感染总发生率达 4.9/1000 导管日，比美国 ICU 的 0.9/1000 导管日高达 5 倍之多。呼吸机相关肺炎总感染率达 16.8/1000 导管日，是美国（1.1/1000 导管日）的 15 倍多，而导尿管相关尿路感染发生率则为 5.5/1000 导管日是美国 ICU（1.3/1000 导管日）的 5 倍多。在铜绿假单胞菌和肺炎克雷伯菌耐药性方面，INICC 研究结果都远高于美国 CDC 健康照护安全网络（NHSN）所报道的数据。如，铜绿假单胞菌的耐丁胺卡那霉素发生率达 42.8%（美国为 10%），耐亚胺培南的发生率达 42.4%（美国为 26.1%）；肺炎克雷伯菌耐头孢他啶的发生率为 71.2%（美国为 28.8%），耐亚胺培南发生率达 19.6%（美国为 12.8%）。

（二）手术切口感染

手术切口感染等操作相关感染危险因素，越来越引起重视。法国开展了一项对 31 个医疗机构、39 个病房 8569 名病人冠状动脉搭桥或心脏瓣膜术后的手术切口感染危险因素的 Logistic 回归分析，结果显示：冠状动脉搭桥和瓣膜手术后切口感染率为 2.2%。感染病原菌依次为凝固酶阴性葡萄球菌占 35%，其次分别为金黄色葡萄球菌（23%）、大肠埃希菌（6%）、绿脓杆菌（5%）、粪肠球菌（3%）、其他革兰染色阳性细菌（3%）、枸橼酸杆菌（2%）、沙雷菌属（2%）；其他革兰染色阴性菌占 8%。凝固酶阴性的葡萄球菌以及金黄色葡萄球菌与 50% 的手术切口感染相关，这些带有多种毒力因子且可经常在皮肤表面或者环境中被分离的病原菌是心脏手术切口感染中最主要的病原体。尽管手术切口感染风险同术前住院时间、随访时间和外科手术时间的 75 分位值相关，但病房因素的影响也不可忽视。

（三）脓毒症

儿童重症脓毒症是小儿危重疾病的首要死因，死亡率占 40%～65%。近 10 年中，脓毒症的发病率以每年 1.5%～8.0% 的速度上升。美国每年有 4 万多名严重脓毒症患儿，我国每年死于脓毒症的儿童约达到 2.6 万人以上。2013 到 2014 年首次纳入全球 26 个国家 128 家单位对小于 18 岁的儿童重症脓毒症病人开展疾病流行、预后及治疗的研究：筛查了 6925 例病人，重症脓毒症现患率为 8.2%；感染率最高的部位为下呼吸道（49%）和血流感染（19%）。分离的阳性病原体中，革兰阴性菌占 27.9%，以假单胞菌属较多，占 7.9%，其他依次为克雷伯菌属（6.4%）、大肠埃希菌（5.6%）；革兰阳性菌占 26.5%，以金黄色葡萄球菌为多，占 11.5%，其次是耐甲氧西林金黄色葡萄球菌（3.5%）；真菌占 13.4%；病毒占 21.0% 等。医院死亡率为 25%，67% 的病人发生重症脓毒症后出现多器官功能障碍，30% 的病人出现新的或进展性多器官功能障碍；生存者中，17% 的病人发展成中度以上残疾。

（四）多重耐药菌情况

近年来，欧洲多重耐药菌的流行情况发生了较大改变，耐甲氧西林金黄色葡萄球菌的检出率降低，而产超广谱 β－内酰胺酶的肠杆菌科细菌检出率增加。2007—2011 年法国开展了一项关于抗生素使用量与呼吸机相关肺炎（VAP）细菌耐药情况相关性的队列研究，184 例病人发生 VAP252 例次，在分离到致病菌 364 株中，肠杆菌科细菌分离率显著增加（从 6.64～10.52 株/1000 住院日），主要是产头孢菌素酶（AmpC）的肠杆菌科细菌（APE）（2.85－4.51 株/1000 住院日）；肠杆菌科细菌超过了铜绿假单胞菌和金黄色葡萄球菌，而由金黄色葡萄球菌和铜绿假单胞菌导致的感染例数则保持稳定。研究还发现 APE 感染的增加与过去 1 年抗生素消耗增加存在正相关：包括阿莫西林/克拉维酸、头孢他啶和头孢吡肟、碳青霉烯类）、氟喹诺酮类、大环内酯类、和咪唑类；未发现抗生素的消耗与铜绿假单胞菌耐药性的出现存在相关性。

二、国内医院感染的现况

我国医院感染监测起步于 1986 年 17 所医院组成的全国医院感染监控网，至 1994 年入网医院达 134

所，每年监测住院病人约有 80 万。1994 年卫生部颁布《医院感染管理规范（试行）》，标志着我国医院感染工作开始进入了规范化管理时期。2001 年 1 月卫生部印发《医院感染诊断标准（试行）》，以提高医院感染诊断水平和监测的准确率。2003—2006 和 2009 年我国相继发布医疗废物管理的法律规范和《医院感染管理办法》《医院感染监测规范》，以加强医院感染管理，医院感染率较 2000 年前大幅度下降。据报道 2000—2006 年住院病人医院感染率为 3.2% ~4.5%，年平均感染率为 3.8%，重症监护病房（ICU）感染率最高为 16.9%，血液科次之；感染部位以呼吸道为主，上呼吸道占 27.93%，下呼吸道占 26.63%，泌尿道 11.96%，胃肠道 11.44%；病原体以革兰阴性杆菌为主，占 45.65%，其中大肠埃希菌 16.09%，克雷伯菌属 7.88%，不动杆菌属 6.02%，肠杆菌属 5.69%，铜绿假单胞菌 3.78%；革兰阳性球菌占 20.58%，其中金黄色葡萄球菌 6.90%，肠球菌属 5.31%，链球菌属 2.24%；真菌占 31.91%。而刘妹莲等 2008—2010 年调查某医院感染率分别为 1.27%、1.23% 和 1.23%；感染部位以呼吸道为首，占 50.74%；2010 年革兰阴性菌占比 74.19%，主要为大肠埃希菌（32.26%）、铜绿假单胞菌（12.90%）、肺炎克雷伯菌（9.68%）、鲍曼不动杆菌（6.45%）、产气肠杆菌（6.45%）等；革兰阳性菌占比 19.35%，主要为金黄色葡萄球菌（9.68%）、粪肠球菌类（6.45%）、B 群链球菌（3.23%）。

2016 年 12 月国家卫健委发布《病区医院感染管理规范》，2021 年 11 月国家卫健委和生态环境部修订发布《医疗废物分类目录（2021 年版）》，进一步加强和规范医院感染监测。2014—2019 年不同地区各级医疗机构调查显示：医院感染现患率在 1.88% ~3.26%，重症医学科感染率最高；感染部位以下呼吸道为主，病原菌以革兰阴性菌为主，革兰阳性菌次之；抗菌药物使用率呈下降趋势。2014—2019 年安徽省 40 家医院住院病人医院感染现患率平均为 2.01%，感染率较高科室依次为重症监护病房（13.64% ~24.73%）、神经外科病房（6.54% ~11.33%）、烧伤科病房（1.41% ~8.64%）、血液内科病房（1.94% ~7.48%）、心外科病房（0.00% ~14.29%），与 2012 年全国调查结果（重症监护室 27.76%、血液科 10.13%、烧伤科 9.64%、神经外科 9.00%、儿科新生儿组 5.34%）稍有不同；2019 年医院感染的病原菌以革兰阴性菌为主，占 72.69%，主要为大肠埃希菌（15.91%）、铜绿假单胞菌（14.09%）、肺炎克雷伯菌（13.64%）、鲍曼不动杆菌（10.91%）、其他革兰阴性菌（16.82%）；革兰阳性菌占 19.91%，其中，金黄色葡萄球菌占比最高（9.09%）、表皮葡萄球菌（1.82%）、溶血葡萄球菌（0.91%）、其他革兰阳性菌（7.73%）；真菌占 7.40%。安徽省连续 6 年病原体检出革兰阴性菌占据首位。海南地区三年抗菌药物使用率为 32.87% ~34.95%，呈下降趋势；而安徽 6 年抗菌药物使用率在 39.70% ~45.19%，稍高于 2014 年全国横断面调查结果（35.01%）。

目前，全国三级公立医院主要医院感染指标整体呈下降趋势。如 2018—2020 年 142 所三级公立医院调查，医院感染现患（例次）率分别为 1.91%、1.86%、1.65%，医院感染漏报率分别为 2.39%、1.23%、1.44%，呼吸机相关肺炎发病率分别为 2.72‰、2.68‰、1.82‰，血管导管相关血流感染发病率分别为 0.48‰、0.35‰、0.31‰，导尿管相关泌尿系统感染发病率分别为 0.71‰、0.66‰、0.53‰，中部地区医院各指标下降明显。医务人员手卫生依从率逐年上升，分别为 74.66%、78.60%、83.55%。

第四节　医院感染的预防控制

一、加强医院感染管理

（一）常规管理

由于医院感染具有其特殊性和复杂性，因此要预防和控制医院感染的发生，日常管理工作中，要做好以下几方面的工作。

1. 医院布局合理 在医院建筑设计时应考虑到防止院内交叉感染的问题，医疗设施和工作流程要符合医院感染控制要求，同时兼顾方便病人就诊和治疗；妥善处理各种废物。

2. 加强医院感染管理 要依据国家有关法律法规，建立健全医院感染管理组织，制定医院感染管理的各项规章制度，做好医院感染的常规监测工作。加强对医院感染控制重点部门包括感染性疾病科、口腔科、手术室、重症监护室、新生儿病房、产房、内窥镜室、血液透析室、导管室、临床检验部门和消毒供应室等管理。其次，要加强对医院感染控制重点项目包括呼吸机相关性肺炎、血管内导管所致血行感染、留置导尿管所致尿路感染、手术部位感染、透析相关感染等管理。

3. 加强医院消毒灭菌的监督与监测 要严格遵守消毒和灭菌规章制度，及时杀灭或消除医院环境中医疗和日常生活用品上的病原体；要落实医院感染的病例监测、医院感染报告和必要的环境卫生学监测等；对重复使用的医疗器械实施严格的清洗、消毒或者灭菌，并开展效果监测，保障消毒灭菌合格。

4. 加强医源性传播因素的监测与管理 对使用中的诊疗用液进行定期细菌学检测，禁止使用已污染的用液，对血液及其制品从献血员的筛选到其成品都进行严格的病原学检查，尤其是对各型病毒性肝炎、HIV 等血液传播的病毒检测。

5. 严格无菌操作和手卫生 要严格执行无菌技术操作、手卫生规范、职业暴露防护制度并保障落实到位。

6. 加强指导合理用药 开展耐药菌株监测，指导合理选用抗菌药物，协助抗菌药物临床应用监测与管理。

7. 加强消毒药械和一次性无菌医疗用品的购入与使用管理 购入时要严格落实消毒药械和一次性使用医疗器械、器具相关证明的审核制度，并在规定有效期内使用，做好一次性无菌医疗用品等医疗废物的收集和处理。

（二）感染暴发处置

一旦发生医院感染，应立即组织医院感染管理的相关人员开展流行病学调查，尽快查清引起医院感染的三环节，并及时采样进行病原学检测，同时要采取以下措施。

1. 隔离病人 对已发生医院感染的病人需立即隔离，至连续进行病原学检查确认其无传染性时，方可解除隔离。

2. 检疫 是指对接触者进行医学观察，对已经发生医院感染的相关科室进行终末消毒，同时停止收住新病人，直至超过该病的最长潜伏期且无新发感染病例发生。有条件者还可对接触者实施被动免疫，以增强其免疫力。

3. 检查病原携带者 医院感染发生后，若经流行病学调查仍查不到传染来源，应考虑是否有病原携带者存在，检查对象包括病人、医院工作人员及其常来医院陪护、探视人员。

二、医院感染的监测

医院感染监测是医院感染预防与控制的基础性工作，也是决定医院感染管理实效的重要环节，良好的监测数据是作出正确管理决策的必要条件。

（一）定义

医院感染监测是指系统地、连续地观察医院人群中医院感染发生的频率和分布以及影响感染的有关因素，加强医院感染的预防和控制，消除医院感染的危险因素，并根据监测过程中发现的问题，提出相应的具体措施，以减少医院感染的发生，保护医院环境中特殊人群的健康。

（二）医院感染监测目的

医院感染监测的最终目的是减少医院感染的发生和由此所造成的损失。具体目的包括以下几个方面。

1. 提供医院感染的基线率　通常情况下，医院感染病例呈散发状态，其发病率或现患率在一定范围内相对平稳的，了解和掌握医院感染的基线状况，有利于及时发现流行或暴发苗头，消除其隐患。

2. 及时发现和处置医院感染暴发　根据当前散发的基线频率，据此判断暴发和流行。医院感染暴发或流行时，应立即展开调查，尽快查明原因，采取针对性紧急措施，控制传播。

3. 评价预防医院感染措施效果　根据日常医院感染监测结果，提出预防医院感染方案和建议，对干预措施进行效果评价，以防止可能发生的相关医院感染事件。

4. 评价防控效果　评价医院采取的经常性或特殊性预防控制措施是否有效，并评价其效果。

（三）医院感染监测的常用指标

正确合理地使用监测指标有助于准确客观地反映实际情况，并在不同区域和机构之间进行对比研究。医院感染的频率指标主要有发生率、患病率、续发率和漏报率。

1. 医院感染发生率　是指一定时期内，在所有住院病人中发生医院感染新病例数的频率。其计算公式为：

医院感染发生率 =（一定时期内住院病人医院感染新发病例数/同期住院病人总数）×100%

适用于医院内各科室及各部门对住院病人的研究，观察期可为 1 年或 1 个月。

一个病人可能发生多次或多种感染，此时可用感染例次发生率来表示，即在一定时期内，同期住院病人中新发医院感染例次的频率。但感染例次难以准确获得，一般仍用医院感染发生率。其计算公式为：

医院感染例次发生率 =（新发医院感染例次数/同期住院病人总数）×100%

2. 医院感染患病率　是一定时期内医院感染的新旧病例数占同期住院病人总数的比例。其计算公式为：

医院感染患病率 =（观察期内医院感染的新旧病例数/同期住院人总人数）×100%

患病率资料通过监测和横断面调查获得。

3. 医院感染续发率　是指与指示病例（即原发病例）有效接触后一个最长潜伏期内，在接触者中续发病例数与接触者总数的比值。其计算公式为：

医院感染续发率 =（续发病例数/原发病例接触者人数）×100%

医院感染续发率常用于医院感染的暴发调查，可用来分析传染源、流行因素和评价防制措施的效果。

4. 医院感染漏报率　是指医院漏报病例数占医院感染总病例的比例，其计算公式为：

医院感染漏报率 =（医院感染漏报病例数/已报病例数 + 漏报病例数）×100%

为确保医院感染监测资料的准确性，可以定期或不定期地进行漏报率调查。医院感染漏报率调查一般以 1 年为期，也可以日为单位。医院感染漏报率是评价监测质量的重要指标，一般要求漏报率不超过 20%。

三、合理使用抗菌药物和医疗措施

（一）合理使用抗菌药物

抗菌药物是指具有杀菌或抑菌活性的各种抗生素、磺胺药、抗结核类、咪唑类、硝咪唑类、喹诺酮类、呋喃类等化学药物，也是临床上应用范围广、品种繁多的一大类药品。抗菌药物的不合理使用导致细菌的耐药，即细菌在药物高于人类接受的治疗剂量浓度下能生长繁殖。抗菌药物不合理使用不仅会产生多重耐药菌，还会对机体免疫功能有不同程度的抑制导致机体防御功能下降而造成新的感染发生；特别是对肝、肾等重要代谢器官的损伤将增加病人对医院感染的易感性；另外，还会破坏正常微生物之间、正常微生物与宿主之间的微生态平衡，导致二重感染的产生，即原来的菌群大部分被抑制，代之以耐药的潜在致病菌或外籍菌成为优势菌。二重感染的病原菌主要有革兰阴性杆菌、真菌、葡萄球菌等，临床上可引起有口腔及消化道感染、肺部感染、尿道感染、血流感染等，发生率在2%~3%，一般在用药后3周。当前，医院感染多数为多重耐药菌引起。临床上使用抗菌药物，应在其治疗、预防、特殊生理和病理状况方有指征下应用抗菌药物。

（二）合理使用医疗措施

正确、规范地对医院内物品、环境、器械、设备等实施消毒灭菌并规范操作，保持手卫生，以有效防范医院感染的发生。目前，各种医疗器械，尤其是侵入性诊疗器械的不规范操作或消毒灭菌不彻底，破坏了皮肤黏膜屏障，给病原体的入侵提供了机会，增大了医院感染的风险。引发医院感染的各种侵入性诊疗器械主要包括气管插管、气管切开、呼吸机、中心静脉置管、留置导尿管、内镜和透析设备等。

四、加强宣传教育

开展有关法律法规教育，提高医务人员预防医院感染的法治观念和思想意识；建立目标管理责任制，职责明确，提高工作责任心；加强技术操作规范培训，提升操作技术水平；对重点科室人员建立准入制度，持证上岗；要加强卫生安全防护宣传教育，保障职工安全。

✎ 练习题

答案解析

一、选择题

1. 引起医源性感染的细菌最常见的传播途径是（ ）

    A. 经空气   B. 经污染物   C. 共同媒介传播

    D. 媒介昆虫传播   E. 经手

2. 医院内感染最多见的传播方式是（ ）

    A. 注射、输液、输血传播   B. 接触传播

    C. 医疗器械传播   D. 空气飞沫传播

    E. 不洁药物传播

3. 医院感染分类不包括（ ）

    A. 自身感染   B. 医源性感染   C. 外源性感染

    D. 带入感染   E. 交叉感染

4. 发生医院感染危险性大的群体是（ ）

    A. 妊娠期妇女   B. 术后病人   C. 老年人和婴幼儿

    D. 糖尿病病人   E. 青壮年

5. 医院感染发生率是指（ ）

    A. 一定时期内，在所有入院病人中发生医院感染新病例数的频率

    B. 观察期内医院感染总病例数占同期住院病人总数的比例

    C. 与指示病例有效接触后一个最长潜伏期内，在接触者中续发病例数与接触者总数的比值

D. 医院感染漏报病例数与已报病例数及漏报病例数的和的比值

E. 以上均不正确

（6～9题共用备选答案）

A. 长期变动   B. 短期波动   C. 季节性

D. 周期性   E. 聚集性

6. 1936—1939年，日本猩红热A群链球菌中以4型为主，1956—1957年以6型为主，1964年又以4型为主，1967年以后以12型为主，该病的变化称为（   ）

7. 流行性感冒从历史上看每隔10～15年流行一次，此种状况称为（   ）

8. 我国野鼠型出血热的发病率从每年10月至次年1月升高，此种现象称为（   ）

9. 某城市在短时间内甲型肝炎患者剧增，此种现象称为（   ）

10. 哪一种方法不属于物理消毒（   ）

A. 煮沸   B. 卤素消毒   C. 高压蒸汽

D. 微波   E. 紫外线

11. 哪一种物品不能采用煮沸消毒（   ）

A. 金属器械   B. 棉织品   C. 玻璃制品

D. 皮革   E. 食具

（12～14题共用备选答案）

A. 煮沸   B. 干热消毒   C. 紫外线消毒

D. 火烧   E. 湿热消毒

12. 食具消毒最简单、效果可靠的消毒方法是（   ）

13. 实验室玻璃器皿的消毒多采用（   ）

14. 医院手术室、实验室空气消毒常采用（   ）

15. 疾病潜伏期是判断和确定医院感染的重要依据，医院感染叙述不正确的（   ）

A. 病人在入院时尚不存在，亦未处于感染潜伏期，在住院期间因受病原体侵袭而导致的感染

B. 入院72小时内发生的感染

C. 潜伏期明确的感染性疾病，从入院第一天开始计算，超过平均潜伏期后罹患的感染

D. 潜伏期不明的，入院48小时后获得的感染

E. 在医院内获得而出院后发生的感染，一般以出院后48小时内发生的感染

（16～19题共用备选答案）

A. 人－人间的传播   B. 健康带菌者   C. 恢复期带菌者

D. 病原微生物的污染   E. 动物感染源

16. 同一病室的新冠病毒感染患者传播（   ）

17. 托幼机构和学校发生脑膜炎球菌、白喉杆菌感染常有（   ）引起

18. 伤寒杆菌、痢疾杆菌患者治疗后导致其他健康人感染属于（   ）

19. 经血液传播的人获得性免疫缺陷病毒（HIV）的感染属于（   ）

20. 医院感染因素中，不属于患者易感性升高的因素（   ）

A. 年龄   B. 基础性疾病   C. 免疫功能受损因素

D. 抗菌药物的影响   E. 接受介入性操作

21. 医院感染因素中，不属于医院环境因素的（   ）

A. 医院是各种易感者与传染源聚集的特殊场所，可能造成患者/医务人员间的相互传染

B. 留置导尿、静脉导管、气管插管等各种侵入性诊疗操作可损伤皮肤和黏膜增加感染几率

C. 不合理使用抗生素及抗菌化学药物

D. 消毒灭菌操作不规范导致消毒灭菌效果不合格

E. 二重感染

二、简述题

1. 简述医院感染分类。

2. 简述医院感染中患者易感性升高的危险因素。

书网融合……

本章小结　　　　微课1　　　　微课2　　　　题库

实 训 项 目

实训一 疾病分布的描述

答案解析

学习目标

知识目标

1. 掌握流行病学常用疾病频率测量指标的概念、应用条件和计算方法。
2. 熟悉描述疾病分布的基本内容、方法及其流行病学意义。
3. 了解流行病学分布的形式。

能力目标

1. 能运用各项疾病频率指标进行疾病分布描述。
2. 具备分析疾病的分布特征的能力。

素质目标

通过学习，帮助学生树立职业责任感。

案例分析1

某社区有 1000 人，从 2022 年 1—12 月随访某病的发生情况，假设期间内无新生、无迁入、无迁走、无失访，也无因其他疾病死亡者，具体发病及转归见实训图 1-1。

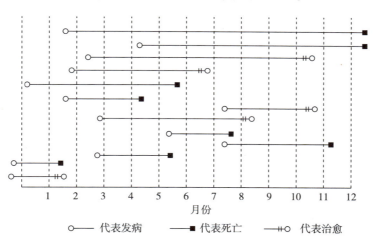

实训图 1-1 某社区 2022 年某疾病发生情况

思考问题：

1. 根据实训图 1-1 的疾病发生情况，请计算 2022 年 1 月、6 月、12 月的时点患病率。
2. 计算 2022 年 1—6 月期间患病率。
3. 计算 2022 年该病期间患病率。
4. 计算 2022 年该病发病率。
5. 计算 2022 年该病死亡率。

6. 计算 2022 年该病病死率。

7. 讨论发病率和患病率之间有何区别和联系。

8. 讨论某病死亡率和病死率之间有何区别和联系。

案例分析2

为了解某地糖尿病疾病分布情况，2022 年该地进行了糖尿病普查。该地区年初人口为 10000 人，年末人口为 12000 人，该地年初有 900 名糖尿病病人，在普查期间新诊断 200 名糖尿病病人，在 2022 年期间因糖尿病死亡 50 人。

思考问题：

1. 计算 2022 年该地区糖尿病的发病率。

2. 计算 2022 年该地区糖尿病的患病率。

3. 计算 2022 年 1 月 1 日该地区糖尿病的时点患病率。

4. 计算 2022 年该地区糖尿病的死亡率。

5. 计算 2022 年该地区糖尿病的病死率。

案例分析3

某幼儿园共有学生 159 名，2022 年 12 月发现 5 名儿童感染新型冠状病毒感染，出现咽干、咽喉疼痛、咳嗽、发热、乏力、四肢酸痛、头痛、流鼻涕、鼻塞、腹泻、味觉异常等症状，其中 1 名患儿出现胸闷、呼吸困难。5 名患儿返回家中，全家进行居家隔离。5 名患儿家庭成员共计 30 名，在患儿返回家中居家隔离期间新发病 10 人（实训图 1-2）。

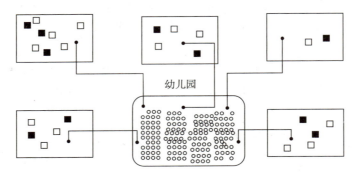

● 患病儿童　○ 未患病儿童　■ 其他患病家庭成员　□ 其他未患病家庭成员

实训图 1-2　某幼儿园新型冠状病毒感染的分布情况

思考问题：

1. 描述本次新型冠状病毒感染暴发情况及其传染力的强弱，可分别选择哪些指标？

2. 对所选择的指标进行计算。

案例分析4

水痘是由水痘-带状疱疹病毒感染引起的急性传染病。婴幼儿和学龄前儿童是高发人群。某小学是一所封闭式寄宿学校，共 6 个年级，每个年级 6 个班，每个班 50 人，总计学生 1800 人，其中女学生 1050 人。学校教职工 150 人，其中女职工 95 人。该校从 2022 年 12 月 1 日至 12 月 31 日经所在地二级乙等以上的医院确诊，由公共卫生专业人员进行个案调查所得的水痘病例的流行病学资料见实训表 1-1。

实训表 1-1 2022 年 12 月某小学的水痘疫情暴发时间

确诊日期	发病人员类型	男性新增病例数	女性新增病例数	累计病例数
12 月 5 日	1	1	0	1
12 月 6 日	1	0	1	2
12 月 7 日	1	0	2	4
12 月 8 日	1	1	0	5
12 月 9 日	1	1	0	6
12 月 10 日	1	0	1	7
12 月 11 日	1	2	1	10
12 月 12 日	1	2	3	15
12 月 13 日	1	1	2	18
12 月 14 日	1	2	3	23
12 月 15 日	1	3	2	28
12 月 16 日	1	2	3	33
12 月 17 日	1	4	5	42
12 月 18 日	1	3	5	50
12 月 19 日	1	5	6	61
12 月 20 日	1	3	5	69
12 月 21 日	1	4	4	77
12 月 22 日	1	3	2	82
12 月 23 日	1	3	2	87
12 月 24 日	1	1	1	89
12 月 25 日	1	0	2	91
12 月 26 日	1	1	0	92
合计	—	42	50	—

注：发病人员类型中"1"表示学生，"2"表示教职工。

思考问题：

1. 计算水痘在该时段内的分性别的罹患率和总罹患率。

2. 水痘疫情暴发后，该校停课，学生返回家中进行居家隔离。大约 2 周后，这 92 名确诊患有水痘的学生的兄弟姐妹（共有 80 名兄弟姐妹，且不是该寄宿学校的学生）中，共有 30 名患上水痘，计算该病的二代发病率。

案例分析 5

某市 2022 年 1 月 1 日至 2022 年 12 月 31 日采用抽样调查城市及郊区脑卒中、狂犬病的发病和死亡情况，共调查 1288965 人，其中城市为 683423 人，郊区为 605542 人。城市脑卒中发病 1021 人、死亡 686 人，狂犬病发病 87 人、死亡 87 人。郊区脑卒中发病 566 人、死亡 489 人，狂犬病发病 166 人、死亡 166 人。

思考问题：

1. 请计算城市和郊区脑卒中发病率，并进行比较，试说明原因。
2. 请计算城市和郊区脑卒中死亡率，并进行比较，试说明原因。
3. 请计算城市和郊区脑卒中病死率，并进行比较，试说明原因。
4. 请计算城市和郊区狂犬病发病率，并进行比较，试说明原因。

5. 请计算城市和郊区狂犬病死亡率，并进行比较，试说明原因。

6. 请计算城市和郊区狂犬病病死率，并进行比较，试说明原因。

7. 请计算该地区脑卒中和狂犬病的死亡率、病死率，并进行比较，试说明原因。

案例分析6

2022 年甲、乙两区不同年龄段的死亡人数及 2022 年年中的人口数，见实训表 1-2。

实训表 1-2　2022 年甲、乙两区的年龄别人口数及死亡人口数

年龄组 （岁）	甲区			乙区		
	年中人口数	死亡人口数	死亡专率（‰）	年中人口数	死亡人口数	死亡专率（‰）
0~24	24000	49	2.02	25000	67	2.68
25~49	18000	104	5.78	21000	162	7.71
50~74	15000	506	33.73	15000	584	38.93
≥75	10000	858	85.80	7000	675	96.43
合计	67000	1517	—	68000	1488	—

思考问题：

1. 计算两地区人口的总死亡专率。

2. 根据实训表 1-3 中所提供的标准人群各年龄组人口数，计算甲、乙两区的年龄标化死亡率，比较分析导致总死亡率和年龄标准死亡率结果存在差异的原因。

实训表 1-3　该地区标准人群的年龄别死亡人口数

年龄组 （岁）	标准人群年中 人口数	甲区		乙区	
		死亡专率（‰）	预期死亡人口数	死亡专率（‰）	预期死亡人口数
0~24	16000				
25~49	24000				
50~74	20000				
≥75	8000				
合计	68000				

案例分析7

某人进行乳腺癌患病情况的队列研究，选择 6000 名 40~60 岁未患乳腺癌的健康女性，其中 1000 人有家族乳腺癌患病史，于 2017 年进行随访观察。结果于 2022 年发现，有家族乳腺癌患病史的观察对象中，发生乳腺癌 56 例，无家族乳腺癌患病史的观察对象中，发生乳腺癌 74 例。

思考问题：

计算有家族乳腺癌患病史者和无家族乳腺癌患病史者五年期间乳腺癌的累计发病率。

案例分析8

某人进行绝经后的妇女肥胖与乳腺癌危险的队列研究，随访 5238 名绝经后的妇女，资料见实训表 1-4。

实训表 1-4　绝经后妇女肥胖与乳腺癌危险的队列研究

	病例数	观察人年
肥胖	48	13893.6
非肥胖	31	10205.3
合计	79	24098.9

思考问题：

计算参与此项研究的人群中乳腺癌的发病密度，1 万人年的发病密度是多少？

案例分析 9

某单位于 2022 年 5 月 15 日至 5 月 16 日出现食物中毒暴发事件，当地疾病预防控制机构派出专人对该事件进行调查，现将确诊食物中毒调查情况汇总见实训表 1 - 5。

实训表 1 - 5　某单位食物中毒的时间分布

发病时间段	发病例数
2022 年 5 月 15 日 20 时 ~	1
2022 年 5 月 15 日 22 时 ~	3
2022 年 5 月 15 日 24 时 ~	12
2022 年 5 月 16 日 2 时 ~	15
2022 年 5 月 16 日 4 时 ~	18
2022 年 5 月 16 日 6 时 ~	10
2022 年 5 月 16 日 8 时 ~	1
2022 年 5 月 16 日 10 时 ~	2
2022 年 5 月 16 日 12 时 ~	0
2022 年 5 月 16 日 14 时 ~	1

思考问题：

1. 该次食物中毒疾病分布的事件特征是什么？
2. 你如何确定此次食物中毒的暴露时间？

案例分析 10

某地某年轮状病毒腹泻（以下简写为轮状）、乙脑、伤寒发病的季节分布资料见实训表 1 - 6。疾病的季节性分布特征与疾病本身的特点及社会因素、自然因素有关。

实训表 1 - 6　某地某年轮状病毒腹泻、乙脑、伤寒发病按月份分布（病例数）

病种	月份											
	1	2	3	4	5	6	7	8	9	10	11	12
轮状	95	82	21	11	12	9	11	14	20	48	76	89
乙脑	0	0	0	0	0	2	10	72	43	4	0	0
伤寒	25	14	15	17	42	197	385	298	143	65	33	18

思考问题：

轮状、乙脑、伤寒三种疾病季节分布特点如何？影响因素可能有哪些？如何制定预防措施？

案例分析 11

21 世纪 10 年代以来，电动车车祸造成的人员死亡情况日趋严重。2011 年至 2020 年期间，对某省和相邻的两省车祸死亡率监测资料见实训表 1 - 7，其最终该省与 2015 年实行电动车上路必须佩戴安全帽的法令，而邻近两省没有实行该项佩戴安全帽的措施。

实训表 1 - 7　2011—2020 年部分省电动车车祸死亡率［1/（10 万）］

省份	年份									
	2011	2012	2013	2014	2015	2016	2017	2018	2019	2020
某省	4.4	6.8	8.2	11.0	12.8	11.9	10.1	8.3	6.5	5.1
甲省	4.8	6.2	7.6	8.9	10.1	12.3	14.1	16.4	16.3	19.2
乙省	7.5	8.2	7.9	8.5	9.1	11.2	12.9	14.6	16.3	18.1

思考问题：

通过上表，请说明以上三省电动车车祸长期变化趋势如何？请试着解释其变化原因。

案例分析 12

某人欲评价 2012 年至 2019 年中国不同免疫策略地区流行性腮腺炎（以下简称"流腮"）发病特征，通过中国传染病监测报告信息系统收集 2012 年至 2019 年流腮病例信息，比较适龄儿童中接种 1 剂次和 2 剂次含流腮成分疫苗（MuCV）免疫程序地区的流腮发病率。其中北京市、天津市、上海市、山东省分布从 2006 年、2007 年、2008 年、2014 年起实施 2 剂次 MuCV 程序，其他地区仍实施 1 剂次 MuCV 程序。其流腮报告发病率如实训表 1 - 8 所示。

实训表 1 - 8　2012 年及 2019 年不同地区流行性腮腺炎报告发病率［1/（10 万）］

不同地区	2012 年发病率	2019 年发病率	平均发病率
北京市	18.72	8.94	11.57
天津市	17.76	7.88	10.89
上海市	14.49	8.55	10.88
山东省	25.33	7.77	11.51
其他地区	37.32	23.24	20.86
全国	35.59	21.48	19.76

思考问题：

请分析各地区 2012 年和 2019 年流腮报告发病率的长期变化趋势，并解释其可能原因。你觉得接种 2 剂次 MuCV 程序是否值得推广。

案例分析 13

某人欲研究成人单纯性肝囊肿的患病率在不同年龄阶段的分布特点，与 2021 年 1 月至 2021 年 12 月在某医院体检中心共调查 13870 人，调查结果见实训表 1 - 9。

实训表 1 - 9　2021 年某地某医院不同年龄阶段成人单纯肝囊肿患病率

年龄分组	调查人数（人）	患病人数（人）	患病率（%）
18 ~ 30 岁	1764	47	2.7
31 ~ 40 岁	3417	232	6.8
41 ~ 50 岁	2940	379	12.9
51 ~ 60 岁	3381	693	20.5
61 ~ 70 岁	1888	430	22.8
71 岁 ~ 80 岁	480	174	36.3

思考问题：

通过上表，请说明成人单纯肝囊肿患病的人群分布特征。

案例分析 14

为了解不同职业人群中高血压、糖尿病、高脂血症的发病患病情况，某人对某地公务人员、工人两组职业人群健康体检结果进行分析，结果见实训表 1-10。

实训表 1-10　某年某地公务员与工人高血压、糖尿病、高脂血症患病情况［n（%）］

组别	例数	高血压	糖尿病	高脂血症
公务员	598	49（8.2）	19（3.2）	181（30.3）
工人	612	32（5.2）	8（1.3）	133（21.7）

思考问题：

试解释公务员与工人群体间高血压、糖尿病、高脂血症患病情况差异的原因是什么？

案例分析 15

为探讨胃癌死亡率与遗传和环境的关系，某研究所利用移民流行病学研究方法调查原居住地人群、一代移民、二代移民、移居地人群的胃癌死亡率，结果见实训表 1-11。

实训表 1-11　某年某地移民流行病学调查胃癌死亡率［1/（10 万）］

分组	胃癌死亡率
原居住地居民	57.61
一代移民	34.09
二代移民	33.13
移居地居民	23.67

思考问题：

试讨论胃癌死亡率主要是受环境影响还是遗传影响，并说明理由。

案例分析 16

某人对某地居民与移民的原发性高血压患病情况进行调查，结果见实训表 1-12。居民是指在本地出生，并连续居住至今，父母均为当地居民者；移民是指在当地出生，父母为当地居民，但已从该地区迁居到另一地区。

实训表 1-12　某年某地移民与居民高血压患病率（%）

分组	男性		女性		总人群	
	例数	患病率	例数	患病率	例数	患病率
居民	729	4.73	899	1.92	1628	3.19
移民	781	19.08	557	9.52	1338	15.10

思考问题：

请分析该地居民与移民的高血压人群分布特点，并做出合理推断。

案例分析 17

某人为了了解某地 18 岁及以上人群抑郁症、焦虑障碍的患病率、分布特点及就诊情况，于 2020 年 11 月至 2021 年 3 月在某地开展相关流行病学调查，具体调查结果如实训表 1-13 所示。

实训表 1 – 13　调查对象（$n = 10057$）中抑郁症、焦虑障碍 12 个月调整患病率分布特征

项目	人数	抑郁症		焦虑障碍	
		例数	调整患病率［%（95%CI）］	例数	调整患病率［%（95%CI）］
地区					
城市	5027	87	2.30（0.98～3.63）[a]	155	5.18（3.20～7.17）[b]
农村	5030	142	3.16（1.61～4.17）	276	6.87（4.58～9.15）
性别					
男	4876	100	2.70（1.22～3.99）	177	5.94（3.79～8.10）
女	5181	129	3.15（1.58～4.72）	235	6.22（4.08～8.36）
年龄（岁）					
18～29	1018	30	3.41（2.14～7.68）[b]	24	4.95（1.64～9.27）[b]
30～44	2946	41	1.70（0.25～3.29）	95	5.00（2.46～7.55）
45～59	3709	76	2.80（1.09～4.49）	158	5.09（2.80～7.38）
≥60	2384	82	4.57（1.87～7.28）	135	9.19（5.37～13.03）
民族					
汉族	9882	225	3.77（2.56～4.98）	405	6.66（5.05～8.26）
其他	175	4	3.22（2.33～3.98）	7	7.06（3.35～4.90）
宗教信仰					
无	9636	211	3.36（2.20～4.51）	378	5.81（4.30～8.22）[a]
有	421	18	4.22（2.33～5.98）	34	11.60（3.37～21.80）
受教育程度					
初中及以下	6533	168	3.81（2.32～5.30）[a]	289	6.30（4.39～8.22）[a]
高中/职高/中专	1913	39	3.19（0.67～5.72）	76	6.35（2.79～9.91）
大专	910	13	2.69（0.68～6.06）	33	4.70（0.26～9.15）
本科及以上	681	9	1.68（1.40～4.76）	14	3.73（0.42～7.90）
婚姻状况					
未婚	695	11	1.89（1.34～5.12）[a]	25	5.27（1.12～9.65）
已婚	8859	184	2.37（1.16～4.58）	353	6.06（4.44～7.68）
离异	141	9	3.85（1.37～5.06）	9	8.63（5.72～11.98）
丧偶	362	25	4.96（2.28～8.22）	25	7.71（3.29～16.73）
职业					
工人	1170	20	2.04（0.05～4.63）	48	7.37（2.47～12.28）
农民	5448	137	3.87（2.22～5.52）	251	6.36（4.25～8.47）
行政管理人员	354	5	1.25（0.24～4.95）	13	5.48（2.21～13.17）
商业/服务人员	740	17	3.77（2.14～7.23）	23	4.69（2.29～9.62）
医务人员	322	10	4.27（2.93～7.48）	16	6.45（3.59～13.48）
教师	155	2	1.17（4.21～6.57）	5	4.04（5.95～41.03）
学生	174	1	0.78（0.28～1.96）	2	2.15（0.47～9.05）
其他	1253	24	3.69（1.79～5.60）	39	4.73（0.93～8.53）
无业	441	13	3.89（1.61～7.62）	15	7.77（0.42～15.98）
个人月收入（元）					
≤2999	7500	186	3.47（2.14～4.80）[a]	333	6.51（4.69～8.33）[a]

项目	人数	抑郁症		焦虑障碍	
		例数	调整患病率［%（95%CI）］	例数	调整患病率［%（95%CI）］
3000~4999	1892	30	2.63（0.92~5.35）	64	4.91（1.75~8.06）
≥5000	665	10	1.96（1.40~5.32）	15	4.28（0.68~9.24）
家庭月收入（元）					
≤5999	6132	159	3.64（2.13~5.14）	273	6.57（4.55~8.59）
6000~9999	2039	41	3.11（0.69~5.53）	74	5.53（2.32~8.76）
10000~14999	778	8	2.63（0.96~6.23）	24	4.53（1.88~9.25）
≥15000	1108	21	3.09（1.29~6.51）	41	5.31（1.03~9.59）
吸烟					
是	2392	63	3.25（0.20~4.52）	101	6.05（4.32~7.79）
否	7665	166	3.02（0.80~5.22）	311	6.17（3.03~9.30）
饮酒					
是	1067	29	3.03（0.27~6.33）	54	6.01（4.41~7.60）
否	8990	200	3.09（1.93~4.23）	358	6.69（1.80~1.16）
经常锻炼					
是	3110	64	2.64（0.84~4.44）[a]	104	4.10（2.27~7.93）[b]
否	6947	165	3.77（0.33~5.21）	308	5.93（3.23~8.63）
慢性病					
无	6925	89	2.52（1.34~3.71）[a]	172	4.63（3.03~6.23）[b]
有	3132	140	3.61（1.51~5.71）	240	8.19（5.03~11.35）
自评健康状况					
较好	6343	63	17.2（0.21~3.37）[b]	132	4.65（2.97~6.32）[b]
一般	3163	100	4.27（2.01~6.98）	165	5.62（3.02~8.23）
较差	551	66	13.69（11.79~15.60）	115	17.3（6.47~28.30）
心理健康素养					
达标	927	7	1.02（0.10~3.08）[b]	17	3.40（1.47~7.15）[a]
不达标	9130	222	3.49（2.28~4.71）	395	6.30（4.67~7.92）

注：经 χ^2 检验，a 表示 $P<0.05$，b 表示 $P<0.001$。

思考问题：

综合描述并分析该地区 18 岁以上人群抑郁症、焦虑障碍的疾病分布情况。

案例分析 18

为提前做好现场急救准备，某中心对 2019 年至 2020 年院前创伤病人进行流行病学调查分析。结果如实训表 1-14 至实训表 1-17 所示。

实训表 1-14　某中心院前创伤性别构成情况

性别	人数	构成比（%）
男	7936	61.19
女	5034	38.81

年龄分组	人数	构成比（%）
≥14 岁	166	1.28
>14~20 岁	984	7.59
>20~30 岁	1955	15.07
>30~40 岁	2350	18.12
>40~50 岁	1711	13.19
>50~60 岁	1645	12.68
>60~70 岁	2033	15.44
>70~80 岁	896	6.91
>80 岁	1260	9.71

实训表 1-16　某中心院前创伤月份分布情况

月份	人数	构成比（%）
1 月	827	6.38
2 月	420	3.24
3 月	802	6.18
4 月	945	7.29
5 月	986	7.60
6 月	1034	7.97
7 月	1109	8.55
8 月	1247	9.61
9 月	1330	10.25
10 月	1457	11.23
11 月	1435	11.06
12 月	1378	10.62

实训表 1-17　某中心院前创伤病人出诊时间段分布情况

出诊时间段	人数	构成比（%）
0：00~0：59	499	3.85
1：00~1：59	366	2.82
2：00~2：59	276	2.13
3：00~3：59	238	1.84
4：00~4：59	243	1.87
5：00~5：59	260	2.00
6：00~6：59	371	2.86
7：00~7：59	371	2.86
8：00~8：59	497	3.83
9：00~9：59	845	6.52
10：00~10：59	782	6.03
11：00~11：59	6.81	5.25
12：00~12：59	638	4.92
13：00~13：59	683	5.27

续表

出诊时间段	人数	构成比（%）
14：00～14：59	725	5.59
15：00～15：59	715	5.51
16：00～16：59	660	5.09
17：00～17：59	625	4.82
18：00～18：59	544	4.19
19：00～19：59	363	2.80
20：00～20：59	696	5.37
21：00～21：59	681	5.25
22：00～22：59	637	4.91
23：00～23：59	574	4.43

思考问题：

综合描述并分析该中心院前创伤分布情况。

实训二　现况调查

答案解析

📖 学习目标

知识目标

1. 掌握现况研究的概念、特点及类型。

2. 熟悉现况研究的设计与实施过程。

3. 了解现况研究的常见偏倚及控制。

能力目标

能运用现况研究的相关知识解读各种疾病的现况研究设计实施过程。

具备选择现况研究的方法和估算现况研究样本量的能力。

素质目标

通过学习，帮助学生树立预防为主的疾病预防意识，使学生能够培养团队合作的意识。

📖 案例分析1

某社区卫生服务中心下设 10 个社区卫生服务站，辖区总人口 63350 人，按照市卫生局统一安排，准备对该社区人群糖尿病患病情况进行调查，为进一步的干预措施提供基础数据。查阅相关文献，了解我国一般人群糖尿病患病率为 9.7%。

思考问题：

1. 该社区卫生服务中心可通过哪几种调查方法完成任务？

2. 采用不同方法，需要进行的具体步骤有哪些？

3. 拟采用方法的优缺点。

📖 案例分析2

调查某中学学生流感疫苗接种情况。该中学有在校学生 3000 名，如果样本量为 300 名，请进行抽样调查设计。

思考问题：

1. 如果采用单纯随机抽样，将如何获得这 300 名调查对象？

2. 除单纯随机抽样设计外，本调查还可以采用哪些随机抽样方法？

3. 请列出不同抽样方法的适用范围及注意事项。

 案例分析 3

研究背景： 某市总人口 220 余万，下辖 4 区 3 县。2001 年 11 月该市疾病预防控制中心为了解该市传染病疾病监测报告质量，根据《全国法定传染病漏报调查方案》的具体要求，在全市范围内组织开展了居民法定传染病漏报调查。

研究内容：（1）各区、县将本辖区大致分为东、南、西、北、中 5 个片区，每片区抽取 1 个乡镇、街道，每个抽中的乡镇、街道，再抽取 1 个村、居委会作为调查单位，挨户调查，了解 2001 年 1 月 1 日 – 10 月 31 日发生的法定传染病发病及就诊报告情况。要求每县、区调查人数不少于 5000 人，查出的各种法定传染病总数不少于 30 例。如果调查单位样本量不足，调查前用相邻村、居委会人口补足样本。

（2）调查员对居民进行家庭访视，通过询问了解被医院诊断为法定传染病者。如有患过法定传染病而未去医院就诊者，则可按"法定传染病临床诊断参考依据"规定的指标，详细询问后做出回顾性诊断；再到有关疾病预防控制部门核对卡片或登记，凡无记录者为某病漏报病例。调查前对县、区级调查员进行培训，统一调查时间、内容、方法、表格和具体要求，由市疾病预防控制中心负责对各县、区调查的质量控制和督导。

（3）调查主要结果见实训表 2 – 1 和实训表 2 – 2。

实训表 2 – 1　2001 年 1 – 10 月某市各县、区居民法定传染病漏报调查统计

县区	调查人数	查出数	报告数	漏报数	漏报率（%）
城市一区	5420	31	31		
城市二区	3195	30	27		
城市三区	5013	31	30		
城市四区	5321	31	26		
农村一县	7500	30	23		
农村二县	10282	32	25		
农村三县	5293	30	19		
合计	42024	215	181		

实训表 2 – 2　2001 年某市传染病漏报病例医疗单位分布

医疗单位	查出数	报告数	漏报数	漏报率（%）
市级及市级以上医院	113	109		
县（区）级医院	54	50		
乡镇（厂矿）医院	24	22		
村（个体诊所）卫生室	3	0		
未就诊	21	0		
合计	215	181		

思考问题：

1. 该调查采用的抽样方法及优缺点有哪些？

2. 计算并完成上述两个空表格空缺部分，并结合相关数据进行结果分析。

3. 该市 2001 年 1—10 月法定传染病总报告发病率为 430.71/10 万，结合本次调查情况进行分析。

4. 本调查中，将发现的未就诊居民传染病案例纳入统计分析是否合适，请分析。

案例分析 4

某医科高等院校地处某市新建高新科技产业园区，地理位置较偏远，与市中心交通往来不是十分便利，生活相对独立，有在校学生 15000 余人。该校预防医学专业 4 年级学生，在学习《流行病学》关于慢性非传染性疾病相关章节后，认识到过多食盐的摄入对健康的危害。正逢该校开展课外学生科研活动，该专业 5 名学生组成一个科研小组，拟对该校两个食堂食盐的消耗情况进行调查，了解在校学生的食盐摄入情况。

思考问题：

1. 该科研小组的设想属于何种研究设计？有何优缺点？

2. 该小组要开展该项研究，还需要调查了解哪些内容？

案例分析 5

【课题】某省糖尿病流行特征的调查

（一）研究背景

糖尿病（diabetes mellitus，DM）是一种由多种环境因素和遗传因素联合作用而导致的一种高血糖状态的疾病，病变累及心、肾、肝、眼等器官，其分布遍及世界各地，已成为一种全球性的慢性非传染性疾病，严重威胁人类健康。某省是我国经济和社会发展水平相对较发达的地区之一，随着经济的发展，人民生活水平有了很大的提高，平均寿命已接近发达国家水平，传染性疾病在全省范围内已得到较好的控制，而恶性肿瘤、心脑血管疾病和糖尿病等慢性非传染性疾病已成为影响居民健康的主要疾病。作为"中国糖尿病流行特征的研究"的协作省份之一，为了解该省 20 岁以上社区居民糖尿病的分布情况及其影响因素，于 1996 年 10 月至 1997 年 1 月开展了本项研究。

思考问题：

1. 这是一种什么性质的流行病学研究？其属于描述性的还是分析性的？本次调查回答什么问题？

2. 该研究有何特点？应用范围有哪些？

3. 临床上糖尿病主要分为 1 型和 2 型，此次只调查 2 型糖尿病的流行特征，为什么？

（二）调查设计

1. 调查方法和对象

按中国糖尿病流行特征的研究操作指南的统一要求，进行分层整群抽样调查。根据该省省情，首先选择省会城市，再按经济社会发展水平随机抽取一个中等城市、一个小城市、两个相对发达县、一个相对不发达县作为地区样本。省会城市和小城市再按照经济社会发展水平的高低，各随机选择两个区，每个区各随机选择一个社区居民委员会；中等城市选择两个区，每个区各随机选择两个社区居民委员会作为调查现场。一个相对发达县选择四个行政村，另两个县各随机选择两个镇（乡），每个镇（乡）选择镇（乡）政府所在地并随机选择一个行政村作为调查点。共计 20 个社区居民委员会、镇（乡）政府所在地和行政村。调查对象为所有在调查点居住 5 年以上的 20 岁以上社区居民。每个调查点调查 480 人，共计 9600 人。

思考问题：

4. 抽样调查的基本原理是什么？如何保证样本具有足够的代表性？

5. 抽样调查的方法有几种？各有何优缺点？

6. 为什么本次调查采用分层整群抽样？

7. 决定抽样调查样本大小的因素有哪些？

8. 查阅文献，假定我国 20 岁以上人群 2 型糖尿病的患病率为 5%，采用单纯随机抽样，则约需调查多大样本？

2. 调查内容及诊断标准

采用"糖尿病流行病学调查表"进行调查，内容包括一般情况、糖尿病病史、糖尿病症状、其他疾病史、糖尿病家族史、吸烟情况、饮酒情况、体力活动、月经生育史、体格检查和血糖测定等。血糖测定采用葡萄糖氧化酶法。糖尿病诊断依据糖尿病病史和口服糖耐量试验（OGTT），按照 1985 年 WHO 标准，即空腹口服 75g 葡萄糖后 2 小时血糖值 ≥200mg/L 为糖尿病（DM），血糖 140～200mg/L 之间为糖耐量低减（IGT）。肥胖程度的划分以体质指数（BMI）为依据，BMI = 体重（kg）／身高（m）^{2}，BMI <18kg/m^2 为低体重，18～25kg/m^2 为正常体重，25～27kg/m^2 为超重，≥27kg/m^2 为肥胖。

思考问题：

9. 试述现况调查的内容如何确定？调查项目如何选择？

10. 试述诊断标准制定对抽样调查结果的影响？

3. 调查培训和质量控制

依据中国糖尿病流行特征的研究操作指南，由负责总课题的流行病学专家对该省省级课题研究人员进行调查培训，再由省级调查负责人对现场调查员、组织者 等人员进行二级培训，达到统一方法，统一标准，统一操作规程，统一质量控制措施。

思考问题：

11. 为何统一质量控制措施？如何保证措施的落实？

（三）调查实施

首先根据派出所的户籍登记表，对每个抽样点 20 岁以上的社区居民全部登记，然后通知被登记居民按要求在指定时间到指定的地点接受调查。在调查过程中出现下列几种情况。

（1）在农村地区由于一些男性青壮年外出打工，导致他们虽被登记但无法接受调查。

（2）个别地区由于事先宣传动员工作比较到位，加上所有的检查都免费，一些没有被登记的居民也主动接受了调查。

（3）某个地区提出，到社区进行调查难度较大，建议是否可以选择某些厂矿，调查全体职工及其家属。

思考问题：

12. 第 1 和第 2 种情况对调查结果有何影响？如何解决这个问题？

13. 对第 3 种情况，负责人不同意上述建议，为什么？

14. 在调查实施过程中可能还会出现哪些偏倚？如何控制？

（四）统计分析方法

所有调查表经校对无误后，通过 EpiInfo 软件录入微机，建立数据库，通过 SAS6.11 软件逻辑检查修改无误后进行统计分析，分析指标包括患病率及其差异的显著性检验、标化患病率、趋势性检验等。

思考问题：

15. 用哪些计算机软件可以建立数据库？

16. 在录入数据过程中可能出现哪些偏倚？如何控制？

（五）结果分析

此次调查共得有效样本 8734 人，应答率 90.98%（8734/9600），其中男性 3679 人，女性 5055 人，男女性别比 1：1.37；平均年龄 45.49 岁。共确诊糖尿病病人 508 人，男性病人 170 人，女性病人 338 人。其中既往有糖尿病史者 261 人，新诊断糖尿病病人 247 人，即 48.62% 的病人已有明显的血糖升高而未能被及时诊断。IGT 病人共 513 人，其中男 195 人，女 318 人。该省 20 岁以上社区居民糖尿病和 IGT 的粗患病率分别为 5.82%、5.87%，按 1982 年全国人口年龄构成标化患病率分别为 4.63% 和 5.07%。

思考问题：

17. 上述糖尿病和 IGT 粗患病率如何计算？

18. 按全国人口年龄构成计算标化患病率的意义何在？

案例分析6

【课题】 上海肝炎暴发调查

（一）概况

1988 年 1 月 19 日，上海市急性病毒性肝炎疫情急剧上升（实训图 2 - 1），至 3 月 18 日，发生急性病毒性肝炎 292301 例，罹患率为 40.82‰，为往年发病率的 12 倍，死亡 11 例，病死率 3.76/10 万。以往每年肝炎在春季有发病高峰，一般 2 月开始病例报告增加，3 月最高，4 月开始下降。本次肝炎疫情与往年相比提前 1 个半月，且最高发病数比往年流行高峰日病例数高 53 倍。本次流行的病例黄疸型占 90%，抗 - HAVIgM 阳性率为 95.5%，发病一周内粪便 HAAg 检出率为 68.2%。

思考问题：

1. 如果 1 月底你作为流行病学专家去现场参加调查并处理疫情，你准备做哪些工作？

2. 病例核实诊断后，还需进行哪些调查工作？采用个案调查还是抽样调查？如采用抽样调查，何种抽样方法更为恰当？

（二）流行特征

1. 地区分布 主要流行于上海市的 12 个市区，占全市发病总数的 94.9%，各区疫情和流行曲线较一致。对供应 12 个市区的自来水厂的 1987 年 1—12 月 4354 份管网水和出厂水样的水质检查，按照国家标准检测，包括浊度、细菌总数、大肠埃希菌三项指标进行比较，均符合卫生标准。不同水厂供水范围与地区罹患率无明显差别。市区居民普遍无饮生水的习惯。市区各大专院校的学生和各兵种的指战员均饮用上述水厂的自来水，由该地区自行供水，其甲肝罹患率（3.8%）明显高于周围郊县，但与市区发病无差异。

2. 时间分布 对 292301 例病人发病日统计分析，可见 12 个区同时于 1 月 14 日发病数上升，2 月 1 日达到顶峰，疫情上升曲线呈锯齿型，呈现三个流行高峰，分别是 1 月 20 日、1 月 25 日和 2 月 1 日，流行波持续 30 天，从 2 月 2 日起疫情迅速下降。

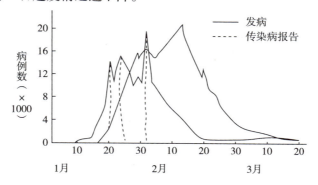

实训图 2 - 1　上海市 1988 年 1—3 月急性病毒性肝炎发病状况

3. 人群分布 病例年龄分布以 20～29 岁罹患率最高（83.02‰），30～39 岁次之（79.24‰），两者合计占病例数的 83.46%，以 50 岁及以上者为最低，发病数占总病例数的 0.26～0.58%。职业分布以工人最多（70.63%），职员次之（占 8.5%）。性别分布为发病率男女比为 1.26∶1。病例的家庭聚集性表现为 11% 的家庭有 2 人或以上同时发病。

思考问题：

3. 从以上疾病的三间分布能否找到可疑的病因线索，形成初步的病因假设？

4. 请联系本案例讲述现况研究的主要目的和用途？

5. 现况研究的调查方法有哪些？分别的适用条件？

实训三　分析性研究

答案解析

第一节　队列研究

学习目标

知识目标

1. 掌握队列研究的概念与特点；队列研究资料的整理分析，包括发病指标（累计发病率和发病密度）与关联强度的计算及流行病学意义。

2. 熟悉队列研究的选择与研究目的、研究类型及其选择；熟悉队列研究的优缺点。

3. 了解队列研究的实施步骤、随访方法、人年计算的显著性检验。

能力目标

1. 能根据研究目的进行队列研究暴露因素和研究对象的选择，确定随访时间与方法。

2. 会分析偏倚的来源并进行质量控制；会进行样本量的估算。

素质目标

通过学习，培养学生的科研思维和团队协作精神；厚植队列随访过程中吃苦耐劳和精益求精的职业精神。

案例分析1

研究背景：20 世纪 30 年代至 50 年代初，医学界盛行用人工气胸术（将空气注射入胸膜腔）治疗肺结核。气胸通常须维持 2～3 年，隔一定时间就须注入空气补充，而每次补充前都须用 X 线胸透观察肺萎陷程度，因此病人的胸部长期多次受到相当剂量的 X 线照射。

研究内容：评估胸部 X 线透视与以后发生乳腺癌的关系，Boice JD 等（1977）选择 1930—1954 年间曾在美国马萨诸塞州的几个肺病疗养院中住院治疗肺结核的女性作研究对象。其中包括接受过气胸疗法的 1047 名，其他疗法的 717 名，年龄 13～40 岁。调查时，505 人已死，113 人失访，两组失访率相近（5.2% 与 8.2%）。两组乳腺癌的发生情况见实训表 3-1。

实训表 3-1　肺结核女病人按不同疗法的乳腺癌发生情况

疗法	人数	乳腺癌		
		观察数	预期数*	率（每 1000 人/年）
人工气胸	1047	41	23.3	1.5
其他	717	15	14.1	0.8

预期数根据康涅狄克州女性年龄别乳腺癌发病率计算

气胸组的 $SMR = 100 \times 41/23.3 = 176$（$SMR$ 指标化死亡比），气胸组的发病率比其他疗法组高出近1倍（$RR = 1.9$）。观察数与期望数的差异 $\chi^2 = 12.7$，$P < 0.001$。结果提示长期多次受小剂量 X 线胸部照射的女性 10~15 年后乳腺癌发生率较高。

思考问题：

1. 本案例属于哪一种流行病学研究？请说出你的理由？

2. 队列研究有哪些类型？其各自的特点是什么？

3. 队列研究中常用的发病强度指标有哪些？各自的适用条件是什么？

案例分析2

20 世纪上半叶英国肺癌的死亡率呈迅速上升趋势，而且与烟草的消耗量呈平行关系，这种分布特征使卫生工作者意识到肺癌与吸烟之间可能存在联系。英国医师 Doll 与 Hill 从 1948 年开始进行了吸烟与肺癌关系的病例对照研究，发现肺癌病人中吸烟比例明显高于对照组，提示吸烟有可能是肺癌的病因。在此基础上，他们于 1951—1976 年，对居住在英国国内的注册医生进行了长达 20 余年的前瞻性队列研究。在 1956 年进行的阶段性总结结果显示：吸烟者和不吸烟者肺癌的死亡率分别为 0.90‰ 和 0.07‰，相对危险度（RR）为 12.9，且随着吸烟量的增加 RR 值逐渐增大，提示吸烟是肺癌的可能病因。

思考问题：

1. 队列研究的基本原理是什么？

2. 该研究属于什么研究类型？有何优缺点？

3. 在该研究设计和实施中应注意哪些主要问题？

4. 如何揭示吸烟与肺癌的关联强度？

案例分析3

在研究胆固醇与冠心病关系前瞻性队列研究中，将研究人群按照不同的血清胆固醇水平分为 5 个亚组，随访 5 年后的观察结果见实训表 3－2。

实训表 3－2　胆固醇与冠心病前瞻性队列研究结果

血清胆固醇（mg/dl）	观察人数	病例数	累计发病率（%）	RR	AR（%）	$PAR\%$
114 ~	209	2	0.96			
194 ~	209	11	5.26			
214 ~	209	14	6.70			
231 ~	209	26	12.44			
256 ~	209	32	15.31			
合计	1045	85	8.31			

思考问题：

1. 根据实训表 3－2 资料，以血清总胆固醇 114~193mg/dl 组作为参照组，分别计算各暴露水平组的 RR、AR、$AR\%$，请将计算结果填入相应的空格。

2. RR、AR、$AR\%$ 的含义是什么？

3. 简述 RR 与 AR 的流行病学意义的区别与联系。

4. 根据你的计算结果可得出什么结论？

案例分析 4

实训表 3-3 显示了美国弗明汉地区 35~44 岁男性人群中几种冠心病危险因素的相对危险度（*RR*）与人群暴露比例（*Pe*）的资料。

实训表 3-3　弗明汉 35~44 岁男子几种冠心病危险因素的 *RR* 与 *PAR*%

危险因素	*RR*	*Pe*	*PAR*%
收缩压≥180mmHg	2.8	0.02	
X 线显示心脏扩大	2.1	0.10	
吸烟	1.9	0.72	

思考问题：

1. 请根据实训表 3-3 中的数据，计算各危险因素的人群归因危险度百分比（*PAR*%）并将计算结果填入表中对应空格。

2. *PAR*% 与 *AR*% 有何区别？它们各自的含义是什么？

3. 简述相对危险度（*RR*）、人群暴露比例（*Pe*）与人群归因危险度百分比（*PAR*%）三者之间的关系，并对你的计算结果进行解释。

案例分析 5

对某地焊工和造船工的死亡情况进行回顾性队列研究，得到观察结果如实训表 3-4 所示。

实训表 3-4　焊工和造船工的死亡情况进行回顾性队列研究结果

年龄	人数	死亡数	死亡率‰
焊工			
40~49	3000	3	1.00
50~59	2000	4	2.00
合计	5000	7	1.40
造船工			
40~49	1000	0	0.00
50~59	750	1	1.30
合计	1750	1	0.57
标准人群			
40~49	2000	1	0.50
50~59	2000	4	2.00
合计	4000	5	1.30

思考问题：

1. 请计算焊工的 *SMR*。

2. 请计算造船工的 *SMR*。

案例分析 6

1945 年，有一项研究调查了某手表厂表盘车间涂夜光的女工 1000 名和女话务员 1000 名，然后追踪观察并比较了她们从 1945—1975 年骨瘤发生率。结果 30 年间表盘车间女工发生了 20 例骨瘤，话务员中发生了 4 例骨瘤。请用此资料回答下列问题。

1. 请计算表盘车间女工发生骨瘤的相对危险性。

2. 请计算表盘车间女工发生骨瘤的 *AR%* 。

案例分析7

假定吸烟引起冠心病死亡和肺癌死亡的相对危险度（*RR*）分别是 4 和 10，人群中冠心病和肺癌的死亡专率分别为 10/10 万和 2/10 万。

思考问题：

1. 问吸烟与哪种疾病联系强度大？请说明你判断的依据。
2. 吸烟引起哪种疾病死亡造成的危害更大？请说明你判断的依据。

第二节　病例对照研究

学习目标

知识目标

1. 掌握病例对照研究的基本原理，匹配的原理和方法，病例对照研究中常见的偏倚，OR 的含义。
2. 熟悉病例对照研究的类型、影响样本大小的因素、病例对照研究的优缺点。
3. 了解病例对照研究的一般步骤、病例对照研究的几种衍生类型、分层分析的概念和基本步骤。

能力目标

1. 会根据研究目地正确的选择病例与对照；能进行病例对照研究中常见的偏倚的控制。
2. 会估计样本大小。
3. 能进行 OR 指标的计算并解释其流行病学意义；会进行分层分析。

素质目标

培养促进人群健康和疾病预防控制的职业责任；培养能思辨，懂哲理的思维方法；养成不怕吃苦、精益求精的工作作风。

案例分析1

为了研究吸烟和户外工作（日晒）对唇癌发生的影响，对 50～69 岁唇癌病人和作为对照的皮肤癌病人进行了比较，结果见实训表 3－5。

实训表 3－5　唇癌与吸烟及日晒的观察结果

	唇癌	皮肤癌
吸烟，户外工作	51	6
吸烟，户内工作	24	10
不吸烟，户外工作	15	8
不吸烟，户内工作	3	5

思考问题：

1. 该研究设计属于哪一类流行病学研究？
2. 请就对照组的选择进行讨论。病例与对照选择的基本原则是什么？
3. 请计算户外工作与户内工作相比较唇癌的相对危险度。
4. 按吸烟分层后，比较户外工作与户内工作相比较唇癌的相对危险度。
5. 计算吸烟与不吸烟唇癌的相对危险度。
6. 按户内户外分层后，再计算吸烟与不吸烟唇癌的相对危险度。
7. 计算户外工作吸烟者与户内工作不吸烟者的相对危险度。

8. 请就上述结果作出解释，对照组的选择对结果可能产生什么影响？

 案例分析2

现计划进行一项病例对照研究，以调查饮酒与心肌梗死的关系。病例选自某医院的心脏科。对照的选择有两种方案：一是由事故所致外伤病人组成，他们均为该院急症患者；二是由医院管辖区人群的一个代表性样本组成。

1. 哪个对照组将产生较大的 OR？
2. 对这类调查选择对照组应当注意什么？
3. 请设计一个适宜的对照组。

 案例分析3

现在要探讨饮用咖啡是否引起膀胱癌，请设计一个病例对照研究。

1. 如果采用匹配的病例对照研究，对照应就下述哪些变量与病例进行配比：年龄、性别、饮用咖啡浓度、咖啡加糖和吸烟，请说出你的理由。
2. 如果进行调查，需要询问近期咖啡应用情况吗？
3. 你会对查阅并总结梳理每个病例的病理报告感到厌倦吗？
4. 如果用医院病例做对照，应当避免具有何种特殊疾病的病人？

 案例分析4

在一项病例对照研究中，调查了病例和对照有关饮食、吸烟和饮酒习惯的情况。这些因素被怀疑在该病发病中有重要作用。病例为某特定人群中一年内出现的该病全部病例，若对照从该年内出现的其他严重疾患的病人中而不是该特定人群的健康者中选择。

1. 这种对照选择的优点是什么？
2. 这种对照选择的缺点是什么？
3. 选择对照的目的是什么？

 案例分析5

为了检验患肺癌病人与非肺癌病人在吸烟习惯方面或其他如大气污染等方面是否存在差异，开展了一项病例对照研究。通过问卷调查获得病例组和对照组病人相关信息后，进行了资料的分析。首先比较了病例组和对照组在性别、年龄、调查地点、居住地以及社会地位等方面的均衡性。结果显示：病例组和对照组在性别、年龄以及调查地点构成上完全一致。社会地位有所不同，但差别无统计学意义（$\chi^2 = 5.28$，$0.20 < P < 0.30$）。随后，比较了男性肺癌病例组和对照组在发生现患疾病前的吸烟状况，结果见实训表 3 - 6。

实训表 3 - 6　男性病例组和对照组吸烟状况比较

吸烟状况	病例	对照	合计
吸烟	1350	1296	2646
不吸烟	7	61	68
合计	1357	1357	2714

进一步对男性肺癌病例组和对照组的每日吸烟量进行了比较，结果见实训表 3 - 7。

实训表 3 – 7　男性病例组和对照组平均每日吸烟支数比较

每日吸烟支数	病例	对照	合计
0	7	61	68
1 ~	565	706	1271
15 ~	445	408	853
25 ~	340	182	522
合计	1357	1357	2714

思考问题：

1. 比较病例组和对照组在性别、年龄、调查地点、居住地以及社会地位等方面是否相似的目的是什么？

2. 根据实训表 3 – 6，分别计算病例组中吸烟和不吸烟的比值，对照组中吸烟和不吸烟的比值，并计算比值比（OR）。

3. 从吸烟与肺癌关系的比值比中，你能得出什么结论？

4. 根据实训表 3 – 7，以不吸烟为参照，计算不同吸烟水平的比值比，并解释该结果。

案例分析6

Doll 和 Hill 完成的关于吸烟与肺癌关系的病例对照研究中，病例组来源于住院病人中的被确诊为肺癌的新病例，而对照组则来源于同一医院或同期住院的非肺癌病人。

思考问题：

1. 选择住院的肺癌病人作为病例，是否能代表患有肺癌的全部人群？

2. 选择住院的非肺癌病人作为对照，是否能代表不患有肺癌的一般人群？

3. 它们将如何影响研究结果？如何提高研究对象的代表性？

案例分析7

某人进行了幽门螺杆菌感染与胃癌关联的研究。在其研究对象中，胃癌病人和对照均有该菌感染者共 40 对；胃癌病人和对照均无感染者 70 对；胃癌病人有感染而对照无感染者共 90 对；胃癌病人无感染而对照有感染者共 30 对。

思考问题：

1. 请问该研究是何种类型的研究？

2. 该方法有何优缺点？

3. 请列出规范的分析表格。

4. 对该研究进行合适的分析，并解释该结果。（不要求进行统计学检验）

案例分析8

某地研究链球菌感染与风心病的关系，调查了风心病病人和正常对照组人群过去链球菌的感染情况，结果见实训表 3 – 8。

实训表 3 – 8　链球菌感染与风心病的研究结果

	风心病病人	正常对照组	合计
有链球菌感染史	49	51	100
无链球菌感染史	32	273	305
合计	81	324	65

思考问题：

1. 该研究是哪一种流行病学研究方法？

2. 计算风心病病人和正常人链球菌的感染率。

3. 风心病病人和正常人链球菌的感染率有无统计学差别？

提示：$\chi^2_{0.05}$（1）$= 3.84$，$\chi^2_{0.01}$（1）$= 6.63$

$$x^2 = \frac{(ad - bc)^2 n}{(a + b)(c + d)(a + c)(b + d)}$$

当四格表一个各自的理论频数 $1 \leq T < 5$，但总例数 $N \geq 40$，则使用连续性矫正公式：

$$x^2 = \frac{(|ad - bc| - n/2)^2 n}{(a + b)(c + d)(a + c)(b + d)}$$

4. 计算链球菌感染与风心病发病的联系强度。

5. 结合"问题3"和"问题4"你能得到什么结论？

实训四　筛检和诊断试验评价

答案解析

 学习目标

知识目标

1. 熟悉筛检试验的应用原则。

2. 掌握评价筛检试验的指标及其计算方法。

3. 熟悉各指标间的相互关系和筛检的策略。

4. 掌握筛检试验的影响因素。

能力目标

能运用筛检的基本知识进行筛检项目评价，诊断社会公共卫生问题。

素质目标

通过学习，培养学生严谨求实的科学态度。

问题 1　结合下列疾病讨论筛检试验应用的原则。

1. 宫颈癌

2. 高血压病

问题 2　结合问题 1 中关于宫颈癌和高血压的讨论，你如何看待筛检试验中假阳性与假阴性的问题？

体格检查和音频测试（audiometric test）同时用于 500 名被怀疑为有听力障碍者的检查，其中有 300 名为真正的听力障碍者。两种方法检查结果如实训表 4 - 1、实训表 4 - 2 所示。

实训表 4 – 1　体格检查结果

体格检查	听力障碍	
	病人	非病人
阳性	240	40
阴性	60	160

实训表 4 – 2　音频测试结果

体格检查	听力障碍	
	病人	非病人
阳性	270	60
阴性	30	140

问题 3　与体格检查结果比较，音频测试

a. 同样的敏感和特异

b. 更不敏感，也更不特异

c. 更不敏感，但更特异

d. 更敏感，但更不特异

e. 更敏感，也更特异

问题 4　两位儿科医生分别用两种方法检测儿童链球菌感染。甲医生采用咽试子培养试验，敏感度为 90%，特异度为 96%。乙医生采用一种新的检测方法，敏感度和特异度均为 96%。如果对 200 位患儿进行两种方法的检测，下列哪项正确？

a. 甲医生比乙医生能发现更多的链球菌感染者

b. 甲医生比乙医生发现的链球菌感染者少

c. 甲医生比乙医生能发现更多的未感染者

d. 要有链球菌的感染率才能知道哪位医生发现更多的链球菌感染者

问题 5　某筛检试验应用于两个人群，结果发现 A 人群中的假阳性比例要高于 B 人群，下列选项哪个为最可能的解释？

a. 无法解释为什么会有这种差别

b. A 人群中筛检试验的特异度更低

c. A 人群中疾病的患病率更低

d. A 人群中疾病的患病率更高

e. A 人群中筛检试验的特异度更高

临床上前列腺癌的检测方法之一是直肠指检，若触及不规则结节样变或触及硬块则直肠指检为"阳性"。李医生是位市级医院的泌尿科专家。他收集了近年来他所收治的 300 名因尿路阻塞症状入院的男性病人的直肠指检和随后的组织活检结果。所有直肠指检是在不知道活检结果下进行的。假定活检结果可以完全正确诊断前列腺癌。实训表 4 – 3 是两种方法比较的结果。

实训表 4 – 3　两种方法比较的结果

直肠指检	活检结果		合计
	前列腺癌	非前列腺癌	
阳性	48	25	73
阴性	21	206	227
合计	69	231	300

问题 6　直肠指检在这些病人中应用的敏感度、特异度为多少？

问题 7　在这些病人中，直肠指检的阳性预测值、阴性预测值为多少？

问题 8　小王是一位基层保健医院的医生，他考虑对前来就诊的病人中所有 50 岁以上的男性，不管有无症状，均进行一年一次的直肠指检。小王查阅文献，估计 50 岁以上的男性前列腺癌患病率为 0.5%。假设小王进行的直肠指检的敏感度、特异度同李医生相同，请问小王检查阳性的病人中有多少比例为真正的前列腺癌病人（请用具体数据说明）？这一比例跟市级医院李医生的结果相比是高还是低？并请分析原因。

问题 9　假设我们将敏感度为 99%，特异度为 95% 的试验应用于 10000 人群中筛检某疾病，请完成下列表格（实训表 4-4）。这一结果说明了什么？

实训表 4-4　患病率与阳性预测值的关系

筛检试验：敏感度 =99%，特异度 =95%

人群患病率	筛检结果	金标准		合计	阳性预测值
		病人	非病人		
1%	阳性	99	495	594	
	阴性	1	9405	9406	PV + =
	合计	100	9900	10000	
5%	阳性	495	475	970	
	阴性	5	9025	9030	PV + =
	合计	500	9500	10000	

问题 10　某筛检方法敏感度和特异度均为 50%，在患病率为 20% 的 1000 人中进行筛检，得阳性预测值为 20%。如果把方法的敏感度提高至 90%，特异度不变，在同样人群中进行筛检的阳性预测值为多少？

问题 11　如果把方法的特异度提高至 90%，敏感度不变，在同样人群中进行筛检的阳性预测值又为多少？

问题 12　请比较问题 10 和问题 11 的结果并作分析。

肝细胞癌病人的中小扁豆凝集素结合型 α - 抗胰蛋白酶（LCA - α - AT）占总 α - AT 的百分率明显高于正常人。假设在一现患率为 40/10 万的人群中，同时检测血清中甲胎蛋白（AFP）含量与 LCA - α_1 - AT 百分率（以 19% 为筛检阳性标准），联合两种试验筛检肝细胞癌，结果如实训表 4 - 5 所示。

实训表 4 - 5　LCA - α1 - AT 和 AFP 检测联合筛检正常人和肝细胞癌病人结果

试验结果		金标准		合计
LCA - α_1 - AT	AFP	病人	正常人	
+	-	8	954	962
-	+	1	763	764
+	+	30	46	76
-	-	1	98197	98198

问题 13　请分别计算各单项筛检方法和串联或并联筛检方法的敏感度、特异度和阳性预测值，完成下列表格（实训表 4 - 6）。

实训表 4 - 6　应用不同筛检方法的筛检结果

筛检方法	敏感度	特异度	阳性预测值
单项 LCA - α_1 - AT 检测			
单项 AFP 检测			
串联两项试验进行筛检			
并联两项试验进行筛检			

问题 14　与单项试验比较，出联和并联这两种联合试验对上述指标有何影响？

筛检试验常常是分阶段、分步骤进行的。第一步往往采用价廉、方便、容易被大家所接受的方法。第一步检测阳性的人重作下一步检查。第二步的检测方法往往更昂贵，有时还会有一定的侵入性，但往往也且有事言的敏感度和特异度。第二步检测阳性的人最终被判为阳性，两步检测中阴性的人都判为阳性，这样计算的敏感度称为净敏感度（net sensitivity），特异度称为净特异度（net specificity）。

假定在 10000 人中进行糖尿病的筛检，估计该人群糖尿病的患病率为 5%。

问题 15　第一步进行血糖水平检测，方法敏感度为 70%，特异度为 80%。请列出血糖试验的四格表。

问题 16　血糖试验阳性的再进行葡萄糖耐量试验检查，该方法的敏感度为 90%，特异也为 90%。请列出糖耐量试验的四格表。

问题 17　请计算净敏感度和净特异度。

某日，市消防队长拜访了某医科大学的心血管病专家，因为消防队保健医生读了一篇发表在权威医学杂志上的报道，该报道说某种电子心动描记图的发现（electron cardio graphic finding）可以很好地预测严重的、用通常方法难以发现的冠心病。根据这一文章，消防队的保健医生把许多年轻力壮的消防员认定为不能胜任工作。这位心血管病专家读了文章后，发现文章中的研究是在住院病人中进行的。

问题 18　你能帮消防队长解决这一问题吗？

张医生是位内科医生，最近他参加了医院保健科组织的每年一次的体格检查，其中一项检查是大便隐血试验。张医生的 3 份标本中有 1 份是阳性的。化验室的技师告诉张医生，这样的结果没有任何意义，因为在他进行的那么多的化验中总有不少假阳性发生。张医生又做了一次化验，这一次 3 份标本都是阴性。然而，察觉到张医生仍对此解释有疑义，因此，化验室的技师介绍张医生去看一位胃肠病学医生。这位医生说，就他的经验而言，阳性结果是很严重的。这样的结果几乎总与胃肠病理上的病变有关。随后的阴性化验结果并不说明什么，因为病人可能患有只是偶尔出血的肿瘤。

问题 19　你同意化验室技师的意见还是胃肠病学医生的看法？

实训五 突发公共卫生事件案例分析

答案解析

学习目标

知识目标

1. 掌握现场调查思路和内容。
2. 熟悉突发公共卫生事件的特点和应急处理原则。
3. 了解影响突发公共卫生事件发生发展因素。

能力目标

能运用流行病学思维进行突发公共卫生事件的现场调查、原因分析并提出控制措施。

素质目标

通过学习，帮助学生树立把维护人民健康权益放在首位的理念，培育团队协作意识和协调沟通能力。

案例分析 1

2019 年 6 月 20 日，某县疾病预防控制中心通过监测发现该县 A 镇发生甲肝疫情，共 10 名病例，年龄 5 ~ 15 岁，5 名初中学生，5 名小学学生。病人主要临床症状和体征包括皮肤黄染、巩膜黄染、发热、食欲减退、厌油、恶心、呕吐、腹痛、尿黄等，其中 8 例病人 ALT 增高（最高 1099U/L，正常值 40 以下）。病例最早发病日期为 6 月 10 日。该县去年共有 42 例甲肝病例，该镇 1 例。该县疾控中心立即派出工作人员赶赴现场调查核实疫情，并提出处理意见，现场指导和进行疫情的进一步调查处理工作。

为搜索病例，调查组制定了疑似病例和确诊病例定义，其中疑似病例的定义为：2019 年 4 月 27 日以来居住或来过 A 镇的居民同时满足以下二个条件者：①出现无其他原因可解释的发烧、乏力、纳差、厌油、腹胀、肝区痛中的任何两项者，或巩膜黄染、皮肤黄染、尿黄中的任何一项者；②肝功能检查谷丙转氨酶（ALT）2 倍以上升高。确诊病例：疑似病例 + 甲肝 IgM（＋）。在制定了病例定义后，调查组根据制定的病例定义开展了病例搜索，并指定镇卫生院和县医院是检查和收治甲肝病例的定点医院。从 20 日发现疫情后，该镇每日均有新病例报告，截至 6 月 30 日，已达 48 例，病例主要集中在该镇三所学校中的学生（镇中心小学、镇初中和镇高中），尤其以中心小学的学生为主，幼儿园无病例发生。

从 4 月以来，三所学校间均没有共同聚餐史，也未举行过大型的集体活动。卫生条件尚可，三所学校的食堂厨师均有健康体检证。通过统计在校吃饭的学生和不在校吃饭的学生，计算出两组学生的罹患率发现，在校吃饭为保护性因素。

调查组又了解了镇里的供水情况。A 镇绝大多数居民和单位的生活饮用水由镇水厂提供，还有少部分居民使用自家的井水。镇中心小学、镇初中、镇高中和幼儿园等学校均由镇水厂供水，无二次供水设施。中心小学的学生上学通常从家中带水喝。镇初中和高中都有烧热水的锅炉房，学生可以烧开水喝。在高中约一半以上班级中还备有饮水机，饮用水为订购矿泉水或从学校附近的井中打水后在饮水机中烧开喝，没有饮水机的班级使用学校锅炉房烧开水喝，偶尔从教师办公室饮水机中接水喝。

在访谈病例时，了解到学生们在放学回家的路上经过街上的小店，经常买零食吃。中心小学就位于街道的中间位置，出门后可以接触到很多小店铺。另外，有两个特殊病例提供了一些重要的信息：两个病例是住在中心场镇外的某村庄的村属小学的儿童，曾在可疑暴露期间来过中心场镇赶集一次，在赶集期间曾在街上购买并食用一家店铺的刨冰。通过开展病例对照调查，发现食用刨冰为危险因素，进一步开展制作刨冰店铺调查，对工作人员健康状况，店铺卫生状况，刨冰制作流程进行调查，同时采集相关标本。检测结果显示店铺用于制作刨冰的井水细菌总数和大肠菌群总数严重超标，甲肝病毒核酸 PCR 检测阳性。

根据病例的临床表现、实验室检测结果、流行病学特征，确定本次疫情为一起由食品污染导致的甲肝暴发，由于制作刨冰的井水受到甲肝病人粪便污染所致。

思考问题：

1. 在突发公共卫生事件处置中，如何运用流行病学方法开展调查？

2. 开展现场调查的目的主要有哪些？

3. 病例搜索的方法和途径有哪些？针对本次甲肝暴发，你打算采取哪些具体的搜索方法？

4. 对病例需要使用统一的个案调查表开展调查，主要搜集信息应包括哪些方面？

5. 开展卫生学调查时，调查内容会因不同病因假设而异，经食物、经水、人传人不同的假设，调查重点分别是什么？

6. 在开展现场处置时，如何制定、实施和评价控制措施？

 案例分析 2

2023 年 8 月 12 日，某省疾控中心接到市疾控中心报告：该市一所职校自 8 月 8 日起，有 100 多名学生出现腹泻症状。该学校学生与教职员工共 2400 多人。病例临床表现主要包括腹泻、腹痛、恶心、呕吐和发热等，粪便性状为黄色水样便。血常规检查：WBC 升高，中性粒细胞升高。疾控机构立即派出专家赶赴现场调查核实疫情，并提出处理意见，现场指导和进行疫情的进一步调查处理工作。

疾控机构调查人员到达现场，了解到全校有 5 个系，16 个年级。共有学生 2376 人，其中男生 1367 人，女生 1009 人。教师 86 人，食堂从业人员 24 人。对疫情进行核实后，制定了病例定义，经流调排查，截至 2023 年 8 月 15 日 24 时，共发现病例 349 例，其中学生 343 例（男生 233 例，女生 110 例）分布在不同院系的不同班级，食堂从业人员 5 例，教师 1 例，总罹患率为 14%（349/2486），无住院及死亡病例。病例的主要临床表现为腹泻（100%）、腹痛（80%）、呕吐（29%）、发热（18%），体温为 37.5～38.9℃，头痛/头晕（55%）、恶心（51%）。腹泻粪便性状主要为黄色水样便（84%），1% 病例出现血水样便。对病例病程进行调查发现：病程中位数 7 天（范围 2～18 天）。60% 病例就诊，8% 输液治疗，有 40% 未经治疗自行好转。

学校供水来源为城镇管网自来水，学生和教师日常饮用水为桶装水，桶装水公司在 8 月 4 日和 8 日分别给该校送过批号为"20230803"和"20230807"的桶装水各 300 桶，同批号的 7700 桶水还同时供应给另外 8 所大学，经询问，均未发现类似疫情。另外，教师也同饮该 2 个批号桶装水。

学校食堂有洗菜间、凉菜加工间、热菜加工间，生、熟砧板分开，卫生尚可。油、米、肉等原料每月进 1 次，均有供货相关凭证。查看 4 名主厨双手，未发现化脓灶。食堂 1 名从业人员自 8 月 10 日出现腹泻腹痛症状，考勤无病假记录。

对教师和厨师的访谈，了解到学校有专门的教工食堂，教师在教工食堂就餐，与学生分开就餐。厨师在学校食堂就餐，与学生的菜谱基本相同。唯一的教师病例提供了一些重要的信息，8 月 9 日傍晚，由于访谈时间较晚，教工食堂已结束供餐，该教师曾在学生食堂就餐，后来出现腹泻症状。

调查人员在学校中开展了病例对照研究，选取病例 118 例，选取在校的未患病学生作为对照。共收集 354 份问卷，病例 118 例，非病例 236 例，经统计分析，提示食用凉拌黄瓜为危险因素。调查组进一步调查了凉拌菜的制作情况，并对食堂进行调查。食堂统一在农贸批发市场购买制作凉拌菜所需的蔬菜，该农贸批发市场还同时给本市的 6 所其他学校供应蔬菜，其他学校未报告腹泻病例。蔬菜购买回来会在专门的洗菜池清洗，并于午餐和晚餐前提前备好。经询问制作凉拌菜的厨师得知，学生食堂 8 月 8 日凉菜间冷藏设备曾出现故障，经多次维修，在 10 号中午后恢复正常。故障期间凉拌菜制作好后，会在室温下放置 2 个多小时。此外 8 月 8 日 - 10 日学生食堂管网出现爆管，暂停供水。停水期间，蔬菜没有在洗菜池清洗，而是使用蓄水池水清洗。食堂蓄水池约 3m³，在停水时用于供应洗菜和煮饭，水源来自城镇管网自来水。蓄水池每月清洗两次，但未做任何消毒措施。蓄水池底部有一个排水孔，用软木塞塞住，但密封不严实，一直漏水。食堂的污水、污物排放通道紧挨蓄水池（间隔 10cm），排污通道排水不够通畅。据食堂工作人员介绍，排污通道在修建时，里面的水泥面没有修整平整，有大块水泥堵塞通道，污水和污物有时会溢出，并能通过蓄水池下面的排水孔反流入蓄水池中。工作人员反映，8 日曾发生排污通道堵塞，污水和污物溢出，蓄水池外壁被污水漫过约 10cm。

共采集了 30 例腹泻病人的粪便标本，进行霍乱弧菌、副溶血性弧菌、伤寒杆菌、副伤寒杆菌、弯曲菌、致泻性大肠埃希菌、肠产毒性大肠埃希菌、肠出血性大肠埃希菌、肠侵袭性大肠埃希菌、肠黏附性大肠埃希菌、志贺菌、沙门氏菌、金黄色葡萄球菌、嗜水气单胞菌、轮状病毒、肠道腺病毒、札如病毒、星状病毒、诺如病毒检测。对蓄水池的水以及自来水厂的进、出厂水分别采样，检测微生物学指标。检测结果显示：腹泻病例中 1 例检出诺如病毒（该学生 8 月以来在校外实习，无校内进餐史，实习期间在该市家中居住）；6 例病人粪便培养出嗜水气单胞菌，其他沙门氏菌、志贺氏菌、副溶血弧菌、霍乱弧菌、伤寒杆菌、副伤寒杆菌、弯曲菌、致泻性大肠埃希菌等检测，均为阴性。蓄水池中大肠菌群总数 >1600MPN/ml，超过安全饮用水卫生学标准，提示受到污染。

思考问题：

1. 疾病流行强度的定义是什么？

2. 如何证实存在暴发？

3. 到达现场后，在核实诊断方面需要初步开展的工作有哪些？

4. 多种病原体可引起急性胃肠炎聚集性或暴发疫情，在现场采样时，应采集哪些类型的标本？如何采集？

5. 如何解释实验室结果及在病因判断中的意义？

案例分析3

2022 年 1 月 20 日 10 时左右，某玻璃厂一车间二楼煤气发生炉加煤装置发生故障。维修人员李某和陈某两人佩戴防尘口罩进行维修作业，在维修过程中，李某不小心滑入煤仓，陈某立即呼喊在附近作业的王某和杨某共同进入煤仓救人，4 人相继出现头痛、恶心等症状，并昏倒在地。公司救援人员赶至现场将 4 人救出，送至区中心医院急诊治疗。

辖区疾控中心接到报告后，赴现场进行调查，该玻璃公司工艺流程为：原料进厂→称量、验收→爬坡料斗→窑头料仓→烧火（一氧化碳发生炉）→熔化池熔化→成型→退火等。对发生事故的车间一氧化碳发生炉作业点位进行现场空气样品采集，检测结果为一氧化碳浓度为 37.5mg/m³，超过了国家卫生标准限值。

该 4 名工人送入区中心医院后，予以高压氧舱治疗。结合 4 名病人的职业接触史、临床表现、现场职业卫生调查，诊断为职业性急性一氧化碳中毒。

思考问题：

1. 突发公共卫生事件中，开展流行病学研究有哪些意义？

2. 现场流行病学调查的基本原则有哪些？

3. 辖区疾控中心对事故现场的空气样品开展一氧化碳浓度检测；医院结合病人的职业接触史、临床表现、现场职业卫生调查，诊断为职业性急性一氧化碳中毒。如要明确诊断，还需要对病人进行哪项检测？

4. 通过本次事故用人单位应该在哪些方面加强整改，避免类似事件的发生？

知识链接

急性一氧化碳中毒

职业性急性一氧化碳中毒是指作业人员在作业中较短时间内吸入大量一氧化碳后，引发的以中枢神经系统损害为主的全身性疾病。一氧化碳是一种无色无味的窒息性气体，经呼吸道吸收，通过肺泡进入血液，立即与血红蛋白（Hb）结合形成碳氧血红蛋白，而一氧化碳与 Hb 的亲和力比氧与 Hb 的亲和力大 300 倍，致使血液携氧能力下降，引起组织缺氧，严重时可导致死亡。在我国，一氧化碳已成为工业生产中常见的职业性有害因素，炼焦、煤机煤气制品业、石油加工业、化学肥料制造业等数十种特定职业存在一氧化碳暴露问题。

急性一氧化碳中毒的主要表现为急性缺氧，接触后出现心悸、头昏、恶心等症状，接触新鲜空气后该症状迅速消失，属于一般接触反应。轻度中毒病人会出现眼花、心悸、头昏、剧烈头痛、步态不稳与中度意识障碍的现象，无昏迷，离开中毒环境后上述症状迅速消失。中度中毒病人除了上述症状外，还会出现脉速、多汗、面色潮红、意识障碍与中毒昏迷的现象，离开中毒环境进行抢救能逐渐恢复，无明显并发症与后遗症。重度中毒病人，意识障碍严重，呈现为深度昏迷与植物状态，且瞳孔缩小，对光反射迟钝，四肢肌张力升高，腹壁反射与提睾反射消失，牙关紧闭，且可能存在大小便失禁的现象。脑水肿程度继续加重时，会表现为持续性的深度昏迷，体温升高约 40℃，脉速且弱，面色苍白、四肢发凉，部分病人见乳头水肿、颅内压增高且形成脑疝。

实训六　暴发调查

答案解析

学习目标

知识目标

1. 掌握暴发调查的思路和内容。

2. 熟悉分析和解决暴发调查现场问题的方法。

3. 了解影响突发公共卫生事件发生发展因素。

能力目标

能运用流行病学思维开展现场调查、原因分析并提出控制措施。

素质目标

通过学习，帮助学生树立把维护人民健康权益放在首位的理念，培育团队协作意识和协调沟通能力。

案例分析1

诺如病毒是目前导致非细菌性胃肠炎暴发的主要病原体，具有高度感染性可通过粪-口途径、吸入含病毒的气溶胶、接触环境污染物等多种途径传播。诺如病毒感染暴发疫情冬春季高发，主要集中在学校，是学校重点防制的传染病之一。

2023 年 2 月 16 日，某区疾病预防控制中心相继接到辖区某大学校医的电话报告，称近期该校学生中腹泻病例出现异常增多情况，有个别患病学生的粪便诺如病毒快检呈阳性，2 月 14 日以来，病例数已达 60 余人。接报后疾控中心立即开展现场流行病学调查和疫情处置工作。

该大学是一所公办全日制高校，校园占地面积 5.8 平方公里，学校设有 15 个学院，学生约 3 万人，教职工 2300 多人。学生宿舍分为 5 个区域共 72 栋宿舍楼，每栋宿舍楼的一楼都有直饮净水机（供应热水），每间宿舍都有独立的卫生间；设有师生餐厅 6 家，开学期间每日就餐规模不等，最大的餐厅日就餐人数约 6000 人，最小的餐厅日就餐人数约 2000 人；校园内环境良好，整体卫生情况较好。校内设有 1 家校医院为校内师生提供医疗服务，学生、教职员工患病后一般凭医保卡在该院就诊，转诊或到其他医疗机构就诊需校医院同意。

校医反映，目前学校尚未开学，仅 2022 级本科新生提前返校进行军训。自 2 月 14 日以来，校医院门诊接诊的临床诊断为"急性胃肠炎"的病例明显增多，多为 2022 级本科新生；病例以腹痛、腹泻等症状为主，经止泻、补液等对症治疗后，多数好转，无重症病例和转院病例。2 月 16 日采集的 15 例病人粪便标本经快检试剂盒检测，12 例诺如病毒检测阳性。

通过查阅校医院接诊记录发现，该校 2023 年 1 月 15 日放寒假，放假前平均每天大约有 4 例因"肠胃不适"就诊的病例，2 月 14 日以来，临床诊断为"急性胃肠炎"的病例急剧增加，15 日 15 例，16 日 38 例，远超过前期和去年同期基线发病水平。为评估疫情波及范围，疾控中心人员制定疑似病例定义：自 2023 年 2 月 10 日以来，该校所有学生、教官、教职员工及食堂从业人员中出现腹泻（排便 ≥3 次/天，且有性状改变）或呕吐（≥2 次/天）症状的人员。按照病例定义开展病例搜索工作，并对病例开展快速的流行病学调查。截至 2 月 24 日 12 时，共发现符合病例定义的病例 112 例，首例病例发病时间为 2 月 11 日，末例病例发病时间为 2 月 23 日，发病高峰出现在 2 月 15 日—18 日，病例数占病例总数的 55.36%（62/112）。所有病例临床症状均较轻，临床主要表现为腹泻（91.07%）、呕吐（77.68%）和腹痛（60.71%）。病程 1~2 日，大部分病例经校医院对症治疗后康复，无住院病例和重症病例。

思考问题：

1. 作为接到报告的疾控中心人员，去现场开展调查之前应做好哪些准备工作？

2. 暴发调查的基本步骤有哪些？

3. 如何使用统一的病例定义开展病例搜索？

4. 对此次暴发疫情基本情况的调查，应包括哪些方面？

5. 为验证病因假设，进一步查明暴发疫情传播途径及危险因素，可采取哪些方法开展分析性研究？

6. 开展卫生学调查时，调查内容会因不同病因假设而异，经食物、经水、人传人不同的假设，调查重点分别是什么？

7. 诺如病毒暴发疫情应采取的措施主要有哪些？

知识链接

诺如病毒

诺如病毒感染暴发调查和预防控制技术指南（2015 版）（中疾控传防发〔2015〕184 号）明确了诺如病毒感染聚集性疫情和暴发判定标准。

（一）聚集性疫情：3 天内，同一学校、托幼机构、医疗机构、养老院、工厂、建筑工地、游轮、社区/村庄等集体单位或场所，发生 5 例及以上有流行病学关联的诺如病毒感染病例，其中至少 2 例是实验室诊断病例。

（二）暴发：7天内，同一学校、托幼机构、医疗机构、养老院、工厂、建筑工地、游轮、社区/村庄等集体单位或场所，发生20例及以上有流行病学关联的诺如病毒感染病例，其中至少2例是实验室诊断病例。

（三）如不具备诺如病毒实验室检测能力，或在疫情发现早期，若符合以下卡普兰标准（Kaplan Criteria）的4项特征，可判定为疑似诺如病毒感染聚集性疫情或暴发：①一半以上病人出现呕吐症状；②平均潜伏期24～48小时；③平均病程12～60小时；④排除细菌、寄生虫及其他病原感染。卡普兰标准识别诺如病毒暴发的灵敏度为68%，特异度99%。

判定疫情终止条件为：

①传播危险因素得到有效控制，如停止供应污染水源或食品；

②自最后一例病例隔离起72小时后未再发现新的诺如病毒感染病例，或者疫情发生机构的急性胃肠炎病例数降至往年同期基线水平。

案例分析2

在暴发调查现场，疾控中心的工作人员会针对个案开展流行病学调查，以了解疫情的分布特征，分析查找可能的感染来源或者危险因素。下面这个调查表适用于诺如病毒感染聚集性和暴发疫情现场。

诺如病毒感染聚集性和暴发疫情个案调查表

编号　□□□□□

一、基本情况

1. 被调查对象类别：（1）疑似病例　（2）临床诊断病例　（3）实验室诊断病例

2. 病人姓名：_____　被访家长/家属姓名：_____

3. 性别：　（1）男　（2）女

4. 出生日期：_____年_____月（年龄：_____周岁）

5. 工作单位/学校：_____

6. 工作部门/班级/班组：_____　如住宿则宿舍房间号：_____

7. 职业：（1）学生　（2）教师　（3）厨工，岗位_____　（4）医护人员　（5）工人（6）农民　（7）散居儿童　（8）幼托儿童　（9）其他_____

8. 文化程度：（1）学龄前儿童　（2）文盲　（3）小学　（4）初中　（5）高中或中专　（6）大专及以上　（7）不详

9. 现住址：_____

10. 联系电话：_____

二、发病及诊疗经过

1. 发病时间：_____月_____日_____时（上午/下午）

2. 是否就诊：①是　②否　③不清楚

首次就诊时间：_____月_____日_____时（上午/下午）

3. 是否住院：①是　②否　③不清楚

入院时间：_____月_____日_____时（上午/下午）

出院时间：_____月_____日_____时（上午/下午）

4. 是否补液治疗：（1）口服补液治疗　（2）静脉补液治疗　（3）无

5. 是否已经痊愈：①是　②否　③不清楚

痊愈时间：_____月_____日_____时（上午/下午）

三、临床表现

1. 首发症状：

（1）腹泻①是，_____次 ②否 ③不清楚

（2）腹痛①是 ②否 ③不清楚

（3）恶心①是 ②否 ③不清楚

（4）呕吐①是，_____次 ②否 ③不清楚

（5）发热①是，_____℃ ②否 ③不清楚

（6）其他_____

2. 临床表现：

症状体征	是否出现	开始出现时间	消失时间
腹泻	①是（最多_____次/天）②否 ③不清楚	月_____日_____时	月_____日_____时
腹痛	①是 ②否 ③不清楚	月_____日_____时	月_____日_____时
恶心	①是 ②否 ③不清楚	月_____日_____时	月_____日_____时
呕吐	①是（最多_____次/天）②否 ③不清楚	月_____日_____时	月_____日_____时
发热	①是（最高_____℃）②否 ③不清楚	月_____日_____时	月_____日_____时
头痛	①是 ②否 ③不清楚	月_____日_____时	月_____日_____时
肌肉酸痛	①是 ②否 ③不清楚	月_____日_____时	月_____日_____时
其他		月_____日_____时	月_____日_____时
		月_____日_____时	月_____日_____时

3. 临床检验结果：

（1）首次血常规：采血时间：_____月_____日，结果：WBC_____（10^9/L）血小板_____（10^9/L）

（2）第二次血常规：采血时间：_____月_____日，结果：WBC_____（10^9/L）血小板_____（10^9/L）

（3）首次便常规：采样时间：_____月_____日，结果：WBC 计数_____ RBC 计数_____

（4）第二次便常规：采样时间：_____月_____日，结果：WBC 计数_____ RBC 计数_____

四、流行病学：

1. 宿舍/家庭同住_____人，发病_____人（不含病人本人）

同班或同部门_____人，发病_____人（不含病人本人）

填写其他人员发病情况（根据实际情况定是否需要填下表）。

姓名	性别	年龄	发病时间 （具体到小时）	接触方式	与病人 关系	联系方式

注：性别：（1）男　　（2）女

接触方式：（1）同吃　　（2）同住　　（3）一起上学　　（4）一起工作　　（5）同活动；（6）其他：_____

2. 发病前72小时内同类病人暴露情况

2.1 是否接触同类病人：（1）是　　（2）否，跳至2.2　　（3）不清楚，跳至2.2

接触方式：（1）同吃　　（2）同住　　（3）一起上学　　（4）一起工作

　　　　　　　（5）同活动　　（6）其他_____

首次接触同类病人时间：_____月_____日_____时（指病人发病后的首次暴露）

最后接触同类病人时间：_____月_____日_____时

接触时是否采取防护：（1）是_____　　（2）否

2.2 是否直接接触过病人呕吐物或粪便

（1）是　　（2）否，跳至2.3　　（3）不清楚，跳至2.3

首次接触时间：_____月_____日_____时

最后接触时间：_____月_____日_____时

接触时是否采取防护：（1）是_____　　（2）否

2.3 是否短距离暴露过病人呕吐物或粪便（一米内）：（1）是　　（2）否

首次接触时间：_____月_____日_____时

最后接触时间：_____月_____日_____时

接触时是否采取防护：（1）是_____　　（2）否

3. 发病前72小时内摄入的食物（包括食品、饮料、酒和水果等）

3.1 如果病例间有单次餐次的共同暴露，可参考下表设计问题，根据食谱，调查所有食品品种及饮料的进食史，并在"□"中划"√"

菜名/饮品名	进食/饮用史		
	吃□（夹了　筷子）	未吃□	不记得□
	吃□（夹了　筷子）	未吃□	不记得□
	吃□（夹了　筷子）	未吃□	不记得□
	吃□（夹了　筷子）	未吃□	不记得□
	喝□（喝了　杯）	未喝□	不记得□
	喝□（喝了　杯）	未喝□	不记得□

3.2 如果病例发病前与其他病例有多个餐次共同暴露，可参考下表设计问题。

时间	餐次	进餐具体地点或名称（在"□"中划"√"，其他详细注明）
发病前1天 月 日	早餐	餐馆A□ 餐馆B□ 餐馆C□ 超市□ 其他
	中餐	餐馆A□ 餐馆B□ 餐馆C□ 超市□ 其他
	晚餐	餐馆A□ 餐馆B□ 餐馆C□ 超市□ 其他
	其他	餐馆A□ 餐馆B□ 餐馆C□ 超市□ 其他
发病前2天 月 日	早餐	餐馆A□ 餐馆B□ 餐馆C□ 超市□ 其他
	中餐	餐馆A□ 餐馆B□ 餐馆C□ 超市□ 其他
	晚餐	餐馆A□ 餐馆B□ 餐馆C□ 超市□ 其他
	其他	餐馆A□ 餐馆B□ 餐馆C□ 超市□ 其他
发病前3天 月 日	早餐	餐馆A□ 餐馆B□ 餐馆C□ 超市□ 其他
	中餐	餐馆A□ 餐馆B□ 餐馆C□ 超市□ 其他
	晚餐	餐馆A□ 餐馆B□ 餐馆C□ 超市□ 其他
	其他	餐馆A□ 餐馆B□ 餐馆C□ 超市□ 其他

3.3 如果病例间没有餐次共同暴露，可参考下表设计问题。

日期	餐次	进餐地点	食物名称	共同餐者 人数	同餐者 发病人数
发病前1天 月 日	早餐				
	中餐				
	晚餐				
发病前2天 月 日	早餐				
	中餐				
	晚餐				
发病前3天 月 日	早餐				
	中餐				
	晚餐				

4. 发病前72小时内饮水史

4.1 是否喝生水：（1）是 （2）否

4.2 生活用水来源：（1）自来水 （2）井水 （3）河水 （4）泉水 （5）开水
（6）桶装水，品牌_____ （7）瓶装水，品牌_____ （8）其他

4.3 饮水来源：（1）自来水 （2）井水 （3）河水 （4）泉水 （5）开水
（6）桶装水，品牌_____ （7）瓶装水，品牌_____ （8）其他

5. 个人卫生

5.1 饭前便后洗手：（1）每次都洗 （2）有时洗手 （3）偶尔洗手 （4）从不洗手

5.2 是否用洗手液或肥皂：（1）是 （2）否

5.3 是否喜吃生冷食：（1）是 （2）否

6. 其他情况：＿＿＿＿＿＿＿＿＿＿＿＿＿＿＿＿＿＿＿＿＿＿＿＿＿＿＿＿＿＿＿＿＿＿＿＿＿

调查者：＿＿＿＿＿＿＿　调查时间：＿＿＿＿＿＿年＿＿＿＿＿月＿＿＿＿＿日

思考问题：

1. 暴发调查中如何制定病例定义？

2. 从上述流调表可以看出，对诺如病毒感染病例开展个案调查，应包括哪些方面内容？

3. 在诺如病毒感染暴发调查现场中，应重点对哪些病例开展详细的流行病学调查？

4. 个案调查结束后，应快速建立数据库，及时录入收集的信息资料，进行描述性流行病学分析，应重点围绕哪些方面开展描述性流行病学分析？

5. 根据描述性分析，提出病因假设，诺如病毒感染暴发疫情中常见假设为食源性传播、水源性传播或人传人，也可能同时存在多种传播途径，不同传播途径的疫情呈现何种特点？

案例分析3

暴发调查中将搜索得到的病例进行时间分布描述，常常会绘制流行曲线。流行曲线是一种提供流行强度和时间周期的简单视觉两维图，是描述疫情时间分布的最直观的方法，流行曲线的 X 轴通常表示时间，Y 轴通常表示病例数，因为时间是连续的，流行曲线用直方图或者线图表示。根据流行曲线的形状特征，可推断疾病的传播模式，分析疾病的传播方式。实训图 6 - 1、6 - 2、6 - 3 分别展示了 3 起不同事件的流行曲线。实训图 6 - 4 和实训图 6 - 5 分别展示了通过流行曲线推断可能的暴露时间。

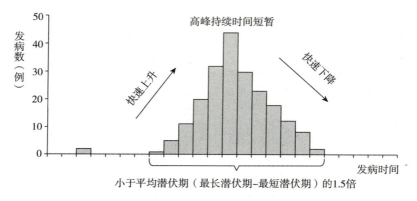

实训图 6 - 1

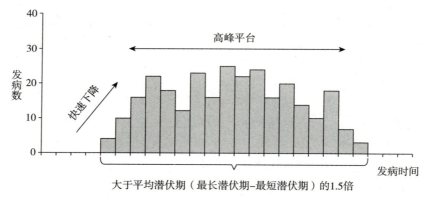

实训图 6 - 2

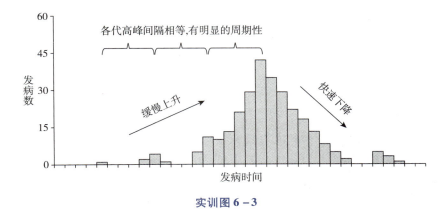

实训图 6 - 3

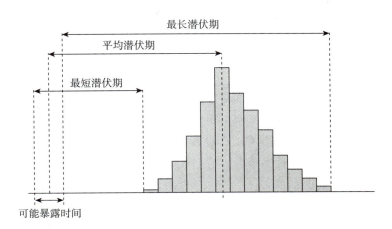

实训图 6 - 4

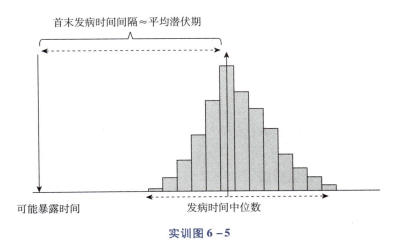

实训图 6 - 5

思考问题:

1. 流行曲线的主要作用包括哪些?

2. 根据图 1~图 3 流行曲线的形状特征,推断疾病的传播模式分别是什么?

3. 简述点源、持续同源和人传人(增殖型)三种传播模式的特点是什么?

4. 如何解释流行曲线中的极端值?

5. 图 4 和图 5 分别适用于哪种情形下的暴露时间推断?

6. 在致病因子未知,而暴露时间和病例发病时间明确时,如何通过流行曲线计算潜伏期?

实训七　医院消毒灭菌效果监测

学习目标

知识目标

1. 掌握：手卫生的消毒效果监测和软式内镜消毒监测、医疗器械灭菌效果监测方法。

2. 熟悉：物体表面消毒监测、压力蒸汽灭菌监测。

3. 了解：环氧乙烷灭菌监测、过氧化氢低温等离子灭菌监测、低温蒸汽甲醛灭菌监测。

能力目标

能运用消毒、灭菌监测方法对医院消毒灭菌进行效果评价，具备独立开展效果评价能力。

素质目标

通过学习，帮助学生认识医院消毒灭菌监测效果的意义。

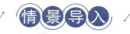

情景： 为什么要每日洗手？据统计，人在 1 小时内至少会有 3 次用手去碰自己的鼻子、眼睛、嘴等部位。研究表明，每个人每只手上大约会有 150 种细菌，一双未洗过的手上最多约有 80 万个细菌！通过正确的洗手方法，有害菌都是可以被去除的。有研究显示：肥皂洗手 30 秒，手部的金黄色葡萄球菌、铜绿假单胞菌、大肠埃希菌可减少 99% 以上。所以，洗手就是最简单的行之有效的消毒方法。

思考：

1. 简述软式内镜消毒监测采样与检测方法和合格判定标准。

2. 简述手卫生的消毒效果监测采样与检测方法和合格判定标准。

实习内容：消毒灭菌效果监测是评价消毒设备运转是否正常、消毒药剂是否有效、消毒方法是否合理、消毒效果是否达标的唯一手段，是预防医院感染的重要措施，也是医院感染监测的重要内容之一。

一、消毒效果监测

医疗机构消毒效果监测主要包括对湿热消毒、化学消毒、紫外线消毒、物体表面消毒、软式内镜消毒以及手卫生等消毒效果的监测。

（一）湿热消毒、化学消毒效果监测

1. 监测频率　除了每年对消毒设备的主要参数性能进行检测，定期监测记录化学消毒剂的浓度、消毒时间和消毒时的温度并符合该消毒剂之规定外，还必须对消毒后物品，进行季度监测，每次检测 3~5 件有代表性的物品。

2. 监测方法

（1）将整件放入无菌试管，用洗脱液浸没后震荡 30 秒以上，取洗脱液 1.0ml 接种平皿，将冷至 40~45℃的熔化营养琼脂培养基每皿倾注 15~20ml，36℃±1℃恒温箱培养 48 小时，计数菌落数（cfu/件），必要时分离致病微生物。

（2）可用破坏性方法取样：在 100 级超净工作台，称取 1~10g 样品，放入装有 10ml 采样液的试管内进行洗脱，取洗脱液 1.0ml 接种平皿，计数菌落数（cfu/g），必要时分离致病微生物。

对不能用破坏性方法取样的医疗器械：在 100 级超净工作台，用浸有无菌生理盐水采样液的棉拭子

在被检测物体表面涂抹采样，被采表面 < 100cm²，取全部表面；被采表面 ≥ 100cm²，取 100cm²，然后将除去手接触部分的棉拭子进行洗脱，取洗脱液 1.0ml 接种平皿，将冷至 40 ~ 45℃ 的熔化营养琼脂培养基每皿倾注 15 ~ 20ml，36℃ ±1℃ 恒温箱培养 48 小时，计数菌落数（cfu/cm²），必要时分离致病微生物。

3. 合格标准 中度危险性医疗器械的菌落总数 ≤20cfu/件（cfu/g 或 cfu/100cm²），不得检出致病微生物。低度危险性医疗器械的菌落总数 ≤200cfu/件（cfu/g 或 cfu/100cm²），不得检出致病微生物。

（二）紫外线消毒效果监测

1. 紫外线辐照度值监测方法

（1）紫外线灯辐照计测定法：开启紫外线灯 5 分钟后，将测定波长 253.7nm 的紫外线辐照计探头置于被检测紫外线灯下垂直距离 1m 的中央处，特殊紫外线灯在推荐使用的距离下测定，待仪表稳定后，所示数据即为该紫外线灯的辐照度值。

（2）紫外线强度照射指示卡监测法：开启紫外线灯 5 分钟后，将指示卡置于紫外线灯下垂直距离 1m 处，有图案一面朝上，照射 1 分钟，紫外线照射后，观察指示卡色块的颜色，将其与标准色块比较，读出照射强度。

2. 结果判定 普通 30W 直管型紫外线灯，新灯管的辐照强度应符合 GB19258 要求；使用中紫外线灯照射强度 ≥70μW/cm² 为合格；30W 高强度紫外线新灯的辐照轻度 ≥180μW/cm² 为合格。

（三）物体表面消毒监测

1. 监测频率 软式内镜诊疗室、清洗消毒室、重症监护病房应每季度监测一次。当怀疑医院感染暴发时、重症监护病房新（改）建时以及病室环境消毒方法改变时，应随时进行监测。

2. 采样时间与采样面积 潜在污染区、污染区消毒后采样，被采面积 < 100cm² 时，取部分表面；被采面积 ≥ 100cm² 时，取 100cm²。

3. 采样与检测 5cm × 5cm 灭菌规格板放在被检测物体表面，用 1 支浸有无菌 0.03mol/L 磷酸盐缓冲液或生理盐水采样液的棉拭子，在规格板内横竖往返各涂抹 5 次，同时随之转动棉拭子，连续采样 1 ~ 4 个规格板面积；被采面积 ≥ 100cm² 时，取 100cm²。剪去手接触部分，将棉拭子放入装有 10ml 采样液的试管中送检。门把手等小型物体则采用棉拭子直接涂抹物体表面采样。若采样物体表面有消毒液残留时，采样液应含相应中和剂。

检测方法：将采样管充分振荡后，取不同稀释倍数的洗脱液 1.0ml 接种平皿，将冷至 40 ~ 45℃ 的熔化营养琼脂培养基每皿倾注 15 ~ 20ml，36℃ ±1℃ 恒温箱培养 48 小时，计数菌落数，必要时分离致病性微生物。

4. 合格标准 Ⅰ类和Ⅱ类环境物体表面细菌菌落总数 ≤5.0cfu/cm²；Ⅲ类和Ⅳ类环境物体表面细菌菌落总数 ≤10.0cfu/cm²。

（四）软式内镜消毒监测

1. 监测频率 应每季度采用轮换方式对消毒内镜进行监测，每次按 25% 比例抽检。内镜数量少于等于 5 条时，应每次全检；多于 5 条时，每次检测数量应不低于 5 条。

2. 采样与检测 在内镜清洗消毒后，用无菌注射器抽取 50ml 含相应中和剂的洗脱液，从活检口注入冲洗内镜管路，并全量收集（可使用蠕动泵）送检。

将洗脱液充分混匀，在 2 个平皿内分别接种洗脱液 1.0ml，将冷至 40 ~ 45℃ 的熔化营养琼脂培养基每皿倾注 15 ~ 20ml，36℃ ±1℃ 恒温箱培养 48 小时，计数菌落数（cfu/件）。将剩余洗脱液在无菌条件下用滤膜（0.45μm）过滤浓缩，将滤膜接种于凝固的营养琼脂平板上（注意不要产生气泡），置于

36℃±1℃恒温箱培养 48 小时，计数菌落数。

3. 合格标准 菌落总数≤20cfu/件。

（五）手卫生的消毒效果监测

1. 监测频率 应每季度对手术室、产房、导管室、层流室洁净病房、骨髓移植病房、器官移植病房、重症监护病房、新生儿室、母婴室、血液透析病房、烧伤病房、感染疾病科室、口腔科等部门工作医务人员手进行消毒监测。当怀疑医院感染暴发与医务人员手卫生有关时，应及时监测，并进行相应致病菌微生物监测。

2. 采样与监测 对手卫生后接触病人或从事医疗活动前后，进行采样。将用 1 支浸有无菌 0.03mol/L 磷酸盐缓冲液或生理盐水采样液的棉拭子，在双手指曲面从指根导指端来回涂抹 2 次（一只手涂擦面积约 30cm²），并随之转动棉拭子，剪去操作者手接触部分，将棉拭子放入装有 10ml 采样液的试管中送检。采样面积按平方厘米（cm²）计算。若采样时手上有消毒液残留，采样液应含相应中和剂。

将采样管充分振荡后，取不同稀释倍数的洗脱液 1.0ml 接种平皿，将冷至 40～45℃的熔化营养琼脂培养基每皿倾注 15～20ml，36℃±1℃恒温箱培养 48 小时，计数菌落数，必要时分离致病性微生物。

3. 合格标准 卫生手消毒后医务人员手表面的菌落总数应≤10cfu/cm²；外科手消毒后医务人员手表面的菌落总数应≤5cfu/cm²。

（六）消毒剂和灭菌剂浓度和染菌量的监测

1. 浓度监测 使用经国家卫生行政部门批准的消毒浓度试纸进行监测。

2. 使用中的消毒剂和灭菌剂染菌量监测

（1）监测频率 感染高风险部门如内镜消毒中心要求应每季度监测 1 次，无监测要求的应根据实际情况开展监测。

（2）采样方法 用无菌吸管按无菌操作吸取 1.0ml 被检消毒液，加入 9ml 中和剂后混匀。不同种类的消毒剂加入的中和剂不同。醇类和酚类消毒剂用普通营养肉汤中和，含氯消毒剂、含碘消毒剂和过氧化物消毒剂用含 0.1% 的硫代硫酸钠中和剂，氯己定、季铵盐类消毒剂用含 0.3% 的吐温 80 和 0.3% 的卵磷脂中和剂，醛类消毒剂用含 0.3% 甘氨酸中和剂，含有表面活性剂的各种复方消毒剂可在中和剂中加入吐温 80 至 3%；也可使用该消毒剂消毒效果检测中的中和剂鉴定试验确立的中和剂。

（3）采样时间与检测 在有效期前对使用中的消毒剂进行采样。用无菌吸管吸取一定稀释比例的中和后混合液 1.0ml 接种平皿，将冷至 40～45℃的熔化营养琼脂培养基每皿倾注 15～20ml，36℃±1℃恒温箱培养 48 小时，计数菌落数，必要时分离致病性微生物。

（4）合格标准 使用中灭菌用消毒液无菌生长，使用中皮肤黏膜消毒液染菌量≤10cfu/ml；其他使用中消毒液染菌量≤100cfu/ml，且未检出致病性微生物。

（七）清洁织物染菌量监测

1. 采样频率与采样时间 根据工作需要或怀疑医院感染暴发与医院织物有关时，应进行菌落总数和相关指标菌的检测。衣物等清洁织物样品洗涤消毒等工序完成后，在规定的储存时间内采样。

2. 采样方法 随机抽取衣物等清洁织物，将衣物等内侧面对折并使内侧面和外侧面同时暴露，用 5cm×5cm 灭菌规格板放在其两面暴露部位的中央或上下两部 25cm² 的范围内，用 1 支浸有无菌 0.03mol/L 磷酸盐缓冲液或生理盐水采样液的棉拭子，在规格板内横竖往返各涂抹 5 次，同时随之转动棉拭子，连续采样 4 个规格板面积（各采样点不应重复采取），共采取 100cm²，用灭菌剪刀剪去或折断棉拭子手接触的部分，将棉拭子放入有 10ml 采样液的试管内送检。若进行金黄色葡萄球菌检测，需按上述方法另行采集 10ml 样液，采样面积 ≥100cm²。

送检时间不应超过 4 小时；若样品保存于 0～4℃时，送检时间不应超过 24 小时。

3. 检测方法

（1）菌落总数　将采样管充分振荡后，取不同稀释倍数的洗脱液 1.0ml 接种平皿，将冷至 40～45℃的熔化营养琼脂培养基每皿倾注 15～20ml，36℃±1℃恒温箱培养 48 小时，计数菌落数。

（2）大肠菌群　取样液 5ml，加入 50ml 的双倍乳糖胆盐发酵管内，置 36℃±1℃恒温箱培养 24 小时，若乳糖胆盐发酵管不产酸不产气，则可报告大肠菌群阴性；若乳糖胆盐发酵管产酸产气，则从该管中转种伊红美蓝琼脂平板，置 36℃±1℃恒温箱培养 24 小时，观察菌落形态。菌落呈黑紫色或红紫色，圆形，边缘整齐，表面光滑湿润，常具有金属光泽；也有的呈紫黑色，不带或略带金属光泽；或粉红色，中心较深。挑选可疑菌落进行革兰染色镜检，同时接种乳糖发酵管 37℃培养 24 小时。

（3）金黄色葡萄球菌　取样液 10ml，加入盛有 90ml 7.5% 氯化钠肉汤或 10% 氯化钠胰酪胨大豆肉汤的无菌锥形瓶（瓶内可预置适当数量的无菌玻璃珠）中，振荡混匀，置 36℃±1℃恒温箱培养 24 小时。

4. 合格标准　细菌菌落总数 ≤200cfu/100cm²，大肠菌群和金黄色葡萄球菌不得检出。

二、灭菌效果监测

灭菌效果监测主要包括压力蒸汽灭菌、干热灭菌、环氧乙烷灭菌、过氧化氢低温等离子灭菌、低温蒸汽甲醛灭菌、医疗器械灭菌等灭菌效果监测。

（一）压力蒸汽灭菌监测

1. 物理监测法　包括日常物理监测法和定期物理监测法。日常物理监测法是指每次灭菌应连续监测并记录灭菌时间和所有临界点的时间、温度和压力等灭菌参数，其结果应符合灭菌要求。灭菌温度波动范围在 ±3℃内，灭菌时间满足最低灭菌时间要求。

定期物理监测法是指每年应用检测仪，将其探头置于最难灭菌部位，以检测时间、温度和压力等灭菌参数，其结果应符合灭菌要求。

2. 化学监测　是指将化学指示物放在灭菌包外或包内最难灭菌部位，经灭菌处理后，根据化学指示物的颜色或形态等变化，判断是否达到灭菌合格要求。采用快速程序灭菌时，应直接将一片包内化学指示物置于待灭菌物品旁边进行化学监测。

3. 生物监测法　适于对满载灭菌器灭菌效果的监测，应至少每周监测 1 次。

（1）标准生物测试包制作方法　将嗜热脂肪杆菌芽孢生物指示物置于标准生物测试包的中心部位，生物指示物应符合国家相关管理要求。标准生物测试包由 16 条 41cm×66cm 的全棉手术巾制成，即每条手术巾的长边先折成 3 层，短边折成 2 层，然后叠放，制成 23cm×23cm×15cm，1.5kg 的标准测试包。

（2）监测方法　将标准生物测试包或自含式生物 PCD（含一次性标准生物测试包）置于灭菌器排气口上方或灭菌器内最难灭菌部位，经过一个灭菌周期后，自含式生物指示物按照产品说明书进行培养；如使用芽孢菌片，应在无菌条件下将芽孢菌片接种到含 10ml 溴甲酚紫葡萄糖蛋白胨水培养基的无菌试管中，经 56℃±2℃培养 7 天，检测时以培养基为阴性对照（自含式生物指示物不用设阴性对照），以加入芽孢菌片的培养基为阳性对照；观察培养结果。若一天内使用同一批号的生物指示物进行多次生物监测，则只需设一次阳性对照。

（3）生物监测法结果判定　阳性对照组培养阳性，阴性对照组培养阴性，试验组培养阴性，判定为灭菌合格。阳性对照组培养阳性，阴性对照组培养阴性，试验组培养阳性，判定为灭菌不合格；同时应进一步鉴定试验组阳性的细菌是否为指示菌或是污染所致。生物监测不合格时，应立即召回本批次尚未使用的灭菌物品并分析不合格的原因，经改进后，连续 3 次生物监测合格后方可使用。

采用快速程序灭菌时，应直接将一支生物指示物置于空载的灭菌器内，经 1 个灭菌周期后取出，在规定条件下培养，观察其结果。

（二）干热灭菌监测

1. 物理监测法 是指记录每灭菌批次的温度、持续时间，温度在设定时间内均达到预置温度，则物理监测合格。

2. 化学监测法 是指将包外化学指示物，置于每一灭菌包外；或将包内化学指示物，置于每一灭菌包内最难灭菌处；未打包的物品，应将一个或多个包内化学指示物放在待灭菌物品附近，经 1 个灭菌周期后取出，据其颜色或形态的改变以判断其是否达到灭菌要求。

3. 生物监测法 应每周监测 1 次。

（1）标准生物测试管的制作方法 按照 WS/T367 的规定，将枯草杆菌黑色变种芽孢菌片装入无菌试管内（1 片/管），制成标准生物测试管，生物指示物应符合国家相关管理要求。

（2）监测方法 在灭菌器与每层门把手对角线内、外角处等每个位置放置 2 个标准生物测试管，试管帽置于试管旁，关好柜门，经 1 个灭菌周期后，待温度降至 80℃ 左右时，加盖试管帽后取出试管。在无菌条件下，每管加入 5ml 胰蛋白胨大豆肉汤培养基（TSB），36℃±1℃ 培训 48 小时，观察初步结果，无菌生长管继续培养至第 7 日。检测时以培养基作为阴性对照，以加入芽孢菌片的培养基作为阳性对照。

（3）结果判定 阳性对照组培养阳性，阴性对照组培养阴性，若每个测试管的肉汤培养基均澄清，则判为灭菌合格；若阳性对照组培养阳性，阴性对照组培养阴性，而只要有一个测试管的肉汤培养基混浊，判为不合格；对测试管肉汤培养基结果难以判定的，取 0.1ml 肉汤培养物接种于营养琼脂平板，用灭菌棒或接种环涂匀，置 36℃±1℃ 培养 48 小时，观察菌落形态，并做图片染色镜检，判断是否有指示菌生长，若有指示菌生长，判为灭菌不合格；若无指示菌生长，判为灭菌合格。

（三）环氧乙烷灭菌监测

1. 物理监测法 每次灭菌时应监测灭菌时的温度、压力、时间和相对湿度等灭菌参数，其结果应符合灭菌器使用要求。

2. 化学监测法 每个灭菌物品外应使用包外化学指示物，作为灭菌过程的标志；每包内最难灭菌处放置包内化学指示物，经 1 个灭菌周期取出后，观察其颜色变化，判定其是否达到灭菌合格要求。

3. 生物监测法 应灭菌批次监测 1 次。

（1）常规标准生物测试包制作方法 取一个 20ml 无菌注射器，去掉针头，拔出针栓，将枯草杆菌黑色变种芽孢生物指示物放入针管内，带孔的塑料帽朝向针头处，再将注射器的针栓插回针管（注意不要碰及生物指示物），之后用一条全棉小毛巾两层包裹，置于纸塑包装袋袋中，封装。生物指示物应符合国家相关管理要求。

（2）监测方法 将常规标准生物测试包置于灭菌器最难灭菌部位（所有装载灭菌包的中心部位），灭菌周期完成后应立即将生物测试包从被灭菌物品中取出。自含式生物指示物遵守产品说明书进行培训；如使用芽孢菌片的，应在无菌条件下将芽孢菌片接种至 5ml 胰蛋白胨大豆肉汤培养基（TSB）的无菌试管中，36℃±1℃ 培养 48 小时，观察初步结果，无菌生长管继续培养至第 7 日。检测时以培养基作为阴性对照（自含式生物指示物不用设阴性对照），以加入芽孢菌片的培养基作为阳性对照。

（3）结果判定 阳性对照组培养阳性，阴性对照组培养阴性，试验组培养阴性，判定为灭菌合格。阳性对照组培养阳性，阴性对照组培养阴性，试验组培养阳性，判定为灭菌不合格；同时应进一步鉴定试验组阳性的细菌是否为指示菌或是污染所致。

（四）过氧化氢低温等离子灭菌监测

1. 物理监测法　每次灭菌应连续监测记录每个灭菌周期的临界参数，如舱内压、温度、等离子体电源输出功率、灭菌时间等灭菌参数，灭菌参数应符合灭菌器使用要求。

2. 化学监测法　每个灭菌物品外应使用包外化学指示物，作为灭菌过程的标志；每包内最难灭菌处放置包内化学指示物，观察其颜色变化，判定其是否达到灭菌合格要求。

3. 生物监测法　每天使用时应至少进行 1 次灭菌循环的生物监测。

（1）管腔生物 PCD 或非管腔生物监测包的制作方法　采用嗜热脂肪杆菌芽孢生物指示物制作管腔生物 PCD 或非管腔生物监测包；生物指示物的载体应对过氧化氢无吸附作用，每一载体上的菌量应达到 1×10^6 cfu，所用芽孢对过氧化氢的抗力应稳定并鉴定合格；所用产品应符合国家相关管理要求。

（2）管腔生物 PCD 的监测方法　灭菌管腔器械时，应使用管腔生物 PCD 进行监测：应将管腔生物 PCD 放置于灭菌器内最难灭菌部位（按厂家说明书建议，远离过氧化氢注入口，如灭菌舱下层器械搁架后方）。灭菌周期完成后立即将管腔生物 PCD 从灭菌器中取出，生物指示物应放置 56℃ ±2℃ 培养 7 天（或遵产品说明书），观察培养结果。并设阳性对照组和阴性对照（自含式生物指示物不用设阴性对照）。

（3）非管腔生物监测包的监测方法　灭菌非管腔器械时，应使用非管腔生物监测包进行监测：应将生物指示物放置于特卫强材料的包装袋内，密封式包装后，放置于灭菌器内最难灭菌部位（按厂家说明书建议，远离过氧化氢注入口，如灭菌舱下层器械搁架后方）。灭菌周期完成后立即将非管腔生物监测包从灭菌器中取出，生物指示物应放置，56℃ ±2℃ 培养 7 天（或遵产品说明书），观察培养结果。并设阳性对照组和阴性对照（自含式生物指示物不用设阴性对照）。

（4）结果判定　阳性对照组培养阳性，阴性对照组培养阴性，实验组培养阴性，判定为灭菌合格。阳性对照组培养阳性，阴性对照组培养阴性，实验组培养阳性，判定为灭菌不合格；同时应进一步鉴定实验组阳性的细菌是否为指示菌或是污染所致。

（五）低温蒸汽甲醛灭菌监测

1. 物理监测法　每批次灭菌应详细记录灭菌过程中的灭菌温度、等相对湿度、压力与时间等参数，灭菌参数应符合灭菌器使用说明或操作手册要求。

2. 化学监测法　每个灭菌物品包外应使用包外化学指示物，作为灭菌过程的标志；每包内最难灭菌处放置包内化学指示物，观察其颜色变化，判定其是否达到灭菌合格要求。

3. 生物监测法　应每周监测 1 次。监测方法如下。

（1）管腔生物 PCD 或非管腔生物监测包的制作方法　采用嗜热脂肪杆菌芽孢生物指示物制作管腔生物 PCD 或非管腔生物监测包；生物指示物的载体应对甲醛无吸附作用，每一载体上的菌量应达到 1×10^6 cfu，所用芽孢对甲醛的抗力应稳定并鉴定合格；所用产品应符合国家相关管理要求。

（2）管腔生物 PCD 的监测方法　灭菌管腔器械时，应使用管腔生物 PCD 进行监测：应将管腔生物 PCD 放置于灭菌器内最难灭菌部位（按厂家说明书建议，远离甲醛注入口）。灭菌周期完成后立即将管腔生物 PCD 从灭菌器中取出，生物指示物应放置 56℃ ±2℃ 培养 7 天（或遵产品说明书），观察培养结果。并设阳性对照组和阴性对照（自含式生物指示物不用设阴性对照）。

（3）非管腔生物监测包的监测方法　灭菌非管腔器械时，应使用非管腔生物监测包进行监测：应将生物指示物放置于纸塑包装袋内，密封式包装后，放置于灭菌器内最难灭菌部位（按厂家说明书建议，远离甲醛注入口）。灭菌周期完成后立即将非管腔生物监测包从灭菌器中取出，生物指示物应放置，56℃ ±2℃ 培养 7 天（或遵产品说明书），观察培养结果。并设阳性对照组和阴性对照（自含式生物指示物不用设阴性对照）。

（4）结果判定　阳性对照组培养阳性，阴性对照组培养阴性，实验组培养阴性，判定为灭菌合格。

阳性对照组培养阳性，阴性对照组培养阴性，实验组培养阳性，判定为灭菌不合格；同时应进一步鉴定实验组阳性的细菌是否为指示菌或是污染所致。

（六）医疗器械灭菌效果监测

经灭菌处理后，在存放有效期内对灭菌医疗器械进行采样。可用破坏性方式进行取样的医疗器械，如一次性输液（血）器、注射器、注射针等，按照《中华人民共和国药典》中"无菌检查法"进行。对不能用破坏性方式进行取样的医疗器械，应在环境清洁度10000级下的局部清洁度100级的单向流空气区域内或隔离系统中，用浸有无菌生理盐水采样液的棉拭子在被检测物体表面涂抹，采样取全部表面或不少于 $100cm^2$；然后将除去手接触部分的棉拭子进行无菌检测。

1. 无菌检测前准备

（1）洗脱液与培养基无菌性试验：无菌试验前 3 天，在需－厌氧菌培养基与霉菌培养基内各接种 1ml 洗脱液，分别置 30～35℃与 20～25℃培养 72 小时，应无菌生长。

（2）阳性对照管菌液制备

1）在试验前 1 天取金黄色葡萄球菌［CMCC（B）26003］的普通琼脂斜面新鲜培养物，接种 1 环至需－厌氧菌培养基内，在 30～35℃ 培养 16～18 小时后，用 0.9% 的无菌氯化钠溶液稀释至 10～100cfu/ml。

2）取生孢梭菌［CMCC（B）64941］的需－厌氧菌培养基新鲜培养物 1 接种环种于相同培养基内，在 30～35℃培养 18～24 小时后，用 0.9% 的无菌氯化钠溶液稀释至 10～100 cfu/ml。

3）取白色念珠菌［CMCC（F）98001］的真菌琼脂培养基斜面新鲜培养物 1 接种环种于相同培养基内，在 20～25℃培养 24 小时后，用 0.9% 的无菌氯化钠溶液稀释至 10～100 cfu/ml。

2. 无菌操作 缝合针、针头、刀片等小件医疗器械，取 5 件直接浸入 6 管需－厌氧菌培养管（其中 1 管作阳性对照）与 4 管霉菌培养管。培养基用量为 15ml/管。

（1）取 5 副注射器，在 5ml 洗脱液中反复抽吸 5 次，洗下管内细菌，混合后接种需－厌氧菌培养管（共 6 管，其中 1 管作阳性对照）与霉菌培养管（4 管）。接种量：1ml 注射器为 0.5ml，2ml 注射器为 1ml，5～10ml 注射器为 2ml，20～50ml 注射器为 5ml，培养基用量：接种量为 2ml 以下为 15ml/管，接种量为 5ml 为 40ml/管。

（2）手术钳、镊子当大件医疗器械，取 2 件用沾有无菌洗脱液的棉拭子反复涂抹采样，将棉拭子投入 5ml 无菌洗脱液中，将采样液混匀，接种于需－厌氧菌培养管（共 6 管，其中 1 管作阳性对照）与霉菌培养管（4 管）。接种量为 1ml/管，培养基用量为 15ml/管。

3. 培养 在待检样品的需－厌氧菌培养管中，接种预先准备的金黄色葡萄球菌阳性对照管液 1：1000 稀释 1ml，将需－厌氧菌培养管以及阳性与阴性对照管均于 30～35℃培养 5 天，霉菌培养管与阴性对照管于 20～25℃培养 7 天，培养期间逐日检查是否有菌生长，如加入供试品后培养基出现混浊或沉淀，经培养后不能从外观上判断时，可取培养液转种入另一支相同的培养基中或斜面培养基上，培养 48～72 小时后，观察是否再现混浊或斜面上有无菌落生长，并在转种同时，取培养液少量，涂片染色，用显微镜观察是否有菌生长。

4. 结果判定 阳性对照在 24 小时内应有菌生长，阴性对照在培养期间应无菌生长，如需－厌氧菌培养管与霉菌培养管内均为澄清或虽显混浊但经证明并非有菌生长，判为灭菌合格；如需－厌氧菌培养管与霉菌培养管中任何 1 管显混浊并经证实有菌生长，应重新取样，分别同法复试 2 次，除阳性对照外，其他各管均不得有菌生长，否则判为灭菌不合格。

参考文献

[1] 詹思延. 流行病学 [M]. 8 版. 北京: 人民卫生出版社, 2020.

[2] 孙静, 徐国辉, 张谦. 预防医学 [M]. 2 版. 北京: 中国医药科技出版社, 2022.

[3] 姚应水, 高晓虹. 流行病学 [M]. 2 版. 北京: 科学出版社, 2017.

[4] 郑文芳, 邢玉斌. 医院感染学 [M]. 2 版. 南京: 江苏凤凰科学技术出版社, 2018.

[5] 国家心血管病中心. 中国心血管健康与疾病报告 2022 [M]. 北京: 中国协和医科大学出版社, 2022.

[6] 沈洪兵, 齐秀英. 流行病学 [M]. 9 版. 北京: 人民卫生出版社, 2018.

[7] 李鲁. 社会医学 [M]. 5 版. 北京: 人民卫生出版社, 2017.

[8] 崔富强, 王富珍, 郑徽, 等. 大力推动我国实现消除病毒性肝炎公共卫生威胁的目标 [J]. 中华流行病学杂志, 2021, 42 (9): 1523 - 1526. DOI: 10. 3760/cma. j. cn112338 - 20210319 - 00225.

[9] Polaris Observatory Collaborators. Global prevalence, treatment, and prevention of hepatitis B virus infection in 2016: A modelling study [J]. Lancet Gastroenterol Hepatol, 2018, 3 (6): 383 - 403.

[10] 中华医学会肝病学分会, 中华医学会感染病学分会. 慢性乙型肝炎防制指南 (2022 年版) [J]. 中华传染病杂志, 2023, 41 (1): 3 - 28. DOI: 10. 3760/cma. j. cn311365 - 20230220 - 00050.

[11] 崔富强, 庄辉. 中国建国以来防控病毒性肝炎工作进展 [J]. 中华肝脏病杂志, 2021, 29 (8): 725 - 731. DOI: 10. 3760/cma. j. cn501113 - 20210722 - 00351.

[12] Erken R, Loukachov V, Dort K, et al. Quantified integrated hepatitis B virus is related to viral activity in patients with chronic hepatitis B [J]. Hepatology, 2022, 76 (1): 196 - 206.

[13] 徐佳辉, 王德征. 大气颗粒物污染与吸烟对心脑血管疾病影响的流行病学研究进展 [J]. 中国慢性病预防与控制, 2022, 30 (6): 469 - 472.

[14] 王彦辉, 李瑞杰. 心血管疾病有效预防策略 [J]. 慢性病学杂志, 2022, 23 (11): 1690 - 1695.

[15] 杨文英. 中国糖尿病的流行特点及变化趋势 [J]. 中国科学: 生命科学, 2018, 48 (8): 812 - 819.

[16] 姜雪锦, 吕敏, 孙吉花. 2016—2021 年某综合医院的医院感染状况分析 [J]. 中国医院统计, 2022, 29 (4): 253 - 256.

[17] 悦艳丽. 2015—2020 年郑州市某骨科医院医院感染现患率调查 [J]. DOI: 10. 27466/d. cnki. gzzdu. 2021. 005229. 网络出版时间: 2022 - 10 - 16—2022 - 11 - 15.

[18] 张荣丽, 王畅, 安丽梅, 等. 2019—2021 年某医院感染现患率调查分析 [J]. 中国地方病防制, 2022, 37 (6): 515 - 517.

[19] 张莉莉, 邓柳颐, 石丽娟, 等. 2011—2020 年儿童腺病毒医院感染的临床特征 [J]. 中国感染控制杂志, 2023, 22 (1): 1 - 6.

[20] 蒋琳, 李欣妍, 廖祯等. NICU 新生儿医院感染临床特点及危险因素 [J]. 中华医院感染学杂志, 2023, 33 (1): 125 - 128.

[21] 殷晓宁, 贾维宁. 儿科患者院内感染特征及危险因素分析 [J]. 中国病原生物学杂志, 2023, 18 (2): 229 - 237.

［22］赵金红，秦冰，闫润楠，等 . 我国三级公立医院主要医院感染指标现状及趋势分析（2018—2020）［J］. 中国感染控制杂志，2022，21（6）：524 – 531.

［23］杨维中，贾萌萌 . 中国消除传染病的历史进程与展望［J］. 中华流行病学杂志，2021，42（11）：1907 – 1911.

［24］杨维中 . 中国传染病防制 70 年成效显著［J］. 中华流行病学杂志，2019，40（12）：1493 – 1498.

［25］杨维中，张婷 . 高度不确定新发传染病的应对策略和措施［J］. 中华流行病学杂志，2022，43（5）：627 – 632.